改訂6版の序

　「心電図トレーニング」は長年にわたり多くの読者のご支持を得ることが出来て，著書として嬉しい限りです．時代とともにその内容も少しずつ追加あるいは改正して，第5版までの改訂版が既に出ております．本書の本来の目的は，医学生や研修医のみならず，より多くの分野の方々のお役に立つように，心電図の入門書のスタンダードを作ることでした．しかし，振り返ってみますと，改訂するたびに少しずつ難しい記述が増えたように思われます．そこで今回の改定では，思い切って不要なものは削除し，初心者向きに図を増やして以前よりも分かりやすい構成にし，また新しい所見も追加して内容の充実をはかりました．また本書が心電図の教科書として広く受け入れられている点を考えると，用語一つにしてもおろそかに出来ません．そこで今回は，本書の用語を，心電図に関するものは日本心電学会用語集，その他は日本循環器学会用語集を中心とし，一部は日本内科学会用語集より引用して書き改めました．またあらゆる分野の読者を想定して，主な用語の英文とその発音をカナで表示しました．

　今や心電図は一部の専門家のものではなく，医療に関連する全ての人々が利用する重要な検査法となっています．本書がより多くの分野の方々に利用され，役立つことを願っております．

　本書の好評な理由の中には，図が綺麗で内容が豊富な割りに，値段が安いということがあげられると思います．良書を世に広くということを目指して努力を惜しまない中外医学社の萩野邦義氏と，青木三千雄社長に敬意を表するものであります．

　最後に，我が親愛なる日本大学医学部内科学講座内科2部門の面々の，日頃の協力に感謝致します．

　　　　　　　　　　2002年3月　春浅く，佳き日に

　　　　　　　　　　　　　　　　　　　　　　　　著　者

初版の序

　私が心電図を教える数多くの機会,すなわち医学部の学生の講義をはじめ医師会の先生方の講習会,ナースの教育,臨床検査技師国家試験の指定講習会などの経験を通じて特に感じるのは,せっかく心電図の基礎的理論や診断基準を覚えても,波形自体に対する馴れがないために実際の心電図をみても判読ができない方々が少なくないことである.そこで初心者が実地に心電図の判読ができるようにトレーニングするためには,まず心電図の波形の変化を視覚的に判別できることが先決と考えている.

　本書がまず波形に馴れるためのトレーニングを最初の項に入れ,また全体を通じて心電図の図中に少しオーバーなぐらい波形を記号で明示したのも以上の理由からである.

　さらに本書の特色は,説明に用いた心電図と全く同じものを,説明を除去してトレーニング用として別の頁に載せたことである.これは従来の成書が心電図の図中に説明があり,それで判読のトレーニングをしようとすると,今後はその説明が目ざわりになり,説明抜きの同じ心電図が練習用にあれば便利であると思ったからである.そして本書をくり返し読むことにより,かなり高度な心電図の判読も可能となることを期待した.

　また本書では心電図判読に際して実地に問題となりそうなことを注意すべき点としてそれぞれの項目で述べ,さらに心電図モニターに関しても記述し,単なる心電図のトレーニングのみでなく,ベッドサイドでも役立つように心がけた.

　本書が初心者向きの心電図判読のトレーニングを目的としたために電気生理学的な理論的背景については最小限度の記載にとどめ,挿図の説明も思い切って初心者向きに模式化するように努めた.したがって本書を読まれた後でより深い理論的な問題について勉強したいと思ったときには,その読者は,ひと通りの心電図の判読力が身についたことを意味し,学術的な心電図の解説書へステップアップすることをおすすめする.

　本書が心電図の判読力をつけようと心がける実地医家の先生方・研修医・医学生はもとより,ナースや臨床検査技師などの多くの方々に広く役立つものとなれば幸いである.

　本書の出版に際して,日本大学第2内科 波多野道信主任教授に深く感謝するとともに,第2内科心臓研究班の諸兄,日本大学板橋病院循環機能検査室の諸女史,関連各部門のナース諸女史に感謝いたします.

　また本書の出版の機会を与えて下さった中外医学社の青木三千雄社長,および荻野邦義氏,森本俊子女史の御努力と御支援に感謝いたします.

1980年1月

著　者

目　次

第 I 部　心電図判読に必要な基本的知識とそのトレーニング

1. 心電図の波形になれるためのトレーニング ……………………………… 2
   - A　心電図の波形とその意味は？ ………………………………………… 2
   - B　心電図の基線とは？ …………………………………………………… 3
   - C　P波とT波の形にはどんなものがあるでしょう？ ………………… 4
   - D　QRSの各波形の命名は？ …………………………………………… 5
   - E　QRSの波形にはどんなものがあるでしょう？ …………………… 7
   - F　STの形にはどんなものがみられるでしょう？ …………………… 9
   - G　心電図の波形の実例について ……………………………………… 11
2. 心電図波形の計測のためのトレーニング ……………………………… 21
   - A　心電図の波形の幅は何を表わし，どう計測するのでしょう？ …… 21
   - B　心電図の波形の高さや深さは何を表わし，どう計測するのでしょう？
     ………………………………………………………………………… 23
3. 心電図の基本知識のトレーニング ……………………………………… 27
   - A　心電図の誘導法とは？ ……………………………………………… 27
   - B　心電図はなぜ12個の誘導が必要なのでしょうか？ ……………… 33
   - C　心電図波形の成り立ちの要点は？ ………………………………… 34
   - D　心臓の興奮と各誘導の関係は？ …………………………………… 36
   - E　12誘導心電図の波形の成り立ちは？ ……………………………… 38
   - F　CCU, ICU, ハイケアー室での患者観察用心電図の誘導は？ …… 43
   - G　心電図の電極と誘導コードは？ …………………………………… 45
4. 正常心電図についてのトレーニング …………………………………… 48
   - A　肢誘導ではどの誘導にどんな波形が記録されるでしょうか？ …… 48
   - B　胸部誘導の正常の波形は？ ………………………………………… 52
   - C　心電図の横軸（時間）の計測とその正常値について ……………… 56
   - D　心電図の縦軸の計測（ミリボルト）とその正常値について ……… 63

5 心電図波形の横軸（時間）に変化のあるもの ……………………… 65
- A　P波の幅に異常がみられるときは，何を考えたらよいでしょうか？ … 65
- B　PR時間に異常がみられるときは，何を考えたらよいでしょうか？ … 68
- C　QRS幅が増大したときは，何を考えたらよいでしょうか？ ………… 71
- D　QT時間（間隔）が変化したときは，何を考えたらよいでしょうか？
……………………………………………………………………………… 74

6 心電図の縦軸（mV）に変化のあるもの ……………………………… 75
- A　P波の高さが変化したときは，何を考えたらよいでしょうか？ ……… 75
- B　QRSの振幅に変化がおこったときは，何を考えたらよいでしょうか？
……………………………………………………………………………… 76
- C　T波の振幅が変化したときは，何を考えたらよいでしょうか？ ……… 77
- D　U波の振幅が変化したときは，何を考えたらよいでしょうか？ …… 78

7 電気軸とは？ ………………………………………………………………… 79
- A　電気軸はどのように表現されるでしょうか？ ……………………… 79
- B　肢誘導から電気軸はどのように計算されるのでしょうか？ ……… 80
- C　電気軸のおおよその見当を速やかに判断するには？ ……………… 82
- D　電気軸の臨床的評価は？ ………………………………………………… 84
- E　時計(針)式回転と反時計(針)式回転とは？ ……………………… 87

第II部　不整脈の心電図判読のトレーニング

心電図のチェックポイント ……………………………………………………… 98
　不整脈の心電図のトレーニング ……………………………………………… 99

1 洞結節の刺激（興奮）生成異常の心電図は？ ………………………… 103
- A　洞頻脈の心電図は？ ……………………………………………………… 103
- B　洞徐脈の心電図は？ ……………………………………………………… 105
- C　洞不整脈の心電図は？ …………………………………………………… 107

2 移動性ペースメーカーの心電図は？ …………………………………… 111

3 異所性刺激（興奮）生成異常の心電図は？ …………………………… 113

3-1 能動的刺激生成異常とは？ …………………………………………… 113
- A　期外収縮の心電図は？ …………………………………………………… 115
- B　上室期外収縮の心電図は？ ……………………………………………… 116
- C　心室期外収縮の心電図は？ ……………………………………………… 121

	D	心房細動とは？	130
	E	心房粗動とは？	134
	F	（発作性）上室頻拍とは？	138
	G	心室頻拍とは？	143
	H	Torsades de Pointes とは？	148
	I	心室細動とは？	150

3-2 受動的刺激（興奮）生成異常とは？ 157
  A　補充収縮・補充調律とは？ 158

4　興奮伝導異常とは？ 162
  A　洞房ブロックとは？ 163
  B　洞不全症候群とは？ 168
  C　房室ブロックとは？ 169

5　人工ペースメーカーの心電図とは？ 182
  A　人工ペースメーカーの心電図所見は？ 182
  B　人工ペースメーカー使用中の患者さんに対する注意事項 192

6　その他の不整脈 198
  A　房室解離とは？ 198
  B　副収縮とは？ 201

第Ⅲ部　異常心電図判読のトレーニング

1　心室内伝導異常の心電図のトレーニング 206
  A　右脚ブロックとは？ 207
  B　左脚ブロックとは？ 209
  C　左脚分枝ブロックとは？ 212
  D　2（束）枝ブロックとは？ 215

2　早期興奮症候群の心電図のトレーニング 220
  A　WPW症候群とは？ 220
  B　LGL症候群とは？ 228
  C　非典型的WPW症候群とは？ 238

3　心筋梗塞の心電図のトレーニング 241
  A　心筋梗塞に特徴的な波形とは？ 241
  B　心筋梗塞の部位診断はどのように行われるのでしょうか？ 244

    C 心筋梗塞の発病後の時期を心電図でどのように判断できるでしょうか？ ………………………………………………………………………… 254
    D 心筋梗塞とまぎらわしい心電図所見を呈するものは？ ………… 256
    E 心筋梗塞の不整脈監視の要点は？ …………………………………… 257
  4 狭心症の心電図のトレーニング …………………………………………… 268
    A 労作性狭心症の心電図は？ …………………………………………… 268
    B 安静時狭心症の心電図は？ …………………………………………… 270
    C 無症候性心筋虚血 ……………………………………………………… 272
  5 運動負荷心電図のトレーニング …………………………………………… 276
    A 運動負荷心電図はどのようなときに行われるのでしょうか？ … 276
    B マスター2階段試験とは？ …………………………………………… 277
    C トレッドミル運動負荷試験とは？ …………………………………… 282
    D エルゴメーター運動負荷試験とは？ ………………………………… 288
  6 STやT波の変化のトレーニング ………………………………………… 289
    A ST低下を示す主なものは？ ………………………………………… 290
    B ST上昇を示す主なものは？ ………………………………………… 292
    C 陰性T波または平低化T波をみるものは？ ……………………… 293
    D 増高または尖鋭化したT波を示すものは？ ……………………… 295
  7 電解質平衡異常の心電図のトレーニング ………………………………… 301
    A 高カリウム血症の心電図は？ ………………………………………… 301
    B 低カリウム血症の心電図は？ ………………………………………… 308
    C 高カルシウム血症および低カルシウム血症の心電図は？ ……… 313
  8 QT延長症候群の心電図のトレーニング ……………………………… 325
  9 左室肥大の心電図のトレーニング ………………………………………… 330
 10 右室肥大の心電図のトレーニング ………………………………………… 334
 11 左房負荷の心電図のトレーニング ………………………………………… 350
 12 右房負荷の心電図のトレーニング ………………………………………… 353
 13 陰性U波の心電図のトレーニング ……………………………………… 357
 14 心膜炎の心電図のトレーニング …………………………………………… 362
 15 心筋炎と心筋症の心電図のトレーニング ………………………………… 366
    A 心筋炎の心電図は？ …………………………………………………… 366
    B 心筋症の心電図は？ …………………………………………………… 367
 16 強心配糖体およびそれに関連した心電図所見のトレーニング ……… 374

17　特異的な波形を示す心電図のトレーニング ……………………………… 380
　　A　催不整脈性右室心筋症の心電図は？ ………………………………… 380
　　B　Brugada 症候群の心電図は？ ………………………………………… 382
　　C　低体温の心電図は？ …………………………………………………… 385

附
　　A　不整脈の薬物療法 ……………………………………………………… 393
　　B　非薬物療法 ……………………………………………………………… 398
　　C　不整脈の危険性と治療の要点は？ …………………………………… 399
　　D　ミネソタコード ………………………………………………………… 403

索引 ……………………………………………………………………………… 405

第Ⅰ部

心電図判読に必要な基本的知識とそのトレーニング

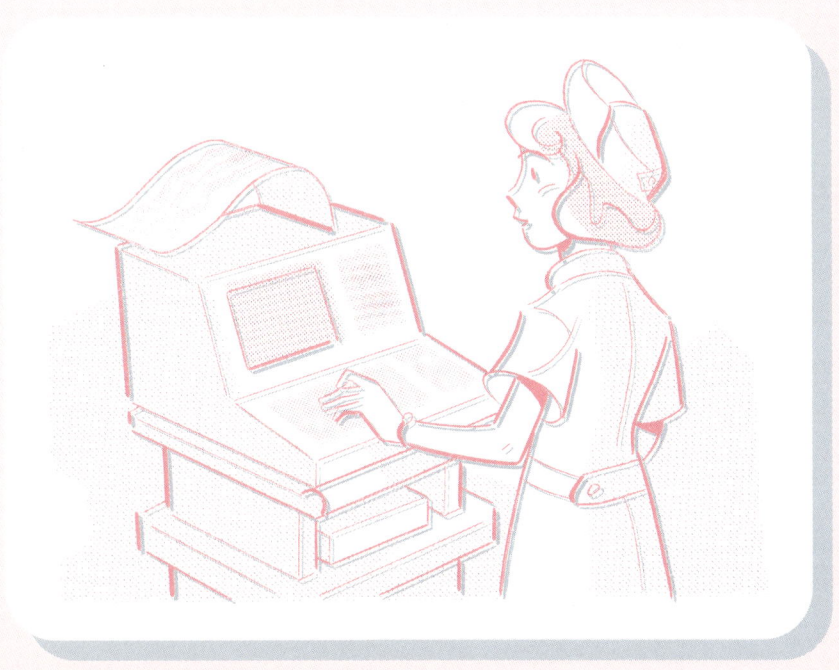

1 心電図の波形になれるためのトレーニング

　心電図の判読には，まず波形になれることが第一です．それには数多くの心電図をみることが必要ですが，基本的な波形の種類や命名を知らねばなりません．

A 心電図の波形とその意味は？

　図1は心電図の波形です．図のようにP，Q，R，S，T，Uの各記号で命名されます．横軸は時間（秒），縦軸はmV（ミリボルト），の座標に描かれた曲線です．**P波は心房の興奮，QRSは心室の興奮，T波は心室の興奮がさめていく過程**をそれぞれ示しています．U波は成因がまだ充分に解明されていない波です．覚えるまでQ1（14頁）で練習して下さい．

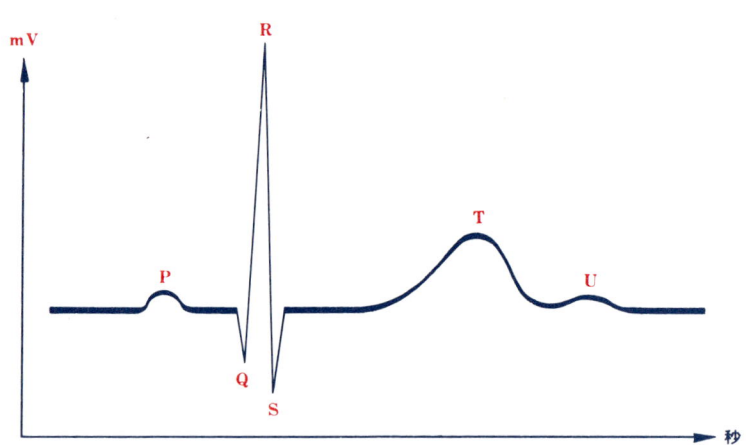

図1　心電図の基本的な波形とその意味

P波： 図のように小さな波で，心房の興奮によって生じる．
QRS： Q，R，Sの各部分よりなり，心室の興奮によって生じる．
T波： 心室の興奮がさめていくことによって生じる．
U波： T波より後に出現するゆるやかな小さな山で，成因は不明．
横軸： 横軸は時間の経過で，秒で表わす．
縦軸： 縦軸は電位差をmV（ミリボルト）で表わす．

B 心電図の基線とは？

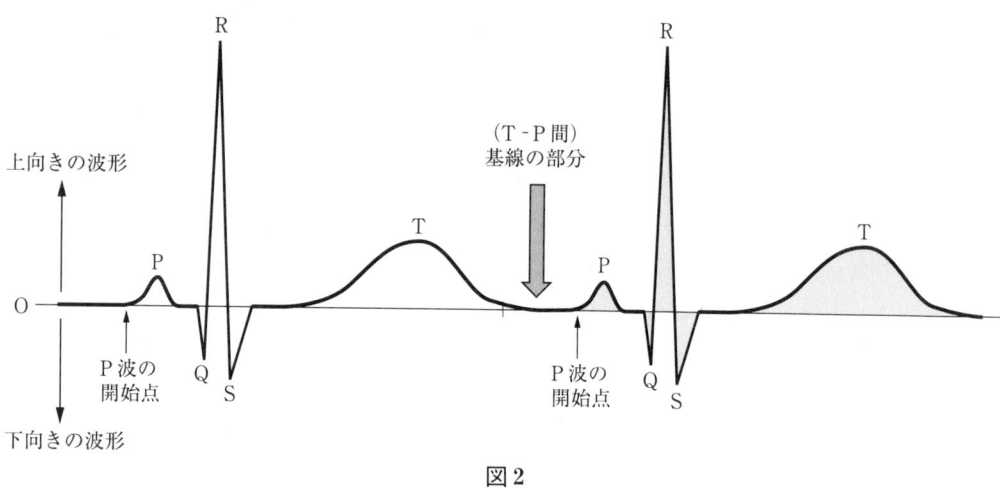

図2

　心電図のT波の終末部から次のP波の開始点までの間は心房も心室も電気的興奮がさめている部分（T-P間）で，その0mV（ゼロミリボルト）のレベルを心電図上の基線（base line：ベースライン）とします．

　心電図によってはT-P間が接近したり，U波があったりして基線がはっきりしない場合があり，そのときはP波の開始点を結んだ直線を基線とします．

　心電図の各波形は，基線をもとにして上への振れ（陽性）と下への振れ（陰性）に分けることができます．

C　P波とT波の形にはどんなものがあるでしょう？

　　QRSは尖った波でできていますがT波やU波はゆるやかな波形だということが図1より理解できたと思います．次に，P波とT波の種々の波形について知っていただきたいと思います．図3にそれを示します．これらの種々の波形はそれぞれ心電図の判読の際にとても重要ですのでよく覚えて下さい．

　一般に**基線**（T波の終わりと次のP波のはじめを結んだ線）より上に出ている波形は**陽性**，下に向かう波形は**陰性**ですが，一つの波形で前が陽性，後が陰性の場合**プラスマイナス（±）2相性**，前が陰性，後が陽性の場合は**マイナスプラス（∓）2相性**と表現します．その他P波やT波では山が2つに分かれているような形のものもあり，**2峰性**とも表現します．T波が2峰性のときに，後の峰に相当する部分が実はT波に接近したU波であることがありますが，このときには峰と峰の間がかなり開いている場合が多いのです．T波はまた陽性でも陰性でも，その形が左右対称性ではないのが普通です．すなわち図3のg，h）のようにT波の前半の勾配はゆるやかで後半の勾配は前半よりやや急になっています．ところが図3のi）のように左右対称性の陰性Tがときにみられ，これを**冠性T波**とよび，心筋梗塞や心筋虚血によくみられる陰性のT波です．また図3のn）のようにT波の幅が比較的狭くて高く尖鋭化しているものもあり，**テント状T**とよびますが，これは高カリウム血症のときによくみられるT波の変化です．

　覚えたらQ2（15頁）で繰り返し練習して下さい．

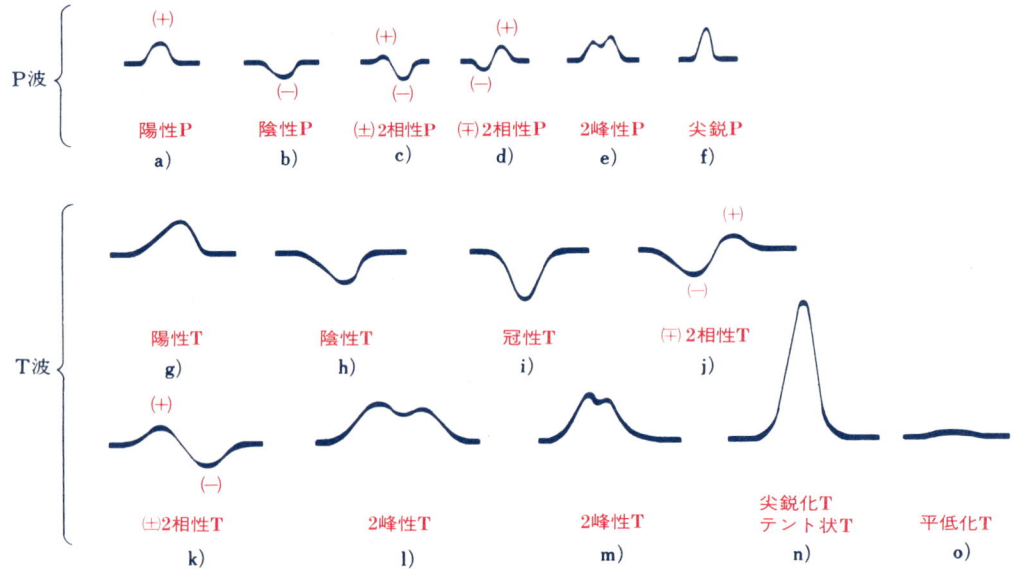

図3　P波とT波の形のいろいろとよび方

D QRS の各波形の命名は？

心室の興奮により生ずる QRS 波は，Q 波・R 波・S 波の複合したもので QRS 群ともよばれます．その命名は下図のようになされます（大きな波形は大文字で，小さな波形は小文字で書きますが，主観的なものです）．

1) Q（q）波

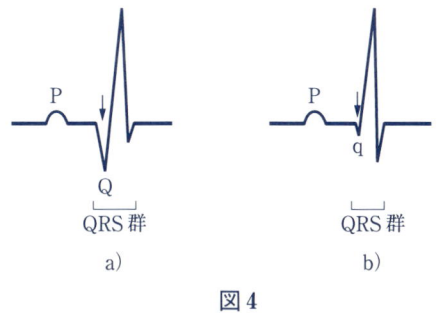

図4

QRS 群の開始点（↓印）の部分が下向きのとき，それが a) のように大きくても，b) のように痕跡程度に小さくても，Q 波（q 波）とします．

2) R（r）波

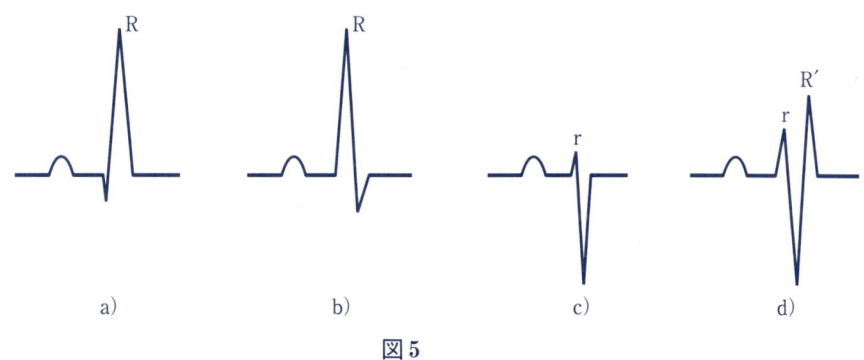

図5

QRS 群の中で基線より上への振れは全て R（r）波です．2 つ以上 R 波があるときは，R，R′，R″をつけていきます．

3) S（s）波

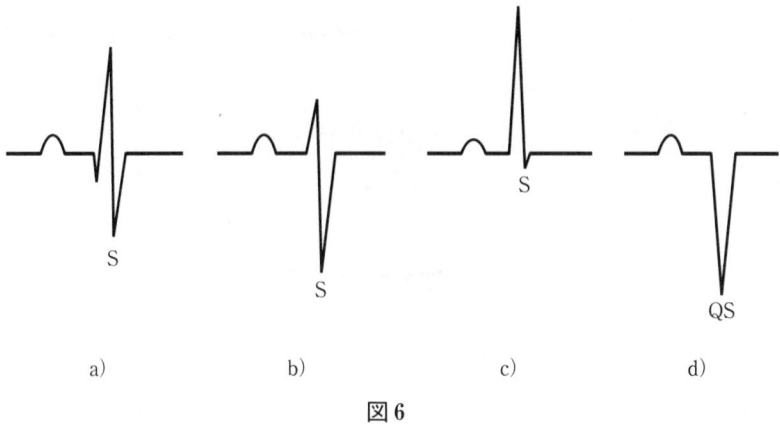

図6

　S波はQRS群のQ波あるいはR波の後に下向きに出現する波形です．d）のようにQ波で始まり，R波が欠如している場合はQRS群の終わりの部分をS波とみなしてQS型とよびます．

4) 複雑な波形

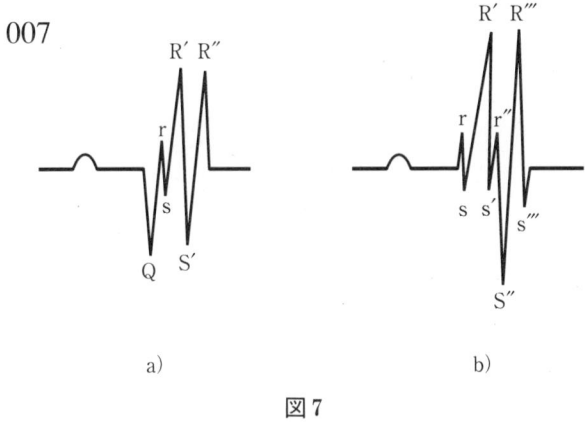

図7

　QRS群の波形が複雑でも命名は難しくありません．a）はQrsR′S′R″と表現し，b）はrsR′s′r″S″R‴s‴と表現します（実際にはこれほど複雑な波形はありません．波形の命名を理解するために示してあります）．

E QRSの波形にはどんなものがあるでしょう？

　QRSの波形は実に多彩です．その種々な波形の命名を覚えて下さい．図8 1)のような波形をqRs, 2)をqR, 3)をRs, 4)をR, 8)をrS, 10)をQr, 11)をQS, 16)をrSR′, 22)をRsr′S′, というように表現します．また図8の5, 12)のような途中の小さな棘波を**結節**とよび，この結節が24, 25)のようにRの立ち上がりか，後にあるものをそれぞれ図のように**前棘・後棘**ということがあります．また，6)や13)のようにR波やS波が大きく割れているときに，**分裂**していると表現しますが，7)のように基線まで割れているときには，RR′と表現します．

　26, 27)のようにRの上行脚や下行脚が，なだらかな弧を描いているものを**スラー**とよびますが，28)のように立ち上がりの部分が三角形のようになっているのは，WPW症候群によくみられ，**デルタ波**といいます．前棘と上行脚のスラーとデルタ波を厳密に区別できない場合もあります．また，極端な低体温になると29)のようにQRSの後方にJ波とよばれる波形の部分が出現します．

　ここではQRSの各棘波の識別と各波形の表現法について充分覚えて下さい．よく覚えるまでQ3（16頁）で充分に練習を繰り返して下さい．

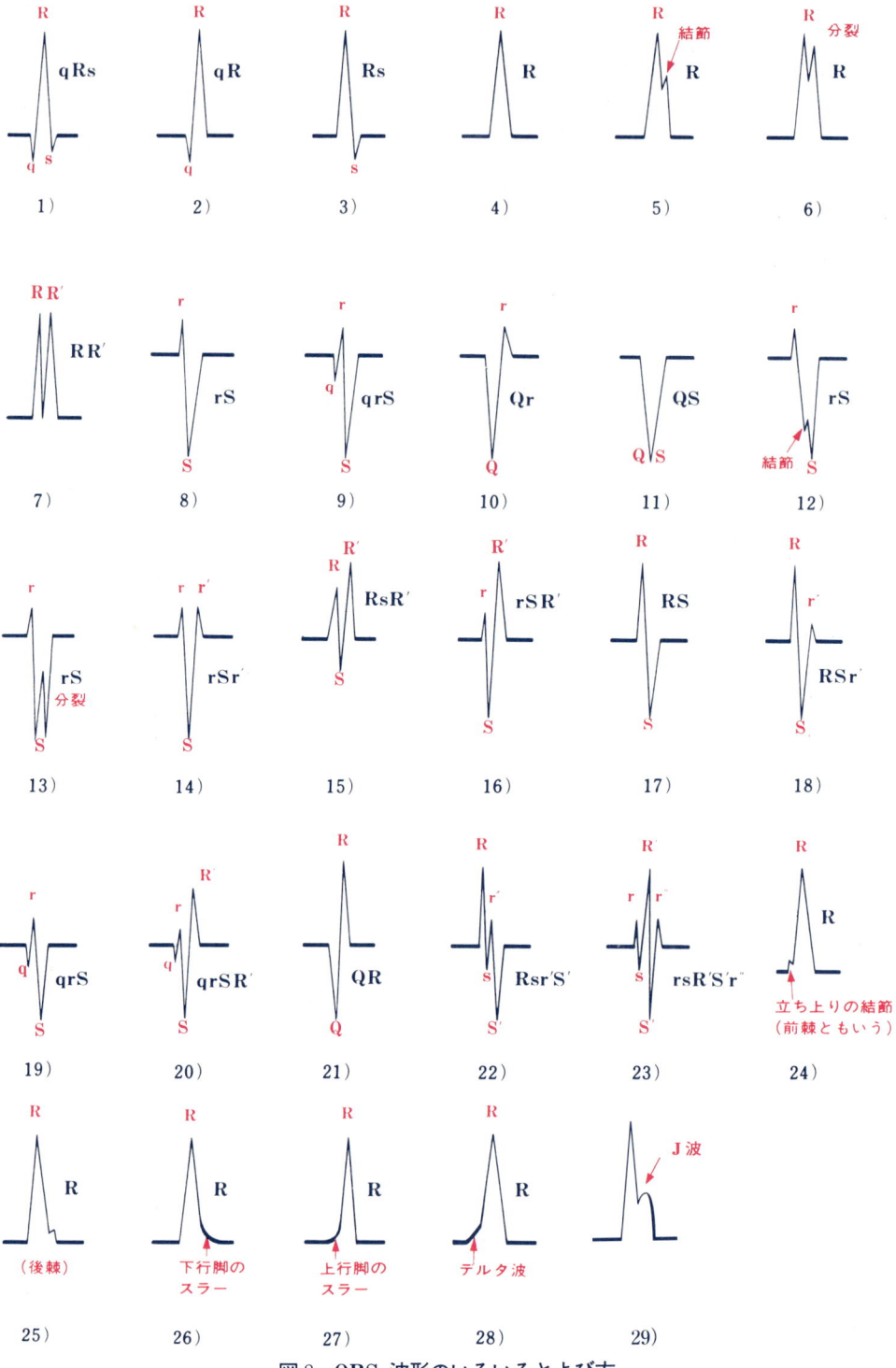

図8 QRS 波形のいろいろとよび方

F　STの形にはどんなものがみられるでしょう？

P波・QRS（QRS群ともいいます）・T波のそれぞれの波形のよび方になれましたか？それでは次にST部分（QRSの終わりとT波のはじまりまでの間の部分）の形について勉強しましょう．**このSTの部分は心室全体が興奮している状態を表わしています．**通常はSTは基線（心臓全体が興奮からさめている状態）と同じ高さにありますが（図9），ときにはこのSTが基線の位置より下がっていたり，上がっていたりすることがあります．前者を**ST低下**（または下降），後者を**ST上昇**といい，心筋の病的状態でよくみられる所見です．詳細なことは，また病的心電図のところで練習することにして，ここではSTの形についてまず慣れておきましょう．

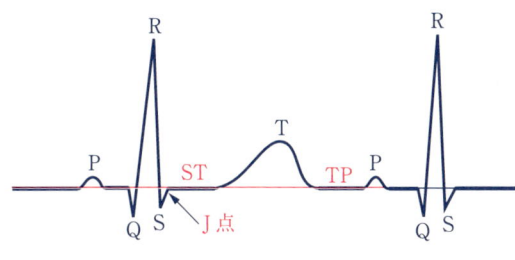

図9

QRS群の終末部とST部の始まりの接点をST接合部（J点）とよびます．J点からT波の始まりの部分をST部分として，通常は基線（TP間隔）のレベルに一致しています．

図10にSTの変化のいろいろについて説明しましょう．STのはじまりの部分（**QRSとSTの境界部**）を**ST接合部**といい，Jと表現されます（Junction：接合部）．STの上昇や低下は通常基線よりJ点が高いか低いかを測定して決めますが，中にはJ点の不明瞭なものもみられることがあります．また，頻脈などで基線が不明瞭で図10の14)のようにPQ部分が下り勾配になっているときには，PQの延長線からJ点までの間を測定して決めます．ST低下は図のように，**水平低下・右下がり（下り勾配）低下・右上り（上り勾配）低下・盆状低下**，などと表現され，ST上昇は**上方凸，上方凹**の上昇などと表現されます．QRSの後に直ちにT波が出現して，ST部分が明確でない12)のような波形を示す例もあります．

STの形や上昇，低下についての病的意義については，のちほど改めてお話しすることにしましょう．ここではSTの形や，上昇，低下，などの認識のトレーニングを行って下さい．

図10を理解したらQ4（17頁）について充分に練習して下さい．

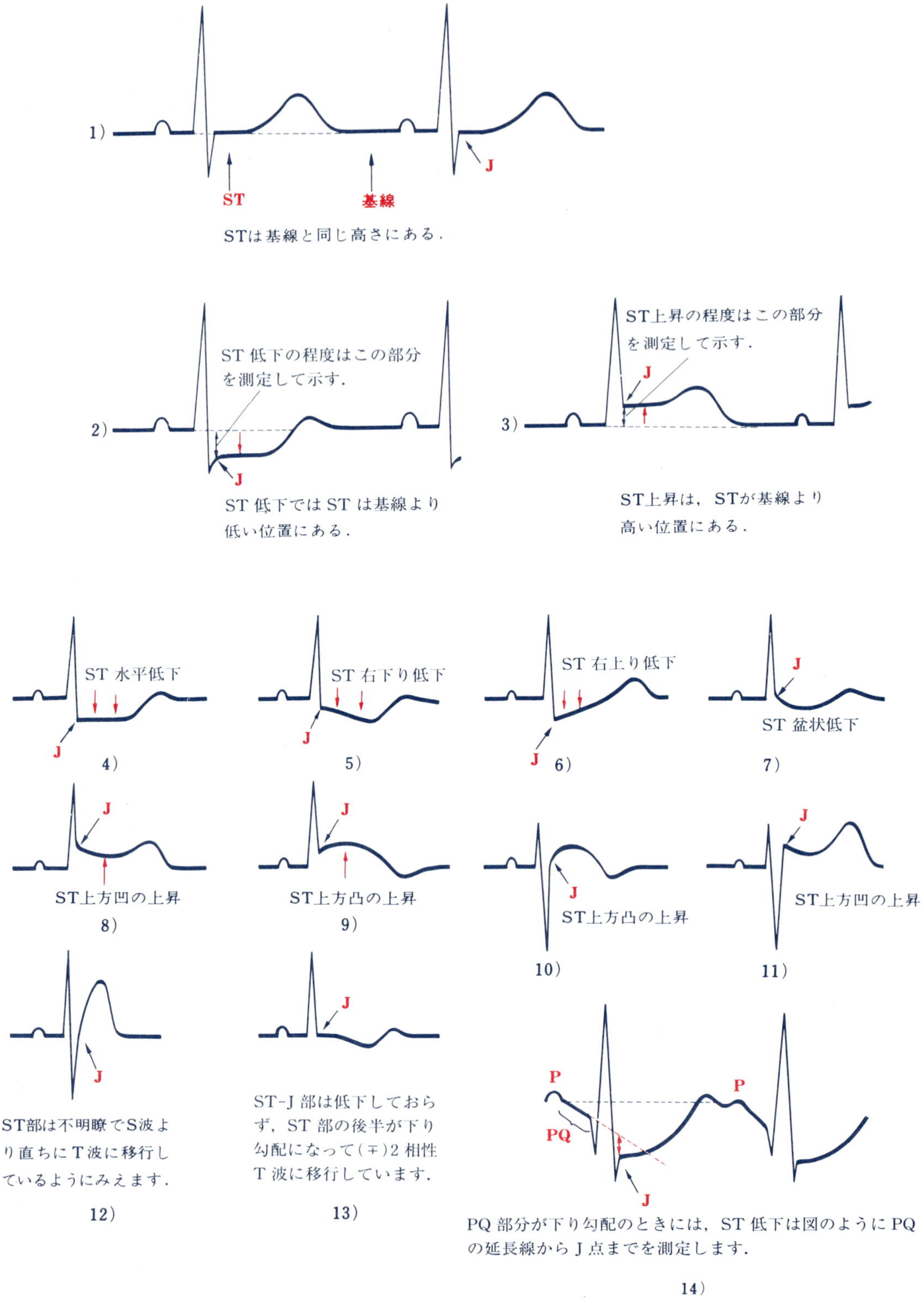

10　I. 心電図の波形になれるためのトレーニング

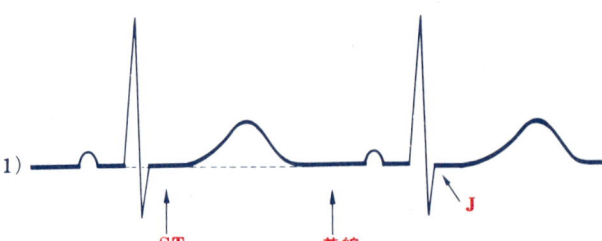

1) ST　基線

STは基線と同じ高さにある．

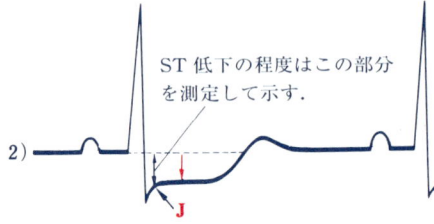

2) ST低下の程度はこの部分を測定して示す．

ST低下ではSTは基線より低い位置にある．

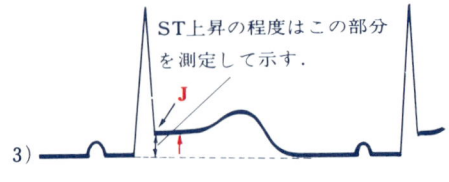

3) ST上昇の程度はこの部分を測定して示す．

ST上昇は，STが基線より高い位置にある．

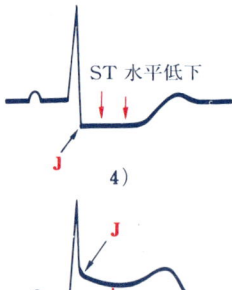

4) ST水平低下
5) ST右下り低下
6) ST右上り低下
7) ST盆状低下

8) ST上方凹の上昇
9) ST上方凸の上昇
10) ST上方凸の上昇
11) ST上方凹の上昇

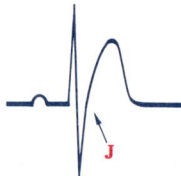

12) ST部は不明瞭でS波より直ちにT波に移行しているようにみえます．

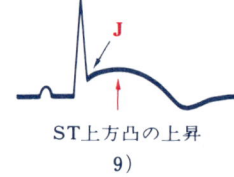
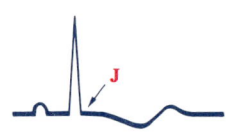

13) ST-J部は低下しておらず，ST部の後半が下り勾配になって(∓)2相性T波に移行しています．

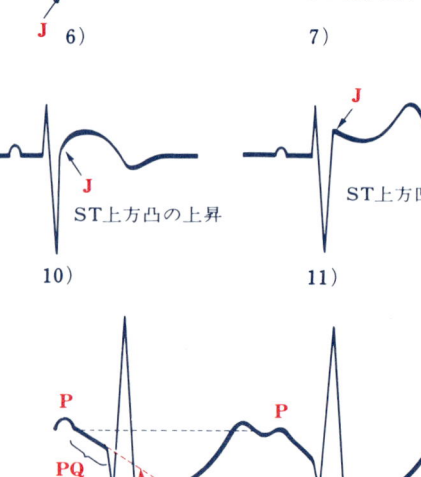

14) PQ部分が下り勾配のときには，ST低下は図のようにPQの延長線からJ点までを測定します．

図10　STの変化（ST上昇とST低下）

G 心電図の波形の実例について

さて，P波，QRS群，ST部分，T波の各波形についての基本的なことが理解できたら，実際の心電図の波形について練習しましょう．図11にいろいろな心電図の波形とその説明を示しますので，理解できたらQ5（19頁）でトレーニングして下さい．

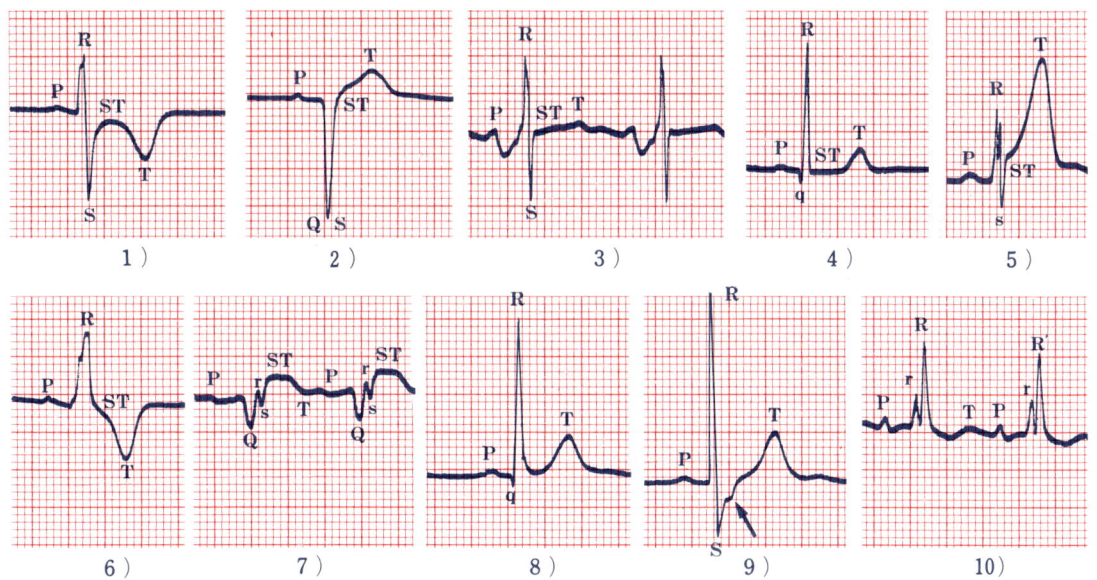

図11 心電図波形の種々 （11, 12, 13頁）

ここでは主として波形に慣れる練習をして下さい．
1) 陽性P波，RS型（Rに結節がある），ST低下，陰性T波．
2) QS型，ST上昇，陽性T波（心筋梗塞）．
3) （±）2相性P波で陰性部分の幅が広く深い（左房負荷），RS型，T波平低化．
4) qR型，ST水平化，陽性T波．
5) RS型（R波は分裂している），ST上昇，T波増高．
6) R型（結節がある），陰性T波，QRSの幅の延長がある（左脚ブロック）．
7) 振幅の小さい（±）2相性P波，Qrs型（心筋梗塞），ST上昇，QRSの幅の延長．
8) qR型（Rの下行脚にスラー），陽性T波．
9) RS型（S波の幅は広く結節（↑）がある），右脚ブロック）．
10) rR′型（不完全右脚ブロック），（∓）2相性T波，（±）2相性P波．

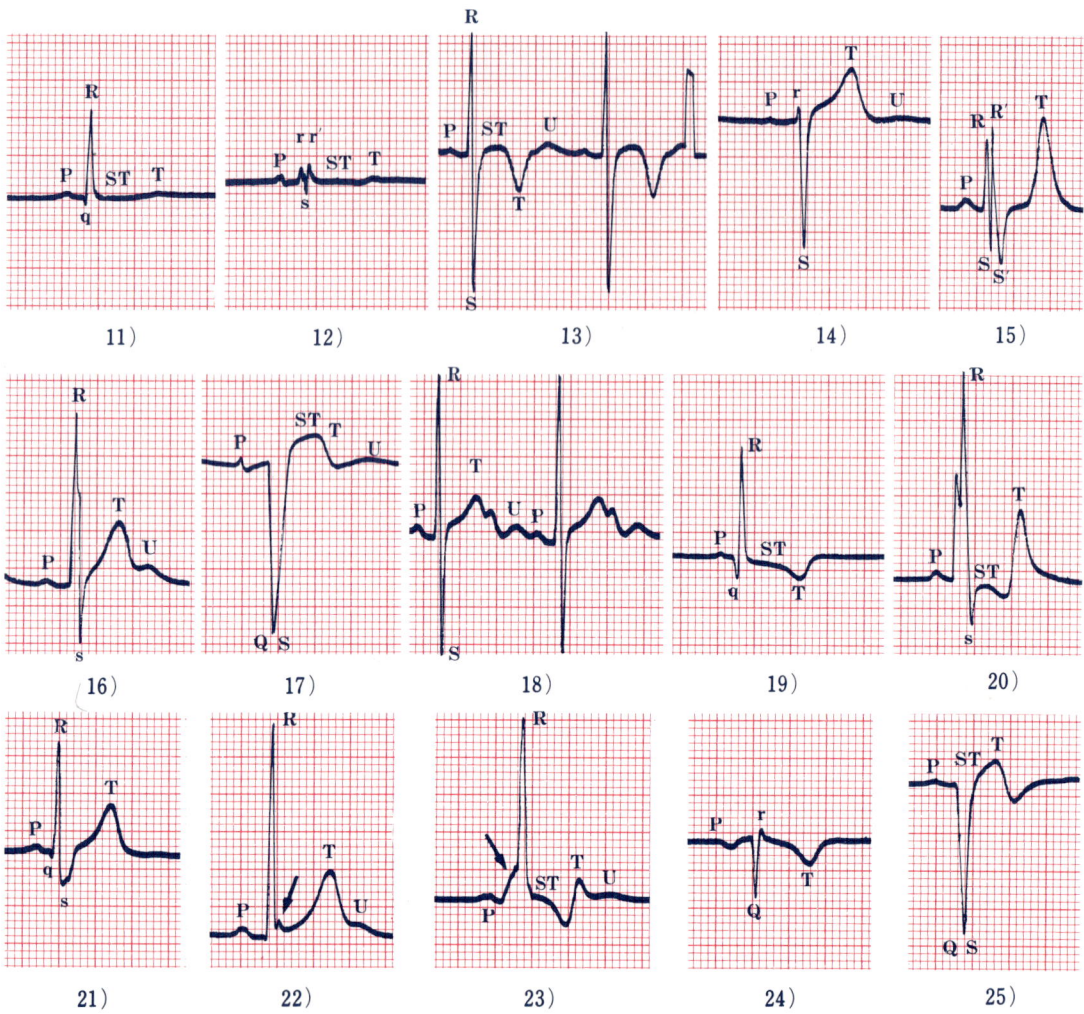

11) 陽性 P 波, qR 型, 平低 T 波.
12) rsr′型（低電位差）, ST 水平化, 平低 T 波.
13) 陽性 P 波, RS 型, 陰性 T 波, 陽性 U 波, ST 軽度に上昇.
14) rS 型, ST 軽度上昇, 陽性 T 波.
15) 陽性 P 波, RSR′S′型, 尖鋭 T 波, QRS 幅の延長.
16) RS 型, 陽性 T 波, U 波.
17) （±）2 相性 P 波, QS 型（心筋梗塞でみられる）, ST 上昇, （±）2 相性 T 波, U 波.
18) 陽性 P 波, RS 型, T 波 2 峰製, U 波.
19) 陽性 P 波, qR 型, ST 低下（右下り）, 陰性 T 波.
20) 陽性 P 波, Rs 型（R の分裂あり）, ST 低下, （干）2 相性 T 波.
21) qRs 型（幅広い s 波）（右脚ブロックでみられる）, ST 軽度上昇, 陽性 T 波, QRS 幅の延長.
22) 陽性 P 波, R 型〔後棘（↓）あり〕, 陽性 T 波, U 波.
23) 陽性 P 波, PR 短縮, デルタ波（↓）（WPW 症候群でみられる）, R 型, （干）2 相性 T 波, QRS 幅の延長.
24) 陰性 P 波, Qr 型, 陰性 T 波（aV_R でみられる波形）.
25) 陽性 P 波, QS 型（心筋梗塞）, ST 上昇, （±）2 相性 T 波.

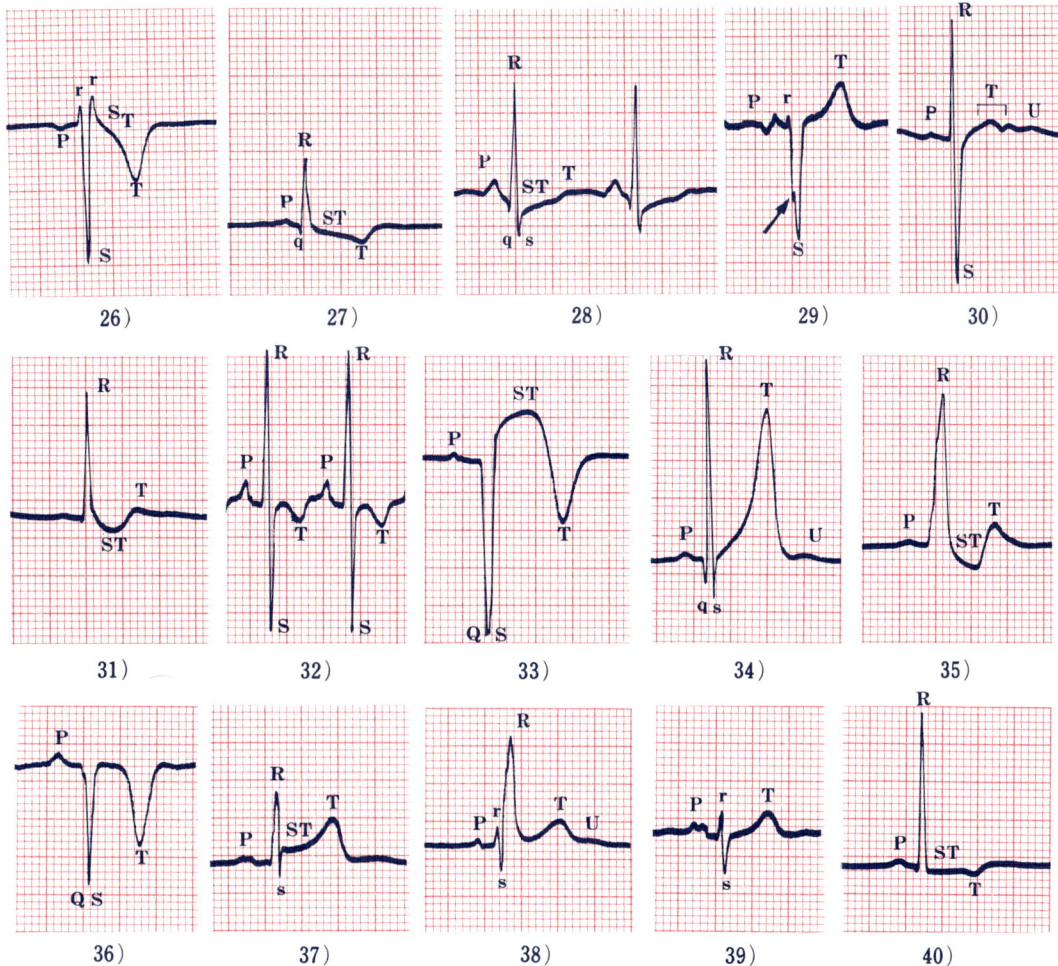

26) 陰性P波, rSr'型, 陰性T波.
27) 陽性P波, qR型, ST低下（右下り）, 陰性T波.
28) 陽性P波, qRs型, ST低下（右上り）, 平低T波.
29) （干）2相性P波, PR短縮, rS型（S波に結節（↑））, 陽性T波.
30) 陽性P波, RS型, 2峰性T波（平低傾向）, U波.
31) ST盆状低下（ジギタリス効果）.
32) 尖鋭P波, RS型, 陰性T波, 頻脈（R-R間隔の短縮）.
33) 陽性P波, QS型, ST上昇（上方へ凸）, 冠性T波（心筋梗塞）.
34) 陽性P波, qRs型, 尖鋭増高T波, U波.
35) 陽性P波, R型, ST低下（右下り）, （干）2相性T波, QRS幅の延長（左脚ブロック）.
36) 陽性P波, QS型, 冠性T波（心筋梗塞）.
37) 陽性P波, Rs型, ST上昇（上方へ凹）, 陽性T波.
38) rsR'型, 陽性T波, U波, QRS幅の延長（右脚ブロック）.
39) P波の分裂（2峰性）, rs型, 陽性T波.
40) 陽性P波, R型, ST水平低下, 陰性T波.

14　I．心電図の波形になれるためのトレーニング

Q1

1）P波はどれでしょうか？　その意味は？
2）Q，R，Sはどの波形でしょうか？　その意味は？
3）T波はどれでしょうか？　その意味は？
4）U波はどれでしょうか？　その意味は？
5）この波形の横軸は何を表わすのでしょうか？
6）この波形の縦軸は何を表わすのでしょうか？

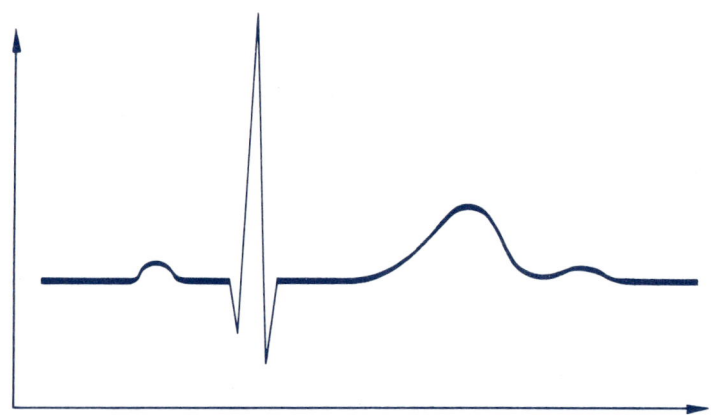

☞ 図1（2頁）参照．

Q2

P波とT波の種々な形があります．そのよび方を一つ一つ述べてみて下さい．

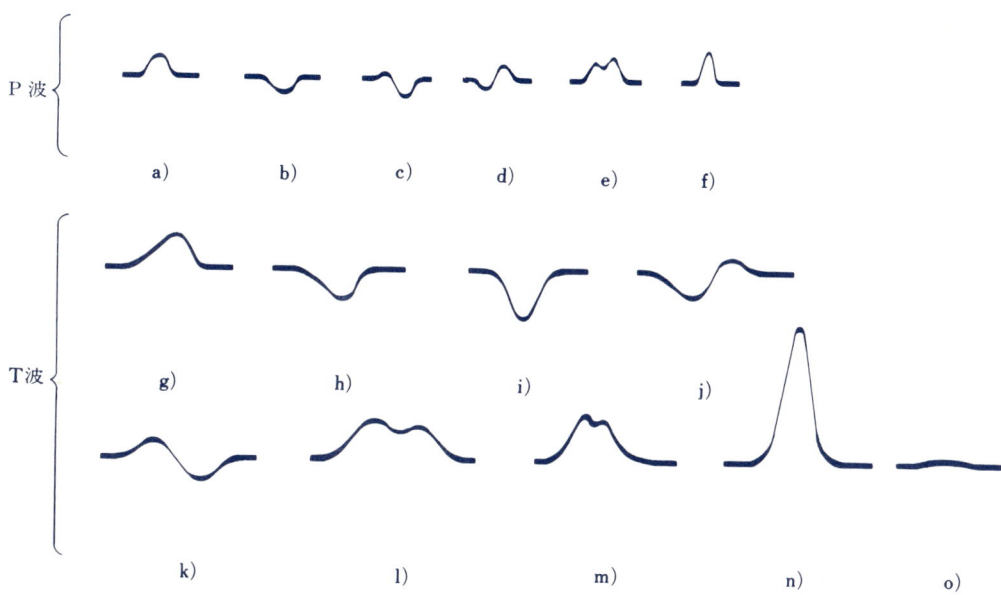

☞ 図3（4頁）参照．

16   I. 心電図の波形になれるためのトレーニング

Q 3

QRS波形のいろいろなものについて，よび方を練習して下さい．

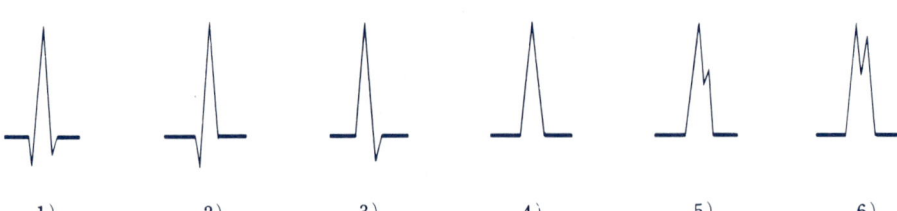

1)   2)   3)   4)   5)   6)

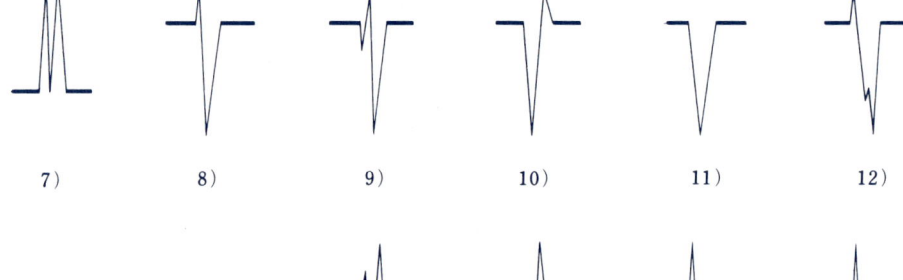

7)   8)   9)   10)   11)   12)

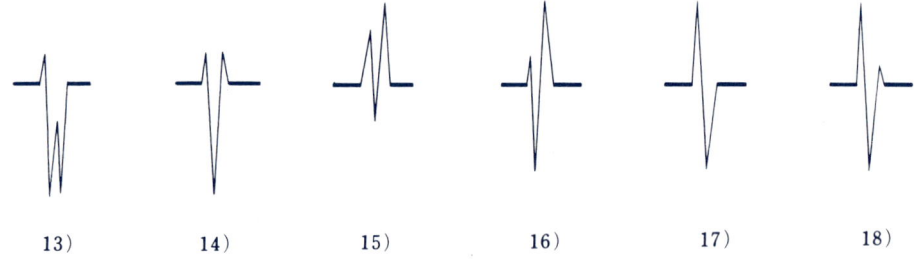

13)   14)   15)   16)   17)   18)

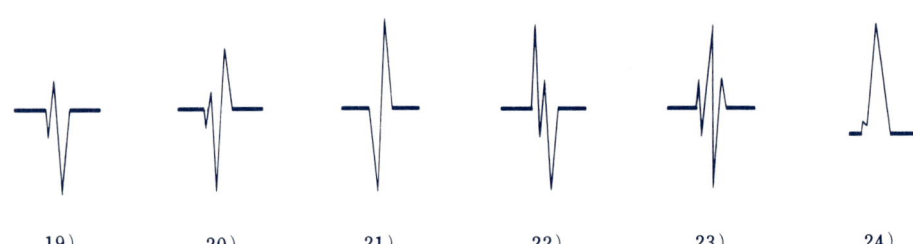

19)   20)   21)   22)   23)   24)

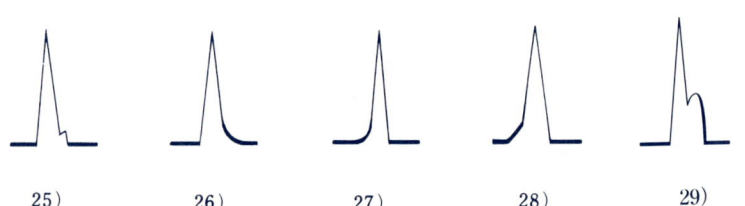

25)   26)   27)   28)   29)

☞ 図8（8頁）参照．

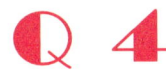

1）ST接合部（J）を各波形について示しなさい．
2）ST水平低下はどれでしょうか？
3）STの上方凸の上昇はどれでしょうか？
4）STの盆状低下を示すものは？
5）STの右上り低下はどれでしょうか？
6）STの右下り低下はどれでしょうか？
7）ST接合部の上昇，低下はどこから測定すればよいのでしょうか？
8）14）のST低下はどのように測定するのでしょうか？

〔1）〜14）の波形は次頁〕

18   I．心電図の波形になれるためのトレーニング

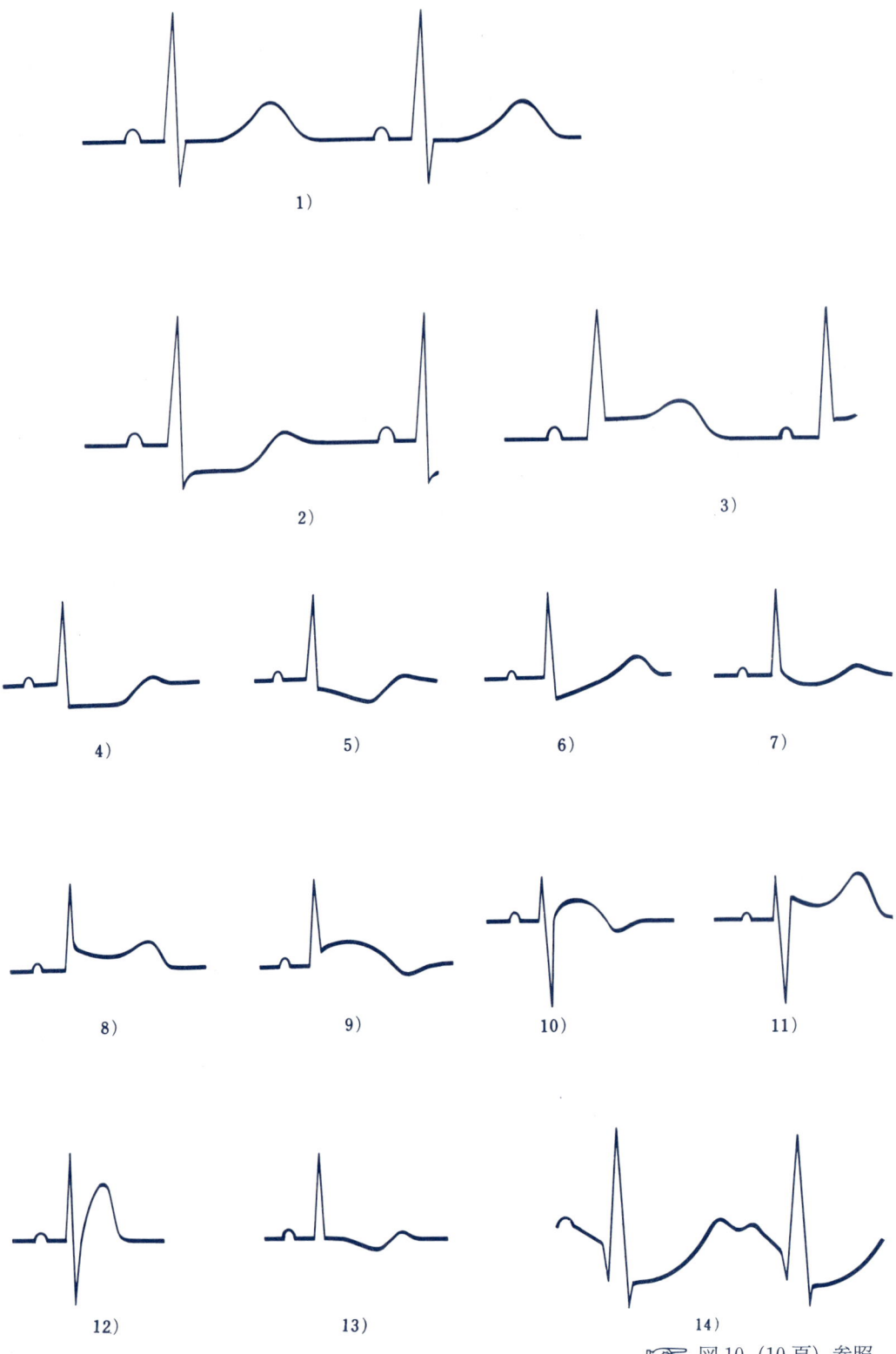

☞ 図10（10頁）参照．

Q 5

1〜40) までの各心電図について，P波，QRS，ST，T波，U波の各々の形をよくみて，それぞれの波形について表現してみて下さい．

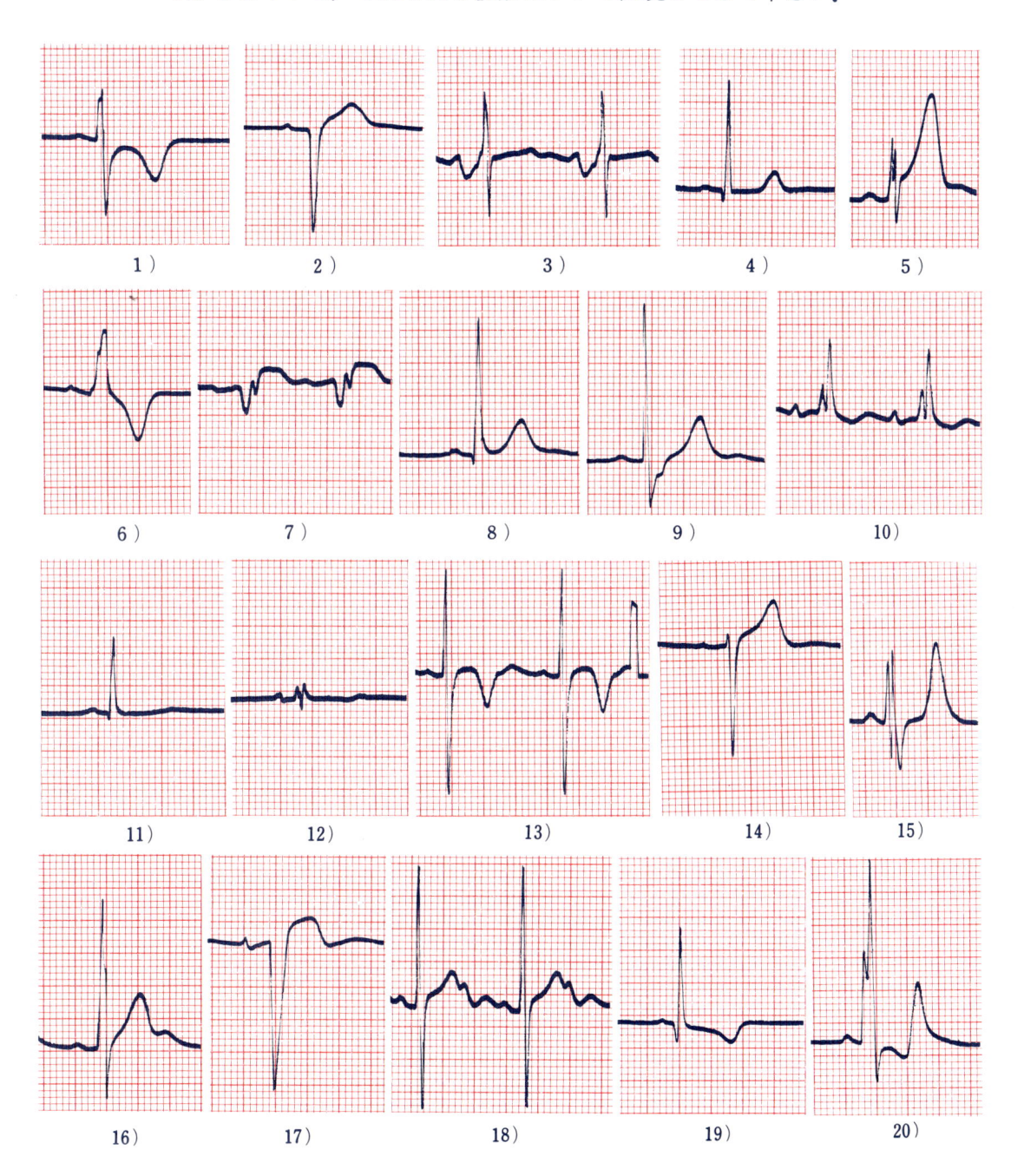

1)　2)　3)　4)　5)

6)　7)　8)　9)　10)

11)　12)　13)　14)　15)

16)　17)　18)　19)　20)

20　I. 心電図の波形になれるためのトレーニング

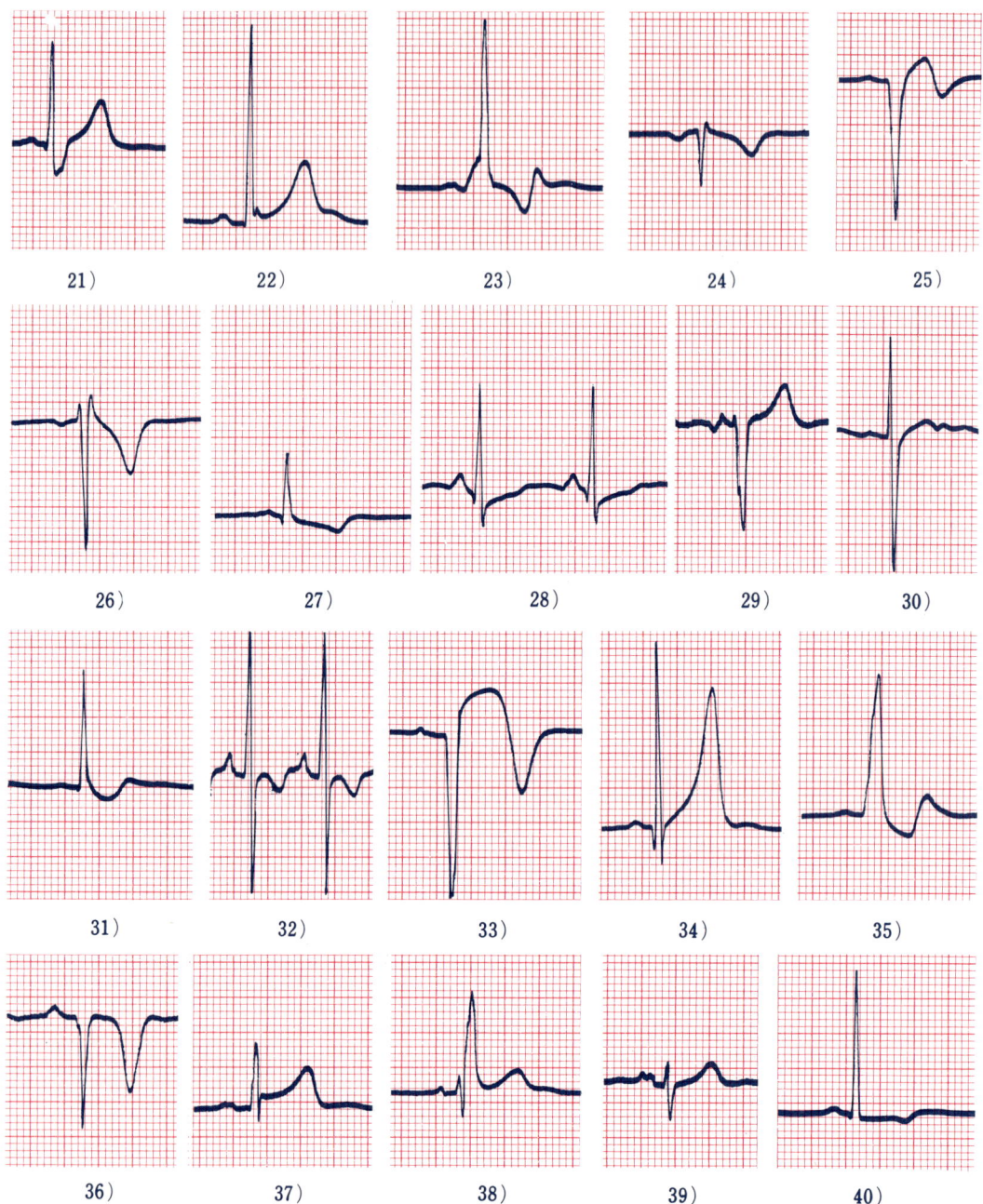

☞ 図11（11頁）参照．

2

心電図波形の計測のためのトレーニング

A 心電図の波形の幅は何を表わし，どう計測するのでしょう？

　心電図の波形は図1にすでに記したように横軸に時間（秒で表現する），縦軸に電位差の大きさ（mVで表現する）で表わされた曲線です．**心電図の記録紙は25mm/秒の速さ**（特別の場合は50mm/secなどにきりかえもできます）で流れるように規格されていますので，25mm幅が1秒に相当しますから，（図12のように）**1mmの横の目盛りは0.04秒**になるわけです．したがって，QRSの幅がもし2mmであれば，0.04×2＝0.08（秒）となり，QRS幅（心室の興奮が始まり，心室全体に興奮が拡がるまでの時間）は0.08秒と定量されます．**心電図の波形の時間軸での定量は，通常はP波の幅・PR（PQともいう）時間・QRSの幅・QT時間・RR間隔・Q波の幅などについて行います．**図13にこれら心電図の横の時間軸での計算のやり方を示します．各波形の境界は必ずしも明瞭なものばかりではありません．その際には計測のなるべく容易な誘導の波形について測定します．

　Q波の幅の計測は図13の右下の図のように基線の上からR波の立ち上がりの左縁までを測定します．

　覚えたら実物の心電図の計測をQ6（25頁）で練習して下さい．この心電図の2拍目で計測しますと，P波幅0.1秒，PQ間隔0.16秒，QRS幅0.08秒，QT時間0.48秒となります．

　心電図の波形は厳密に観察すると，各心拍毎にその波形に多少の変動がみられます．これは心電図の基線が多少動揺していたり，呼吸によって波形の高さが変化したりして全部の心拍の波形が寸分違わずに記録されないからです．そこで波形の計測にあたってはどの心拍の測定をするのか迷うことがあります．多数の心拍について計測しその平均値を求めるのが理想的ですが，臨床的には最も多いと思われるものについて検討するか，あるいは最も計測しやすく，しかも他の波形と大差がない波形を選んで測定するのが現実的です．

22　2．心電図波形の計測のためのトレーニング

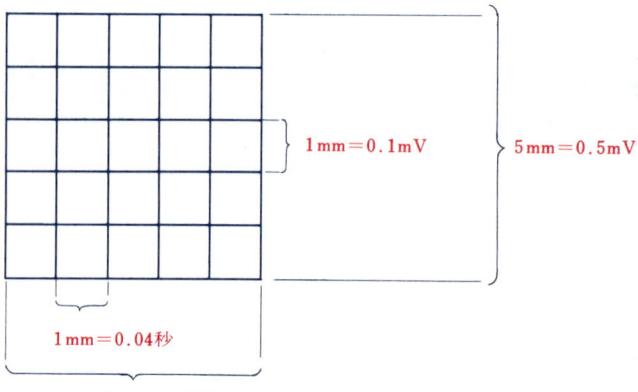

図12　心電図の横の目盛りと縦の目盛り

　通常は記録紙の搬送スピードが1秒間に25mmで行われるので図のように1mm＝0.04秒に相当します．したがって5mmなら0.2秒，10mmなら0.4秒となります．

　縦の目盛りは，通常1mV＝10mmで記録されますので，1mm＝0.1mVに相当し，5mmなら0.5mVに相当するわけです．

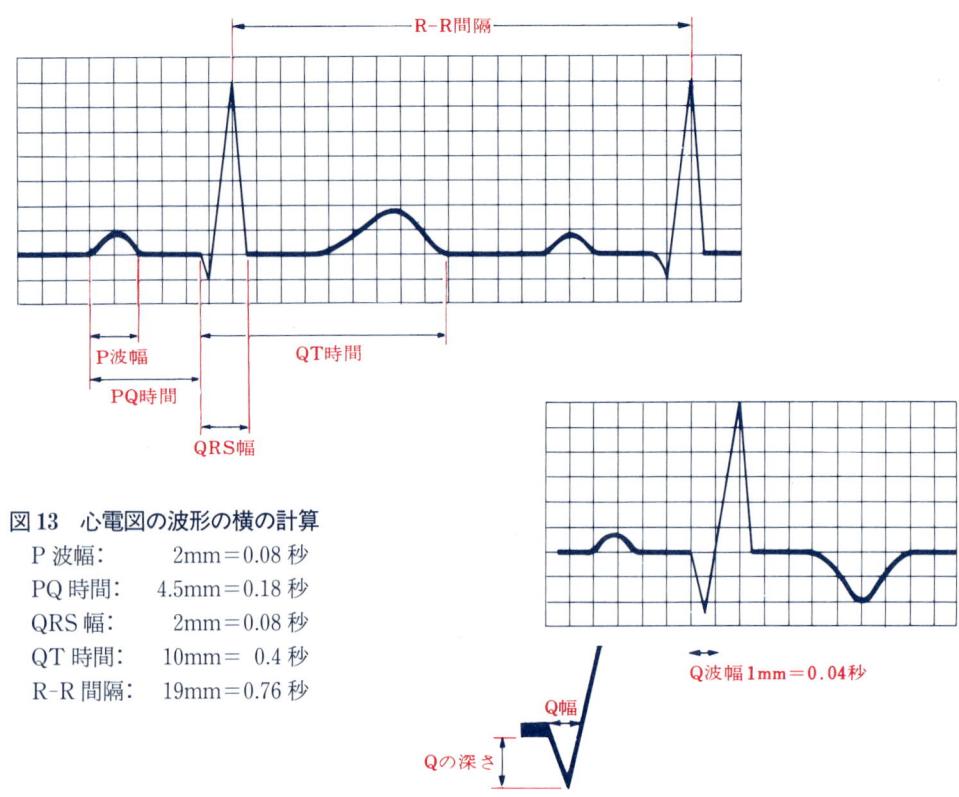

図13　心電図の波形の横の計算

P波幅：　　　2mm＝0.08 秒
PQ時間：　　4.5mm＝0.18 秒
QRS幅：　　 2mm＝0.08 秒
QT時間：　　10mm＝ 0.4 秒
R-R間隔：　　19mm＝0.76 秒

B 心電図の波形の高さや深さは何を表わし，どう計測するのでしょう？

さて心電図の横の計測を覚えたら，次は縦方向での計測をトレーニングしましょう．心電図の縦軸は，もちろん電位差の大きさでmV（ミリボルト）で示します．心電図には通常図14のような矩形波が印加され，これを**較正信号（キャリブレーションシグナル：calibration signal** ともよばれます）といい，この高さが図のように1mVに相当するという目印になります．**通常この較正信号は1mV＝10mmとして**心電図の記録を行いますが，心電図の波形が大きくて記録紙をはみ出すようなときには，1mV＝5mmの較正信号まで感度を落として記録することもあります．逆に波形の振幅が小さすぎるときには，1mV＝20mmに増幅して記録することもあります．

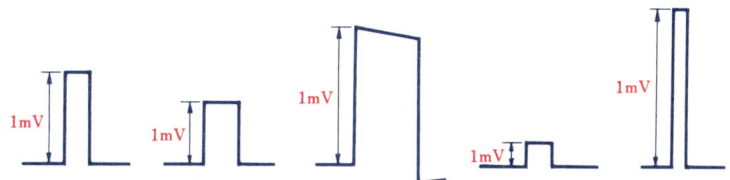

較正信号は感度をかえると図のように種々の高さになり得ますが，どんな高さで記録されても図のような立ち上がりの部分が1mVに相当し，較正信号の幅とは関係ありません．通常は測定しやすいように，1mV＝10mmにあわせて記録します．心電計にはどれにもこの較正信号が印加できるようなボタンがついています．このボタンを長く押し続けますと，下図のような波形が得られ，心電計の時定数の測定ができます．

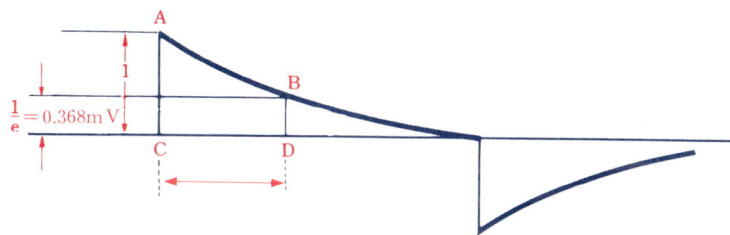

すなわち，この曲線の最高点Aから$1/e$ mV（≒0.37mV）まで下降するのに要する時間CDが時定数とよばれ，これは市販の心電計では3.2秒以上なければならないと規格されています．この時定数が短いと，心電図の波形が正しく記録されず歪みが出ます．

図14 較正信号

また心電図の波形はよくみると太さがあるので，実際の計測にあたっては，そのどこから測定するか，一応基準をつくっておかねばなりません．図15は具体的な計測法のきまりを説明する図です．すなわち基線より上への波形では基線の上から波形の頂点までを計測してその高さとし，基線より下への波形では基線の下から波形の下端までを計測してその深さとします．図16に実例を示します．P波，QRS波，T波などの大きさの定量をここでよく覚えて下さい．覚えたらQ7（26頁）で繰り返しトレーニングして下さい．

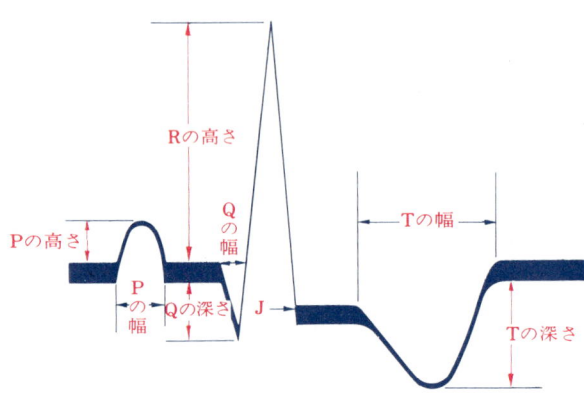

図15　心電図波形の計測法のきまり

ST低下，T陰性のある波形を例にとって説明します．基線より上への振れ（図のPやR）では基線の上部よりその棘波の最上部までを，下への振れ（図のQ, T）では基線の下部より振れの一番深い部分までを測定します．また波形の幅（図のPやT）は，上向きの波形は基線の下側で，下向きの波形は上側で測定します．

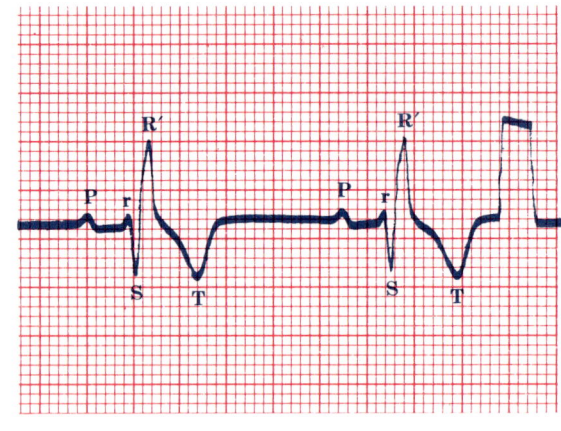

図16　心電図の波形の計測の実際

各波の実測値は以下の通りです．
PR時間：0.18秒
QRSの幅：0.14秒
P波の高さ：0.08mV
r波の高さ：0.1mV
R′波の高さ：0.8mV
S波の深さ：0.5mV
陰性T波の深さ：0.6mV
QT時間：（実測値0.42秒）
R-R間隔：1.08秒
QTc＝$0.39\sqrt{R\text{-}R}$ ± 0.04 ＝ 0.4 ± 0.04
　（本心電図のQTは0.42秒，したがって正常範囲）
QTcについては60頁を参照

Q6

この心電図の第2拍目の波形について下記の質問に答えて下さい．

1）P波の幅は何秒ありますか？ また，それは何を表わすのでしょう．
2）PQ時間は何秒ありますか？ また，それは何を表わすのでしょう．
3）QRSの幅は何秒ありますか？ また，それは何を表わすのでしょう．
4）QT時間は何秒ありますか？ また，それは何を表わすのでしょう．

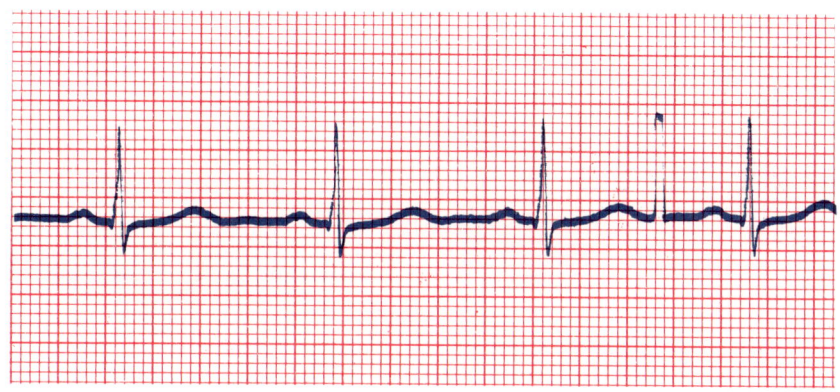

☞ 1）この心電図のP波の幅は0.1秒，これは心房の興奮のはじまりから心房全体が興奮するまでに，0.1秒かかることを意味しています．
2）この心電図のPQ時間は0.16秒あります．すなわち心房の興奮のはじまりから，その興奮が心室へ伝導されるまでの時間（房室伝導時間）が0.16秒であることを示しています．
3）QRS幅は0.08秒あります．すなわち心室の興奮のはじまりから，心室の全体が興奮するまでに0.08秒かかったことを意味しています．
4）QT時間はこの心電図では0.48秒あり，これは心室の興奮のはじまりから心室の興奮がさめてしまうまでの時間（電気的収縮時間ともいいます）が0.48秒であることを意味しています．

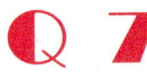

1）PR 時間は？
2）QRS の幅は？
3）P 波の高さは？
4）r 波の高さは？
5）R′波の高さは？
6）S 波の深さは？
7）陰性 T 波の深さは？
8）QT 時間は？
9）R-R 間隔は？
10）QTc は？

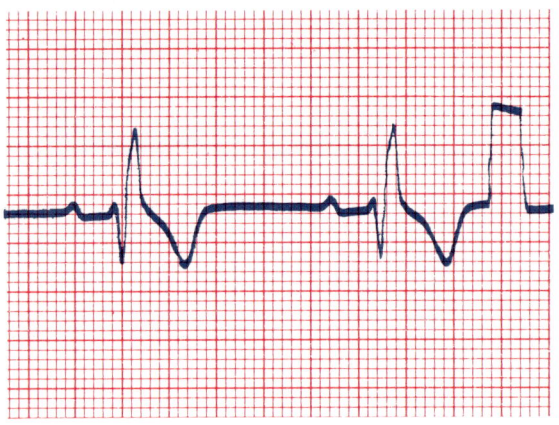

☞ 図 16（24 頁）参照．

3 心電図の基本知識のトレーニング

　心臓に発生した電気的興奮は同時に電導体である身体各部に伝わって電場を生じます．この電場（主として体表）に電極を置いて，微小な心臓の電位の変化を心電計に導いて，図1にすでに示したような目にみえる曲線にまで増幅して記録したものが心電図です．

　心電図は心臓の機能のうちで，自動性，伝導性，興奮性などの電気的現象を表現したもので，収縮・拡張という機械的な働きを直接表現するものではありません．

　心電図はいろいろな場合に利用されます．たとえば，(1) 健康診断，(2) 心疾患の診断，(3) 心疾患の経過観察，(4) 手術の前後や術中の観察，(5) 心臓以外の疾患で心臓に及ぼす影響の観察や，心臓に対する薬物や電解質の影響をみるため，などです．

　臨床的には以下に述べる項目の分析に特に意義があります．

① 不整脈の分析
② 心筋の虚血や傷害
③ 心房や心室の肥大や拡張
④ 心臓の位置の変化
⑤ 心室内伝導異常

以上のうちで①，⑤は心電図なしに分析することは困難です．

A 心電図の誘導法とは？

　一般的に心臓の活動電位は，体表では 1 mV 前後という非常に小さなものです．この電位を増幅部に導いて数千倍に増幅して，記録器により記録する装置を心電計（図17に心電計の構成を，図18に写真を示します）とよんでいますが，**誘導法とは，心電図をとるために患者さんの体表（特別な場合は体内）に電極をおいて，心臓の電気現象をとり出して心電計の入力部に加える操作をいいます．**図22に心電図を記録中の写真を示します．

　誘導法にはまた**双極誘導**と**単極誘導**という言葉があります．CCUやICUでの心電図の観察には通常双極誘導が用いられています．

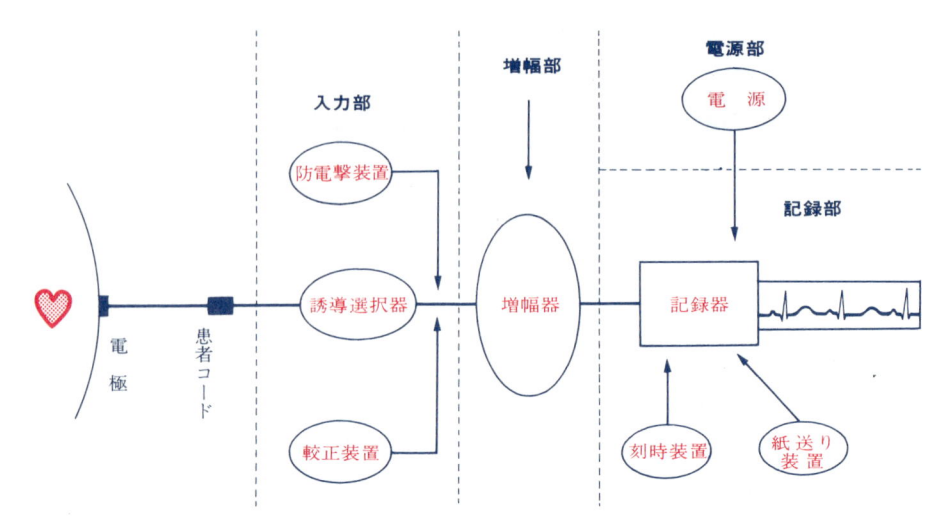

図17　心電計の構成

心電計の基本は図のように，主として入力部・増幅部・記録部・電源部に分かれています．最近はほとんどがディジタル心電計で，自動解析がなされるものが一般的です．

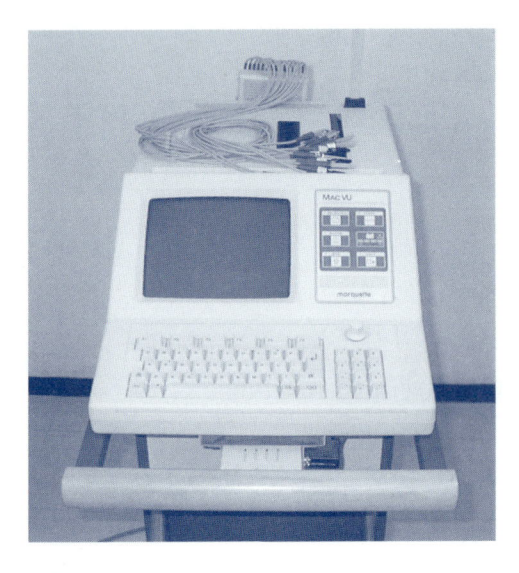

図18　心電計

1．双極誘導とは？

　　身体の2点に電極をあて，その間の相対的な電位差の変動を心電計の入力部に加える方法です．通常の心電図では**標準肢誘導（第Ⅰ誘導・第Ⅱ誘導・第Ⅲ誘導）**がこれに属します．標準肢誘導は右手，左手，左足の各電極より，下記の組み合わせで2点間の電位差を誘導する方法です．

　　　　左手－右手間の電位差：　**第Ⅰ誘導（Ⅰと記す）**
　　　　左足－右手間の電位差：　**第Ⅱ誘導（Ⅱと記す）**
　　　　左足－左手間の電位差：　**第Ⅲ誘導（Ⅲと記す）**

上記の各誘導で，Ⅰで左手＞右手，Ⅱで左足＞右手，Ⅲで左足＞左手の各電位であるとき，それぞれの誘導で得られる心電図の波形は，基線より上向き（陽性）に振れるように定められています．反対の場合は下向きの振れ（陰性）を示します．図19は標準肢誘導の説明図です．

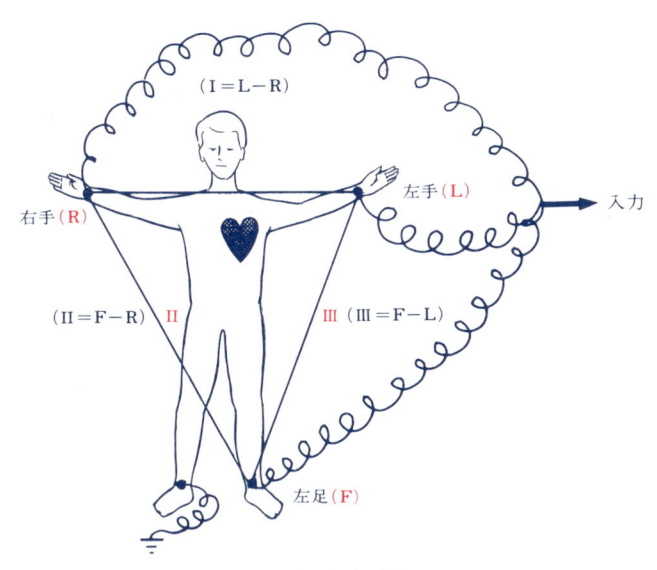

図19　標準肢誘導
上記の各式の値が正の場合に心電図の波形は上向きの振れを，
負の場合は下向きの振れとなるようにしてあります．
また，Ⅰ＋Ⅲ＝Ⅱの関係が成り立ちます．

2．単極誘導とは？

体表の2点の電極のうち，片方の電位が0に近く，ほぼ一定の場合には，他の部の電位の絶対値の変動をとり出すことができるはずです．しかし実際には体表上に常に電位が0に保たれている場所はありません．そこでWILSON（ウィルソン）という人が，右手・左手・左足を図20のように5 kΩ以上の抵抗を入れて結合すると，その結合点は0に近く，ほとんど電位変動を示さないと仮定して，いわゆるWILSON（ウィルソン）の結合電極（または中心電極）とよばれるものをつくりました．これを不関電極（対象とする電極）として関電極（測定しようとする部位の電極）を置いた右手，左手，左足の電位の変動をみようとした誘導をそれぞれV_R，V_L，V_Fとよんでいます．

これに対してGOLDBERGER（ゴールドバーガー）という人は図21のように，測定しようとする手足の部分を，WILSON（ウィルソン）の結合電極より，はずして誘導することを考えました．こうして得られた波形は，WILSON（ウィルソン）の中心電

30　3．心電図の基本知識のトレーニング

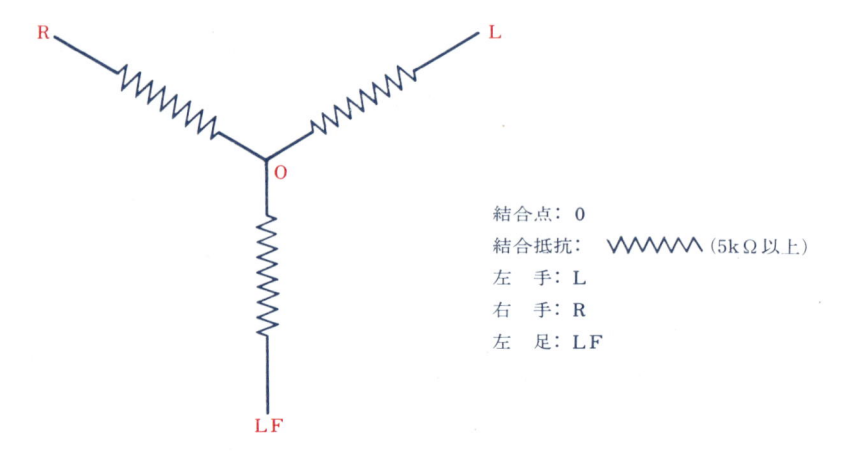

図20　Wilson（ウィルソン）の結合電極

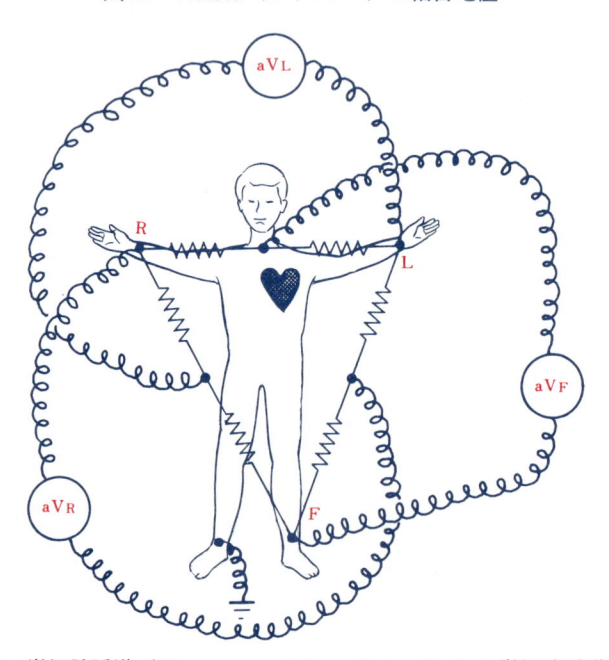

結合点：O
結合抵抗：〜〜〜〜（5kΩ以上）
左　手：L
右　手：R
左　足：LF

図21　単極肢誘導〔Goldberger（ゴールドバーガー）の単極肢誘導〕

極をそのまま用いる場合に比べて，1.5倍の大きさの波形が得られますが，これをGoldberger（ゴールドバーガー）の単極肢誘導とよび，aVR，aVL，aVF〔aはaugmented（オージメンテッド：増大）の略〕と記し，現在はこれが広く使用されています．

　以上より，標準肢誘導が四肢の電位の2点間の相対的電位差を表わすのに対して，単極肢誘導は四肢の電位の絶対値を，なるべく純粋に表現しようとした誘導だといえます．

　誘導法には肢誘導のほかに胸部誘導とよばれるものがあります．これは図23に示

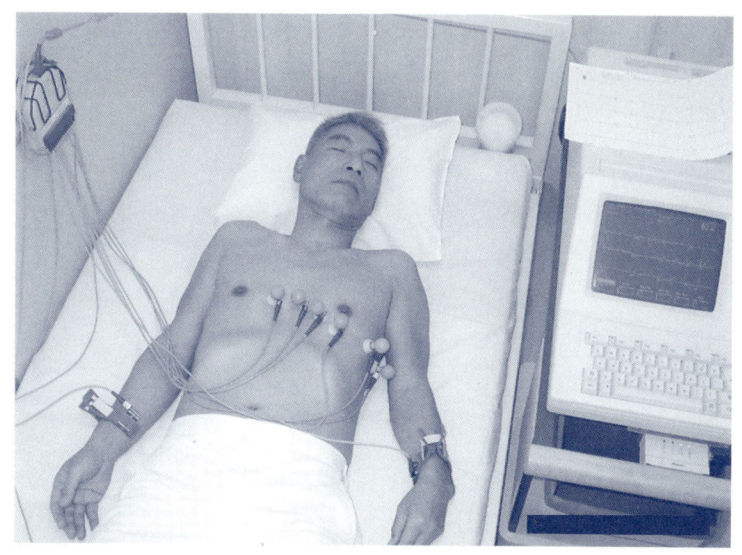

図22　心電図を記録中

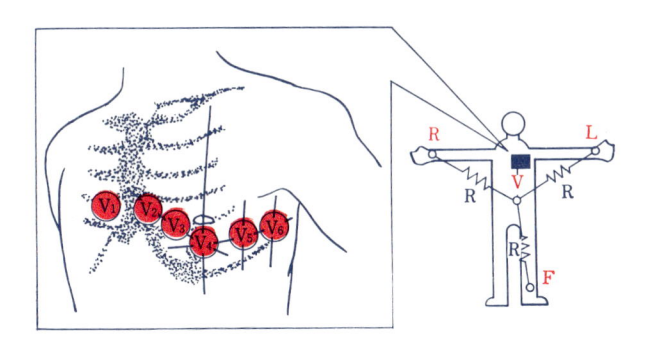

V_1：第 4 肋間胸骨右縁
V_2：第 4 肋間胸骨左縁
V_3：V_2 と V_4 を結ぶ線の中央
V_4：左鎖骨中線上の第 5 肋間
V_5：左, 前腋窩線上で V_4 と同じレベル
V_6：左, 中腋窩線上で V_4 と同じレベル
V_7：左, 後腋窩線上で V_4 と同じレベル
V_8：左, 肩甲骨中線上で V_4 と同じレベル
V_9：副脊柱線上で V_4 と同じレベル
V_{3R}：右胸壁で V_3 の対称点
V_{4R}：右胸壁で V_4 の対称点
V_E または e：胸骨剣状突起の尖端
（通常主として V_1〜V_6 が用いられる）

図23　胸部誘導の標準位置

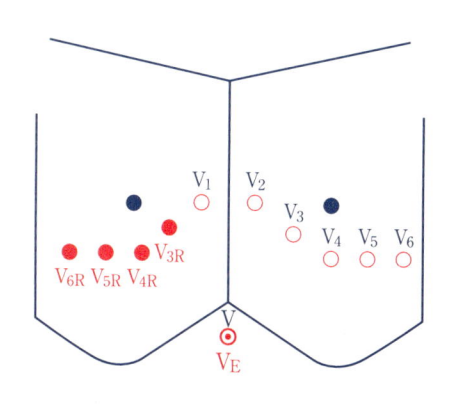

図24　右側胸部誘導（V_{3R}〜V_{6R}）および V_E 誘導の位置

　ときに V_1〜V_6 以外の胸部誘導が記録されることもあります．たとえば右心症・右室心筋梗塞などで V_{3R}〜V_{6R} が記録されることがあります．V_{3R}〜V_{6R} は胸骨中央を境にして V_3〜V_6 に対称的な位置に定めます．V_E は剣状突起の尖端部に位置します．

す位置につけた電極と，すでに述べた Wilson（ウィルソン）の結合電極とを結んだ誘導法で，通常は V_1, V_2, V_3, V_4, V_5, V_6 の6個の誘導が記録されますが，必要に応じて V_7, V_8, V_9 あるいは V_{3R}, V_{4R}, V_{5R}, V_{6R}, V_E（または e）などの誘導がとられることもあります．すなわち胸部につけたこれらの電極の位置の電位差の変動をみようとする単極誘導で，Wilson（ウィルソン）の胸部単極誘導ともよばれています．

B 心電図はなぜ12個の誘導が必要なのでしょうか？

　心臓の傷害の部位，程度，範囲などを把握するためには多くの誘導を用いて，心臓の電気的現象の変化を多角的に検討する必要があります．誘導が多ければ多いほど得られる情報は多いのですが，日常診療ではあまり多いと，かえって繁雑ですので，今まで多くの検討がなされてきた標準肢誘導（Ⅰ，Ⅱ，Ⅲ），単極肢誘導（aV_R，aV_L，aV_F），胸部誘導（V_1，V_2，V_3，V_4，V_5，V_6）の計12個の誘導に集約され一般に使用されているのです．

　そして心臓の電気現象を正面（上下左右方向）からみたものが肢誘導で，水平面（前後左右方向）の変化をみたものが胸部誘導と考えることができます．また電極の位置からみても，肢誘導が心臓全体を遠くからみているのに対して，胸部誘導は心臓に近接した位置に電極があり，V_1，V_2は右室心外膜側に近く，V_5，V_6は左室心外膜側に近く，また，V_3とV_4はその中間で，ほぼ移行帯（R/S≒1の波形のある誘導）の付近に相当します．以上の説明は，図25をみればよりよく理解できると思います．

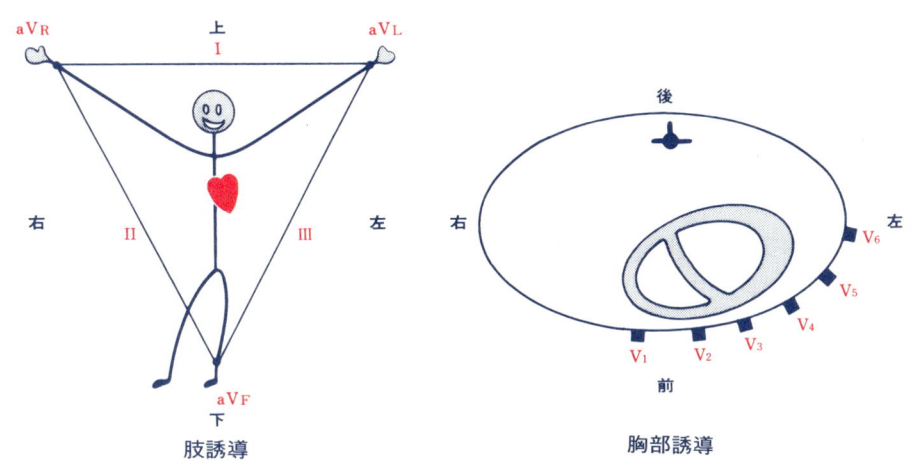

肢誘導
（上下左右方向の変化がわかります）

胸部誘導
（前後左右方向の変化がわかります）

図25　誘導と心臓の位置関係

　肢誘導は心臓を中心に置いた正三角形（厳密には正三角形ではありませんが）の各辺がⅠ，Ⅱ，Ⅲ，各頂点がaV_R，aV_L，aV_Fに相当するような誘導です．胸部誘導はV_1，V_2は右室，V_5，V_6は左室，V_3，V_4はその中間にほぼ位置するのがわかります．またこの図から，肢誘導は上下左右方向の変化（正面または前額面）を，胸部誘導は前後左右方向の変化（水平面）を反映しやすいことが理解できるでしょう．

C 心電図波形の成り立ちの要点は？

電気生理学的な説明は他書にゆずって，ここでは簡単に心電図波形の成り立ちの要点を簡単に解説します．

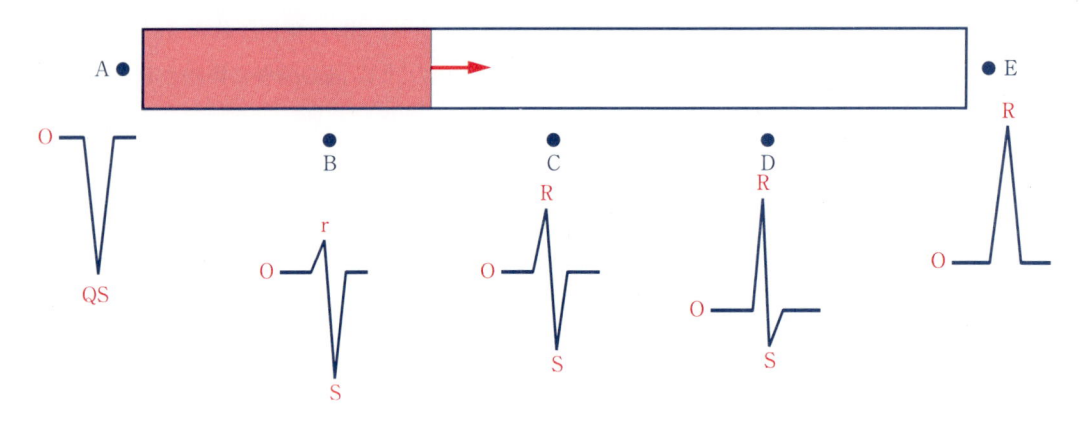

図26　心筋の興奮の方向と波形

図26のように一本の筋組織をA点からE点へ電気的興奮が進んでいくときのABCDEの各点での心電図の波形（例えば心室ではQRS波）は，近づくときは上向きに，遠ざかるときには下向きに振れるようになります．興奮していないときと，全体が興奮しているときは動きがなく基線（0）に位置しますので，A点では遠ざかって0にもどり，E点では近づいて0にもどるので前者は下向きのみ，後者は上向きのみの波形になります．

中央にあるC点では近づく大きさと遠ざかる大きさが同じで上向きと下向きが同じ大きさとなり，B点では下向きが，D点では上向きが大きく記録されます．

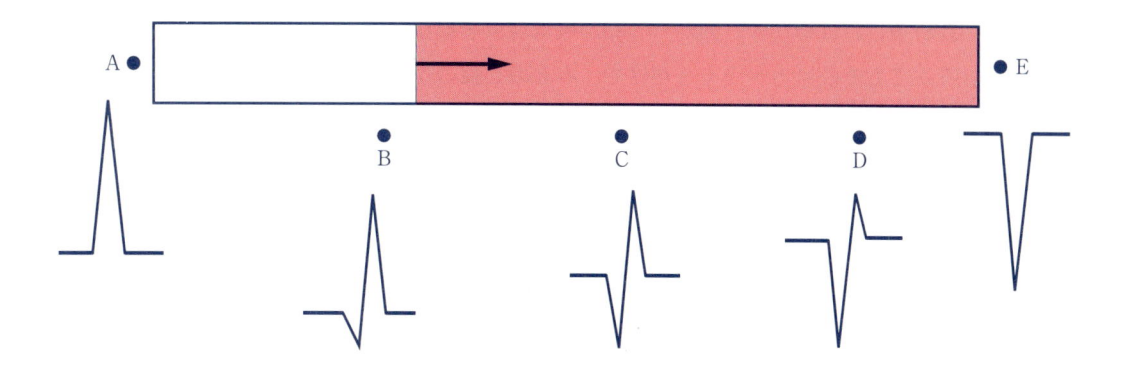

図27　心筋の興奮のさめる方向と波形

　図27のように，興奮がAからEへさめていくときには，（図26）とは各点で逆の振れを示します．
　これらはきわめて単純な一本の線で説明しましたが，実際には心臓は立体的な臓器ですからそう単純ではありません．たとえば興奮がさめる方向が興奮の方向とは逆にE点からA点に向かったり，伝導の時間や拡がりが立体的な構造の中では興奮の方向とさめる方向に相違があります．そのために，興奮のときのQRS波とさめる過程のT波には形や方向に相違があることをまず理解しておいて下さい．

D 心臓の興奮と各誘導の関係は？

　　洞結節から出た興奮は心房をまず興奮させついで心室を興奮させます．この心房や心室の興奮は立体的な方向と大きさをもって拡がっていきますが，その状態を体表へ着けた電極から得られた各誘導によって分析されるのです．すなわち誘導法や電極の数が多ければ種々の方向から心臓の電気現象を観察できることになりますが，どこからみてもその見方が異なるだけで，もとの心臓の現象は同一のものであるのはいうまでもありません．つまり，誘導によって心電図波形が異なっているのは観察する方向が異なっているためです．

1．双極誘導と心臓の興奮

　　双極誘導は，2点間の電位差からの観察で，図28のように2個の電極を結ぶ直線上（中心を0として陽極側に向うものをプラスに，陰極側に向うものをマイナスに振れるよう決められている）に投影された電位差の大きさの変化をみるものです．

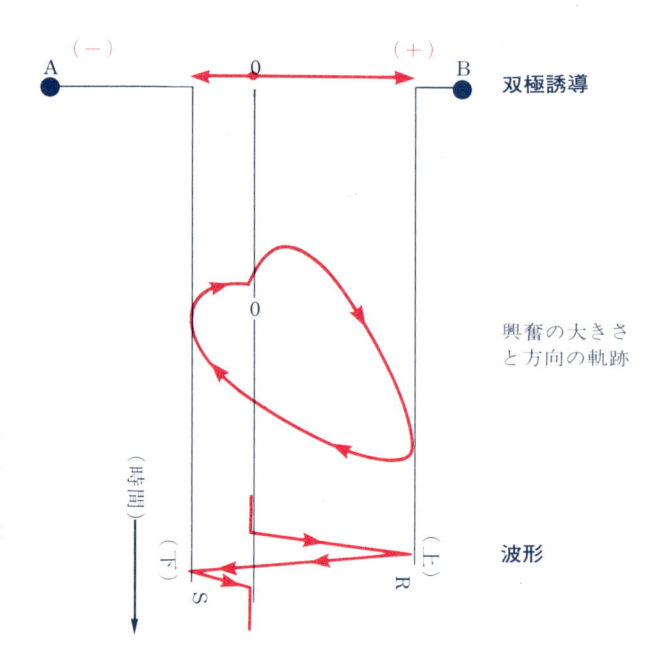

図28　双極誘導と心臓の興奮
　AとBの2点間の双極誘導で関電極のB側（プラス側）への変化は上向き（R波），不関電極のA側（マイナス側）への変化は下向き（Q波やS波）として，図中の興奮の大きさと方向の軌跡が上段の双極誘導の線上に投影されますが，それを時間の経過で観察したものが下段の波形となります．

2. 単極誘導と心臓の興奮

　1点からの電位の変化の観察で，その点に興奮が近づくときプラスに，遠ざかるときにマイナスに波形が振れるようになっています（図29）．

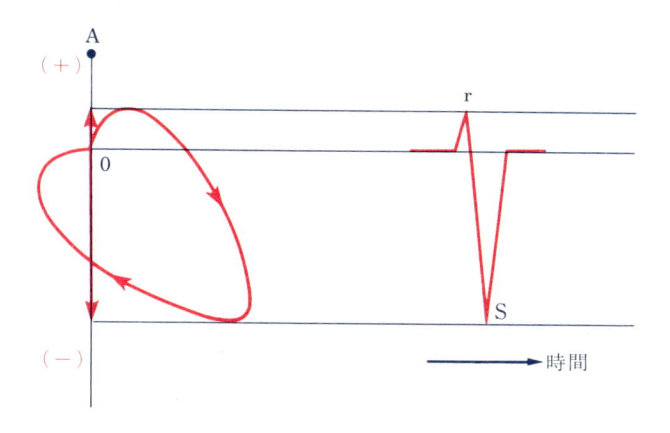

図29　単極誘導と心臓の興奮
　図28と同じ興奮と大きさの軌跡を単極誘導のAという一つの点からみると，原点（0）を基線として図中右のような波形が得られます．
　このように双極誘導では2点間の線上（原点を含まない誘導軸上）に，単極誘導では1点に近づくか遠ざかるかという電極と原点を結んだ線上に，それぞれ投影された電位差の大きさの時間的推移が心電図の波形であるといえます．

E　12誘導心電図の波形の成り立ちは？

　心室の興奮は図30のように心室中隔の左側から始まり右室左室へと拡がって行きますが，その興奮は時間とともに変化する興奮ベクトル（方向と大きさをもつ）の立体的な軌跡で表わすことができます．この軌跡の環（loopともいう）を水平面・前額面・矢状面の3つの面に投影したものがベクトル心電図にほかなりません．通常の心電図はこの立体的な興奮の軌跡を単極・双極の計12誘導に投影して時間的な大きさ（mV）の変化として観察しているわけで，ベクトル心電図に対してスカラー心電図ともよばれるゆえんです．

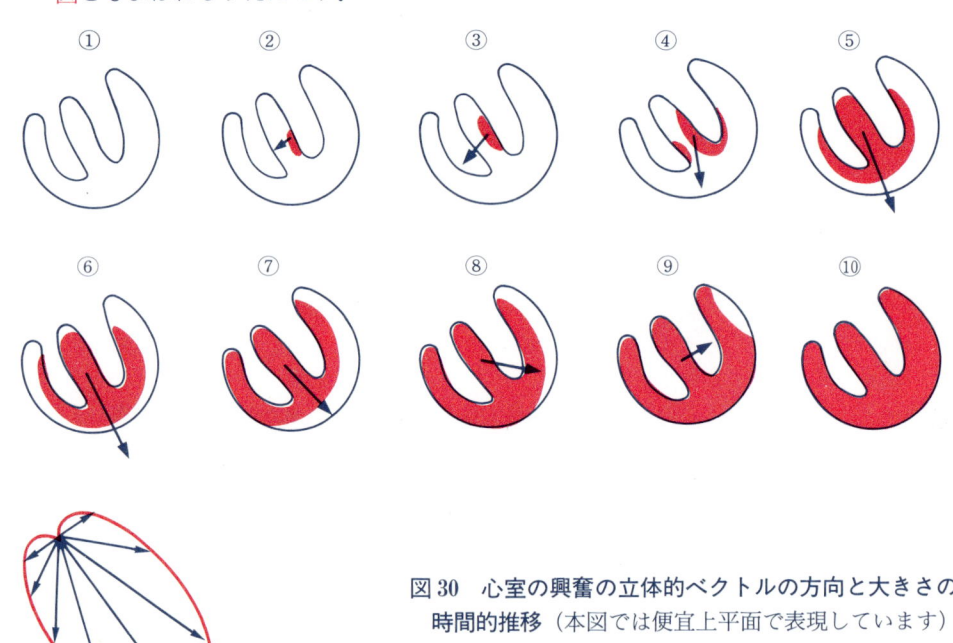

図30　心室の興奮の立体的ベクトルの方向と大きさの時間的推移（本図では便宜上平面で表現しています）
　①〜⑩のように時間を追って興奮は方向と大きさ（矢印）をかえながら心室全体へ拡がって行きます．その軌跡を下方の環（loopともいい時間の経過する方向へ環上の矢印で示してあります）のように示すことができます．

立体的な興奮ベクトルの軌跡
（便宜上平面で示されています）

　図31と図32に前額面（上下左右の変化を示し肢誘導で観察されます）と水平面（前後左右の変化を示し，胸部誘導で観察されます）での各誘導の波形を，興奮ベクトルの軌跡から分析したものを示します．

　なお，興奮ベクトルの軌跡は心房の興奮時にもみられ，また心室の興奮の消退するときにもみられ，同様の説明がなされます．ベクトル心電図ではこれらをP環・QRS環・T環とそれぞれよんでいます．

　病的な場合には，この心房や心室の興奮やその消退の大きさと方向を示す時間的軌

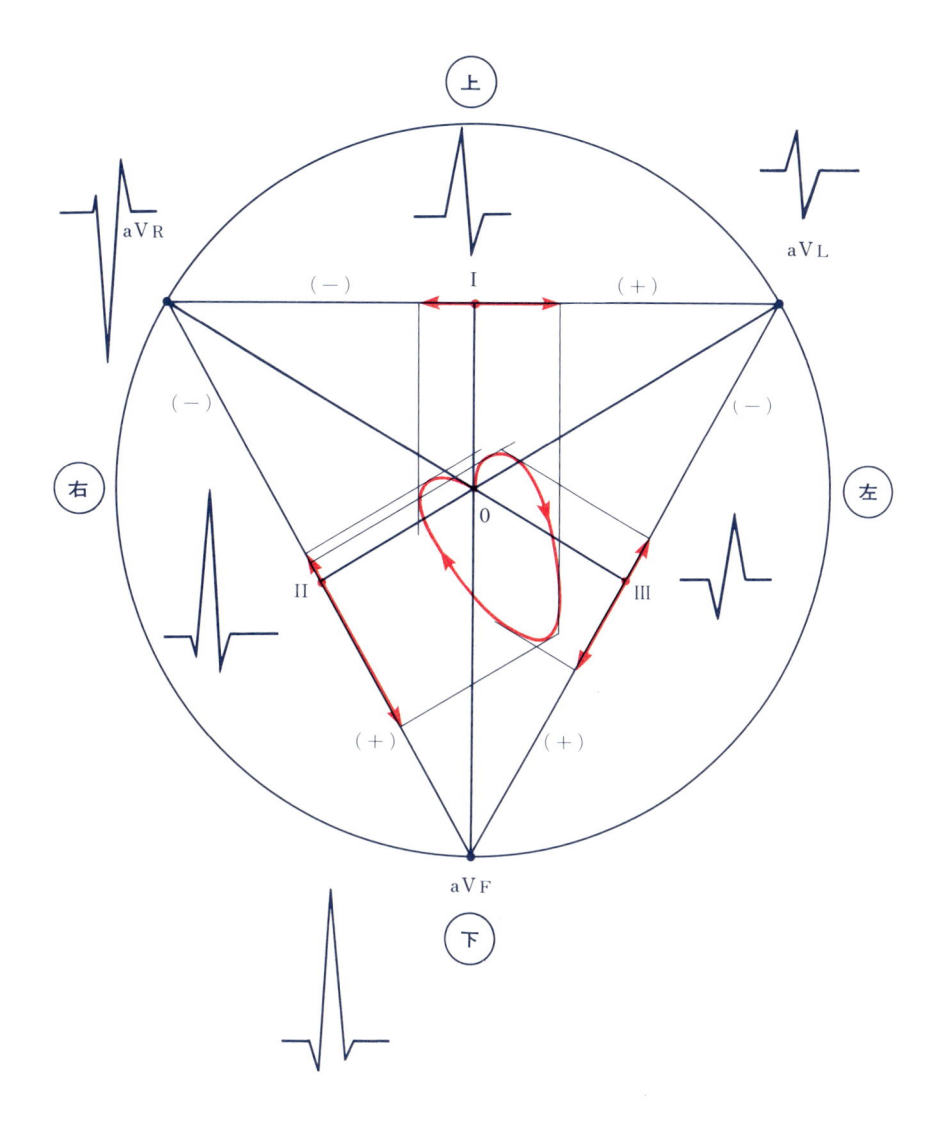

図31 興奮ベクトルの立体的な軌跡を前額面からみたもの

中央の興奮ベクトルの軌跡（立体的なベクトルの軌跡を前額面に投影したもの）から，I，II，III，aV$_R$，aV$_L$，aV$_F$の各肢誘導の波形が図のように投影されて得られるのがわかります．

跡の形が変化し，心電図上に種々の波形の変化として表現されるのです．

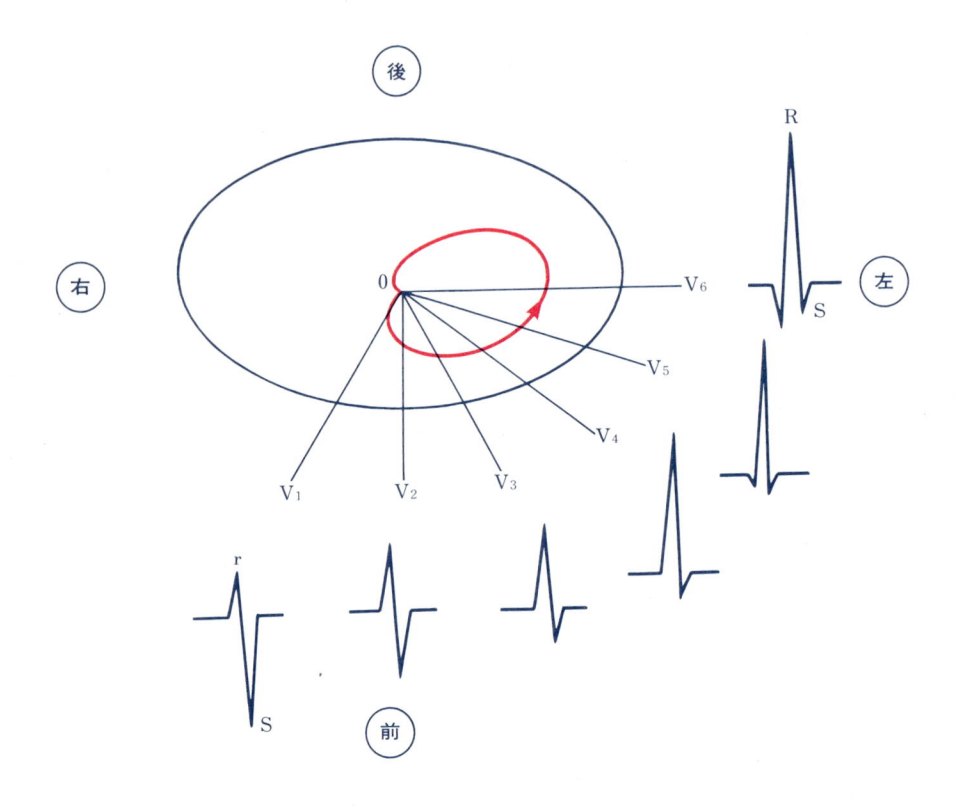

図 32 興奮ベクトルの立体的軌跡を水平面からみたもの

胸部誘導（単極誘導）にどのように反映されるのかがわかります．

たとえば V_1 からみると興奮は近づいて小さな r 波を作り，大きく遠ざかって S 波を形成します．それを V_6 からみると，初めはやや遠ざかり Q 波を作り大きく近づいて R 波を，最後はまた少し遠ざかって小さな S 波を形成します．

Q8

図のような興奮は双極誘導A，Bおよび単極誘導Cにはどのような波形で表現されるでしょうか？

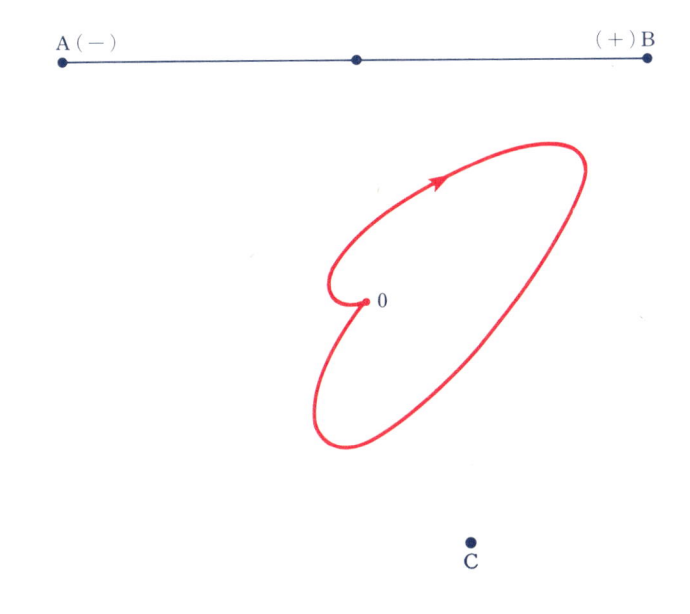

☞ 下図のようになります．

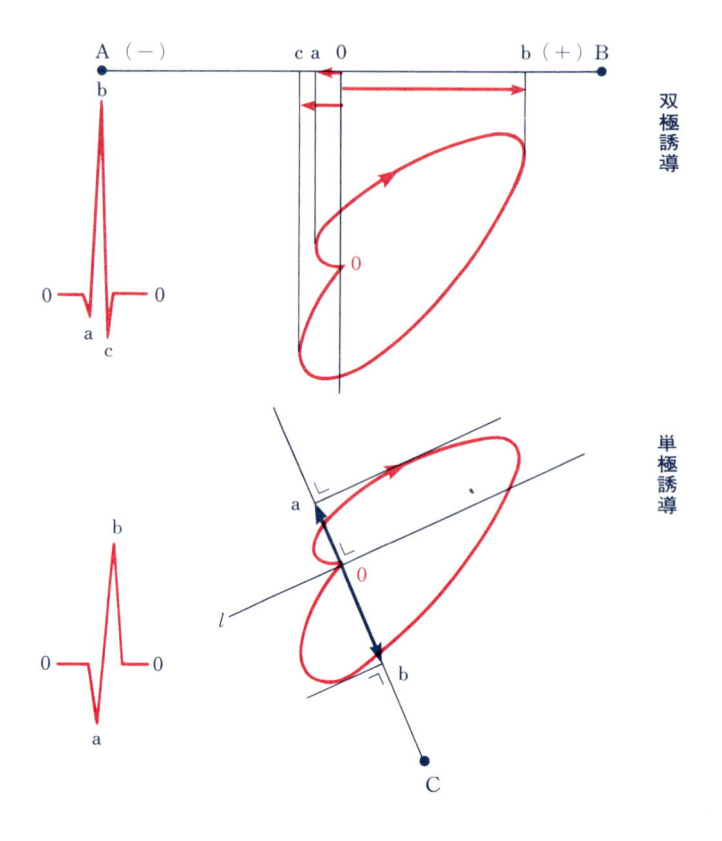

 双極誘導では，この場合，ABの誘導軸上に0点をまず垂直切線上に決め，それよりマイナス側へは負の振れ，プラス側へは正の振れの各大きさを図中のa，b，cの各点のように求めることができます．すなわち，興奮はまず0からa点へマイナス方向に向かいまた0点にもどり，今度はb点へと大きくプラス方向に向かい頂点を作りまた0点にもどり，さらにc点へとマイナス方向に向かって0点にもどります．したがって，波形は図のように0abc0のような形になります．aはQ波，bはR波，cはS波で，0は基線に相当します．

 単極誘導Cでは，それに近づくものがプラス，遠ざかるものがマイナスですので，cと0点を結ぶ線の0より直角の方向の線lより手前に戻るものが上への振れ，遠ざかるものがマイナスの振れになりますので，図のように0よりまずa点へと遠くなり，いったん0にもどってからb点まで近づいて，また0点へもどりますので，図中の0ab0のような波形になります．この場合aがQ波，bがR波に相当します．

F CCU，ICU，ハイケアー室での患者観察用心電図の誘導は？

　　CCU，ICU，ハイケアー室などで用いられている心電図の連続監視装置の誘導は，すでに述べた 12 誘導の心電図とは異なり，一般に体表の 2 点間に電極を置く双極誘導が用いられています．したがって電極を体表上のどこにつけるかによって波形がかわるため，同一患者の心電図の経過を観察するためには，電極の位置が固定していることが望ましいわけです．不整脈の監視が目的であればどこに電極がついていても，波形さえみればよいと考えてはいけません．

　　図 33 にモニター用双極誘導の例を示しますが，特別な理由のない限り右鎖骨の外端をマイナス，左肋骨弓の左下端部をプラスの極性にした双極誘導を用いるとよいでしょう．この誘導で得られる波形は，通常の 12 誘導心電図のうちの第 II 誘導に近似しています．第 II 誘導は 12 誘導の波形の中ではモニター用心電図として最も適当で

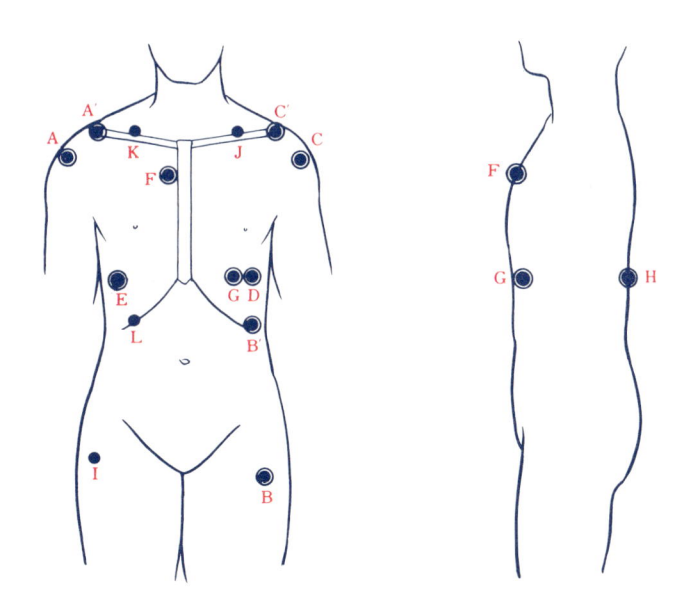

図 33　モニター用双極誘導の例

電極の位置
A　右上肢の付け根（A' は鎖骨右端部）
B　左下肢の付け根（B' は左肋骨弓の左下端部）
C　左上肢の付け根（C' は鎖骨左端部）
D　12 誘導心電図の V$_5$ の位置
E　V$_{5R}$ の位置
F　第 2 肋間胸骨右縁
G　心尖部
H　心尖部と同じ高さの後腋窩線上
● アースによく用いられる部位
◉ 電極の位置

双極誘導の組み合わせ（例）

電極	アース	近似の誘導
A（−）—B（＋）	I, J など	第 II 誘導
A（−）—C（＋）	I, L	第 I 誘導
C（−）—B（＋）	I, K	第 III 誘導
E（−）—D（＋）	L, I	V$_5$
F（−）—G（＋）	L, I	心臓前壁
F（−）—H（＋）	L, I	心臓後壁
H（−）—G（＋）	I, L, K	心臓下壁，前壁

（　）の＋−は電極の極性．

繁用される誘導ですが，それ以外にも図に示したような多種の誘導法が考えられます．

　実際には不整脈の監視がまず主体となりますから，P波が明らかに識別できる誘導が必要です．そのような点から不整脈のモニターに重点をおいたMarriott（マリオット）の誘導やNASA（ナサ）の誘導というのがあります．これは図34のように電極を置きますが，得られる波形はV_1に似ておりP波を認めやすく，期外収縮をみわけやすいとされています．最近では非常に強い粘着力のある安定のよい電極が市販されていますのでたいていの部分の皮膚につけることができるので，四肢の付け根に電極を置くことも可能で（上肢は付け根より先，下肢は前は鼠径部，後は臀部より下であればどこに電極をおいても得られる波形が同じですが，動きの少ない付け根の方が綺麗に観察できます），そうすれば肢誘導のⅠ，Ⅱ，Ⅲ誘導は任意にモニターすることができます．しかし鎖骨や肋骨弓などの骨のある部分の上に電極をおいた方が筋電図の混入がなく心電図の安定がよいのは当然です．

　また前胸部の心臓に近接した位置に電極がついていると，電気ショック（電気的除細動器）を用いるときにじゃまになり，安全装置のない心電計への直接的な電撃に留意を要することがあります．

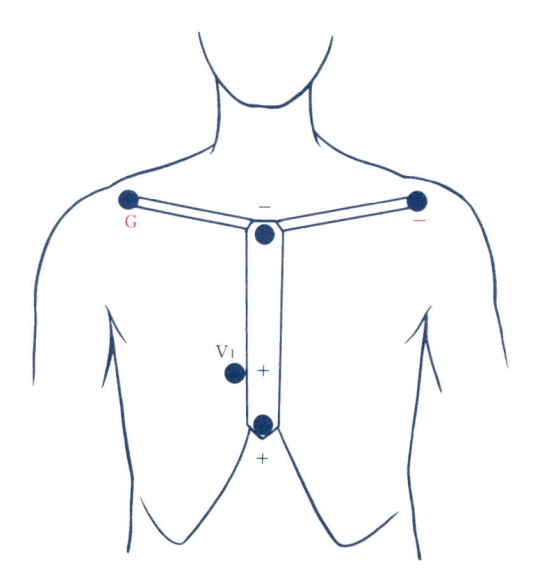

図34　Marriott（マリオット）の誘導とNASA（ナサ）の誘導
　Marriott（マリオット）の誘導は，V_1の位置に（＋），左肩部に（－）の電極をおいた双極誘導で，右肩部（G）にアースの電極をつけます．またNASA（ナサ）の誘導は胸骨下端を（＋），胸骨上端を（－）とした双極誘導で，得られる波形はV_1のそれに似てP波の分析にも便利です．また期外収縮を見分けやすい誘導でもあります．

G 心電図の電極と誘導コードは？

　心電図のモニターのためには長時間安定した波形が得られなければなりませんが，生体の電気現象を歪みなく正しく誘導するためには，電極の良否が問題になります．通常の心電図の電極として用いられている洋白（鉄とニッケルの合金）の板を塩類を含んだ糊（ペースト）で皮膚につける方法では，皮膚とペーストと電極の間に局部的な電池が形成され（分極），体動や呼吸などで電極が動くと分極電圧が変動して心電図の波形の基線の動揺の原因になります．外来で心電図を記録するときには，呼吸を短時間とめさせたり，患者に身体を動かさないように指示して記録することができますが，長時間にわたって持続監視する場合にはなるべく分極がおこらない電極（不分極電極）が必要になります．最近の電極には小型の粘着力の強い，長時間のモニターに耐え得る，そして電極につけた誘導コードの動きや多少の体動でも，心電図の波形がほとんど乱れなく観察できるよい電極が市販されています．

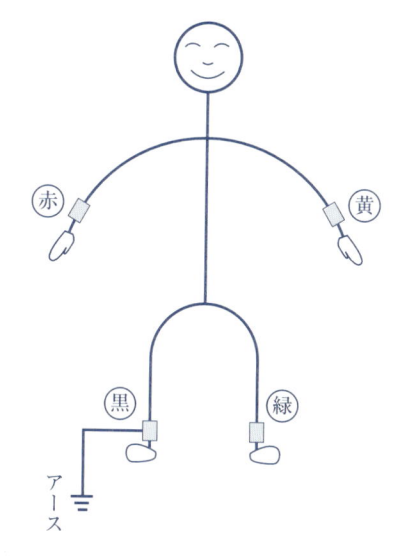

図35　電極と接続する誘導の色別
交通信号の赤・黄・緑にアースの黒の4色．
手はきれい（赤と黄），足はきたない（黒と緑），右利きの右側は左より強い色（赤＞黄，黒＞緑）と覚えればよいでしょう．

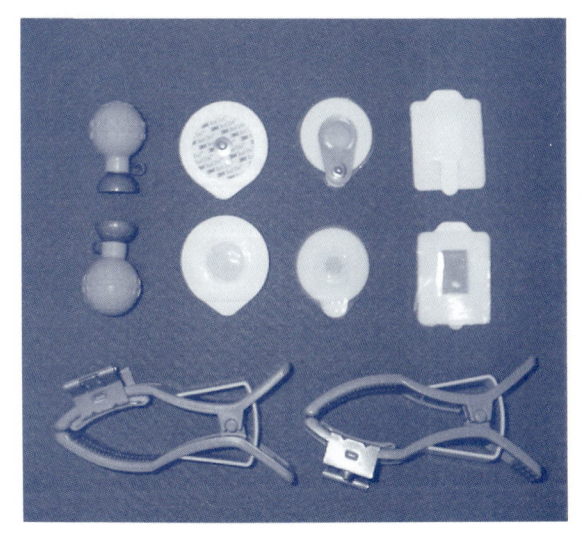

図36　電極の種類
下段は肢誘導用の電極．
上・中段の左端は胸部誘導用の吸着電極．
上・中段のその他の電極はモニター用やホルター心電図用のはりつけ電極．

Q9

1) 肢誘導の電極をつける位置はどこでしょうか？
2) 肢誘導の電極をつけようと思ったら，右足が義足でした．どうしたらよいでしょうか？
3) 誘導コードに色がついているようですが何を表わしているのでしょうか？
4) 単極誘導と双極誘導について簡単に説明して下さい．
5) 胸部誘導の電極をつける位置はどこでしょうか？
6) 電極をつけるときに使うペーストは，たっぷりと使った方がよいのでしょうか？
7) 移行帯とは？
8) 心電図は通常12個の誘導で記録されますが，なぜそれだけ必要なのでしょうか？
9) 胸部誘導と肢誘導の違いについて簡単に説明して下さい・
10) ICUやCCUなどで用いられる心電図モニター用誘導は何が使われるでしょうか？　また電極の位置は？

☞ 1）肢誘導の電極の位置は，上肢は手首の手掌側，下肢は足首の内側で，ともに筋肉が少なく皮膚がやわらかで，接触抵抗の少ない場所につけます．

2）四肢のいずれかが切断されていたり，皮膚病や外傷などで電極が所定の位置につけられないことがありますが，上肢では付け根より先，下肢では鼠径部より下，後方では臀部を除いて下ではどこにつけてもほぼ同電位ですので差し支えありません．しかし胸部誘導では所定の部位をわずかにずれても波形が異なってきますので厳密につけるべきで，繰り返して心電図を記録するときには電極をつけた位置をマークしておく必要があります．

3）誘導コードはつける位置によって下記のように色別されています．
　　　左手：黄　　右手：赤　　胸部：白
　　　左足：緑　　右足：黒

4）本文を参照して下さい（28～30頁）．

5）図23（31頁）を参照して下さい．

6）ペーストは電極をつける位置に限局して皮膚と電極の双方にぬりつけて下さい．胸部誘導の場合のように電極間の距離が短いときにはペーストをつけすぎて隣同士の電極のペーストが続いてしまうと波形に干渉がおこって似たような形になってしまいます．

7）胸部誘導でR/S≒1（RとSの長さがほぼ等しい）の誘導部位を移行帯とよんでいます．通常はV_3の近くにあります．

8）本文を参照して下さい（33頁）．

9）本文を参照して下さい（33頁）．

10）双極誘導が通常用いられ，電極の位置は図33に示したように種々ありますが，通常は第II誘導に近似した波形の得られる右鎖骨右端部と左肋骨弓の左下端を結ぶ双極誘導やMARRIOTT（マリオット）の誘導が適当でしょう．

4 正常心電図についてのトレーニング

　正常心電図とはどんなものをいうのでしょうか．これは厳密にいえば，性別・年齢・体格などによっても差があり，正常と異常の境界を一線で画するのは困難であることは当然です．そのために心電図の診断基準も決して絶対的なものではなく，経験に基づいて多くの人々が種々の診断基準を提唱しています．特に心室肥大に関しては，その有無を明確にできない境界の心電図に出合う機会も少なくありません．その点，心室内伝導異常や不整脈の解析などにはかなりはっきりした異常所見がみられます．

　心電図の分析には，すでに述べたような波形そのものの異常・振幅の異常・波形の幅の異常などを各誘導を総合して行う必要があります．そのためにはまず各誘導での正常な波形の大略を知っておく必要があります．

A 肢誘導ではどの誘導にどんな波形が記録されるでしょうか？

1．標準肢誘導（I，II，III）の波形は？

　Iでは通常P波，T波ともに陽性でQRSではRがSよりも大で，q波は存在しても非常に小さい（Rの1/5以下の深さで幅は0.02秒未満）のが正常です．

　IIでもP波，T波は陽性，RはSより大でq波は通常存在しませんが，ごく小さなq波がときにみられることもあります．R波とT波はI，II，IIIの中ではIIで最も高い場合が多いのです．

　IIIでは健常者でもQRSの振幅が小さかったり，T波が平低ないし軽度に逆転していたりP波が平低化して目立たないことがありますので，この誘導にはかなりの個人差があると考えてよいでしょう．小さなq波（幅0.03秒未満）がみられることもあります．図37 a）に標準肢誘導の正常波形の大略を示します．

　第I誘導で，P波，T波の逆転，QRSの主な振れが下向きの場合にはまず左右上肢の電極につけた誘導コードが逆になっていないかどうかを確認して下さい．誘導コードが正しときには右心症の可能性があります．

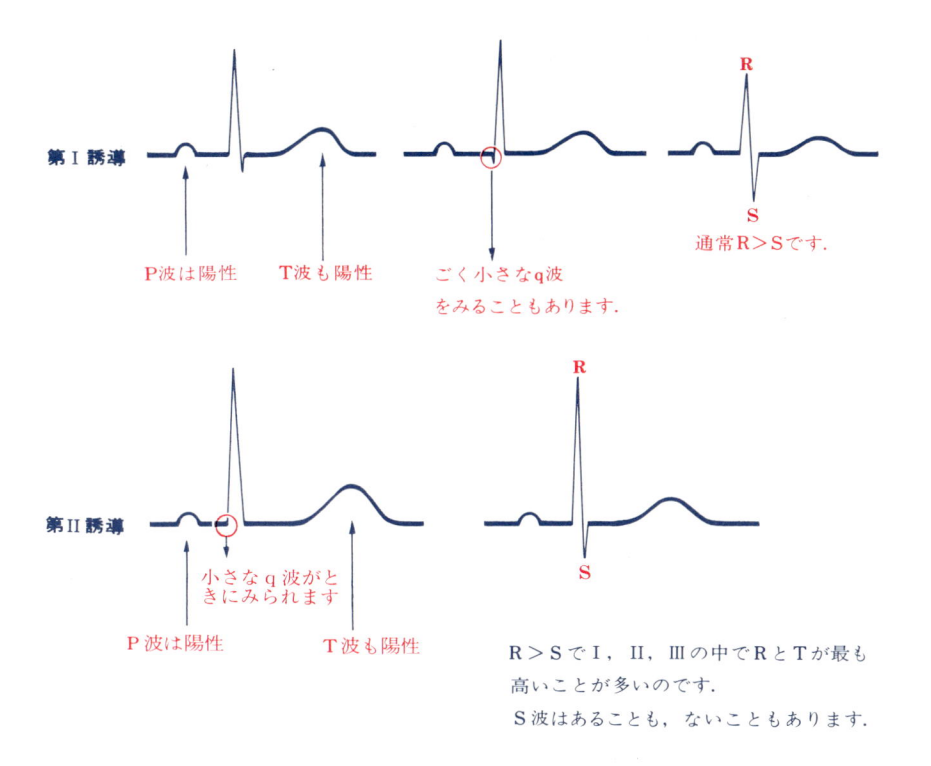

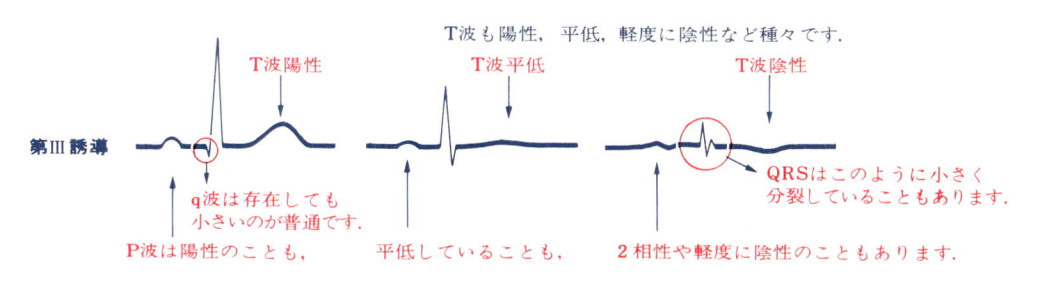

図37 a) 標準肢誘導の正常波形の大略

2. 単極肢誘導（aVR, aVL, aVF）の波形は？

　　aVRではP波，QRSの主棘，T波がともに下向性です．
　　aVLのP波，QRS，T波は心位置によってもかなりの影響を受け，個人差が大で種々の形があります．小さなq波（0.03秒未満）がみられることもあります．
　　aVFのP波は健常では必ず陽性です．QRSの主棘やT波はやはり心位置の影響が大でばらつきがあります．小さなq波（1mm以下，0.03秒未満）がみられることもあります．図37 b) に単極肢誘導の正常波形の大略を示します．

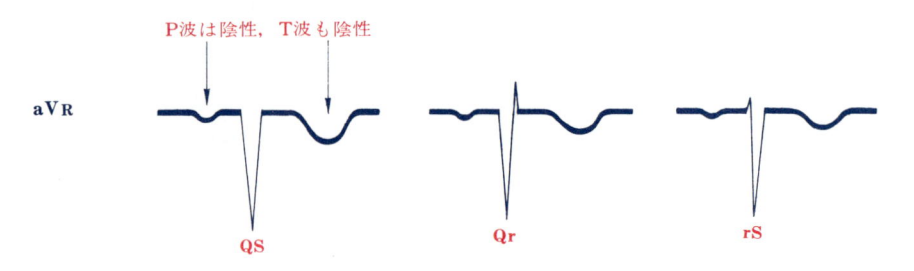

4．正常心電図についてのトレーニング

aVR

P波は陰性，T波も陰性

QS　　Qr　　rS

QRSの主棘は図のように下向きで，QS型・Qr型・rS型などがあり，ときにはrSr'型を示すこともあります．この誘導では異常Q波の判定は行いません．

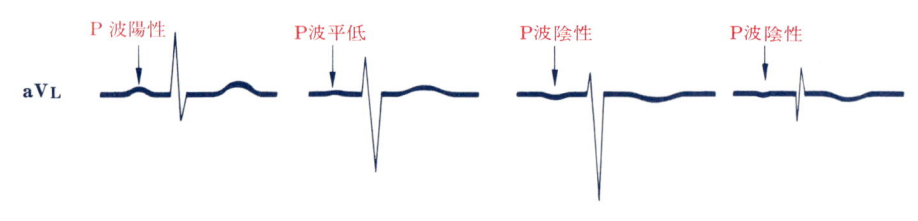

aVL

P波陽性　　P波平低　　P波陰性　　P波陰性

P波もT波も陽性，平低，陰性など様々です．
QRSはR>S，R≒S，R<Sなど種々で，R波が低いときには小さなq波がみられることもあります．QRS全体の振幅が小で低電位差を示すこともあります．

aVF

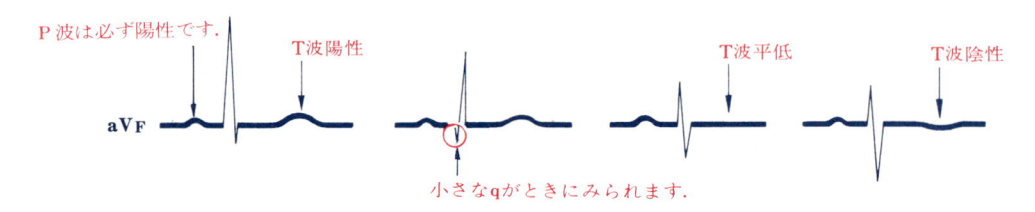

P波は必ず陽性です．　T波陽性　　　　　　T波平低　　T波陰性

小さなqがときにみられます．

QRSはR>S，R≒S，R<Sいろいろですが，通常はR>Sです．

図37　b）単極肢誘導の正常波形の大略

以上述べましたように肢誘導の波形は，心位置（心臓の長軸の傾き）によって大きな影響を受けるのです．後の電気軸の項で述べますように，各誘導のQRSのRとSの和（代数和）によってこの心臓の長軸の傾きを知ることができます．ここで注意すべきは，ここでいう心臓の長軸は解剖学的な意味ではなく，電気的な軸を意味するために，平均電気軸ともいわれていることで，解剖学的な心位置の変化のみでなく，心室内伝導異常などがあったりしても平均電気軸に変化がくることも知っておく必要があります．

図38に健常者の肢誘導の心電図を示します．

肢誘導の正常波形の大略が理解できましたら，Q10（54頁）についてトレーニングして下さい．

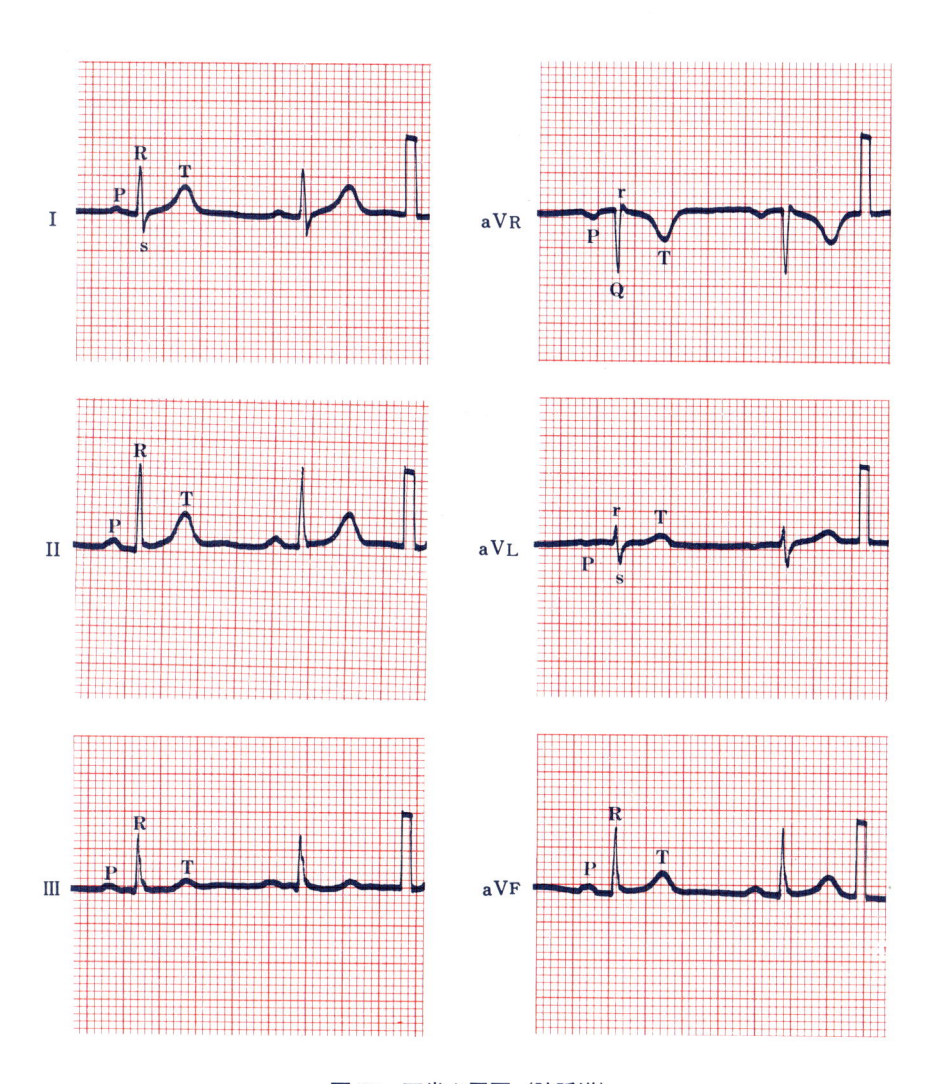

図38　正常心電図（肢誘導）

P波：　　I，II，III，aVFで陽性，aVLで陰性，幅はIIで0.1秒，高さはIIで0.1mVでいずれも正常範囲内です．

P-R時間：　0.18秒（II）で正常範囲．

QRS：　　幅は0.08秒，Rの高さは一番高いIIでも1.0mV．QRSの主な振れの代数和はIで4mm，IIで10mm，IIIで7mm（R II＞R III＞R I）で電気軸も正常範囲です．

ST-T：　　異常ありません．

B 胸部誘導の正常の波形は？

すでに述べたように肢誘導が前額面の変化を表現しているのに対して，胸部誘導は水平面の変化を表現し，V_1・V_2は右室に，V_5・V_6は左室に近く，V_3・V_4は中間で移行帯（R/S ≒ 1）とよばれる誘導がこの付近にあります．胸部誘導ではP波は通常全誘導で陽性ですが，横隔膜が下がって心臓が立位の場合などではときにV_1のP波が陰性の場合もあります．

QRSは，V_1，V_2では小さなr波とそれより大きなS波（rS型）を示し，V_5，V_6などの左側誘導ではR波が高く，S波は小さいかこれを欠くこともあります．q波はV_5やV_6に小さなもの（0.02秒未満の幅でRの高さの1/5に満たない深さ）がみられるのが一般的です．

移行帯は通常V_3の近くにあたり，V_1からV_6までR/S比は次第に大きくなり，途中でその比が急変しないのが普通です．図39にV_1からV_6に至るまでのR/S比の推移を示します．T波は中年以降では，すべての胸部誘導で通常陽性ですが，若年者ではV_1やV_2で陰性のことが多く，小児ではもっと左側の誘導まで陰性です．中年でも女性ではときにV_1，V_2あたりで軽度の陰性T波をみることもあります．またT波もR波も女性より男性に高い傾向がみられ，2mm未満のST上昇がV_1〜V_4のいずれかにみられることもあります．

ST低下やST上昇については大切なのでまた別項で詳細にお話ししたいと思います．

図40に健常者の胸部誘導の心電図を示します．胸部誘導について覚えたらQ11（55頁）についてトレーニングして下さい．

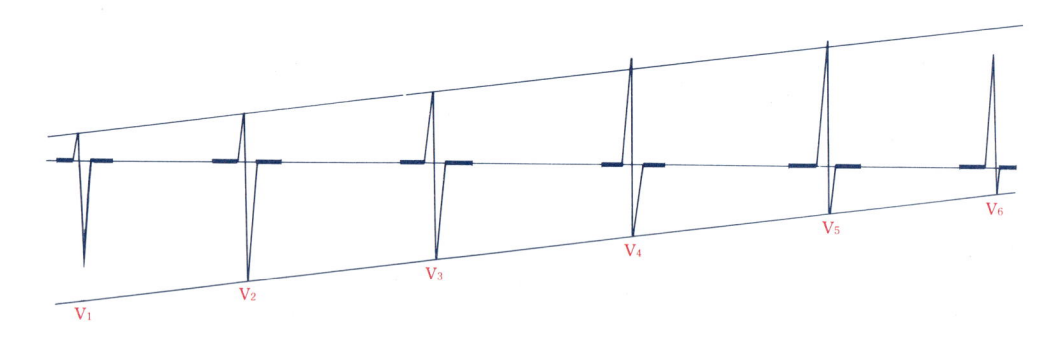

図39　胸部誘導のQRSのR/S比の推移

R/Sの比は図のように，右側の誘導（V_1，V_2）から左側の誘導（V_5，V_6）にいくにつれて大きくなります．移行帯（R/S ≒ 1）はほぼV_3，V_4の付近にあるのが理解されます．すなわちRは次第に高くS波は次第に浅くなりますが，R波のみについてみますと，V_4，V_5あたりが最も高く，V_6のRはV_5のRよりやや低いのが普通です．S波もそれのみをみますとV_2あたりで最も深いのが一般的です．

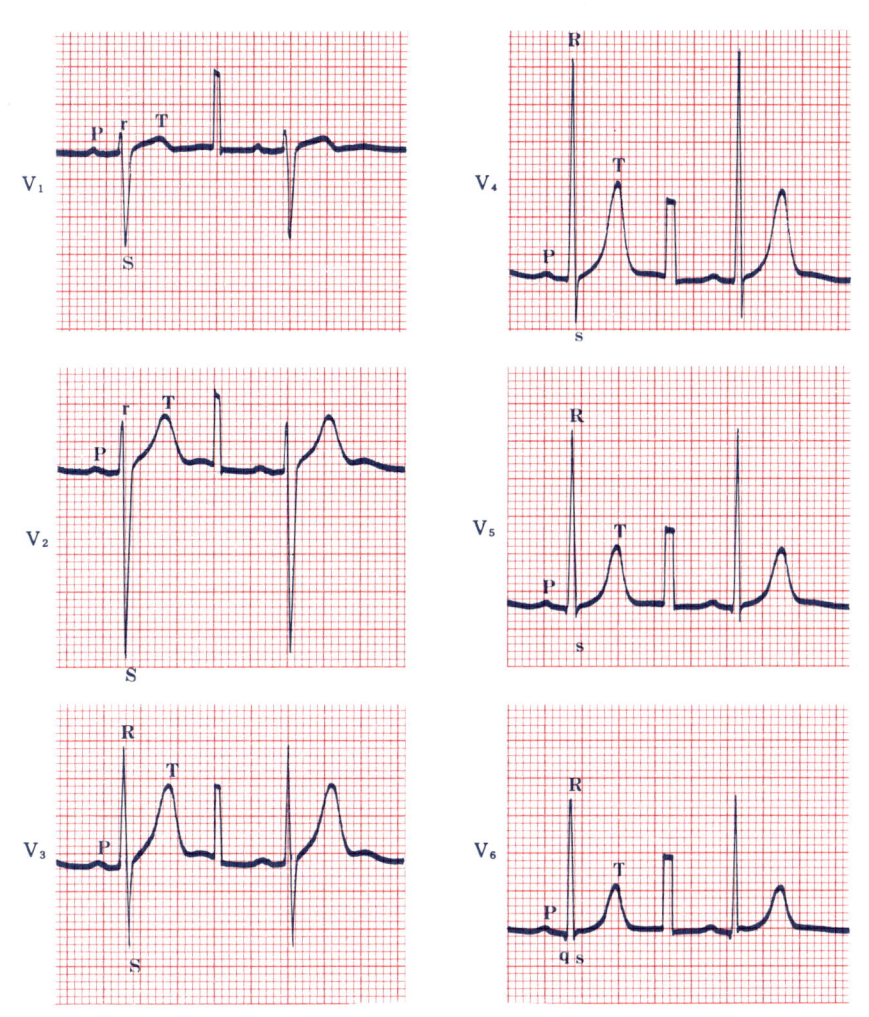

図40　正常心電図（胸部誘導）

P波：　　 V_1〜V_6まで陽性で形も大きさも正常です．
PR時間：　0.18秒で正常範囲内です．
QRS：　　幅は0.08秒，Rv_5は2.3mV，Rv_6は1.8mV，$Sv_1 + Rv_5 = 3.5$mV．
　　　　 　移行帯（$R/S ≒ 1$の誘導）はV_3にみられ，すべて正常範囲内です．
ST-T：　　T波の高さがV_4で1.2mVで，やや高目ですがSTに異常なく，
　　　　 　正常範囲内と考えられます．

Q10

肢誘導の正常波形の大略について以下の質問に答えて下さい．

1) 肢誘導のうちでP波が必ず陰性なものはどれでしょうか？
2) T波が必ず陰性の誘導はどれでしょうか？
3) P波が必ず陽性である誘導はどれでしょうか？
4) P波が陽性，平低，軽度に陰性のいずれの場合もありうる誘導はどれでしょうか？
5) T波が陽性，平低，軽度に陰性のいずれの場合もありうる誘導はどれでしょうか？
6) 大きなQ波がみられてもよい誘導はどれでしょうか？
7) ごく小さなq波がときにみられることのある誘導はどれでしょうか？
8) 通常R>Sである誘導はどれでしょうか？
9) I，II，IIIのうちでRとTが最も高い場合の多い誘導はどれでしょうか？
10) QRSの主な振れが常に下向きの誘導はどれでしょうか？

☞ 1) aVR　2) aVR　3) aVF, I, II　4) III, aVL
5) III, aVL, aVF　6) aVR　7) I, III, aVL, aVF
8) I, II, aVF　9) II　10) aVR

Q 11

正常胸部誘導心電図について下記の質問に答えて下さい．
1）R波が最も高い誘導はどこでしょうか？
2）S波が最も深い誘導はどこでしょうか？
3）移行帯は通常どのあたりにあるのでしょうか？
4）胸部誘導のT波で陰性であってもよいのはどれでしょうか？
5）胸部誘導のP波はすべて陽性でしょうか？
6）胸部誘導ではST上昇が健常でもみられるのでしょうか？

☞ 1）胸部誘導ではR波は通常V_5，またはV_4で最も高いことが多く，V_6のRはV_5より低いのが一般的です．
2）S波はV_2あたりで最も深く，V_1より深くV_3からV_4，V_5，V_6と左へいくにつれて浅くなるのが一般的です．
3）移行帯は通常V_3に近い位置にあるといえます．
4）胸部誘導ではT波は小児ではV_1からかなり左側の誘導まで陰性ですが，中年以降ではV_1〜V_6まで陽性のことが多く，若年者ではV_1，V_2あたりで軽度に陰性のものが一般です．成人では男性より女性にV_1，V_2あたりの陰性Tの傾向が強いといわれています．
5）通常P波は胸部誘導で陽性です．ときにV_1で陰性のこともあります．
6）V_1〜V_4のあたりで2mm未満のST上昇は健常者でもよくみられます．特に若年男性に多い傾向があります．

C 心電図の横軸（時間）の計測とその正常値について

心電図の横軸（時間）の計測は主として，**P波の幅・PR時間・QRSの幅・QT時間・RR間隔**などについて行われます．そのためには，なるべく心電図の波形の各成分（P・QRS・T波など）の始まりと終わりが明瞭に識別できる誘導で計測する必要があります．一般に12誘導心電図では肢誘導より選んで計測します．

ICU，CCU，ハイケアー室などでの心電図モニターで用いられる双極誘導は通常1個の誘導のみで観察しますので，心電図の波形が明瞭に分析可能な誘導を選択する必要があり，すでに述べた（図33, 34）ような電極の位置を種々工夫して最も適当な場所を選ぶように努力して下さい．通常は第Ⅱ誘導に近似した誘導またはMARRIOTT（マリオット）の誘導がよいと考えます．

心電図波形の横の計算についてはすでに述べましたが，ここではもう一度，正常値とともに解説してみましょう．

1．P波の幅

P波の始まりから終わりまでの時間は，心房が興奮を始めてから，全心房が興奮するまでに要する時間で，正常では0.10秒以内とされております．すなわち洞結節か

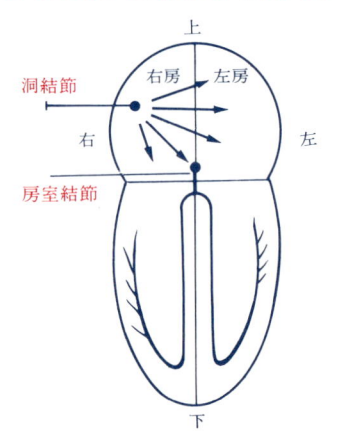

洞結節は右房の上大静脈開口部の近くにあります．したがって，そこから出る興奮の方向は前方からみると上図のように右から左へ，右上から左下へと拡がっていきます．

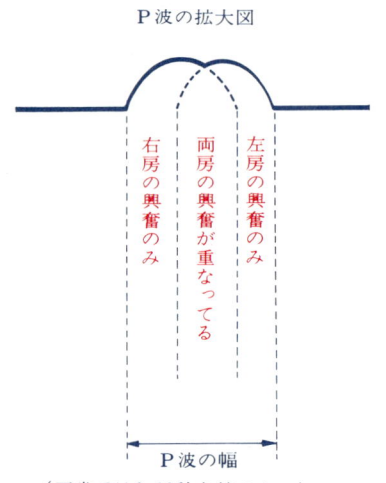

（正常では0.10秒を越えない）

図41　P波と心房の興奮の順序

洞結節から出た刺激は右房をまず興奮させ，全右房の興奮がおこらないうちに左房を興奮させ始めるために，図のようにP波は右房のみ，両房，左房のみの3つの興奮の部分に分けることができますが，実際には明確に分離することは困難であるといえます．そしてこの心房の興奮は房室結節へと伝導されます．

ら出た刺激はまず右房を興奮させ，次いで左房に興奮が伝導されます．したがってP波の中の前の方の成分は右房のみ，後の方の成分は左房のみよりなり，中央は両房の興奮が重なり合っているわけです．図41にその模式図を示します．また洞結節が右房の上大静脈開口部の近くある関係上，興奮の拡がりは前方からみると右上から左下方へ，右から左へ，と進展していきます．洞結節自体の興奮の電位は小さいために，通常の心電図には記録されません．

　P波の幅の計測にあたっては，P波が平坦であったり，P波の後半のみが平坦あるいは陰性であったり，その始まりと終了の部分が明確でない場合もあり，そのときは他の誘導のP波を参考にする必要があります．その計測の仕方を図42に示します．

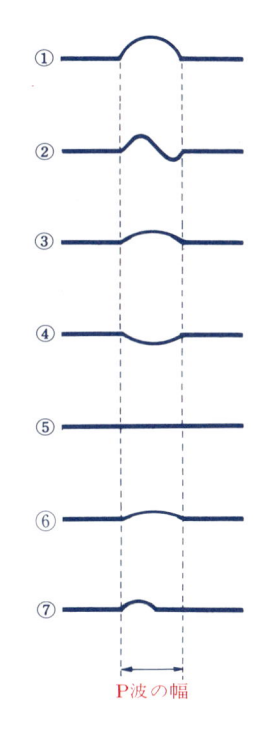

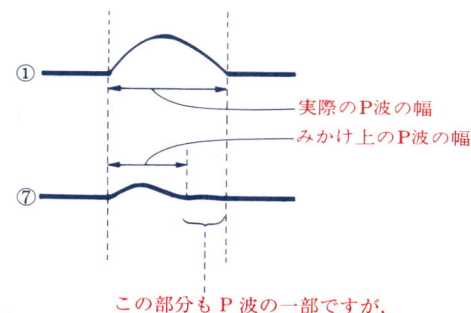

図42　P波の幅の計測

　P波の幅は誘導によっては計測しにくい場合があり，P波の形も種々であるために，計測が難しいときには他の誘導で明瞭なものについて行う必要があります．ただしこの場合には，同じ時点での心電図で，できれば多くの誘導を同時に記録したもので分析するのが理想的です．

　たとえば，①～⑦の中で⑤のように平坦だったり，⑦のように後半が平坦で実際の幅より狭くみえることもあり，そのときでも他の誘導をみれば①のようによく分析できることがあります．

　①と⑦を拡大して説明すると下図のようになります．

　上のように①，⑦を同時に記録できれば実際のP波の幅がわかりますが，⑦の誘導のみですと，みかけ上のP波の幅を計測する可能性があります．

2. PR（PQ）時間

　　PR 時間は P 波の始めから QRS の開始点までを計測します．図 43 に示すように Q 波のあるときには Q 波の開始点までを，Q 波のないときには R の開始点までを計測します．

　　PR 時間は心房の興奮の始まりから，それが房室結節からヒス束を通じて心室へ伝導され，心室の興奮が始まるまでの時間を示し，房室伝導時間を表わすものです．刺激伝導系の模式図で理解して下さい（図 44，45）．

　　正常範囲は 0.12 秒以上 0.20 秒未満とされています．それ以上では房室伝導の遅延を意味します．

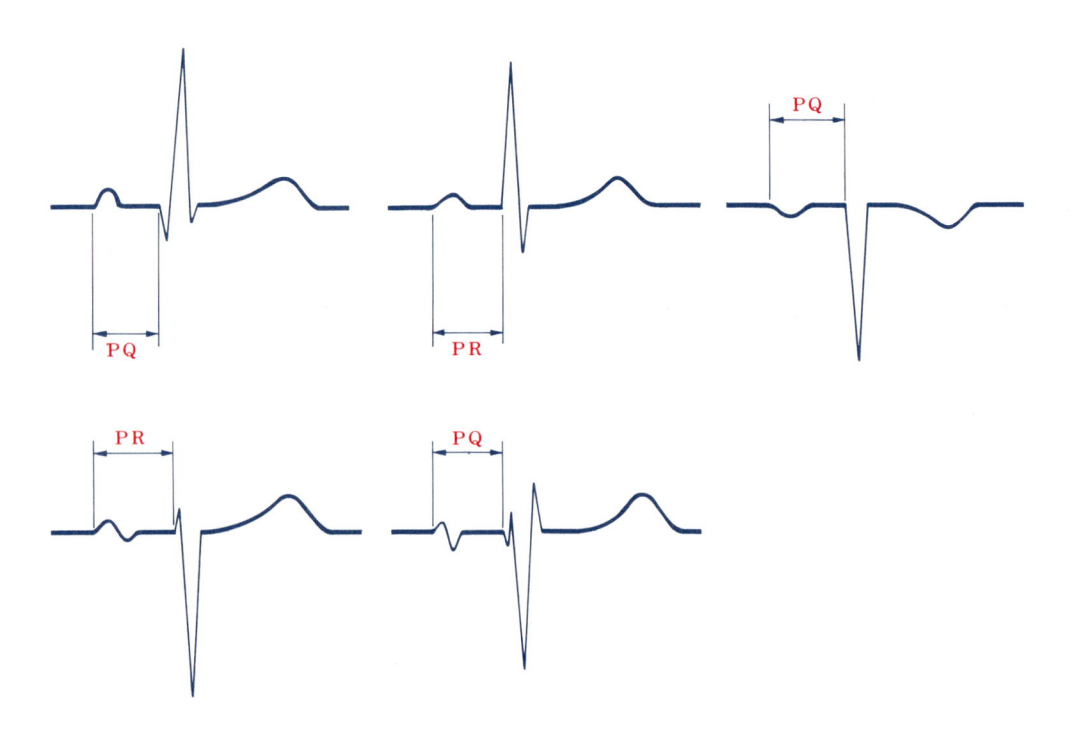

図 43　PR（PQ）時間の計測

P 波の開始点から QRS の開始点までの時間を測定します．QRS の開始点は Q 波があれば Q 波の，なければ R 波のはじめをとりますので，正確に表現すれば前者は PQ，後者は PR になりますが，最近ではどちらの場合でも一般には PR とよばれることが多いようです．本著では PR 時間に統一してあります．これは房室伝導時間を表わすもので，正常値は 0.12〜0.20 秒です．

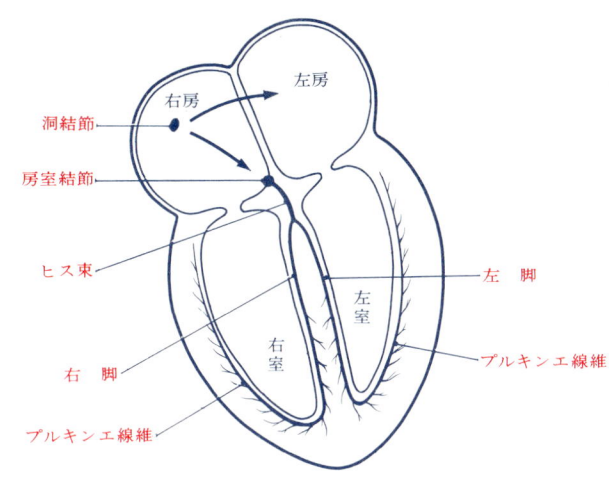

図44　刺激伝導系の模式図

興奮は，洞結節→心房→房室結節→ヒス束→左脚・右脚→プルキンエ線維→心室筋の順で伝導されます．PR時間は心房の興奮の始まりから，心室筋の興奮の始まりまでの時間を表わし，房室伝導時間ともよばれています．したがってPR時間の中にはヒス束以下の左脚と右脚およびプルキンエ線維の興奮も含まれます．

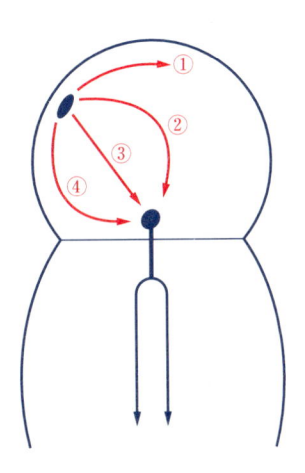

図45　心房内伝導路

心房内にも特殊な4本の伝導路があります．
①は左房への伝導路のBACKMANN（バックマン）束，②③④は洞結節と房室結節を連絡する前・中・後結節間路を示します．

3. QRS幅（またはQRS時間）

　　QRSの幅は図46のように，QRSの開始点から終了点までを測定し，これは心室筋の興奮の始まりから，その興奮が心室全体にいきとどいて心臓全体が興奮するまでの時間を示しています．

　　正常範囲は0.1秒以内です．それ以上では心室内伝導異常を意味します．

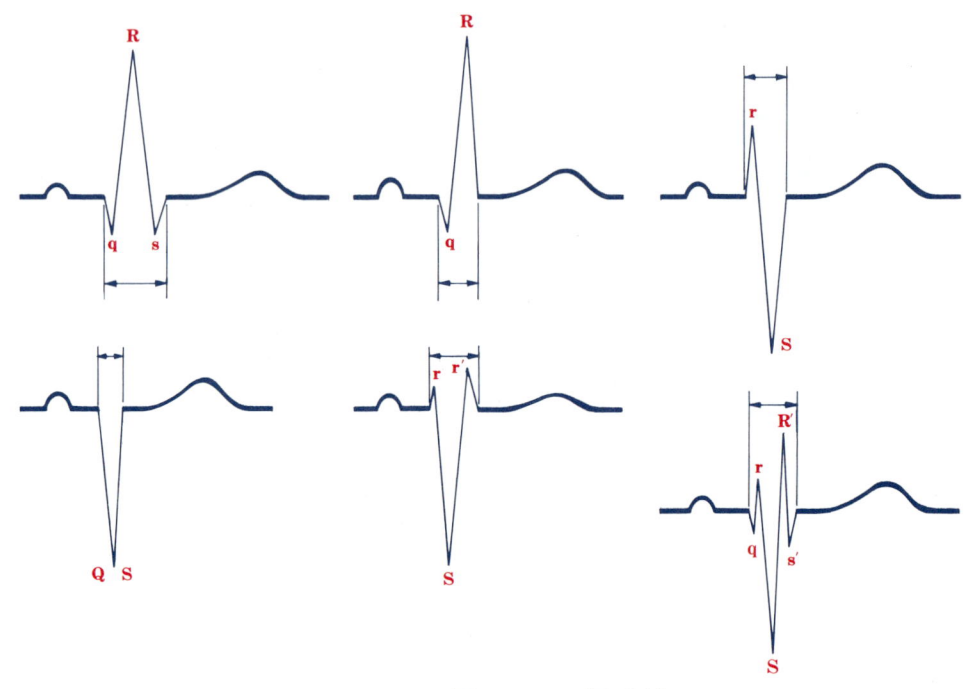

図46 QRS 幅の測定

QRS 幅の測定は Q 波があればその始めから，なければ R 波の始めから，S 波があればその終わり，なければ R 波の終わりまでを測定します．これは心室の興奮の始まりから，心室全体が興奮するまでの時間を表わし，正常範囲は 0.1 秒以内です．

4．QT 時間（または QT 間隔）

図47のように QRS の開始点から T 波の終了点までを測定します．T 波は心室の興奮がさめるときに出る波形ですので，QT 時間は心室の興奮の始まりから，心室の興奮がさめてしまうまでの時間を表わし，これを電気的収縮時間ともよんでいます．QT 時間は一般的に徐脈のときは長く，頻脈のときは短いので，QT 時間が正常かどうかを判定するためには RR 間隔（秒）で補正する必要があります．それには以下の計算式があります．

a) Hegglin（ヘグリン）と Holzman（ホルツマン）の式

$$QTc = 0.39\sqrt{R\text{-}R} \pm 0.04 \text{（秒）}$$

これは心電図の QT を実測して，それがその心電図の R-R 間隔（秒）を上記の式に代入して得られた値の範囲であれば正常範囲であるとするものです．たとえば R-R 間隔が 1 秒で QT 時間の実測値が 0.45 秒だったとすると，$QTc = 0.39\sqrt{1} \pm 0.04 = 0.39 \pm 0.04$，すなわち R-R が 1 秒のときの QT 時間の正常範囲は 0.35〜0.43 秒であり，実測値の 0.45 秒はこれより長く，したがってこの心電図の QT 時間は延長しているという結果になります．

b) BAZETT（バゼット）の式

　これは $K=\dfrac{QT}{\sqrt{R\text{-}R}}$ を実測値から計算するもので，K が 0.36〜0.44 であれば正常範囲とする計算法です．たとえば R-R が 1 秒で，QT 時間の実測値が 0.45 秒なら，$QT/\sqrt{R\text{-}R}=0.45/1=0.45$ となり，0.36〜0.44 より大きいので QT 時間延長と判定するわけです．

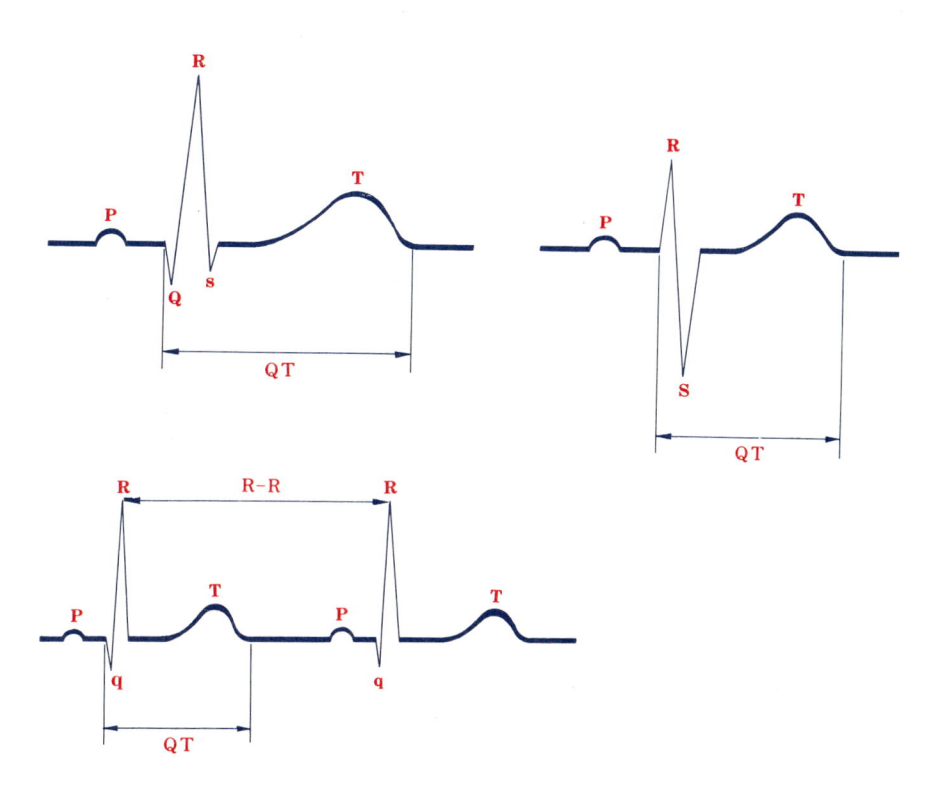

HEGGLIN と HOLZMANN の式： $QTc=0.39\sqrt{R\text{-}R}\pm 0.04$ （秒）

BAZETT の式： $K=QT/\sqrt{R\text{-}R}$

図 47　QT 時間の計測

　QT 時間は図のように QRS の始めから T 波の終了点までを計測します．一般的に R-R が長いと QT は長く，R-R が短いと QT は短いために，R-R 時間で補正して QT 時間が正常範囲にあるかどうかを決めます．補正式は主として，HEGGLIN（ヘグリン）と HOLZMANN（ホルツマン）の式，および BAZZETT（バゼット）の式があります．

5. R-R 間隔

　ある心室の興奮から次の心室の興奮までの時間は通常 R の先端の間隔（R-R 間隔）で測定します．したがって R-R 間隔より心拍数の計算が可能です．すなわち 60/R-R（秒）＝1 分間の心拍数となります．心電図の R-R 間隔より大体の心拍数を知るためには，図 48 のように心電図の記録紙の目盛りから計算するとよいでしょう．

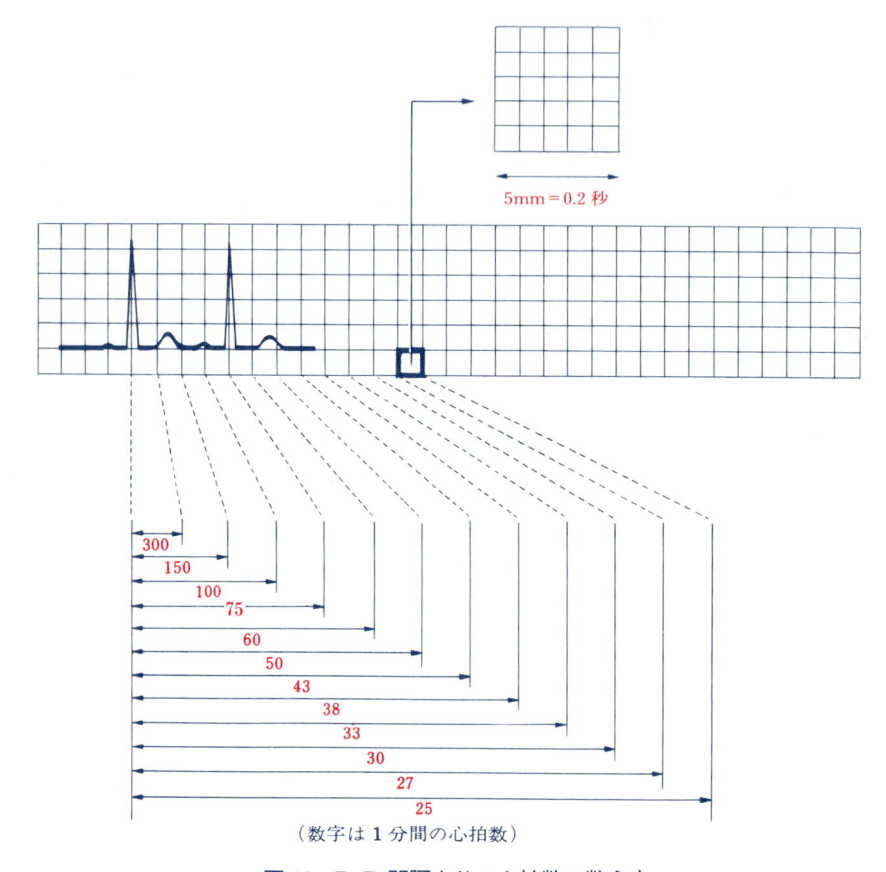

図 48　R-R 間隔よりの心拍数の数え方

　心電図の記録紙は 5mm 四方で 1 つのマス目にみえますので，R-R 間にこの 5mm のマス目が何個あるかでおおよその心拍数の推定が可能です．
　すなわち 1 マスで 300/分，2 マスで 150/分，3 マスで 100/分，6 マスで 50/分，10 マスで 30/分の心拍数になります．図の心電図の R-R の間には 4 マスありますから，心拍数は 75/分です．

D 心電図の縦軸の計測(ミリボルト)とその正常値について

心電図のP波, QRS, T波, U波の振幅は, 誘導によっても異なります. 12誘導心電図以外の誘導(特にモニター用心電図)でのこれら波形の振幅の評価は慎重でなければならず, 定量されないのが普通です. 12誘導心電図での各波の振幅は以下に述べるように(図49)評価されます.

P波: 0.25mV以上(特にII, III, aVF)の高さを明らかな異常としています.

QRS: 図49のようなQRSの振幅が肢誘導(I, II, III)のいずれもが0.5mV未満, または胸部誘導(V_1〜V_6)のいずれもが1mV未満の場合を**低電位差 low voltage**(ローボルテージ)といいます. QRSの振幅が大きなものを**高電位差 high voltage**(ハイボルテージ)といいますが, 肢誘導ではIのRが1.5mV以上, aV_Lが1.2mV以上, II, III, aV_Fが2.0mV以上, のいずれかがあるときを高電位差といい, 胸部誘導ではV_5またはV_6のRが2.6mV以上, または$S_{V_1}+R_{V_5, V_6}$が4.0mV以上のものやV_1のRが0.5mV以上あるときも高電気差としています.

T波: I, II, III, aV_L, aV_F, V_1〜V_6のどれかのT波が1.2mV以上あれば増高したT波といえます. またI, II, aV_L, V_3, V_4, V_5, V_6のR波が1.0mV以上あるときにT波がそのR波の20分の1以下の高さのときは減高T波といわれています.

U波: どの誘導でも, **0.2mV以上の高さのあるU波は増高している**といえます.

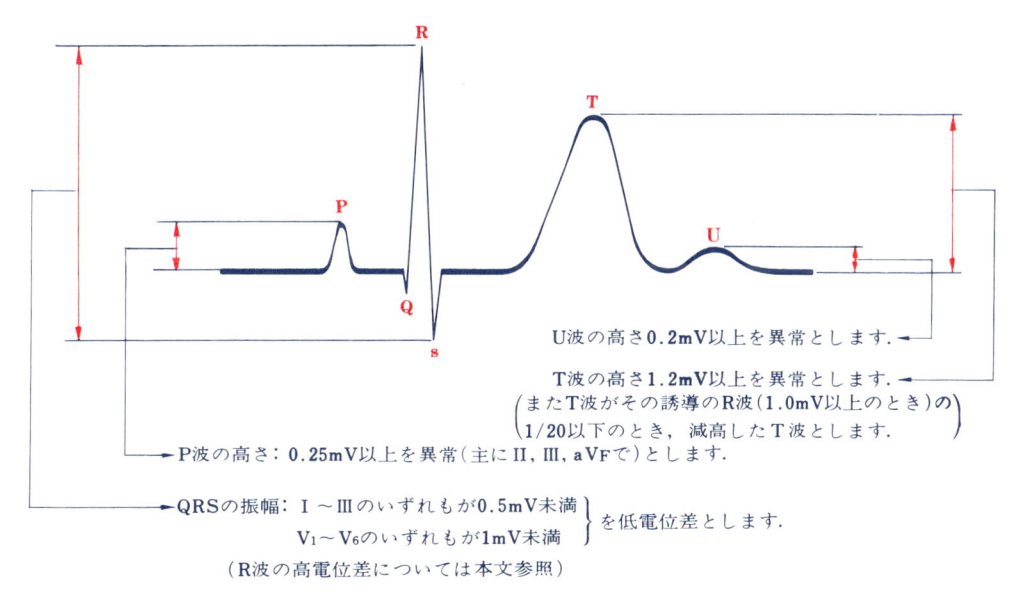

図49 各波の振れの評価

Q 12

以下の各質問に答えて下さい．

1) PR 時間の正常値は？
2) QRS 幅の正常値は？
3) QT 時間の実測値が 0.40 秒であった．R-R 間隔は 1 秒であるが，このQT 時間は正常でしょうか？

☞ 1) 0.12〜0.20 秒
　 2) 0.10 秒以内
　 3) $0.39\sqrt{R\text{-}R} \pm 0.04$ 秒より，正常値は 0.39 ± 0.04 秒で，実測値 0.40 秒は正常範囲内．

5 心電図波形の横軸（時間）に変化のあるもの

A　P波の幅に異常がみられるときは，何を考えたらよいでしょうか？

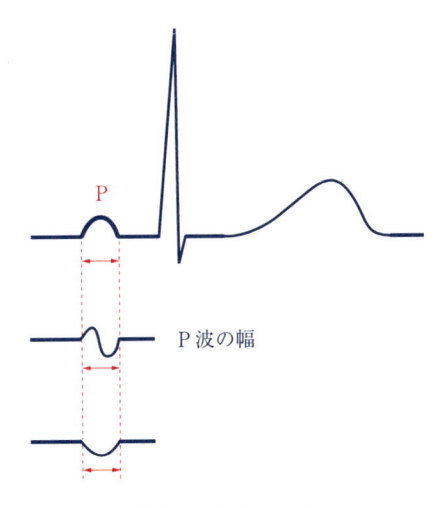

図50　P波の幅

　P波の幅の正常値はすでに述べたように0.1秒以内ですが，それ以上に幅広いものには僧帽弁疾患などの左房負荷によるものや心房内（間）伝導異常によるものがあります．
　心房の負荷の話はまた後で述べることにして，ここでは普通の心電図の経過観察中やCCU・ICUなどの心電図のモニターで，**同一誘導であるにもかかわらずP波の幅が変化したときには何を考えたらよいのか**について述べてみましょう．

① 　**心房（特に左房）に負荷**がかかるとP波の幅は増大します．一般的には心房負荷は，先天性心疾患・後天性心弁膜症・肺性心などに多くみられ，慢性の経過をとることが多く，したがってP波の幅も途中から突然にかわることはありません．
② 　洞結節からおこった興奮が心房内を伝導するのに時間がかかったとき，すなわち**心房内伝導異常**がおこったときにも，P波の幅が増大することがあります．
③ 　心房の興奮が洞結節からでなく，心房の中のどこか，あるいは房室接合部（心

66　5．心電図波形の横軸（時間）に変化のあるもの

房と心室を連絡している部分で，房室結節やヒス束付近）あたりより始まり心房を興奮させる場合には，当然のことながらP波は形とともに幅が，あるときは増大し，あるときは短縮することがあります．すなわち，**上室期外収縮・上室調律（心房調律・房室接合部調律）・移動性ペースメーカー**などでは途中から全く突然にP波の幅が形とともに変化することがあります．

以上の関係を図51に模式図で説明します．

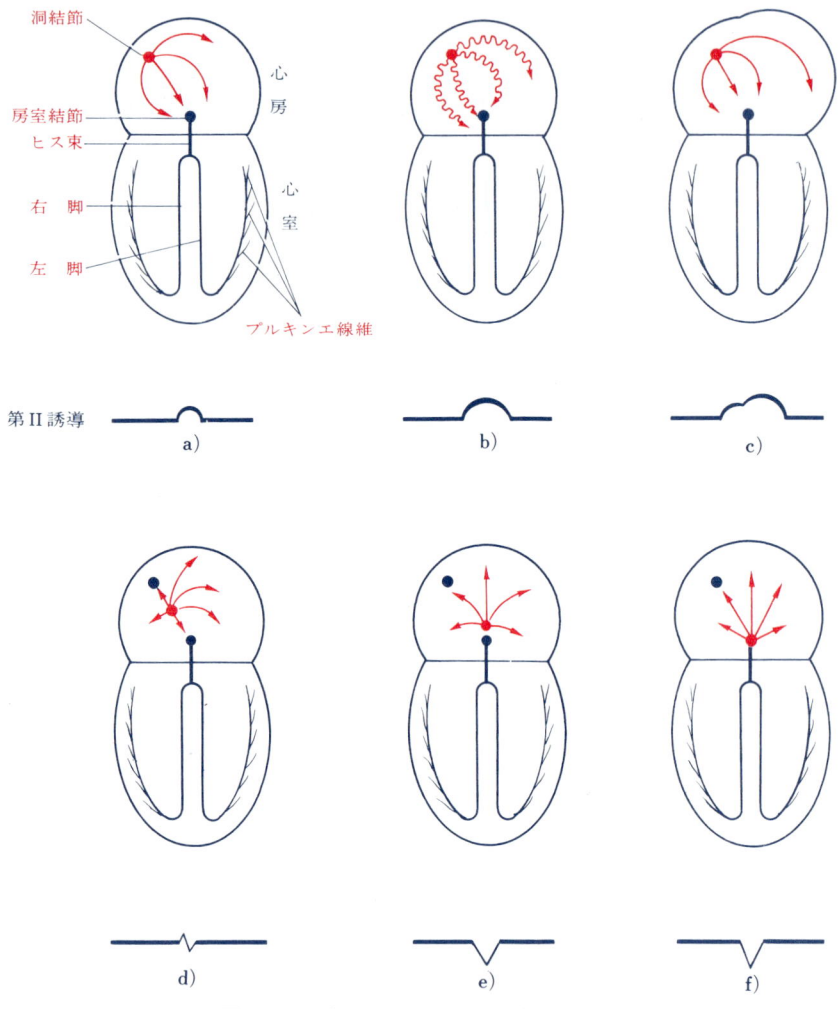

図51　P波の幅が変化する原因の模式図

洞結節から出た興奮は，右房・左房を興奮させてP波をa）のように形成しますが，興奮の伝導がb）のように遅かったり，c）のように心房に負荷がかかって拡大していたりするとP波の幅が広くなることがあります．また，d），e）のように洞結節以外の心房のどこかに，あるいはf）のように房室接合部より興奮がおこると，やはりP波の幅が変化（短縮か延長）します．これらの場合，P波の幅のみでなく，形もかわるのが普通です．

Q 13

以下の（　）に数値を入れて下さい．

1）P波の高電位差は（　）mV 以上．

2）QRSの振幅はⅠ，Ⅱ，Ⅲの全部で（　）mV 以下，V_1〜V_6の全部で（　）mV 以下のものを低電位差といいます．

3）高いT波とは（　）mV 以上をいい，高いR波はⅠで（　）mV 以上，Ⅱ，Ⅲ，aV_Fのいずれかで（　）mV 以上，aV_Lで（　）mV 以上，V_5またはV_6で（　）mV 以上，V_1で（　）mV 以上のものをいい，$S_{V_1}+R_{V_5, V_6} ≧$（　）mV も高電位差の基準に入ります．

☞　1）0.25
　　2）0.5，1.0
　　3）1.2，1.5，2.0，1.2，2.6，0.5，4.0

B PR時間に異常がみられるときは，何を考えたらよいでしょうか？

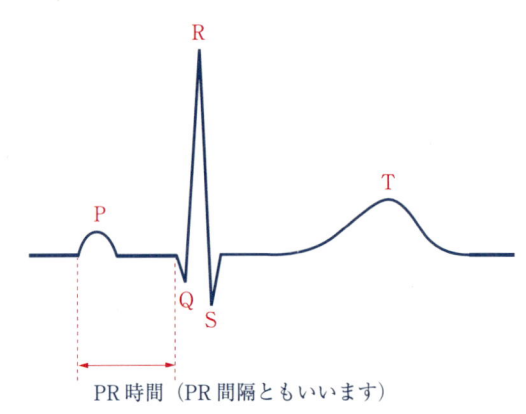

図52　PR時間（このQRSにはQ波があるので PQ時間とも表現できますが，前述したように本著ではPR時間に統一いたしました）

　PR時間は房室伝導時間を表わし，正常値は0.12秒〜0.20秒ですが，以下のような異常がみられます．

1. PR時間の延長がみられるときは？

　これは房室伝導時間が長く，したがって心房の興奮が心室へ伝導されるのに時間がかかることを意味します．後に不整脈の所でお話ししますが，単にPRが延長しているだけのものを第1度房室ブロック，PRが次第に長くなって，ときどきPのみでQRSが欠落してしまうものを第2度第I型〔またはWENCKEBACH型（ベンケバッハ）〕房室ブロックとよんでいます．P波は洞調律で変りません．

2. PR時間が短縮したときは？

　これは心房の興奮が心室に速く伝導されたことを意味します．これには後で述べるWPW症候群とか，LGL症候群などがあります．この場合のP波は洞調律のP波で変化がありません．

3. PR時間がP波の形とともに種々にかわるときは？

　これはペースメーカーが洞結節から心房のどこか，あるいは房室接合部（房室結節やヒス束の付近）に移動したり，洞結節の内部で移動したりすることによってみられ，これを移動性ペースメーカーとよんでいます．このときのP-P間隔は洞調律のときのそれと，極端に違わないのが普通です．

4. PR 時間が，P 波の形および P-P 間隔とともにかわるときは？

これは形のかわった P 波が予定より早期に出て PR 時間がかわる上室期外収縮，P-P 間隔が予定よりも長くなって P 波の形とともに PR 時間も変化する補充収縮などの散発するものから，上記のものが長く続くもの（上室調律・補充調律など）まで種々あります．これらの詳細については不整脈の項を参照して下さい．図 53 に PR 時間の異常について簡単に説明してありますので参照して下さい．この図は理解しやすいように模式図で房室伝導の変化の原理を示したものです．すなわち，通常の洞調律では a) のように，洞結節の興奮が心房を興奮させ，それが房室接合部の上端にある房室結節部に入りますが，房室伝導時間の中ではこの部で最も伝導が遅く，それからヒス束部を通って左脚・右脚・プルキンエ線維を経由して心室の興奮がおこるわけです．心電図での PR 時間は，正常ではこのように行われますが，洞調律でも，f) のように房室伝導に異常に時間がかかることがあり，それは主として房室接合部のど

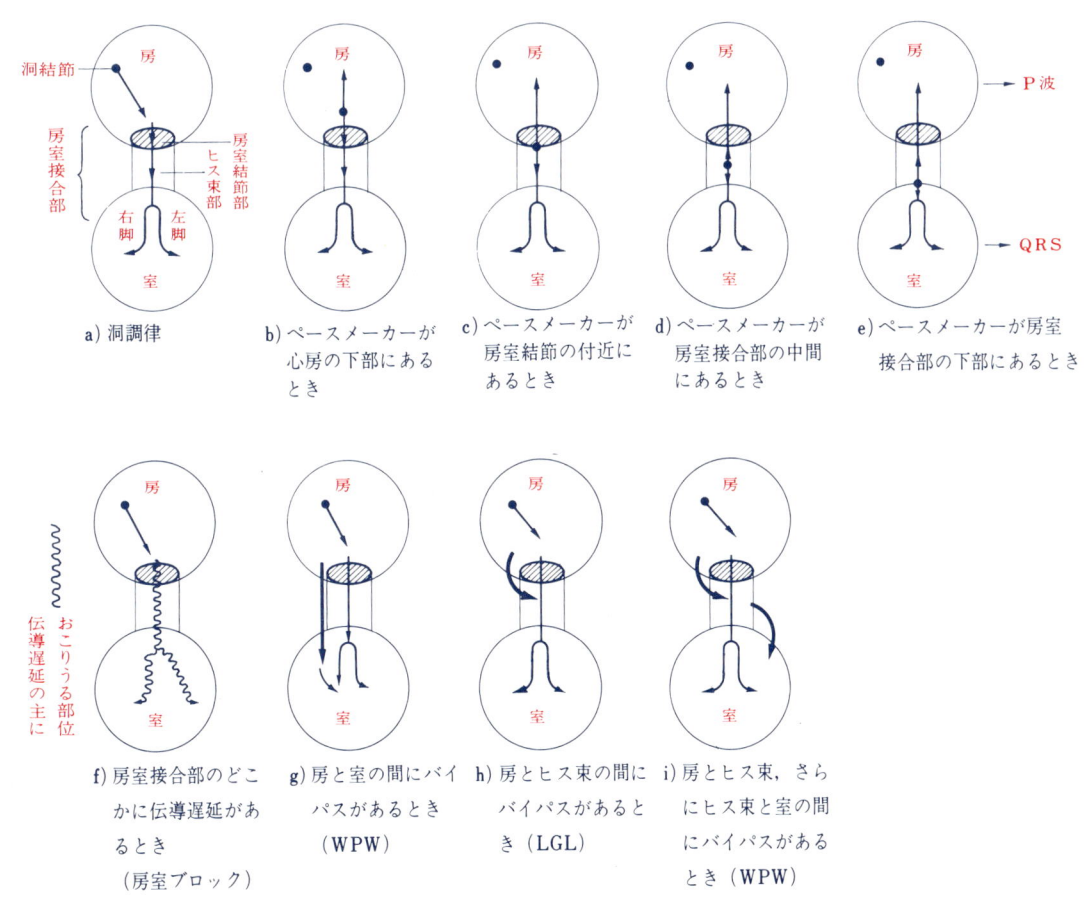

図 53　房室伝導の変化を説明する模式図

こかでの遅延が原因になるためにおこりPRが延長しますが，ときには全く伝導が途絶してP波の後にQRSが欠落することもあります．これらを**房室ブロック**とよんでいます．

　次にg～i) の図の太線の矢印のように，房室結節部を迂回して直接に心室へ (g)，またはヒス束へ (h)，またはヒス束からさらに心室の別の所へ (i)，興奮が伝導されますとPR時間は正常以下に短縮されます．g，i) は**WPW症候群**に，h) は**LGL症候群**にみられます．

　以上のa，f～i) では心房の興奮の順序はすべて同じで（洞調律），したがってP波の形はかわらず，PR時間のみが変化しますが，b～e) のように興奮を発生する場所（ペースメーカー）が洞結節以外のどこか（bのように心房のどこか，cのように房室結節の付近，d，eのようにヒス束の付近など）より出て心房を興奮させますと，PRの変化とともにP波も変化します．

　もしd) のようなときに心房への逆伝導時間と心室への伝導時間がほぼ同じだと，P波はQRSの中に重なって，一見P波が欠除しているようにみえることもあり，またe) のように，ペースメーカーが房室接合部の下方で，心室への伝導時間の方が心房への逆伝導より短いと，QRSの後にP波が出現することになります．

　またc～e) などで，もし心房または心室への伝導時間が一方のみに遅延がおこると，P波はQRSに対して予想した部分に出現しないことがあります．たとえばd) において心房への逆伝導が遅れれば，P波はQRSの後に，心室への伝導が遅れるとQRSの前に出現します．

C QRS 幅が増大したときは，何を考えたらよいでしょうか？

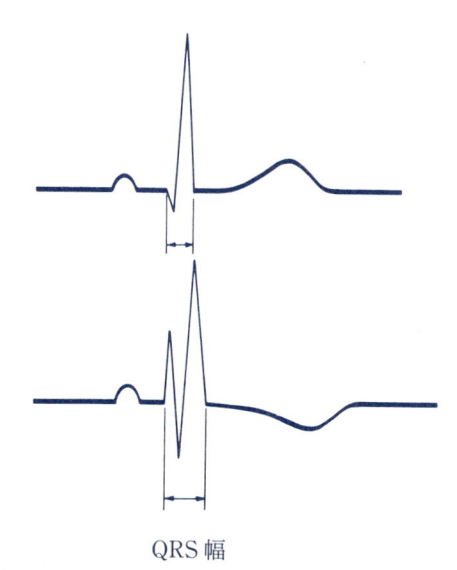

図 54 QRS 幅は心室の興奮の始まりから，それが心室全体にひろがるまでの時間を表わします．

　　QRS 幅が正常（0.1 秒以内）をこえて広いときは，その QRS の形の如何にかかわらず心室の興奮の伝導に時間がかかったことを意味します．これには主として以下のものがあります．

1. 右室肥大または左室肥大

　　心室肥大が著明になりますと，肥厚した心室筋の興奮に正常よりも余分に時間がかかり，QRS 幅が増大しますが，通常その程度はそれほど大ではありません（図 55b, c）．

2. 右脚ブロックや左脚ブロックなどの心室内伝導障害

　　刺激伝導系の内，心室内の左脚または右脚に障害があって，どちらかの興奮伝導が途絶（左脚ブロック，右脚ブロック）すると，ブロックのある側の心室の興奮が他方より遅れるために，心室全体が興奮するまでに時間がかかり，QRS 幅は増大します（図 55e, f）．

72　5．心電図波形の横軸（時間）に変化のあるもの

a）正常　　　b）左室肥大　　　c）右室肥大　　　d）薬物や電解質異常

e）右脚ブロック　　f）左脚ブロック　　g）心室不整脈　　h）WPW症候群

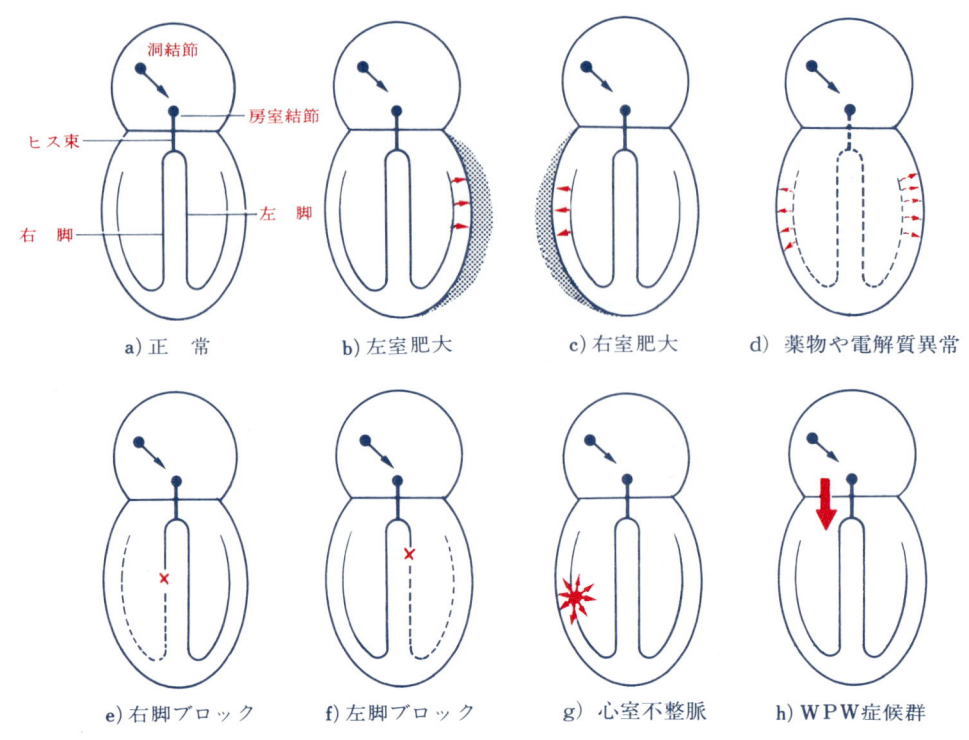

図55　QRSの幅が広くなるもの

a) は正常です．左脚・右脚はさらにプルキンエ線維となって心室筋へ興奮を伝えますが，この図では図を簡略にするためプルキンエ繊維を図示してありません．

b，c) 左室肥大または右室肥大が著明になると図の矢印のように肥大した心室の**興奮**が遅れて，QRS幅が広くなることがあります．

d) 薬物（キニジンなどの抗不整脈薬）や電解質（特にカリウム）の影響で，心室内の興奮伝導に傷害がおこり，QRS幅が広くなることがあります．

e，f) 右脚ブロックや左脚ブロックでは，ブロックした側の心室の興奮が遅れて，QRSの変形とともに幅が広くなります．

g) 心室の**興奮**が，心室の中のどこかから発生しますと，心室内の興奮伝導が正常とは全く異なり，QRSの変形とともに幅が広くなります．

h) WPW症候群では，矢印のように心房の興奮が房室結節→ヒス束の経路を通らずに，心室へ伝導されるために，心室内の伝導が正常と異なり，QRSの変形とともに幅が広くなります．

3．WPW症候群

　　これは心房の興奮が正規の刺激伝導系を通らずに，他のバイパスを通じて心室に伝導され，心室の興奮が右室または左室などの心室の一部から始まり，他へ伝導され時間がかかるためにQRS幅は延長します．PR時間は短縮しています（図55h）．

4. 心室不整脈

　　心室の一部より興奮が始まりますと，その部位によってはQRS幅は広くなります．たとえばヒス束付近から興奮が始まるときにはQRS幅は正常に近く，右脚や左脚，またはプルキンエ線維などの刺激伝導系のかなり末梢から興奮が始まるときには当然心室全体が興奮するまでに要する時間が増大し，QRS幅は広くなります．すなわち，心室期外収縮や心室頻拍・心室調律などの各種心室不整脈にみられます（図55g）．

5. 高度の高カリウム血症

　　血清Kが増大しますと，それが高度になるにつれて心臓全体の興奮伝導に時間がかかるようになり，心室内伝導障害がおこってきます．そのためにQRS幅は広くなります（図55d）．

6. 薬物の影響

　　特にキニジンやプロカインアミドなどの抗不整脈薬は，場合によりQRS幅を延長させます．これがみられたときには投与を中止しないと，致命的な結果をまねくことがあります．

D QT 時間（間隔）が変化したときは，何を考えたらよいでしょうか？

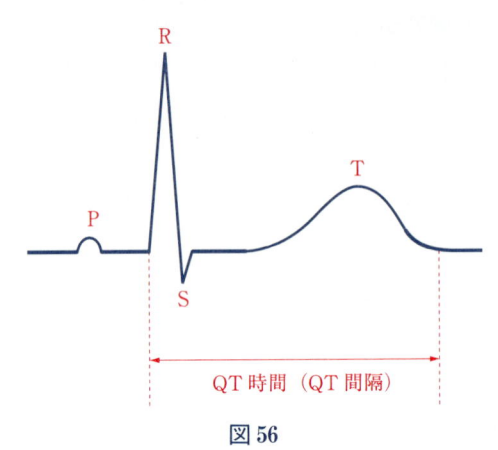

図 56
QT 時間は QT 間隔ともいいますが，図のように QRS のはじめに Q 波がなくても QT 時間と表現します．

QT 時間は心室の電気的興奮の始まりから，その興奮がさめてしまうまでの時間を表わしています（60 頁参照）．

1. QT 時間の延長がみられるものは？

左室や右室の負荷や心筋炎や心筋疾患などでも QT 時間の延長がみられることがありますが，低カリウム血症と低カルシウム血症の場合に著明です．低カリウム血症では U 波の増高がみられ，低カルシウム血症では ST 部分の延長が主体となっています．その他キニジンなどの薬剤によっても延長することがあります．また家族性の QT 延長症候群もあります．

2. QT 時間の短縮がみられるものは？

高カルシウム血症や，ジギタリス薬の影響などで QT 時間の短縮がみられることがあります．

6

心電図の縦軸（mV）に変化のあるもの

A　P波の高さが変化したときは，何を考えたらよいでしょうか？

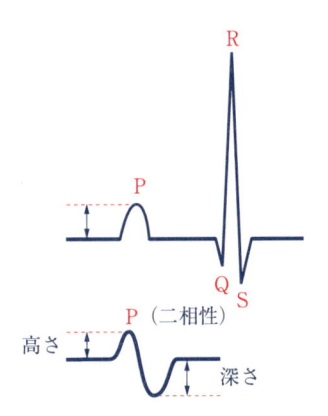

図57　P波の高さ
一般にP波の高さは，基線より上方の振れを計測します．左房負荷でV_1のP波の下向きの部分（陰性部分）を計測することもあります．

　体表において電極と心房の間の位置関係に変化が生じたとき，心房の興奮性や伝導性に変化がおこったとき，などにP波の振れが変化することがあります．たとえば具体的には以下の場合にP波が変化します．
① 心房（左房または右房）に負荷がかかったとき，それによって心房に拡張や肥大がおこったとき
② 心房筋に傷害がおこったとき
③ 心房の興奮性や伝導性に異常がおこったとき
　ⓐ　上室期外収縮
　ⓑ　移動性ペースメーカー〔wandering pacemaker（ワンダーリング ペースメーカー）〕
　ⓒ　高カリウム血症
　ⓓ　上室調律
④ 洞調律の場合，P波が0.25mV以上あれば明らかに異常です

B QRS の振幅に変化がおこったときは，何を考えたらよいでしょうか？

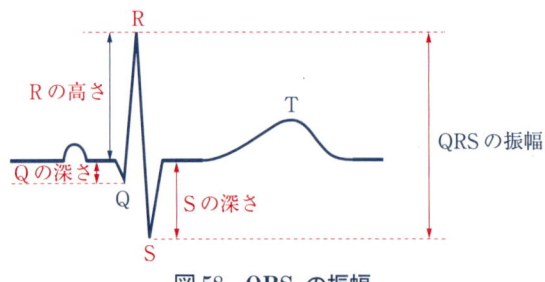

図58 QRS の振幅

QRS の上下への振れの大きさを QRS の振幅とします．上向きの R 波の高さと下向きの Q 波および S 波の深さよりなります．

① 心臓の位置に変化がおこったとき
② 心室内の興奮伝導に異常がおこったとき（左脚ブロック・右脚ブロック・WPW 症候群など）
③ 心室筋に何らかの傷害がおこったとき（心筋梗塞・心筋症など）
④ 心室に負荷がかかっているとき（左室または右室の拡大および肥大）
⑤ 心臓の周囲（心膜・縦膜・胸膜腔など）に液体（滲出液・濾出液・血液など）や気体が貯留したとき（心膜炎・胸膜炎・気胸など）
⑥ 肺の含気性に変化がおこったとき（肺水腫や肺気腫など）
⑦ 体液性の変化（浮腫・電解質・脱水・急性の貧血・低蛋白血症など）や補液による影響などが生じたとき．
⑧ 心室不整脈がおこったとき．
⑨ 洞調律の場合，$R_{I,II,III,aV_F} \geq 2.0mV$，$Ra_{V_L} \geq 1.2mV$，$R_{V_1} \geq 0.7mV$，$R_{V_5}$，$v_6 \geq 2.6mV$ はそれぞれ高電位差です．
⑩ 基本調律（通常洞調律）に変化がないのに QRS の振幅が1心拍毎に（ときには数拍毎に）大小となるものを電気的交互脈といい重症な心筋障害や心膜液貯留などでみられます．呼吸による振幅の変化と区別する必要があります．

C　T波の振幅が変化したときは，何を考えたらよいでしょうか？

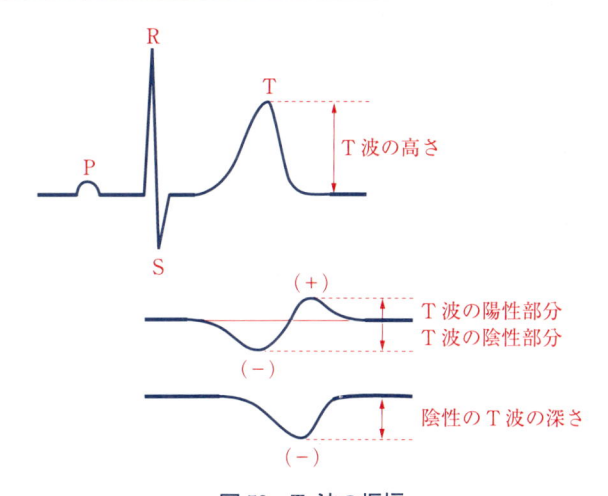

図59　T波の振幅
T波の振幅は図のように計測します．

① QRSが変化したのに伴ってT波も変化するもの（B．に述べたものすべて）
② 心筋の傷害（虚血・炎症・代謝性変化・薬物の影響など）
③ 急性脳障害・高カリウム血症などにみられる陽性T波の増高
④ 心室内伝導異常がない場合，$T \geq 1.2mV$を一応高いTとします．

D U波の振幅が変化したときは，何を考えたらよいでしょうか？

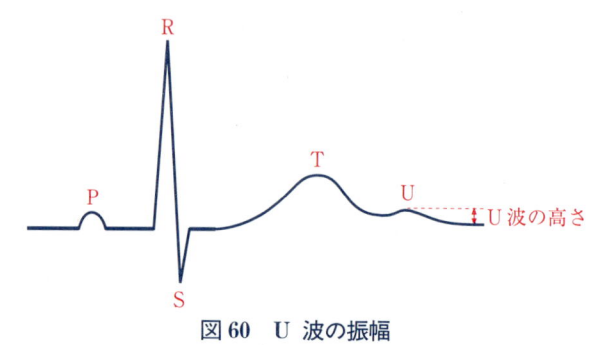

図60 U波の振幅

U波の高さは一般に低く，認識できないこともあります．

① **U波が高くなったとき**には，低カリウム血症をまず疑います．その他ジギタリス薬の投与や交感神経緊張状態などでおこることもあります．
② **陰性U波**は心筋虚血や傷害，左室や右室の負荷などでおこることもあります．
③ **2mm以上のU波**は，陽性波でも一応異常所見とみなされます．

　以上，各波形の振幅に変化のみられる場合の主なものについて述べましたが，これらの変化は誘導部位によっても異なり，ある誘導では振幅の増大，他の誘導では減少という場合があり，また患者さんの体位変換でも心電図の波形がかわることがあります．もちろん，電極の位置がかわれば波形はかわるので，その点には充分に留意する必要があります．

7 電気軸とは？

A 電気軸はどのように表現されるでしょうか？

　心臓の解剖学的な長軸はほぼ右後上方より左前下方に向っています．心臓の電気軸とは**興奮の方向が主にどちらに向っているかを前額面からみた角度で表現**するもので，図61のように決められています．これを**平均電気軸**とよんでいます．主に心室の興奮波であるQRSの電気軸が重要ですが，心房（P波）や心室の興奮の消退（T波）について検討されることもあります．

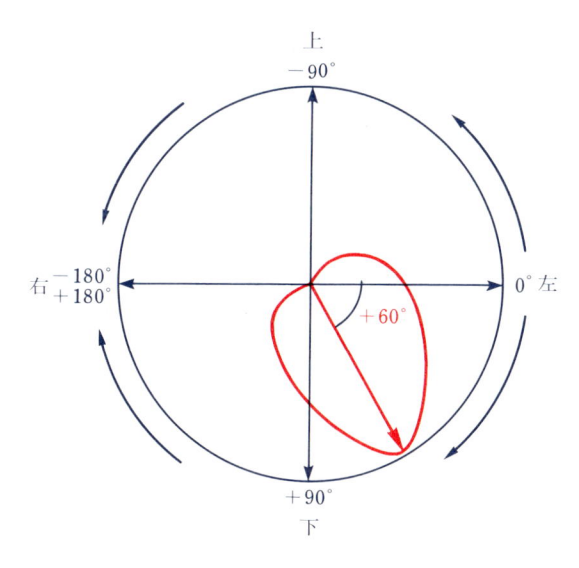

図61　電気軸の表現の仕方
　左方を0°とし，反時計回転方向へ－（マイナス），時計回転方向へ＋（プラス）の角度で表現します．したがって右方の180°は＋と－の両側から表現されます．たとえば心臓の電気軸が赤の矢印方向だとしますと電気軸は＋60°ということになります．

B 肢誘導から電気軸はどのように計算されるのでしょうか？

　平均電気軸は前額面（上下左右の面）の電気現象を表現する肢誘導で計算されます．たとえばQRSの平均電気軸はⅠ，Ⅱ，Ⅲの3つの誘導のみで図62，63のように求められます．また単極肢誘導との関係も図64に示します．

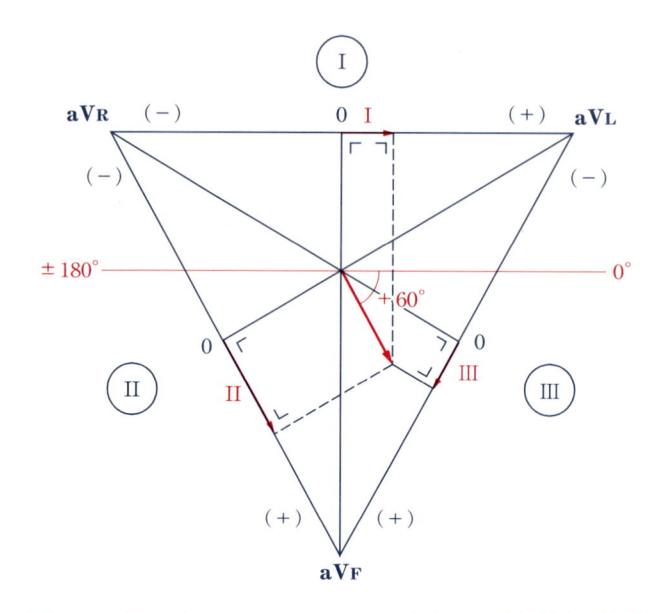

図62　双極誘導Ⅰ，Ⅱ，ⅢとQRSベクトルの電気軸との関係

　前図の＋60°の電気軸を例にとってみますと，そのQRSの平均電気軸のベクトルの大きさと方向が図の中心の赤矢印とした場合には，双極誘導であるⅠ，Ⅱ，Ⅲの各誘導へは図中のⅠ，Ⅱ，Ⅲの矢印の大きさとして直角に投影されます．各誘導の極性（＋か－か）に留意下さい．

　QRSベクトルの大きさがかわるとⅠ，Ⅱ，Ⅲの投影ベクトルの大きさもかわりますが，角度が同じであればⅠ，Ⅱ，Ⅲの大きさの比は同じです．

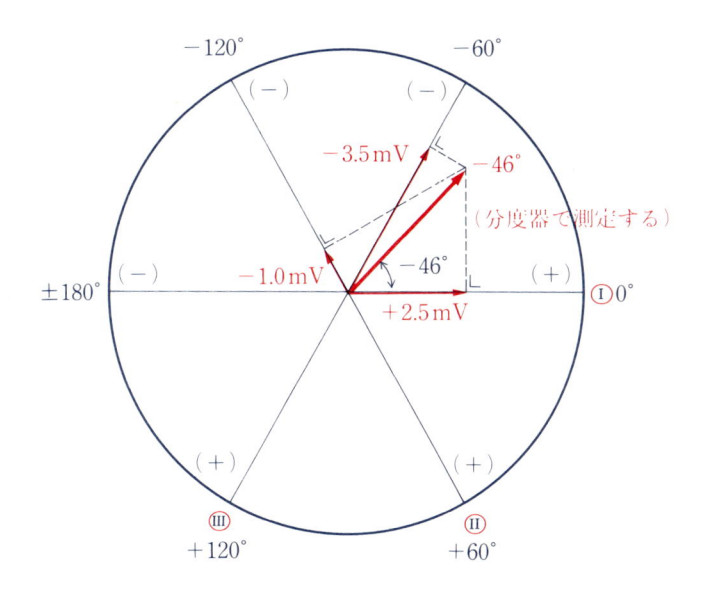

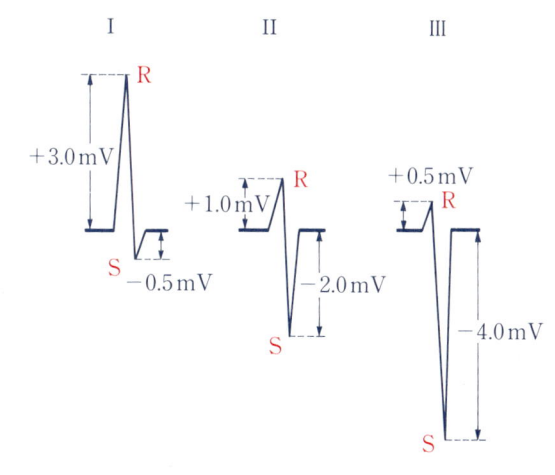

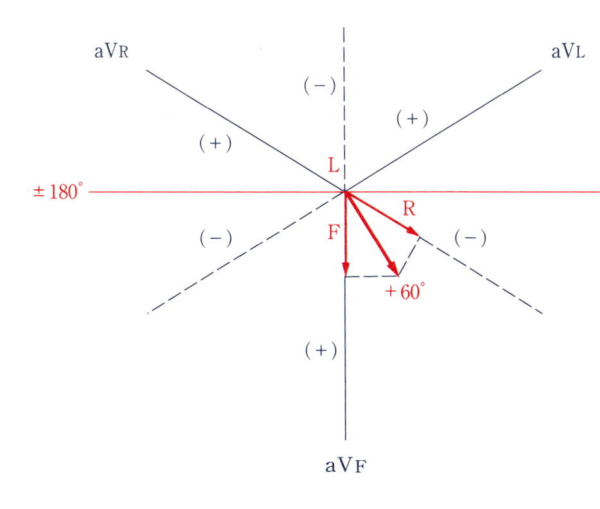

図63 I, II, III からの QRS 平均電気軸の求め方

たとえば左図の QRS の R 波と S 波の和より，その値を図中の各誘導軸へ記入し，I と II, I と III, II と III のどれかの組み合わせでベクトルを合成すると電気軸のベクトルが求められます．その角度を分度器で測定します．

I　 $3.0 - 0.5 = +2.5$ mV
II　 $1.0 - 2.0 = -1.0$ mV
III　 $0.5 - 4.0 = -3.5$ mV

以上より，図のように平均電気軸は約 $-46°$ と求められます．

図64 単極肢誘導（aV_R, aV_L, aV_F）と QRS ベクトルの電気軸との関係

単極誘導の場合はその電極に近づいてくる QRS ベクトルの大きさで表現されますから，図の $+60°$ の電気軸のベクトルの場合には，図中の R・F で表示されるベクトルの大きさで aV_R, aV_F の誘導に投影されます．

aV_L の誘導に対して $+60°$ は直角の方向ですので，aV_L の誘導軸へ投影した L は 0（ゼロ）になります．

C 電気軸のおおよその見当を速やかに判断するには？

図65のように第Ⅰ誘導とaV_Fのみからおおよその見当をつけることができます．またR≒Sの誘導からも図66のように見当がつきます．

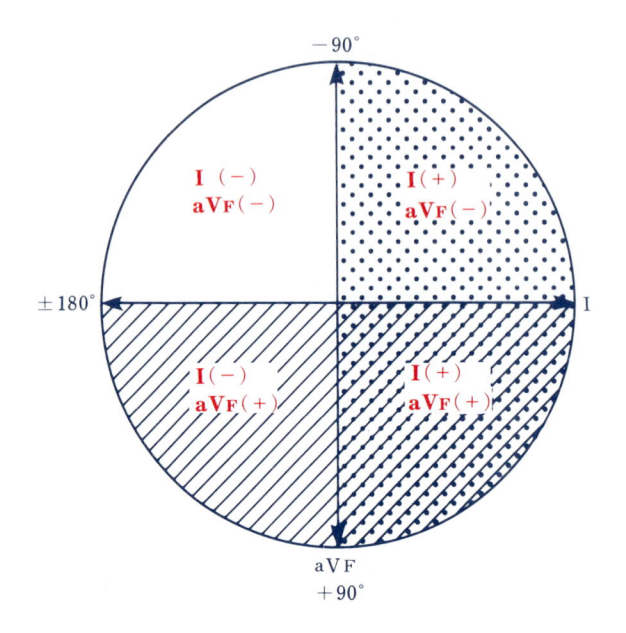

図65 ⅠとaV_Fで大体どの方向に電気軸があるかが図のように判断されます

aV_FでQRSベクトルの和がプラスでは電気軸は図中斜線の部分にあり，ⅠのQRSベクトルの和がプラスでは点のある左側の部分に存在することより，上記のように4つの分画($0 \sim +90°$，$+90° \sim +180°$，$0° \sim -90°$，$-90° \sim -180°$）のどこにQRS平均電気軸があるかの見当がつきます．たとえばaV_FでR<S，ⅠでR>Sであれば$0° \sim -90°$の間に電気軸があります．

R
(R＝S，R/S＝1)
S

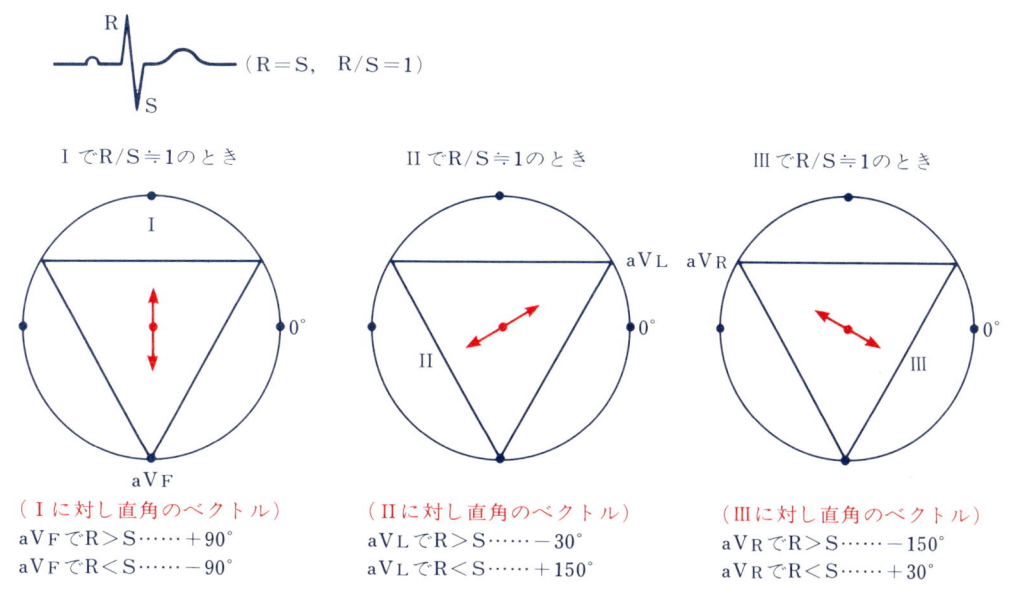

ⅠでR/S≒1のとき　　　　　　ⅡでR/S≒1のとき　　　　　　ⅢでR/S≒1のとき

（Ⅰに対し直角のベクトル）　　（Ⅱに対し直角のベクトル）　　（Ⅲに対し直角のベクトル）
aV$_F$でR＞S……＋90°　　　　aV$_L$でR＞S……－30°　　　　aV$_R$でR＞S……－150°
aV$_F$でR＜S……－90°　　　　aV$_L$でR＜S……＋150°　　　aV$_R$でR＜S……＋30°

図66　R/S≒1の誘導から電気軸の見当をつけるには？

　R波とS波の大きさがほぼ等しいときには（R/S≒1）その肢誘導に対して直角の電気軸をもっていることになります．たとえば第Ⅰ誘導でRとSの和が0（R/S＝1）であれば，Ⅰに対して直角の方向は＋90°か－90°のどちらかです．同時にⅡでは－30°か＋150°，Ⅲでは＋30°か－150°となります．それぞれのどちらかは，他の誘導（たとえばaV$_R$, aV$_L$, aV$_F$のRとSの和がプラスかマイナスか）によって容易に判断できます．

　各aV$_F$, aV$_L$, aV$_R$の電極に興奮が近づくとプラスに波形が振れますから，QRSの電気軸のベクトルの主方向が各誘導に近づく方向のときにその誘導でR＞Sとなっているはずです．

84 7．電気軸とは？

D 電気軸の臨床的評価は？

1．正常値

0°〜＋90°までを**正常電気軸**とします．

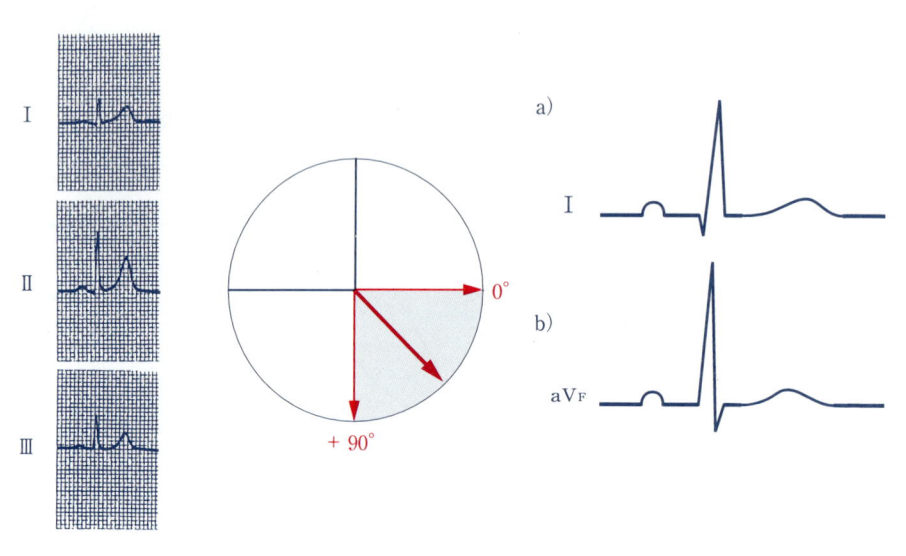

図67

QRSの振幅がⅠ，Ⅱ，Ⅲの全てで上向きが大であれば正常電気軸です．
上図のa），b）のようにQRSの振れがⅠとaVFで上向きが大であれば0°〜＋90°の間に電気軸が存在します．

2．左軸偏位

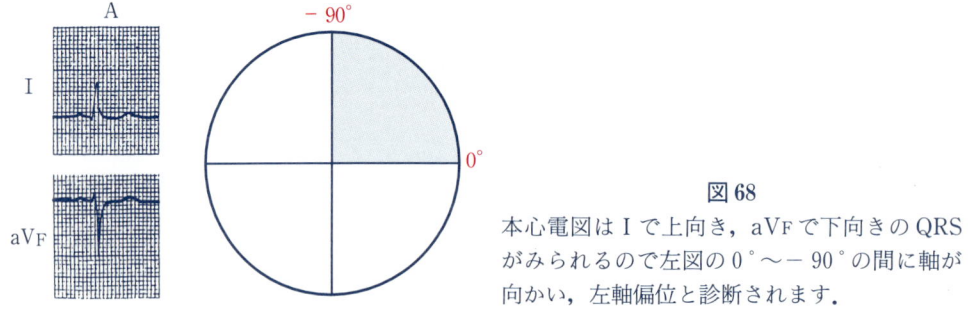

図68
本心電図はⅠで上向き，aVFで下向きのQRSがみられるので左図の0°〜−90°の間に軸が向かい，左軸偏位と診断されます．

0°〜−30°………軽度の左軸偏位
−30°〜−90°………左軸偏位

■ 原　因

心臓横位（腹水・肥満・妊娠・腹部膨瘤など）

左室の肥大と拡張

左脚前枝ブロック

左脚ブロック

右脚ブロック＋左軸偏位は2枝ブロック（右脚＋左脚前枝ブロック）

肺気腫（右軸偏位のみならずときに左軸偏位を示すことがあります）

WPW症候群

下壁心筋梗塞

その他

3. 右軸偏位

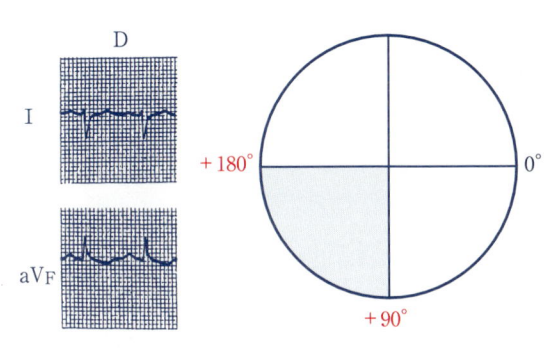

図69
本心電図のQRSはⅠで下向き，aV_Fで上向きですから，左図のように＋90°〜＋180°の間に電気軸があり，右軸偏位と診断されます．180°は＋（プラス）と－（マイナス）の両者がありますが，一般に右軸偏位では＋（プラス）側からみて＋90°〜＋180°，次項の極端な軸偏位では－（マイナス）側からみて－90°〜－180°のように表現します．

＋90°〜＋180°

■ 原　因

心臓立位（やせ型・滴状心・肺気腫など）

右室の肥大と拡張

右胸心

左脚後枝ブロック

右脚ブロック＋右軸偏位は2枝ブロック（右脚＋左脚後枝ブロック）

WPW症候群

広範な前壁から側壁にかけての心筋梗塞

肺性心

4. 極端な軸偏位

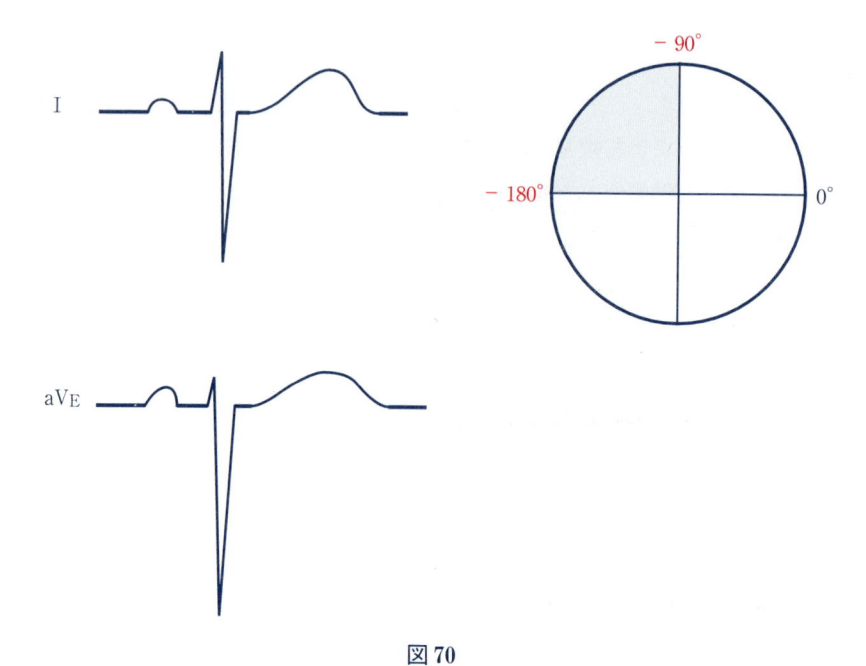

図70
図のようにⅠでもaVFでも下向きのQRSがあれば，上図のように−90°〜−180°の間に電気軸があることになります．

−90°〜−180°
■ 原　因
　正常の電気軸と正反対の方向に向うもので解剖学的な変化では説明がつきません．特にⅠ，Ⅱ，Ⅲがともに負の−90°〜−150°は極端で左脚前枝ブロックなどの心室内伝導異常が考えられます．

E 時計(針)式回転と反時計(針)式回転とは？

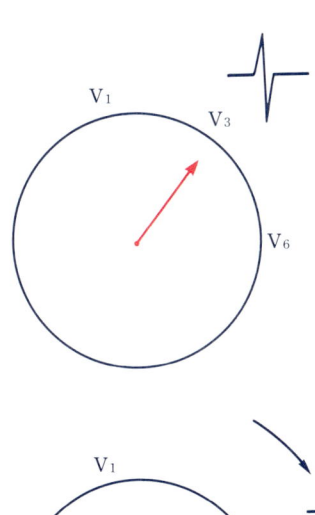

〈正常〉
正常では移行帯（R/S＝1）は V_3 付近にあります（V_1 の r 波は小さく S が大，V_5，V_6 の R 波が大で S が小）．

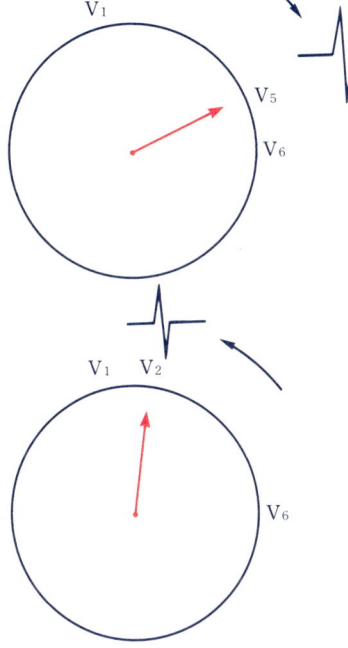

〈時計(針)式回転〉
心尖からみて心臓が図のように回転すると移行帯が V_4 より左へずれます（V_5，V_6 の S 波が深くなる）．

〈反時計(針)式回転〉
心尖からみて図のように反時計回転すると移行帯は V_2 より右へずれます（V_1，V_2 の R が高くなる）．

注）移行帯が不明なもの，欠如するものもあり，著しい心軸の異常や病的なもの，心室内興奮伝導の異常などで判断できない場合もあります．

図71　時計(針)式と反時計(針)式回転

心臓を心尖部の方からみて，長軸を中心として図71のように回転した位置にあるときにそれぞれ**時計（または時針）式回転**，**反時計（または反時針）式回転**といいます．心電図からの**判定は胸部誘導の移行帯の位置**でなされます．

移行帯は R/S 比 ≒ 1 の誘導で正常では V_3 付近にみられ，電気的中隔（必ずしも解剖学的心室中隔とは一致しませんが，その付近に相当します）を示しますが，これが V_2 よりも右側（V_2, V_1, V_{3R}……）にあれば反時計式回転，V_4 より左側（V_4, V_5, V_6……）にあれば時計式回転といいます．

心臓横位で中隔が横になっていると R/S 比 ≒ 1 の所見が V_1〜V_5, V_6 と広い範囲にみられることがあります．

心臓立位で横隔膜が下がっていると時計式回転の傾向となり，右室の肥大，拡張でも時計式回転がみられることがあります．

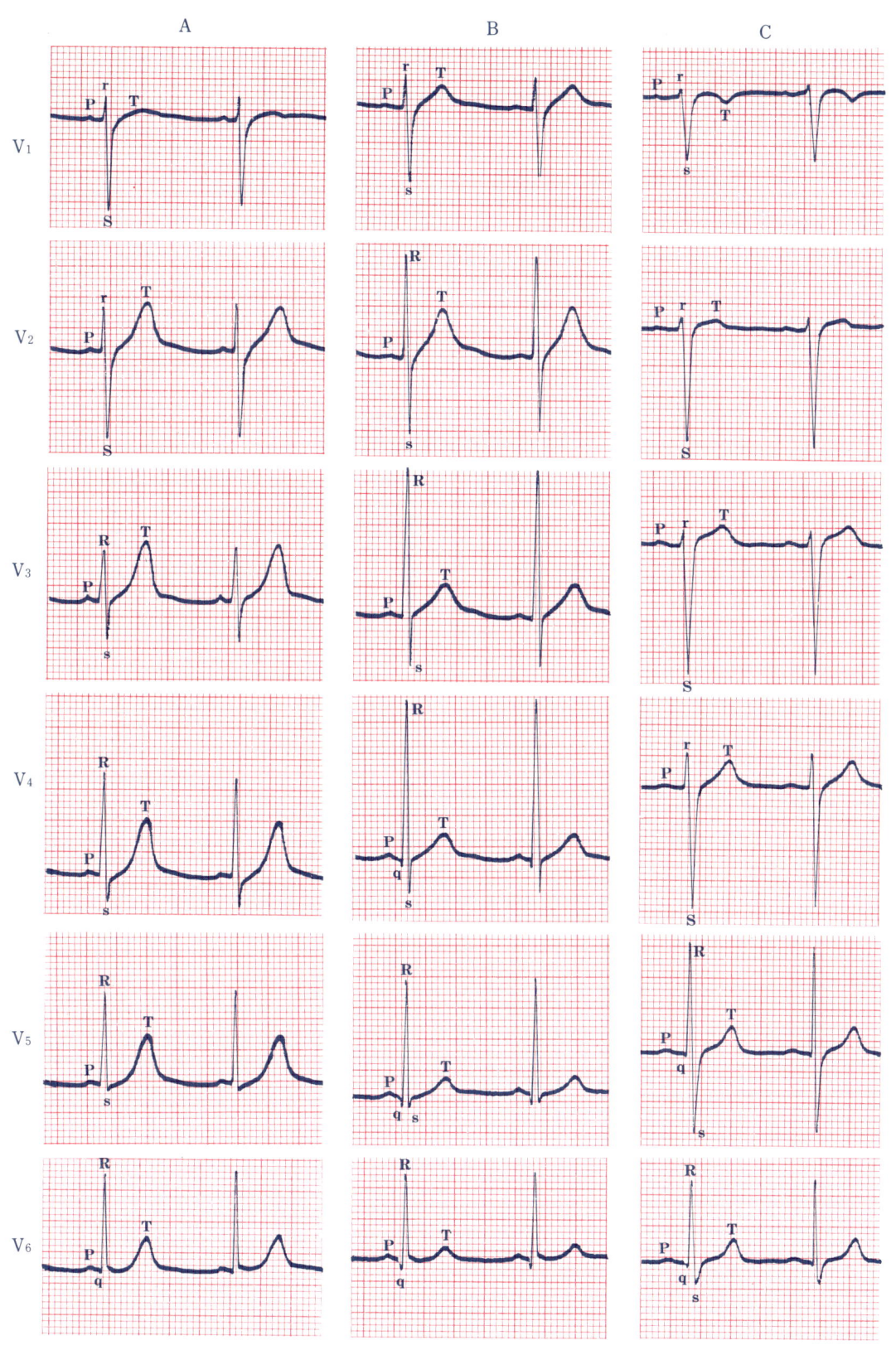

第 I 部　心電図判読に必要な基本的知識とそのトレーニング　89

図 72

Q 14

A〜Dの4例の標準肢誘導（I，II，III）を呈示します．大体何度位の軸偏位か考えて下さい．

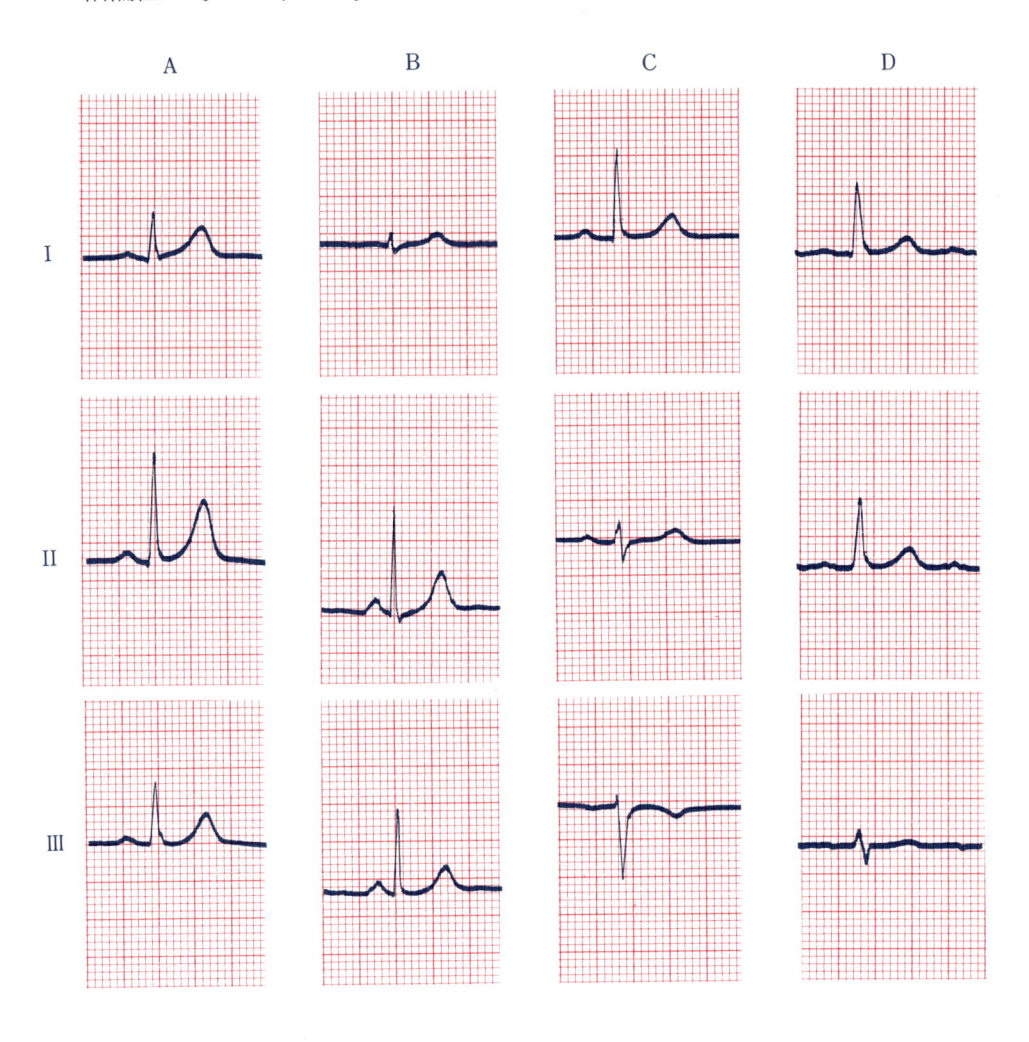

☞ A. RのⅡが最大でⅠとⅢがほぼ同じですがⅢの方がやや大ですので＋60°よりやや右軸寄りということになります．

B. ⅠでR/S≒1，ⅡとⅢで陽性であるのでほぼ＋90°です．

C. ⅡでR/S≒1，Ⅰで上向きのR，Ⅲで下向きのSがほぼ同じ大きさ，したがって－30°付近の軸偏位です．

D. ⅢでR/S≒1，ⅠとⅡの陽性Rがほぼ同じで電気軸は＋30°付近です．

92   7. 電気軸とは？

Q 15

肢誘導（I，II，III，aVR，aVL，aVF）のみをA〜Dの4例呈示しています．電気軸は大体何度位でしょうか．

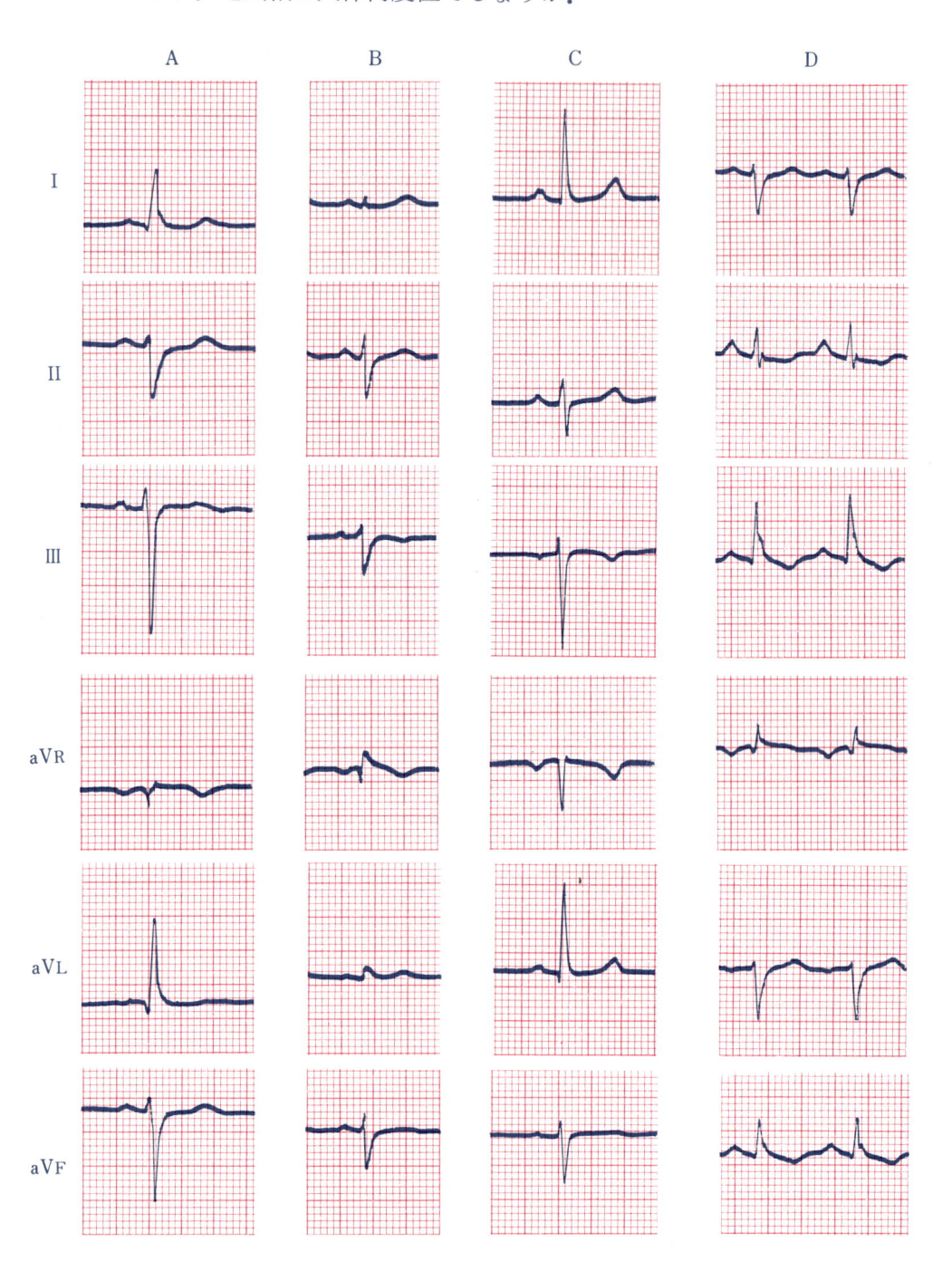

☞ A．IでQRSは上方成分が大，aVFでは下方成分が大，したがって0°〜−90°の間にある．さらにIIでR＜Sより−30°よりも左側（−90°寄り）にあるのがわかります．

B．IのR/S≒1，aVFで下向き，したがって電気軸はほぼ上方に向って−90°付近にあります．

C．IでQRSは上向き，aVFで下向きなので0°〜−90°の間にありますが，IIでR≒SでややSがRより大きめであるので0°〜−90°の間でしかも−30°に近いことがわかります．

D．IのQRSの主軸は下向き，aVFで上向き，したがって＋90°〜＋180°の間で，IIよりIIIのQRSの主軸がやや大であるので＋150°に近い電気軸です．

Q 16

A～Cに，3例のV₁～V₆の胸部誘導を示しています．移行帯の位置と回転方向はどうでしょうか．

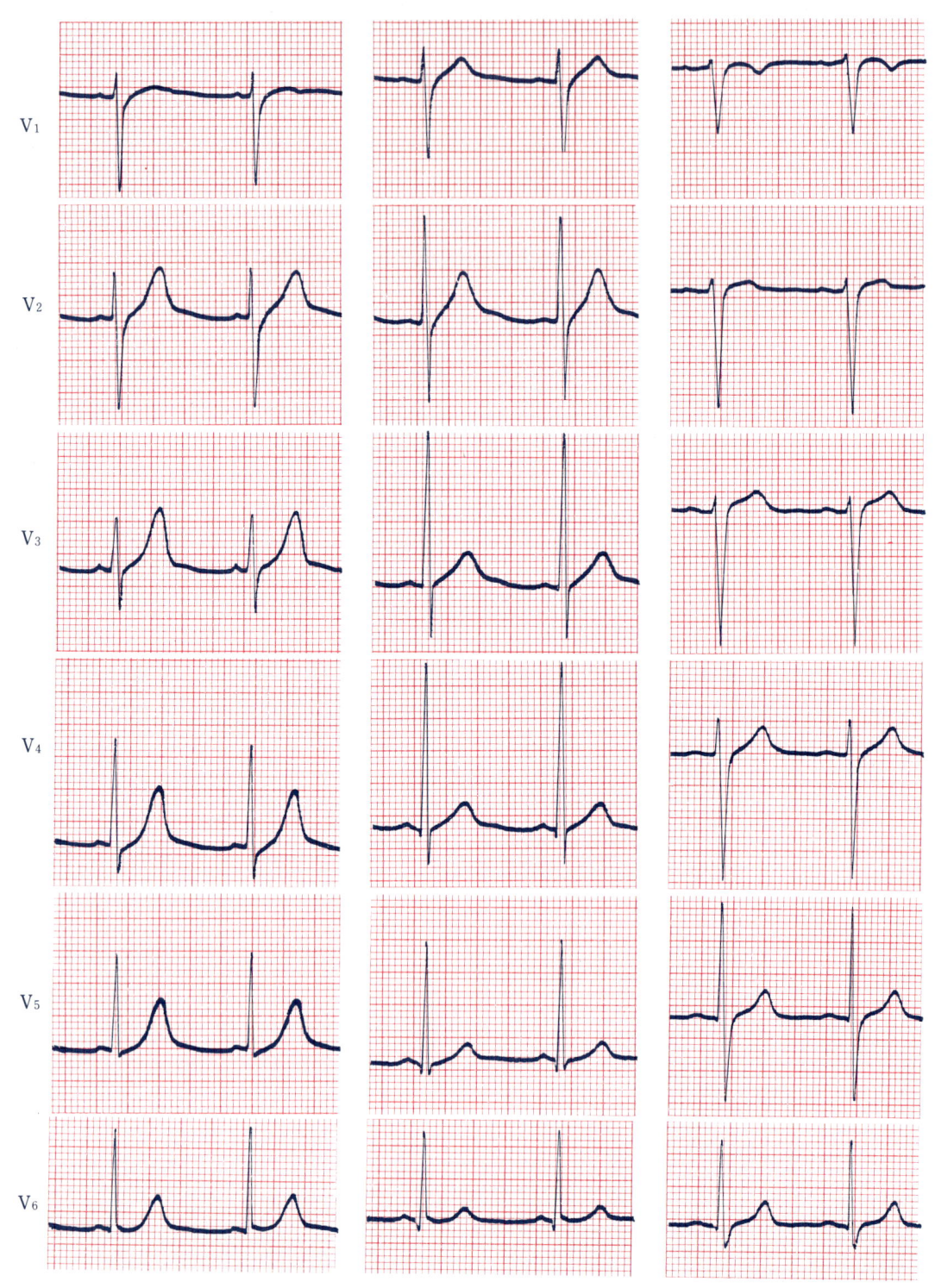

☞ A. V₃に移行帯（R/S ≒ 1）があります．これは正常です．移行帯という言葉は胸部誘導のR/S ≒ 1の部分にのみ用いられます．肢誘導ではR/S ≒ 1の誘導でも移行帯とはいいません．右室側の胸部誘導（通常はR＜S）から左室側の胸部誘導（通常はR＞S）への移行部分ということでつけられた名称です．
　B. V₂に移行帯があり，反時計式回転を示しています．
　C. V₅付近に移行帯がみられるので，時計式回転ということになります．

Q 17

以下の各質問について，相当するものを下段より選んでみましょう．

1）P波の幅に変化のみられるものは？
2）PR時間が短くなるものは？
3）PR時間が長くなるものは？
4）P波がQRSの中や後に出現するものは？
5）QRS幅が増大するものは？
6）QT時間の延長を示すものは？
7）QT時間の短縮を示すものは？

  a．WPW症候群　　　　b．左室肥大
  c．右室肥大　　　　　d．上室期外収縮
  e．心房内伝導障害　　　f．房室ブロック
  g．低カリウム血症　　　h．ジギタリス効果
  i．LGL症候群　　　　　j．左脚ブロック
  k．右脚ブロック　　　　l．低カルシウム血症
  m．高カルシウム血症　　n．心室不整脈
  o．上室調律　　　　　　p．左房負荷

☞ 1) d, e, o, p   2) a, (d), i, (o)
3) (d), (e), f, (h), (o)   4) (d), (n), (o)
5) a, b, c, j, k, n   6) g, l   7) h, m
注)（ ）のあるものは常にそれがみられるとは限らないもの.

Q 18

以下の各質問に相当するものを下記より選んでみて下さい．
1) P 波の高さが変化するものは？
2) QRS の振幅に変化のおこるものは？
3) T 波の振幅に変化がみられるものは？
4) U 波の振幅に変化がみられるものは？

a. 心膜炎   f. 右脚ブロック
b. 高カリウム血症 g. 右房負荷
c. 上室不整脈   h. 肺気腫
d. 心室不整脈   i. 左室肥大
e. 心筋梗塞   j. 低カリウム血症

☞ 1) (b), c, g, (h)
2) a, (b), d, e, f, h, i
3) (a), b, d, e, f, h, i, j
4) (e), (i), j
注（ ）は，ときにみられることがあるもの.

第Ⅱ部

不整脈の心電図判読のトレーニング

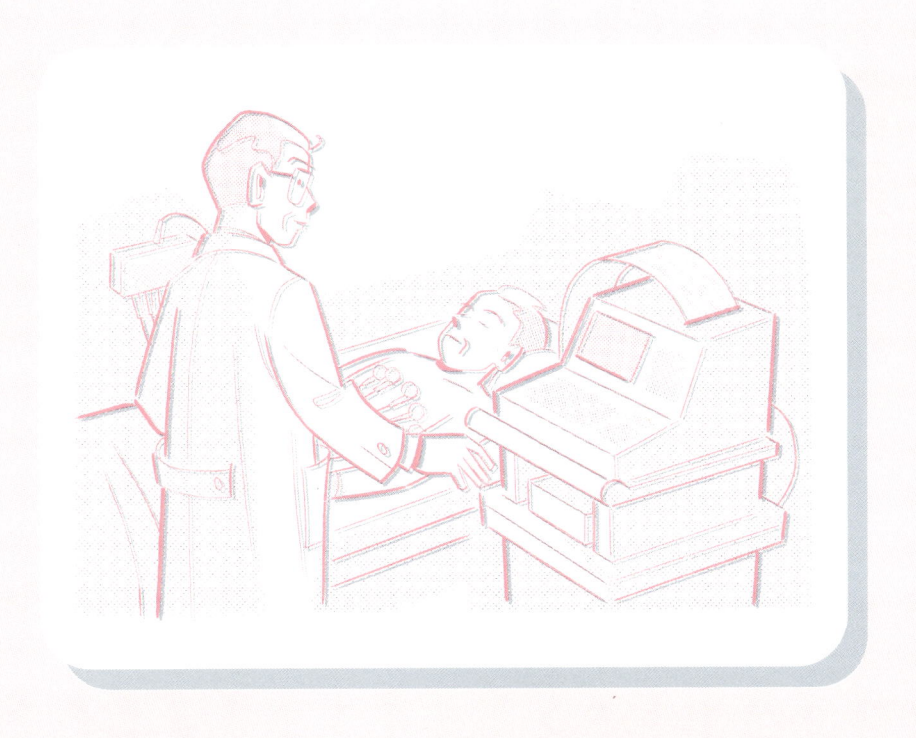

心電図のチェックポイント

　心電図の判読は，波形の変化・各波形の幅（秒）・振幅（mV）などの分析，さらには各波形相互の関係や次の心拍との関係などの分析によってなされますが，主なチェックポイントを示しますと以下のようになります．
① 洞調律であるか？
② 不整脈はないか？　あればその種類は？
③ 電気軸は正常か？
④ 心房内，房室間，心室内の興奮伝導に異常はないか？
⑤ 心房や心室に負荷の所見はないか？　あればどの心房または心室に負荷があるのか？
⑥ ST-T に変化はないか？
⑦ QT 時間（間隔）は正常か？　U 波は正常か？
⑧ 前回記録した心電図と比較して変化があるか？　あればどんな変化で原因は何か？

　ICU，CCU などでの心電図の観察は，時間を追ってどう変化していくかをみなければなりません．そのためにはなるべく一定の条件で心電図を観察記録するように心がける必要があります．それは患者さんの病気自体の変化ばかりでなく，体位や，電極の位置やつけ方，心電計の状態などの種々の因子によっても心電図の波形に変化がおこるからです．

不整脈の心電図のトレーニング

不整脈は文字通りに解釈しますと脈の不整を意味しますが，リズムは整でも頻脈や徐脈，さらにはペースメーカーが移動している場合なども不整脈に入れます．そして不整脈をみたときには，

① 不整脈の種類は？
② 治療が必要か？
③ 予後はどうか？

などについて直ちに判断しなければなりません．

不整脈のおこり方を大別すると，刺激（興奮）生成異常・興奮伝導障害・両者の混合したものなどがあり，さらにこれらのトラブルが心臓のどの部分におこっているのかを考える必要があります．すなわち図44に記すように，右房にある洞結節より電気的刺激が規則的に発生し，それによって右房と左房が興奮し，それは房室結節（田原結節）に入り，ヒス束を通じて心室に伝導されます．心室内ではその興奮は，さらに右脚と左脚に伝えられ（左脚はさらに左脚前枝と左脚後枝に分けられます），それは右室と左室の心内膜下に広く分布するプルキンエ線維を通じて心室筋を興奮させます．この洞結節→心房→房室結節→ヒス束→右脚・左脚→プルキンエ線維の伝導路を刺激伝導系といい，電気的興奮の発生や伝導に関与する特殊な筋線維でできています．そして正常ではこの順番で興奮が伝えられ，心房や心室を収縮させるわけですが，病的にはペースメーカー pacemaker（歩調取りともいい，正常では洞結節より興奮がおこるので，洞結節がペースメーカーである）が洞結節以外の刺激伝導系のどこかに移動したり，興奮が回ったり，伝導が途中で遅れたり，途絶したり，そのために心房や心室の収縮のタイミングが不規則になって不整脈をおこすことになるのです．このような考えに基づいて主な不整脈について分類しますと表1のようになります．

1. 不整脈の種類にはどんなものがあるでしょう？

不整脈の種類を大別すると，頻脈性不整脈と徐脈性不整脈があります．
これらはいずれも心臓のいずれかの部位における刺激生成（興奮発生）の異常あるいは興奮の伝導異常によりおこります．一見心臓のある部分（たとえば心房あるいは

心室内）から興奮がおこったようにみえても，伝導異常による**興奮の旋回（リエントリー）**が原因の場合があります．すなわち，異所性の刺激（興奮）生成異常の中でも特に頻脈性不整脈｛(能動的刺激（興奮）生成異常)｝では，このリエントリーが原因になっていることが少なくありません．また，本来もっている**自動能が亢進**しておこることもありますし，**トリガードアクティビティ**（撃発活動）とよばれる現象でおこることもあります．下に示す表の能動的刺激（興奮）生成異常には，上記3つのメカニズムが含まれています．また，受動的刺激（興奮）生成異常とは，上位からの興奮伝導がこないために，自動能のある下位中枢が働いて興奮を補うものをいいます．

表1 不整脈の種類

A．洞結節の刺激（興奮）生成異常 　1．洞頻脈 　2．洞徐脈 　3．洞不整脈 B．移動性ペースメーカー C．異所性刺激（興奮）生成異常 　1．能動的刺激（興奮）生成異常 　　a）期外収縮 　　　上室期外収縮 　　　心室期外収縮 　　b）心房細動 　　c）心房粗動 　　d）上室頻拍 　　e）心室頻拍 　　f）心室細動 　2．受動的刺激（興奮）生成異常 　　（補充収縮・補充調律） D．興奮伝導障害 　1．洞房ブロック（および洞静止）	a）第1度洞房ブロック 　　b）第2度洞房ブロック 　　　Ⅰ型（WENCKEBACH型） 　　　Ⅱ型（MOBITZ Ⅱ型） 　　c）第3度洞房ブロック 　2．房室ブロック 　　a）第1度房室ブロック 　　b）第2度房室ブロック 　　　Ⅰ型（WENCKEBACH型） 　　　Ⅱ型（MOBITZ Ⅱ型） 　　c）第3度房室ブロック 　　　（完全房室ブロック） E．その他の不整脈 　1．房室解離 　2．副収縮 　3．WPW症候群 　4．LGL症候群 　5．その他

2．不整脈の治療法の要点は？

　大別すると頻脈性不整脈に対する治療と，除脈性不整脈に対する治療があります．また，治療法には薬物療法と非薬物療法（電気的治療法や外科的治療法など）があります．その要点は巻末を参照して下さい．

3．不整脈の心電図判読のヒントは？

　　　次頁（表2）

表2 不整脈判読のヒント

主な不整脈について，判読のヒントになるものをあげて分類します．
ヒントに該当する不整脈の各項を読んで下さい．

A．R-R 間隔よりみた不整脈

1. R-R 間隔が整で短いもの：
   洞頻脈・心房粗動・上室頻拍・心室頻拍など
2. R-R 間隔が整で長いもの：
   洞徐脈・補充調律・2：1房室ブロック・完全房室ブロック・2：1洞房ブロック・徐脈性の心房粗動・心室調律など
3. 早期に QRS が出現するもの： 上室期外収縮・心室期外収縮・副収縮など
4. R-R 間隔が全く不規則なもの： 心房細動
5. R-R 間隔がある部分で遅いもの：
   補充収縮・洞房ブロック・洞静止・第2度房室ブロックなど
6. R-R がかなり不整なもの：
   洞不整脈・移動性ペースメーカー・頻発する多形性の上室および心室期外収縮など
7. **R-R が次第に短くなって R が1個脱落**するもの： Wenckebach（ベンケバッハ）型房室ブロック

B．P-P 間隔よりみた不整脈

1. P-P が整で短いもの： 洞頻脈・上室頻拍
2. P-P が整で長いもの：
   洞徐脈・2：1洞房ブロック・上室調律（心房調律・房室接合部調律）など
3. P-P が不整なもの： 洞不整脈・移動性ペースメーカーなど
4. P 波が早期に出現するもの： 上室期外収縮・心房副収縮
5. P 波が遅れて出現するもの： 上室補充収縮
6. P 波が途中で急に消失するもの： 洞房ブロック・洞静止
7. **R-R の不整があっても P-P は整であるもの**
   心室期外収縮・心室頻拍・第2度房室ブロック・第3度房室ブロック・心室副収縮など

C．PR 時間よりみた不整脈

1. PR の短いもの： WPW 症候群・LGL 症候群・房室接合部調律
2. ときどき PR が短いもの： 上室期外収縮（接合部）・移動性ペースメーカー
3. ときどき PR が長いもの： 上室期外収縮（心房性）・移動性ペースメーカー
4. PR が一定して長いもの： 第1度房室ブロック
5. PR が次第に長くなる周期を繰り返すもの： Wenckebach（ベンケバッハ）型房室ブロック
6. PR が全く不整で P と R が無関係にみえるもの：
   完全房室ブロック・房室干渉解離・人工ペーシング

D．QRS の形よりみた不整脈

1. QRS の形が洞調律のと同じもの：
   洞頻脈・洞徐脈・洞不整脈・移動性ペースメーカー・上室期外収縮・心房細動・心房粗動・上室頻拍・上室（心房または接合部）補充収縮など
2. QRS の変形がみられるもの：
   心室期外収縮・心室内変行伝導を伴った上室期外収縮・心室内変行伝導を伴った上室頻拍・心室頻拍・心室補充収縮・心室調律・心室副収縮・WPW 症候群・心室内伝導障害（右脚ブロック・左脚ブロックなど）・右室人工ペーシングなど

3. QRSがまとまった形を失い波形の区別ができないもの：
    心室粗動・心室細動・心室静止・高カリウム血症の末期など

E. P波の形よりみた不整脈
1. P波は洞調律のと同じ形のもの： 洞頻脈・洞徐脈・洞不整脈など
2. P波が変形しているが，II, III, aV_Fで陽性のもの：
    移動性ペースメーカー・上室（心房）期外収縮・上室（心房）頻拍・上室（心房）補充収縮など
3. P波がII, III, aV_Fで陰性のもの：
    移動性ペースメーカー・上室（接合部）期外収縮・上室（接合部）頻拍・上室（接合部）補充収縮・冠静脈洞調律など
4. P波が消失してかわりに小さな波形が多数みられるもの：
    心房細動（f波出現）・心房粗動（F波出現）
5. 全誘導を通じてP波が小さく識別不能または消失しているもの：
    高度の高カリウム血症・f波の不明瞭な心房細動
6. P波は存在するが，QRSなどの他の波形に重なって識別困難な場合のあるもの
    心室期外収縮・上室期外収縮（接合部のものでQRSの中にP波のあるもの）・上室頻拍（接合部）・心室頻拍・心室補充調律・上室補充調律：房室干渉解離・副収縮・人工ペーシング（勿論これらの不整脈でもP波の存在を識別できる場合があります．）

1 洞結節の刺激（興奮）生成異常の心電図は？

洞結節から発生する刺激は，安静時には通常60〜100/分の頻度で規則正しく出現しますが，その発生が異常に速かったり，遅かったり，または不規則だったりするときに，これを洞結節の刺激（興奮）生成異常といい，洞頻脈・洞除脈・洞不整脈などがあります．

A 洞頻脈 sinus tachycardia（サィナス タヒカルディア）の心電図は？

洞結節からの刺激（興奮）発生頻度が異常に多く，毎分100以上の心拍数を示すものを洞頻脈といいます．図73にその心電図と説明を示します．

洞結節からの刺激（興奮）発生 100/分以上．

房室伝導は正常で，心房と心室の興奮は洞結節の支配を受けて心拍数が多い．

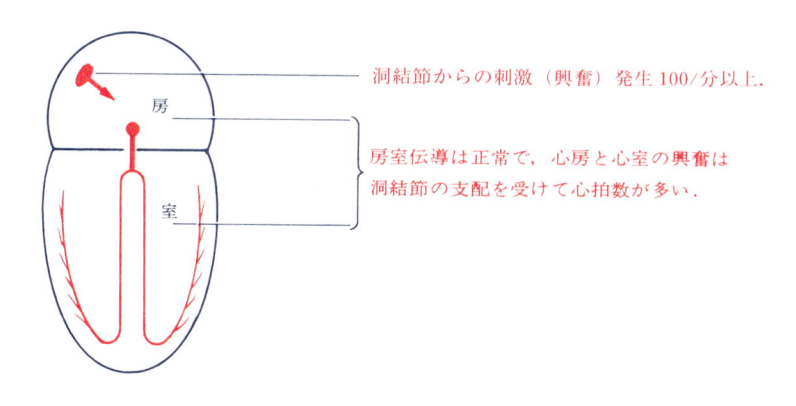

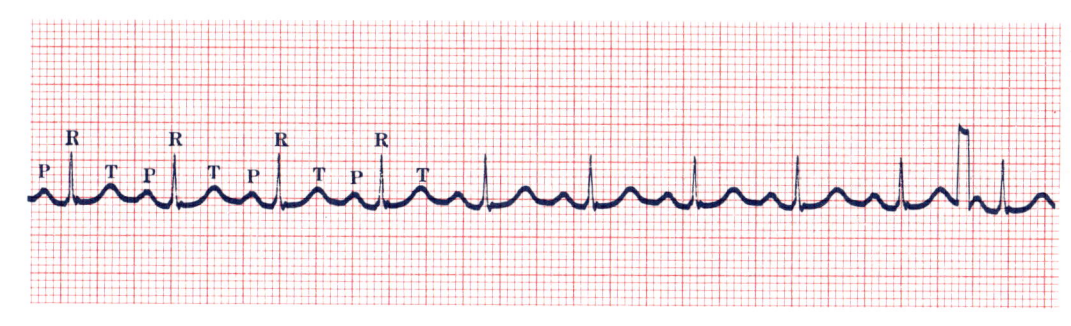

図73 洞頻脈（第II誘導）
P-P間隔（R-Rと等しい）は約0.56秒，したがって心拍数は60÷0.56＝107.1/分．

■ 診　断
　① P波は通常正常（幅0.1秒以下・IとaVFで陽性），ときに心房負荷（左房負荷・右房負荷）を示すP波のこともある．
　② PR時間正常（0.12〜0.20秒）
　③ 各誘導毎にP波は一定の形と高さと幅を示す（誘導が異なればP波の形も高さも幅も異なります）．
　④ 心拍数は通常毎分100以上，160以下（激しい運動時などでは160をこえることもあります）．
　⑤ 他の不整脈の合併がない限り，以上の条件のP波に続いてQRSやT波がP波と同じ頻度で出現します．
■ 原　因：交感神経緊張亢進・副交感神経抑制・情動不安・精神興奮・発熱・失血・貧血・肺疾患・低酸素・心不全・ショック・心筋炎・甲状腺機能亢進・β受容体機能亢進・薬物の影響（イソプロテレノール・アロテック・アトロピンなど）．
■ 治　療：原因となる疾患の治療．β遮断薬（プロプラノロールなど）が徐脈化作用がありますが，心筋の収縮力を低下させることがあるので注意を要します．
■ 予　後：原因にもよりますが一般に良好です．心筋梗塞では洞頻脈は急性期に出現することが多く，この場合，心不全やショックあるいは肺梗塞の合併などでおこることがあり，そのときの予後はよくありません．
■ 注意すべきこと
　① 本当に洞頻脈でしょうか？（他の頻脈性の不整脈ではないでしょうか？）
　② 使用中の薬物の影響はないでしょうか？（使用中の薬物を点検する）
　③ 患者さんの精神状態は？　不安感は？
　④ ショックや心不全はないでしょうか？
　⑤ 患者さんの症状に変化はないでしょうか？
　⑥ 体温・呼吸・血圧・発汗・尿量などに注意して下さい．

B 洞徐脈 sinus bradycardia（サイナス ブラディカルディア）の心電図は？

ペースメーカーは正常に洞結節にありますが，刺激（興奮）発生頻度が少なく，**毎分 60 未満**（ミネソタコードの基準によれば 50 未満）の心拍数を示すものを洞徐脈といいます．

図 74 にその心電図と説明を示します．

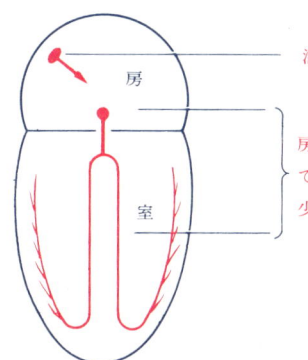

洞結節からの刺激発生60/分未満（通常40/分以上）

房室伝導は正常（ときにやや遅延していることもある）で，心房と心室の興奮は洞結節の支配を受けて心拍数が少ない．

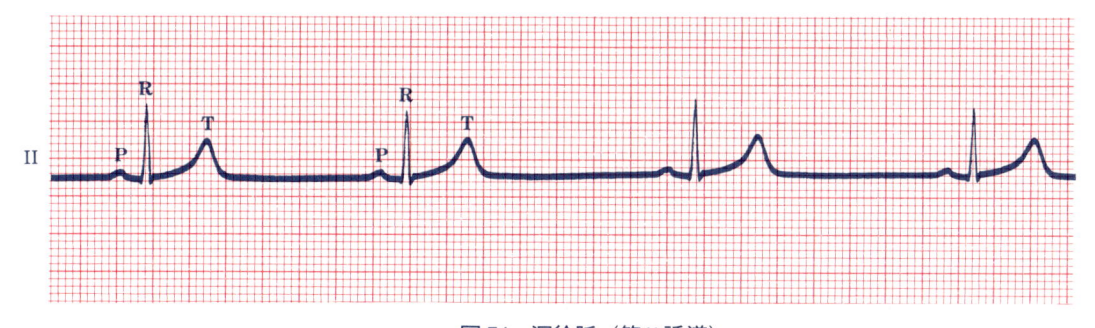

図 74 洞徐脈（第 II 誘導）

心拍数は毎分約 40 で，洞徐脈を示しています．P-P（R-R）間に多少の長短がみられ，軽度の洞不整脈が存在しています．各心拍毎に PRT の各波がグループをつくっており，各心拍の，P，R，T のそれぞれで波形が同じ点に注意して下さい．

本心電図の P 波，T 波，QRS には異常ありません．

■ 診 断

① P 波は通常正常の波形と幅を示します（ときに右房負荷，左房負荷の P 波のこともあります）．
② PR 時間正常（著明な洞徐脈では PR が多少延長していることもあります）．
③ 心拍数は通常**毎分 60 未満で 40 以上**．
④ P-P 間隔（R-R 間隔）は規則的（わずかな変動はみられてもよい）．
⑤ 他の不整脈の合併がない限り，上記条件の P 波に続いて QRS や T 波が P 波と同じ頻度で出現します．

■ 原　因：交感神経抑制・副交感神経緊張・甲状腺機能低下・脳圧亢進・黄疸・薬物の影響（プロプラノールなどの β 遮断薬・Ca 拮抗薬・ジギタリス薬・その他）．特にジギタリス薬使用中の患者さんでは，ジギタリス中毒の初期症状であることがあります．また，洞不全で慢性の洞徐脈をみることがあります．

■ 治　療：原因にもよりますが，一般には治療は不要です．しかしときには症状があって治療を要するものもあり，アトロピン・イソプロテレノール・アロテック・ロートエキスなどの薬物の経口的，非経口的投与が行われます．

■ 予　後：洞徐脈自体の予後は通常良好です．心筋梗塞では特に下壁梗塞の場合に本不整脈がよくみられますが，一般的にはアトロピンが有効です．疼痛が強くて徐脈と血圧下降をみることもありますが，このときもアトロピンをまず試みるべきでしょう．

■ 注意すべきこと
① 他の徐脈性の不整脈（洞静止・洞房ブロック・房室ブロック・異所性調律など）との鑑別が必要です．
② 徐脈とともに血圧降下や体温・尿量・意識状態・疼痛の有無などの自他覚症に留意して下さい．
③ 使用中の薬剤の種類や投与量・投与期間を調べ，その影響の可能性をチェックして下さい．
④ 補充収縮などの他の合併不整脈のみられることもあります．

C 洞不整脈 sinus arrhythmia（サイナス アリズミア）の心電図は？

洞結節からの刺激（興奮）発生が不規則なもので，心拍が速い部分と遅い部分があって，心電図の **P-P 間隔（R-R 間隔）の最大と最小の部分の差が 0.16 秒以上あるもの**を洞不整脈とよんでいます．図 75 にその心電図と説明を示します．

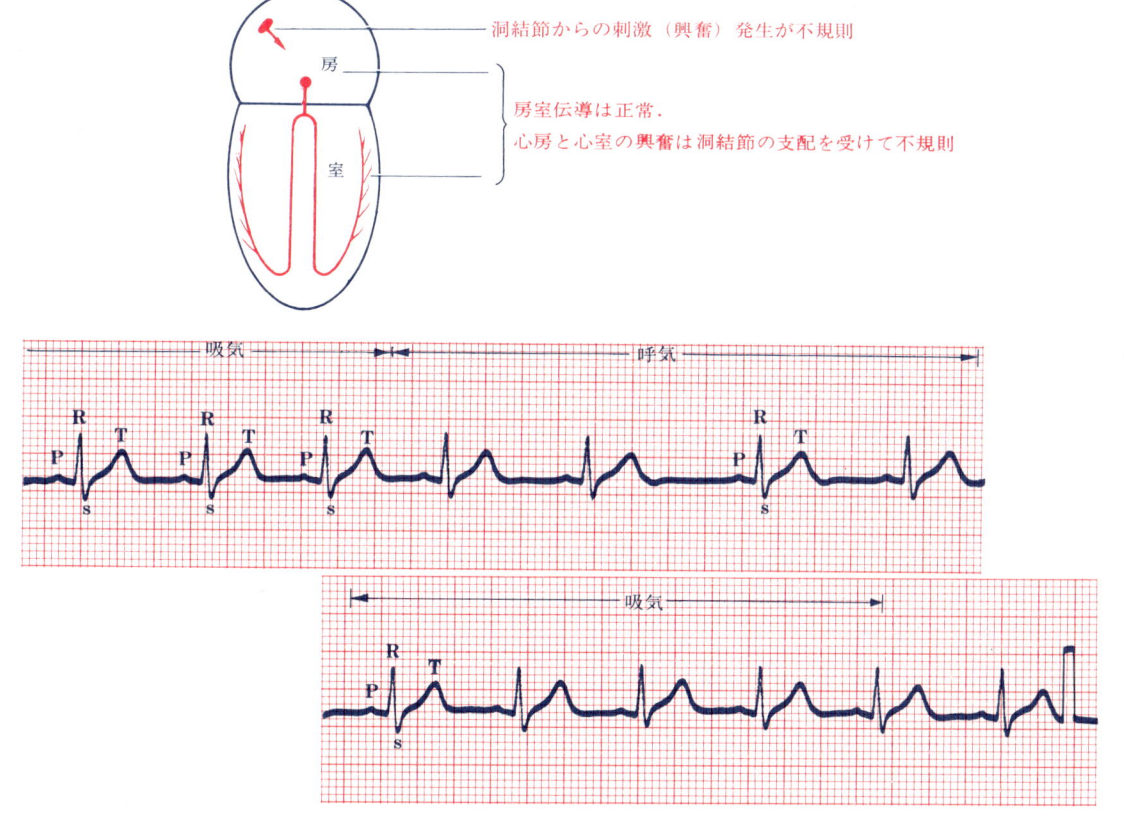

図 75　洞不整脈
P 波・PR 時間は正常，最も長い P-P と最も短い P-P との差は 0.28 秒に達します．この例は吸気時に速く，呼気時に遅い呼吸性不整脈を示しています．

■ 診　断

① **P 波および PR 時間は一般に正常**（心房負荷の所見や PR 間隔に変化があってもよい）．
② 心拍数は一般に正常範囲のことが多い．
③ **P-P 間隔が不整**（PR が正常なときは R-R 間隔も P-P 間隔と同じ変化を示します）で最大 P-P 間隔と最小 P-P 間隔の差が 0.16 秒以上あるものを洞不整脈とします．

④ 一般には呼吸性不整脈が多い．これは吸気時に頻脈，呼気時に徐脈となるものをいいます．

■ 原　因：洞不整脈は健常者でもみられ，特に小児や老人に多く，また呼吸による影響がみられることが多く，ジギタリス薬などの薬物による影響のこともあります．

■ 治　療：通常は不要．

■ 予　後：良好

■ 注意すべきこと

① 不整脈と呼吸との関係に注意して下さい．
② 吸気時の終わり頃に最も速く，呼気時の終わり頃に最も遅いのが普通です（呼吸性のとき）．
③ 他の不整脈との鑑別を心電図で行う必要があります．特にP波の形が同一誘導ですべて同じかどうかに留意して下さい．
④ 特に除脈の傾向の強い場合は洞不全症候群も考える必要があります．この場合には，めまい感や失神などの症状の有無をきくことが大切です．

Q 19

1）P 波はどれでしょうか？
2）R 波と T 波は？
3）心拍数はどのくらいでしょうか？
4）診断は？

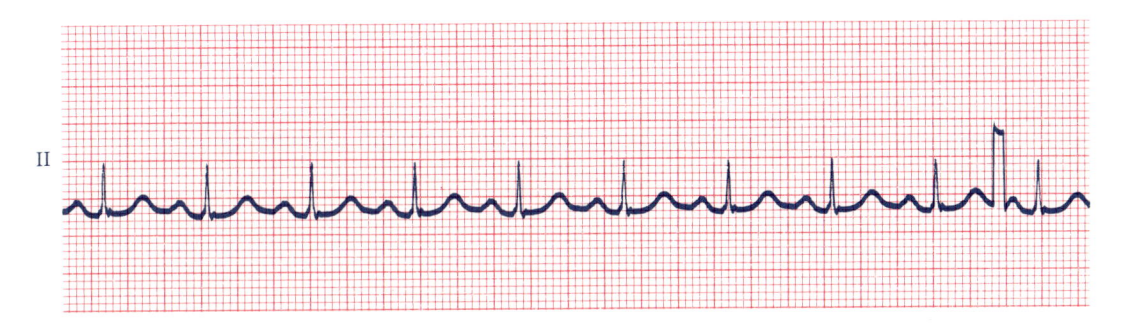

II

☞ 図 73（103 頁）参照．

Q 20

1）P 波・PR 時間・QRS・ST-T に異常がありますか？
2）心拍数はおよそどのくらいでしょうか？
3）診断は？

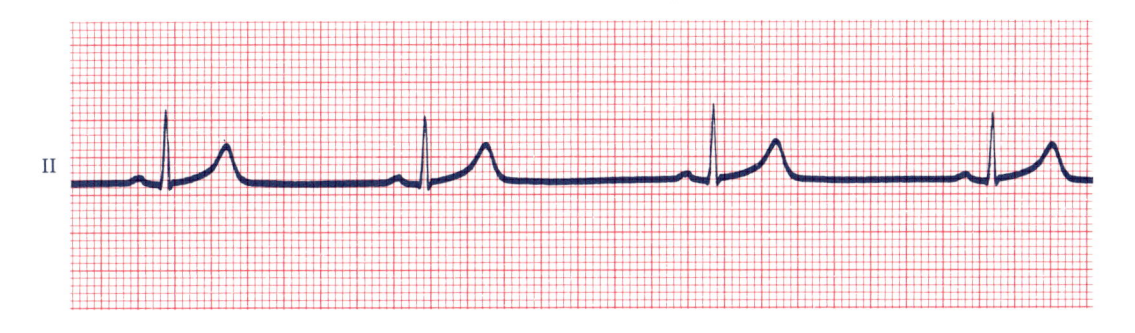

II

☞ 図 74（105 頁）参照．

110　I．洞結節の刺激（興奮）生成異常の心電図は？

Q 21

1）P波はどれでしょうか？
2）S波はどれでしょうか？
3）診断名は？
4）呼気時と吸気時は大体どの辺でしょうか？

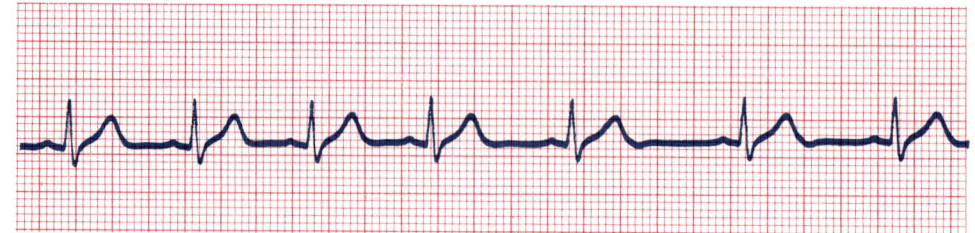

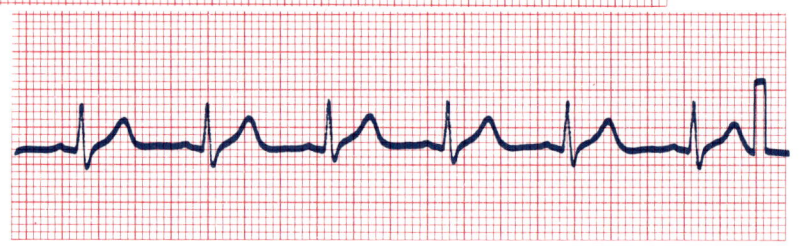

☞ 図75（107頁）参照．

2 移動性ペースメーカー wandering pacemaker (ワンダーリング ペースメーカー) の心電図は？

ペースメーカーが洞結節内部および心臓内部の種々な部分に移動するもので，一般に移動性ペースメーカーとよばれています．この不整脈はしばしば健常者にもみられ，特に小児に多くみられます．通常は洞結節内部での移動や，洞結節と心房または房室接合部付近との間での移動がみられます．図76にその心電図と説明図を示します．

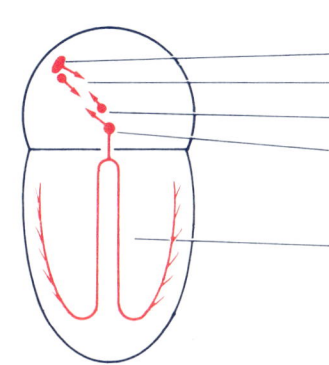

- 洞結節の刺激によるP波 ┐ aVFで陽性P波
- 洞結節の近くから発生した刺激によるP波 ┘ となります．
- 心房下部より発生した刺激によるP波 ┐ aVFで陰性P波
- 房室接合部より発生した刺激によるP波 ┘ となります．

（単に陽性・陰性だけでなく，P波の形がペースメーカーの移動によって種々にかわります）

- 房室伝導は正常に行われ心室の興奮の順序は正常ですので，QRSに変化はありません．

（房室伝導は正常でも，心房の興奮が心室に近い所から始まるかどうかによってPR時間が変化することがあります）

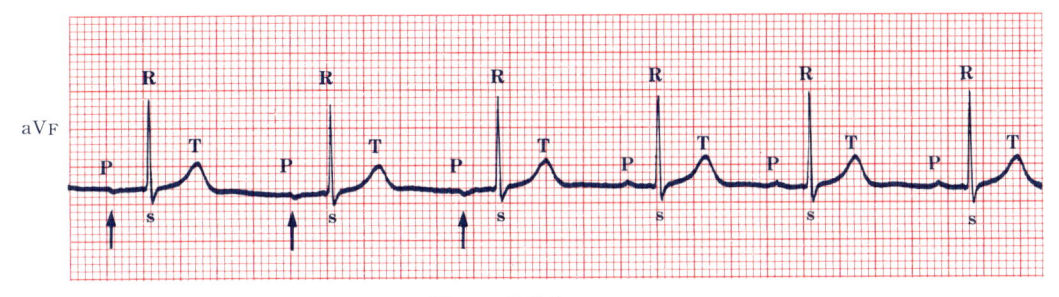

図76 移動性ペースメーカー

QRSやT波は全心拍同じであるのに，P波の形や方向に途中で変化がみられます．↑印のP波は陰性，他は陽性です．ペースメーカーが移動していることを示しています．

■ 診 断

① **P波の形，大きさが変化します**（P波が陽性・平低・陰性など種々に変化します）．
② PR時間が変化することもあります．

2．移動性ペースメーカーの心電図は？

③ R-R 間隔が変化することもあります（主に P-P 間隔の変化に従って変化します）．

- **原　因：** 洞結節の傷害・自律神経の影響，あるいは全く健康な人にみられることもあります．
- **治　療：** 一般的に不要．
- **予　後：** 良好．
- **注意すべきこと**
    ① 他の不整脈（補充調律・房室ブロック・洞房ブロック・上室期外収縮など）との鑑別ができるように，充分な長さの心電図を記録することが必要です．
    ② ジギタリス薬使用中の患者さんでは，ジギタリス中毒の可能性も検討する必要があります．
    ③ 一般に P-P（R-R）間隔はそれほど大きな変化がありません．

Q 22

1）P 波はどれでしょうか？
2）QRS や T 波に変化は？
3）P 波に変化があるでしょうか？
4）心電図診断は？

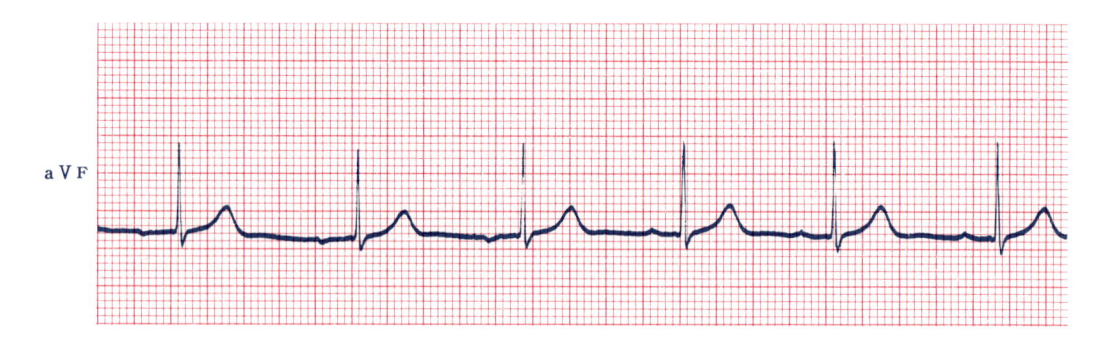

☞ 図 76（111 頁）参照．

3

異所性刺激(興奮)生成異常の心電図は？

　洞結節以外の部分（心房・房室接合部・心室）より刺激（興奮）がおこり，それによって不整脈が生じるものを異所性刺激（興奮）生成異常といい，次の2つの型に大別されます．その一つは，刺激（興奮）発生が積極的で刺激頻度の多い**能動的刺激（興奮）生成異常**と，もう一つは種々の原因による徐脈やブロックが引き金になってその脈拍数の少ないのを補うように出現する，刺激（興奮）頻度の少ない**受動的刺激（興奮）生成異常**です．

3-1　能動的刺激生成異常とは？

　これに属するものとして，**期外収縮・頻拍症・粗動・細動**などがあり，その刺激の発生部分によって**心房性・接合部性・心室性**などに分類されますが，心房性と接合部性の区別が不明瞭な不整脈もあり，この場合この両者を無理に区別せずにまとめて**上室性**とよんでいます．発生機序としては，自動能亢進，トリガードアクティビティ，リエントリーなどが考えられています．

1) **自動能亢進**：　刺激伝導系などのもともと自動能のある部分の機能亢進で頻脈性の不整脈が発生するものです．また，自動能のない心筋が異常自動能をもつようになっておこるものもあります．

2) **トリガードアクティビティー**（撃発活動）：　心筋に刺激が加わったときに，それが引き金となって興奮の後に後電位とよばれる電位が発生しておこるものです．

3) **リエントリー**（または再入）：　心筋の一部に伝導遅延の部分が発生して，そこを中心に興奮が旋回して発生するものをいいます．このメカニズムは，局所の興奮伝導の異常が原因ですが，ある部分から興奮がおこっているようにみえますので，便宜上刺激生成異常に入れております．リエントリーにもいくつかのタイプがあり，代表的なものを図77a～cに示します．

リエントリーは図77a)～c)に示すように以下の3つの現象が存在して発生します．
　① 一方向性ブロック
　② 伝導遅延の部分の存在
　③ 興奮が抜ける先の心筋の興奮がさめていること

頻脈性不整脈に対する薬物療法は，巻末の附表10に示した VAUGHAN　WILLIAMS

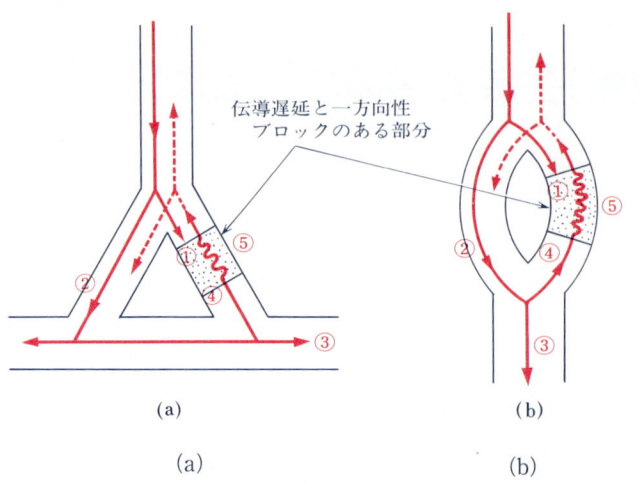

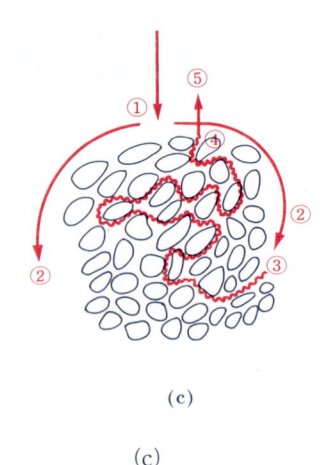

3. 異所性刺激（興奮）生成異常の心電図は？

伝導遅延と一方向性ブロックのある部分

(a)　　　　　　　　　　　(b)　　　　　　　　　　　(c)

(a)
プルキンエ線維などにみられるリエントリー回路．
①の部分から興奮が入れない（一方向性ブロック）ので②の方から③の方向へ伝導する．④から逆に伝導遅延のある部分⑤へ興奮が入ることができて，もとの部分に抜け出して（その部分の興奮がさめていると）新しい興奮がおこる．

(b)
房室結節などでみられるリエントリーの回路．
（a）と同様の順序で興奮が回ってもとに戻り新しい興奮をおこす．

(c)
心筋梗塞などで健常な組織と病的な組織が混在しているところにおこるリエントリー．
興奮は①から入れないで②のように迂回する．③から興奮が入り込んで伝導遅延をしながら④へたどり着いて⑤へ抜けて新しい興奮をおこす．

図77　リエントリー回路の種類

（ボーン-ウィリアムズ）の分類の抗不整脈薬がよく使用されますので，この分類とそのどれが上室性，あるいは心室性の不整脈に効果があるかを整理して覚えておいて下さい．また，場合によってジギタリス薬やATPが使用されることがあります．その他薬物抵抗性のものには，電気的治療法や，外科的治療法が行われることもあります．

A　期外収縮　premature contraction（プレマチュア コントラクション）の心電図は？

　　基本となる調律（洞調律，ときに心房細動など）の間にまじって，**心房（心房細動のときはみられません）または心室の興奮が，予定より早期におこるもの**で，早期収縮ともいわれ，その発生部によって**上室（心房・房室接合部）**と**心室**に分けられます．またQRSの形の数により**単形性・多形性**などといわれ，発生頻度（1分間に何個出現したか？）により**散発性・頻発性**などに分類されます．

　　また期外収縮のQRSとその直前のQRSとの間隔を**連結期**（図78参照）とよんでいますが，一般に発生源が同じであれば連結期は一定しており，**もし連結期が不定であれば多形性の期外収縮か副収縮**をまず考えなければなりません．また連結期が基本調律のR-R間隔より長いときは期外収縮ではなく，補充収縮を考慮する必要があります．

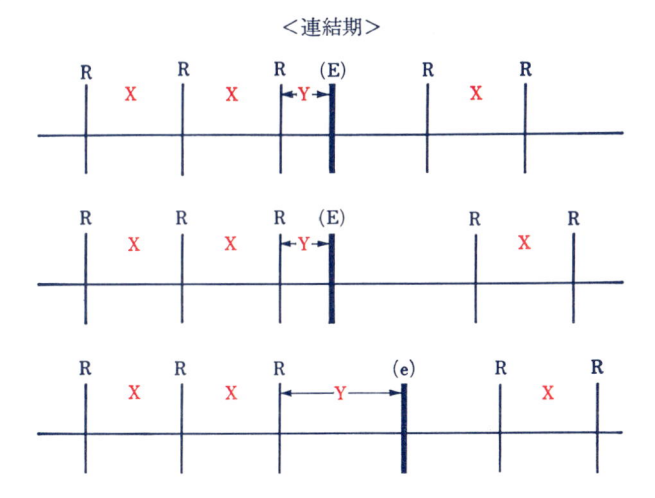

図78　連結期と代償性，非代償性

　　図中のYを**連結期**という．期外収縮(E)では上段・中段のように基本調律の間隔XよりYは短い．XよりYが長い下段のような場合には，(e)は補充収縮など，期外収縮以外のものを考慮すべきです．

　　中段は(E)をはさむ前後のR-RはXの2倍となっており，これを**代償期外収縮**ともよび，心室期外収縮に多く，上段のように2Xにならないのを**非代償性**といい，上室期外収縮に多くみられます．

3．異所性刺激（興奮）生成異常の心電図は？

B 上室期外収縮 supraventricular premature contraction（スプラベントリキュラー プレマチュア コントラクシォン）の心電図は？

　洞結節の刺激頻度より早期に異所性刺激の発生が心房あるいは房室接合部におこるもので，それぞれ**心房期外収縮・（房室）接合部期外収縮**とよばれるが，両者をはっきりと区別できないことが少なくないので，上室期外収縮と総称しています．図79に上室期外収縮の実例と説明図を示します．

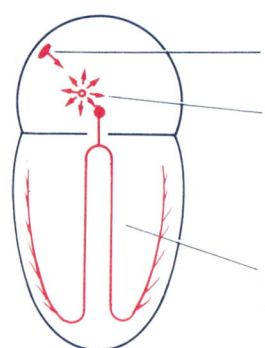

洞結節のリズムは上室期外収縮によって干渉を受けます．

上室期外収縮の発生源はこのように心房の中のどこか，房室接合部のどこかにあります．その場所によってP波の形がかわります（洞結節の刺激発生より一定の間隔をおいて，かつ次の洞結節の刺激発生の予測時点よりも早期に発生します）．

心室の興奮の順序は正常なのでQRSの形は通常変化しません．

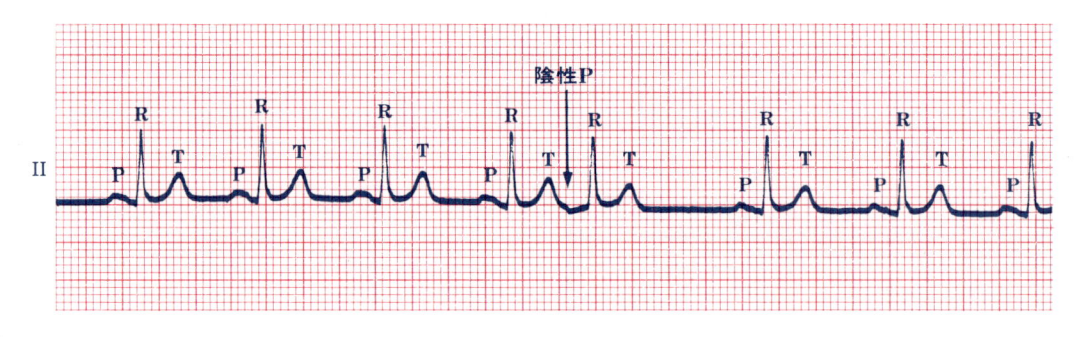

図79　上室期外収縮（第Ⅱ誘導）

　洞調律のP波に混じって陰性P波が早期に出現し，それに引き続いているR波とT波は他の同調律のR波とT波と同じ形をしています．ⅡでP波が陰性なので，心房下部または房室接合部より発生する上室期外収縮が考えられます．

■ 診　断

① 一般に上室期外収縮のQRSの波形は洞調律のそれと同じで，基本洞調律のリズムより早期に出現します．

② 基本洞調律のP-P間隔より早期にP波が出現しています．

③ 期外収縮のP波はそのQRSの前か中か後にみられ，QRSの中に入ってしまうとP波が存在しないようにみえることがあります．

④ 心房上部に発生した期外収縮のP波は洞調律のP波に近い形ですが，心房下

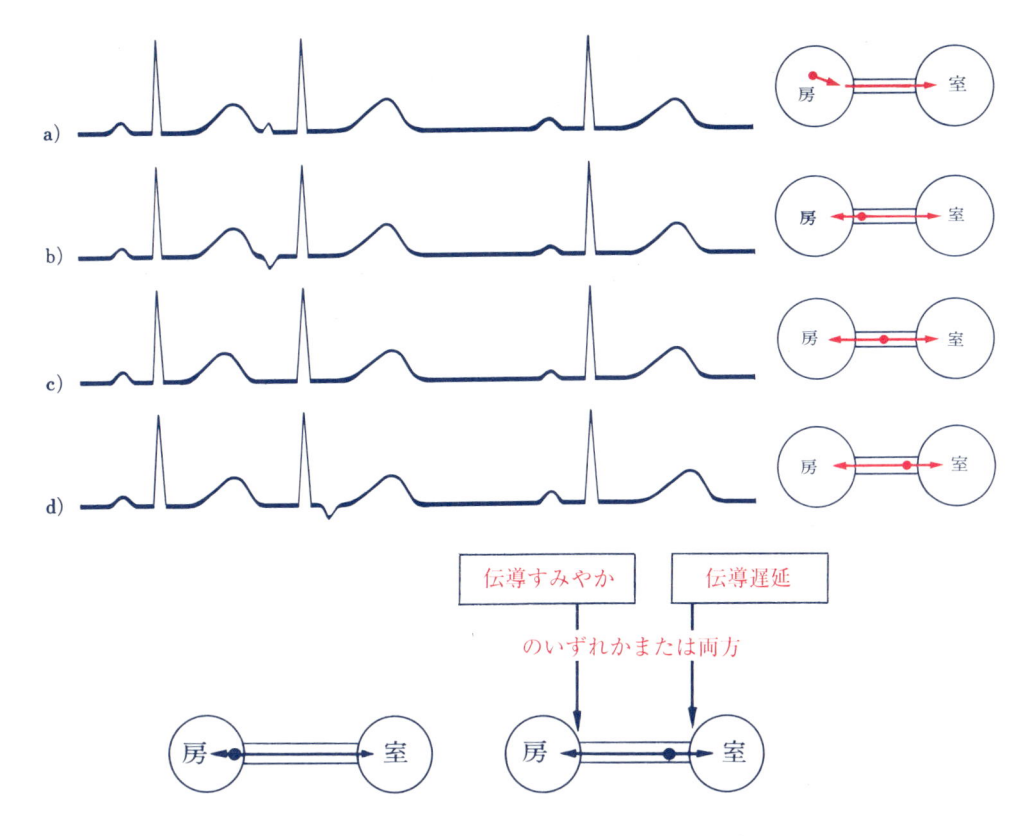

第Ⅱ部　不整脈の心電図判読のトレーニング　117

図80　上室期外収縮のいろいろ（Ⅱ，Ⅲ，aVF）
　a）心房期外収縮でP波はⅡ，Ⅲ，aVFで陽性，b〜d）は房室接合部期外収縮で，刺激発生部位が心房に近ければ，b）のようにQRSの前に陰性P波が，Ⅱ，Ⅲ，aVFに主に出現，房と室の中間ではc）のようにP波はQRSの中に入ってしまい不明，心室に近ければd）のように陰性P波が，QRSの後に出現します．しかし心房でも下図のように接合部に近いところから刺激が出れば，b）のような波形となるし，接合部でも房や室への伝導の時間如何によっては，必ずしもb〜d）の通りにはなりません．すなわち図の下段のような場合はいずれもb）の形になる可能性があります．

　　部や（房室）接合部より発生した期外収縮のP波は一般にⅡ，Ⅲ，aVFの各誘導で陰性となります（図80）．
⑤　通常は非代償性です（図78参照）．
⑥　P波のみが早期に出現し，それに続くはずのQRSが認められないものがあり，これを心室へ伝導されない上室期外収縮といいます（図81）．
⑦　早期に出現したP波に続いて変形したQRSを示す上室期外収縮もあり，これを心室内変行伝導を伴った上室期外収縮といいます（図82）．
■　原　因：　健常者でもみられることがありますが，心室期外収縮に比べて病的である場合が多く，各種の心疾患にみられます．心筋梗塞のときには心不全の合併や心房梗塞の合併なども考える必要があります．

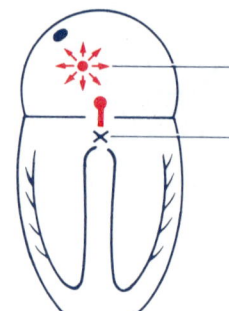

3. 異所性刺激（興奮）生成異常の心電図は？

上室期外収縮が発生して心房を興奮させP波が生じる．

房室伝導路の興奮がまださめないうちに上室期外収縮がおこると，その興奮は途中でブロックされて心室に伝わらないためQRSは出現しない．

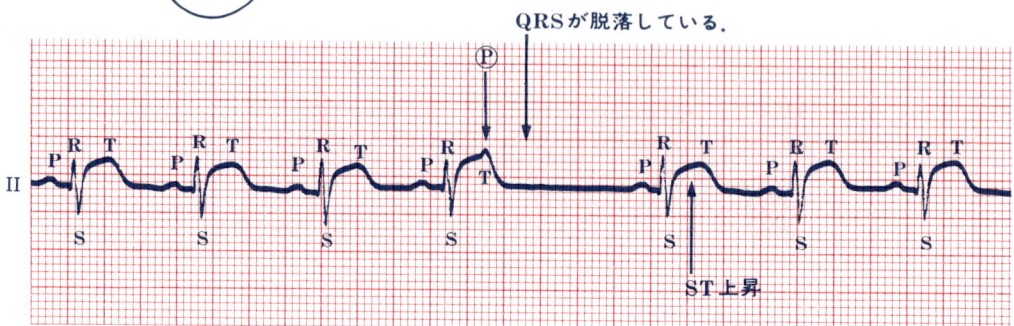

QRSが脱落している．

ST上昇

図81　心室へ伝導されない上室期外収縮

上室期外収縮のP波Ⓟ がT波の上に重なっており，それに引き続いて存在するはずのQRSとT波が脱落しています．STの上昇もみられます．本例は心筋梗塞の患者さんにみられた心室へ伝導されない上室期外収縮の心電図です．

- ■ **治　療**：10心拍に1個以下の散発性（発生の少ないもの）では，通常治療の必要はありませんが，急性心筋梗塞でこれがみられるときには，心不全の始まりのことがあります．多形性か頻発性のものでは，Ia群の抗不整脈薬がよく用いられます．
- ■ **予　後**：本不整脈が直接死因となることはありませんが，上室頻拍や心房細動または心房粗動に移行することがあり，心不全を惹起したり，増強したりすることがあります．
- ■ **注意すべきこと**
  ① 1分間に何個発生していますか？（または何心拍に1個発生しているでしょうか？）
  ② 発生個所は1カ所でしょうか？（P波の形は何種類あるでしょうか？）
  ③ 時間の経過や治療とともに増加または減少するでしょうか？
  ④ 上室頻拍や心房粗動，心房細動に移行することがあり，もし移行がみられたら直ちに処置が必要となります（特に，上室期外収縮のP波がその前のP波に近いものでは心房細動になりやすいので要注意です）．
  ⑤ 心筋梗塞の患者さんに本不整脈がみられたら，心不全の発現に留意しなければなりません．

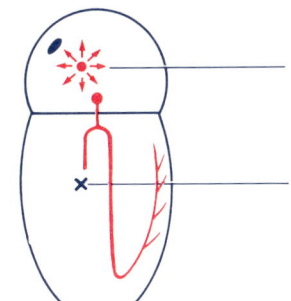

第Ⅱ部　不整脈の心電図判読のトレーニング　119

上室期外収縮の刺激が心房を興奮させP波を形成します．

心室の興奮による不応期が一部回復しないうちに，上室期外収縮の興奮が伝わってくると，心室内の伝導異常がおこりますのでQRSの変形がおこります．

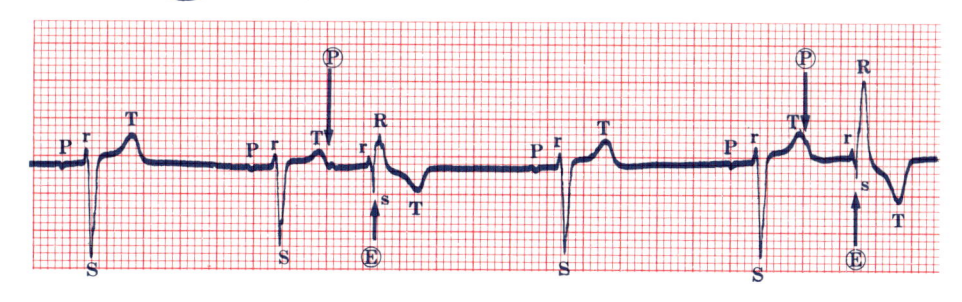

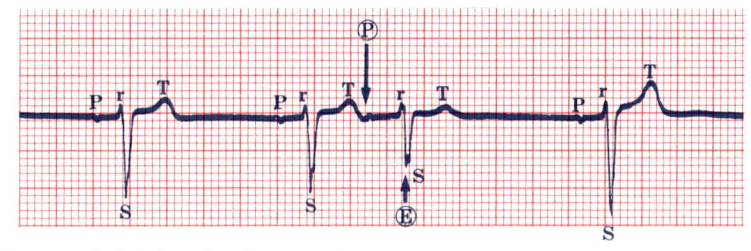

図82　心室内変行伝導を伴った上室期外収縮

早期に出現した上室期外収縮のP波Ⓟに引き続いて，変形したQRSとT波がみられます．P波がT波に近いほどQRSの変形が強いのがわかります．QRSの形は右脚ブロックのそれに似ています．矢印のⒺが変形したQRSで一見心室期外収縮に似ていますが，その前に早期に出現したP波Ⓟがあることにより鑑別は容易です．

Q 23

1）P波はどれでしょうか？

2）異常なP波はどれでしょうか？

3）この不整脈の診断は？

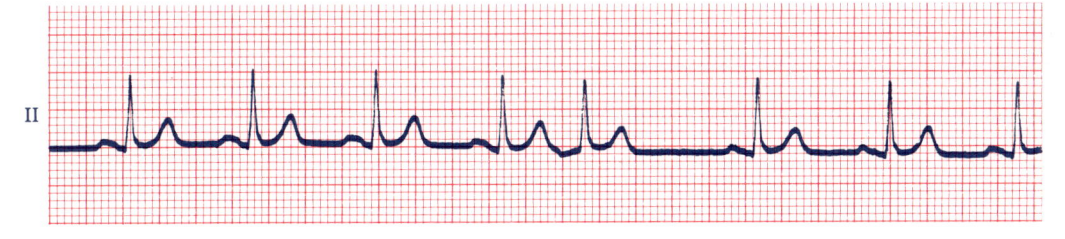

☞図79（116頁）参照．

3. 異所性刺激（興奮）生成異常の心電図は？

Q 24

1）P波（洞調律のと異常のと）を指摘して下さい．
2）STは正常でしょうか？
3）この不整脈の診断は？

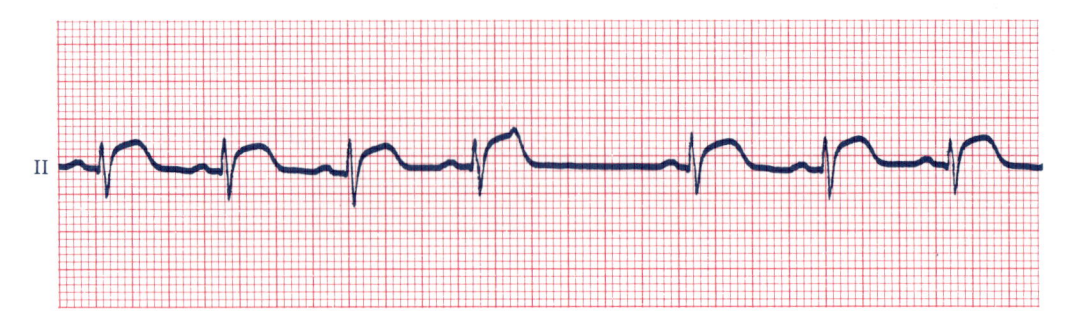

II

☞ 図81（118頁）参照．

Q 25

1）洞調律のP波はどれで，異常P波はどれでしょうか？
2）正常のQRSと異常のQRSを指摘して下さい．
3）不整脈の診断は何でしょうか？

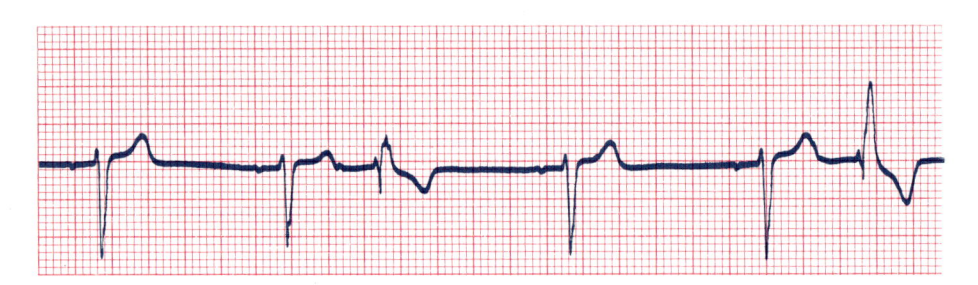

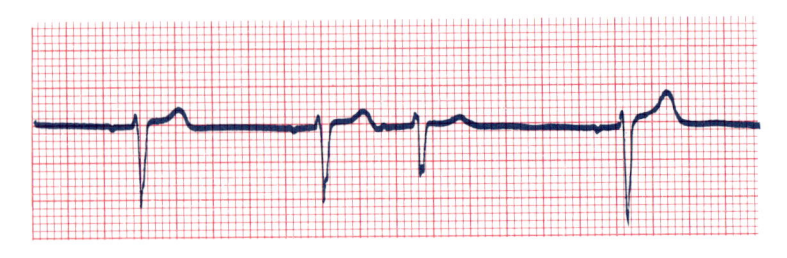

☞ 図82（119頁）参照．

C 心室期外収縮 ventricular premature contraction（ベントリキュラー プレマチュア コントラクシォン）の心電図は？

異所性刺激（興奮）の発生が早期に心室内におこるもので，心室の興奮の順序が洞調律のときと異なるためにQRSは幅広く変形し，T波も変化します．これを心室期外収縮といいます（図83-a）．一般に心室期外収縮の興奮が心房へ逆伝導しない限り，心房は洞結節の支配を受け続けていますので，P-P間隔はそのリズムを乱されていないのが普通です．図83-bにその心電図と説明を示します．

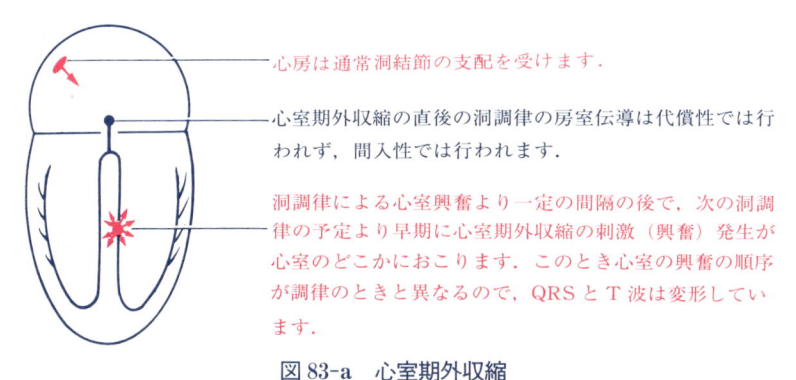

心房は通常洞結節の支配を受けます．

心室期外収縮の直後の洞調律の房室伝導は代償性では行われず，間入性では行われます．

洞調律による心室興奮より一定の間隔の後で，次の洞調律の予定より早期に心室期外収縮の刺激（興奮）発生が心室のどこかにおこります．このとき心室の興奮の順序が調律のときと異なるので，QRSとT波は変形しています．

図83-a　心室期外収縮

■ 診　断
① 幅の広い変形したQRSが早期に出現．
② 代償性または間入性です（図83参照）．
③ P波は一般的に心室期外収縮のQRSの出現とは無関係に，洞調律のP波の周期で出現します．
④ ときには心室期外収縮の興奮が，心室から心房へ逆伝導されて期外収縮のQRSの後にP波が出現し，Ⅱ・Ⅲ・aVFの誘導で陰性P波がみられることがあります．
⑤ 心室期外収縮の重症度を示すLOWN（ラウン）分類を表3(126頁)に示します．

■ 原　因：　虚血性心疾患・心筋炎・心筋症・高血圧性心疾患・後天性弁膜症などの種々の器質的心疾患でみられます．心不全にも合併しますがジギタリス投与中の患者さんに本不整脈をみたらジギタリス中毒を疑ってみる必要があります．全く健常と思われる人に出現することもあります．

■ 治　療：　原因疾患や病状によって異なりますが，心不全によって出現したものでは利尿薬・血管拡張薬・ジギタリス薬などによる心不全の治療で軽快します．心筋梗塞に合併したものでは，主としてリドカインが用いられます．ジギタリス中毒によるものでは，ジギタリス薬の投与を中止し，水-電解質バランス，特に血清カリウムに注意します．その他，期外収縮に対しては，VAUGHAN WILLIAMS（ボー

3．異所性刺激（興奮）生成異常の心電図は？

ン‐ウィリアムズ）分類の抗不整脈薬が Ia，Ib 群を中心に用いられています．背景に心疾患がなく，無症状のものでは治療を必要としません．

■ **予　後：** 原疾患や心不全の有無にもよりますが，上室期外収縮と異なり，心室頻拍や心室細動などの致命的な不整脈に発展することがあります．特に心筋梗塞に合併するものでは心室細動を惹起する可能性があり要注意です．

一方では全く健常と思われる人にもみられ，短時日から長年にわたってみられるものもあるなど種々です．この場合は一般に予後は良好です．

■ **注意すべきこと**

① 基礎疾患は何でしょうか？（急性心筋梗塞に合併すると1個でも危険で，リド

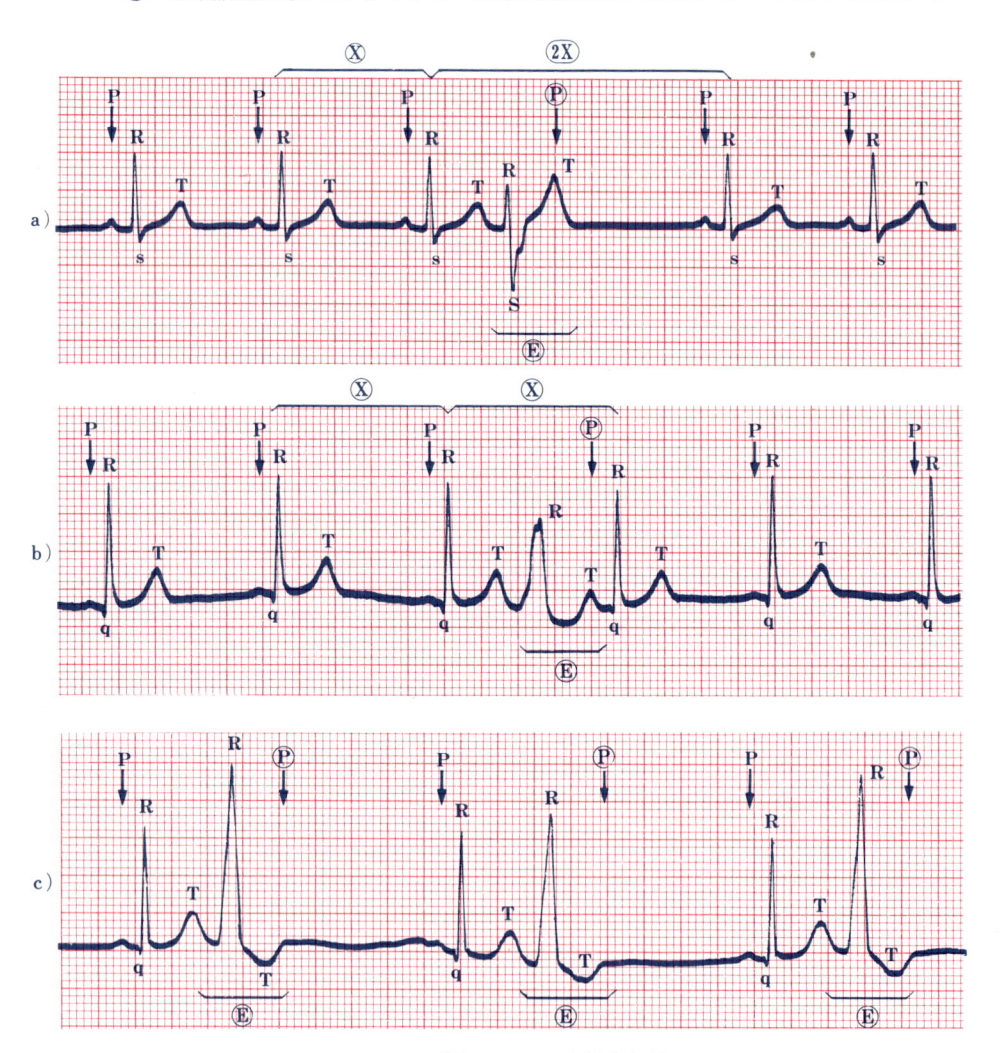

図 83-b　心室期外収縮

a) 代償性休止期〔期外収縮Ⓔをはさむ前後のR-Rが洞調律のR-R（X）の約2倍（2 X になっています）〕を有する心室期外収縮Ⓔ．
b) 間入性（洞調律のR-RⓍの中に入っている）の心室期外収縮Ⓔ．
c) 心室期外収縮Ⓔによる2連脈（2段脈ともいいます）．
注) 期外収縮のT波に洞調律のP波Ⓟが重なっているのに注意して下さい．

カインの使用が必要です)

② 心不全があるでしょうか？

③ 不整脈はいつ頃からありますか？

④ 1分間にいくつ位みられるでしょうか？（あるいは何心拍に1個みられるでしょうか）

⑤ 増加の傾向がありますか？

心房は洞調律（P波あり）でも心房細動（P波なし，f波あり）でも心室期外収縮は出現します．

心室期外収縮の刺激（興奮）発生箇所が時間を異にして心室の中のあちこちに存在することがあります．これを**多形性**の心室期外収縮といいます．

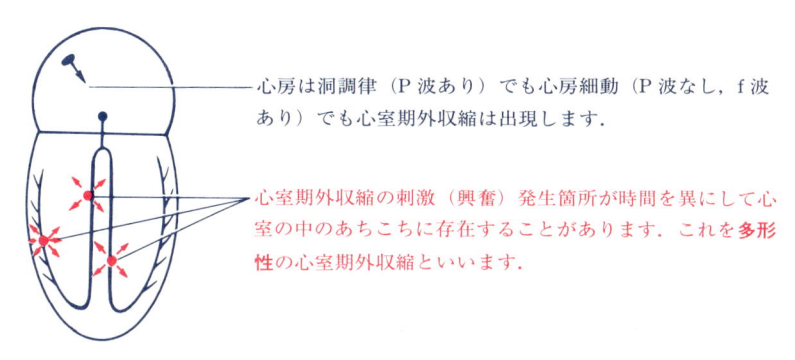

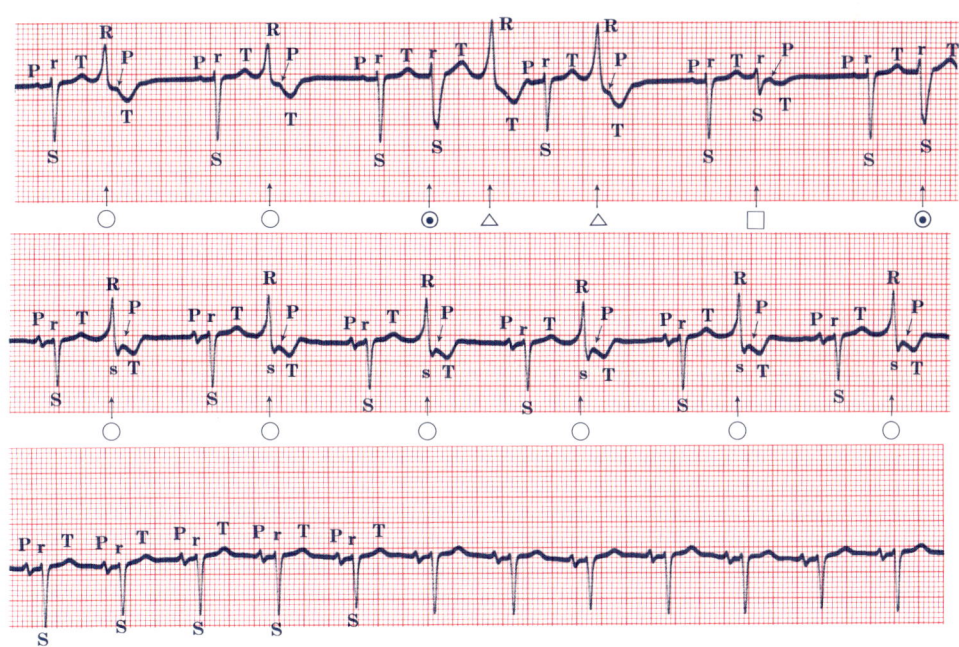

図84 多形性心室期外収縮

a) 4種類の形の心室期外収縮（○⊙△□の矢印）が出ています．期外収縮に重なったP波の痕跡（P↙）に留意して下さい．中央に2連発の部分もみられます．

b) 抗不整脈薬（リドカイン）投与直後です．a) の○印の期外収縮のみ（単形性）で2段脈となっています．重なったP波の位置のズレで期外収縮のQRSの終末部にs波が出ています（ a) ではs波にP波が重なり不明瞭になっています）．

c) 10分後の心電図で期外収縮は消失して洞調律になっています．この心電図のP-P間隔をみると，a) b) の期外収縮に洞調律のP波が重なっていたことがよく理解できると思います．

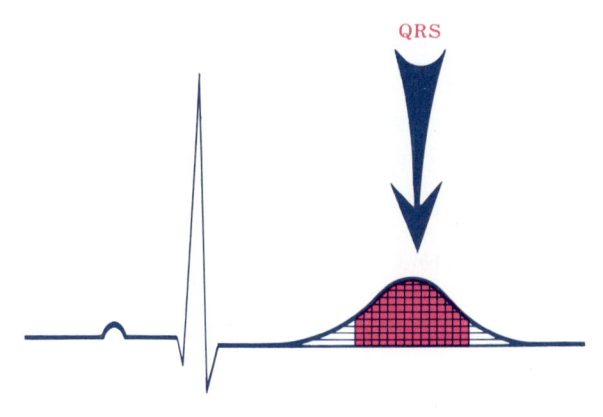

図 85 a) R on T の説明

心室期外収縮の QRS が図のような T 波の上に重なって出現するものを R on T といいます．特に T 波の頂点に近い部分で心室細動をおこしやすいのです．すなわち，T 波の部分は心臓の興奮がさめる過程であり，心筋の電気的不安状態があるために，期外収縮などの電気的興奮が引き金となって心室頻拍や心室細動をおこしやすいのです．

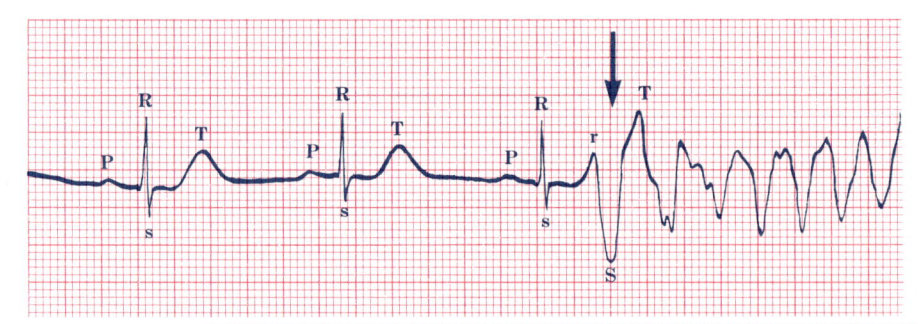

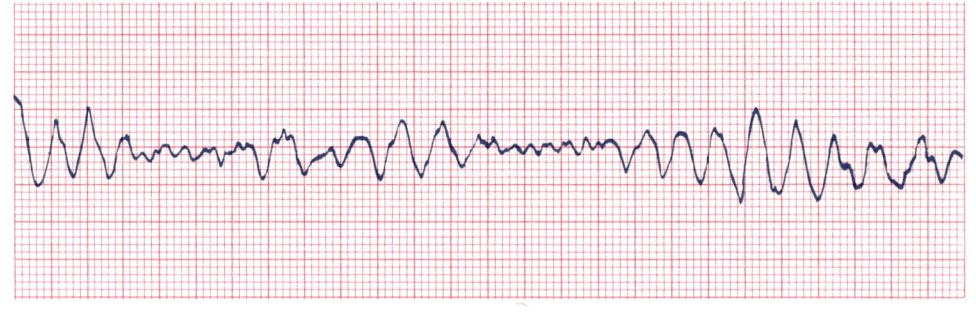

図 85 b) R on T による心室細動

心室期外収縮の QRS が T 波の上に重なって（矢印），そこから心室細動がひきおこされています．これは致命的な不整脈で直ちに電気的除細動などの処置をしないと，患者さんは死亡します．

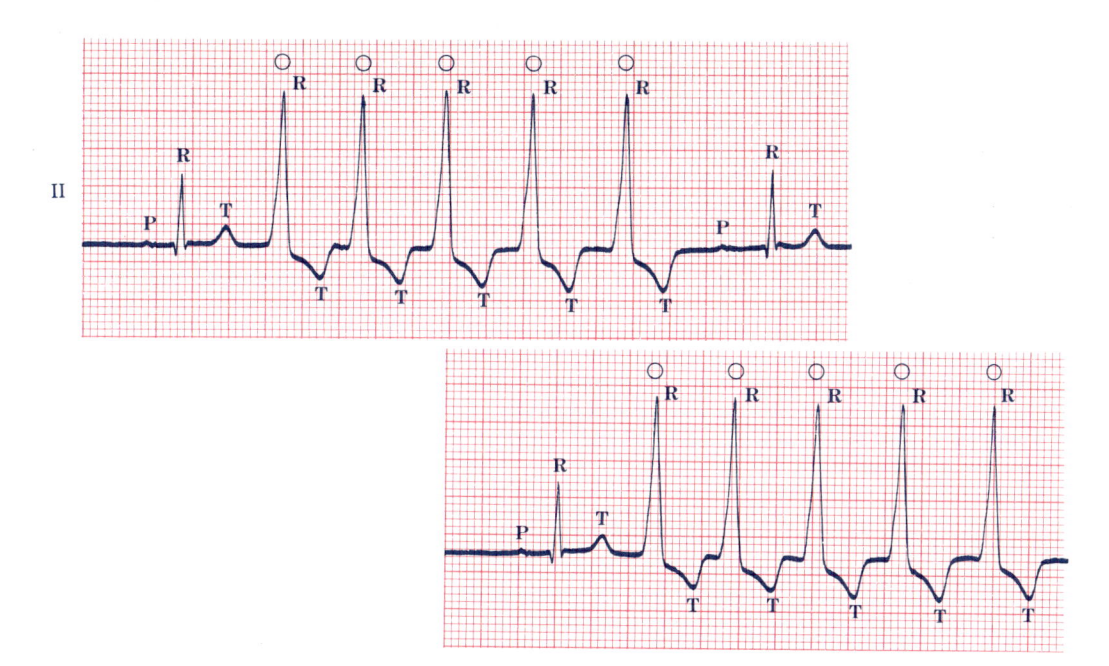

図 86　心室期外収縮の連発［心室頻拍の short run（ショート ラン）型］
　心室期外収縮が 5 個ずつ連続して出現しています（○印），洞調律のときに比べ，QRS の幅が広く変形しているのがわかります．P，R，T の 3 つが揃っているところが洞調律のそれです．

⑥　投与中の薬物の種類と量をチェックしましょう．そしてその影響はないでしょうか？（ジギタリス剤・ノルアドレナリン・アドレナリン・プロタノール・ドパミン・アラミノンなどでおこりやすい．また逆に抗不整脈薬で悪化することがあります）
⑦　単形性か多形性か？（図 84）．
⑧　連結期が短くて期外収縮が前の T 波の上に重なっていないでしょうか？（図 85）（T 波に QRS が重なる心室期外収縮を R on T といい，心室細動をおこしやすいのできわめて危険です）
⑨　2 個以上の心室期外収縮が連続して出現することはないでしょうか？（図 86）．心室期外収縮が数個連続して出現するものを心室頻拍の short run（ショート ラン）型といいます．この状態も危険で直ちに治療を必要とします．
⑩　心室期外収縮は脈診のときに欠滞（脈診をしていて脈がときどきとぶような感じのあるもの）として感じますので，2 連脈では 1 つおきにしか脈を触れず著明な徐脈として脈診されることがあるので注意して下さい．このとき血圧もやや高めに測定されます．
⑪　歩行や情動の変化などで本不整脈が増強することがあります．

表3 心室期外収縮の重症度分類（Lown 分類）

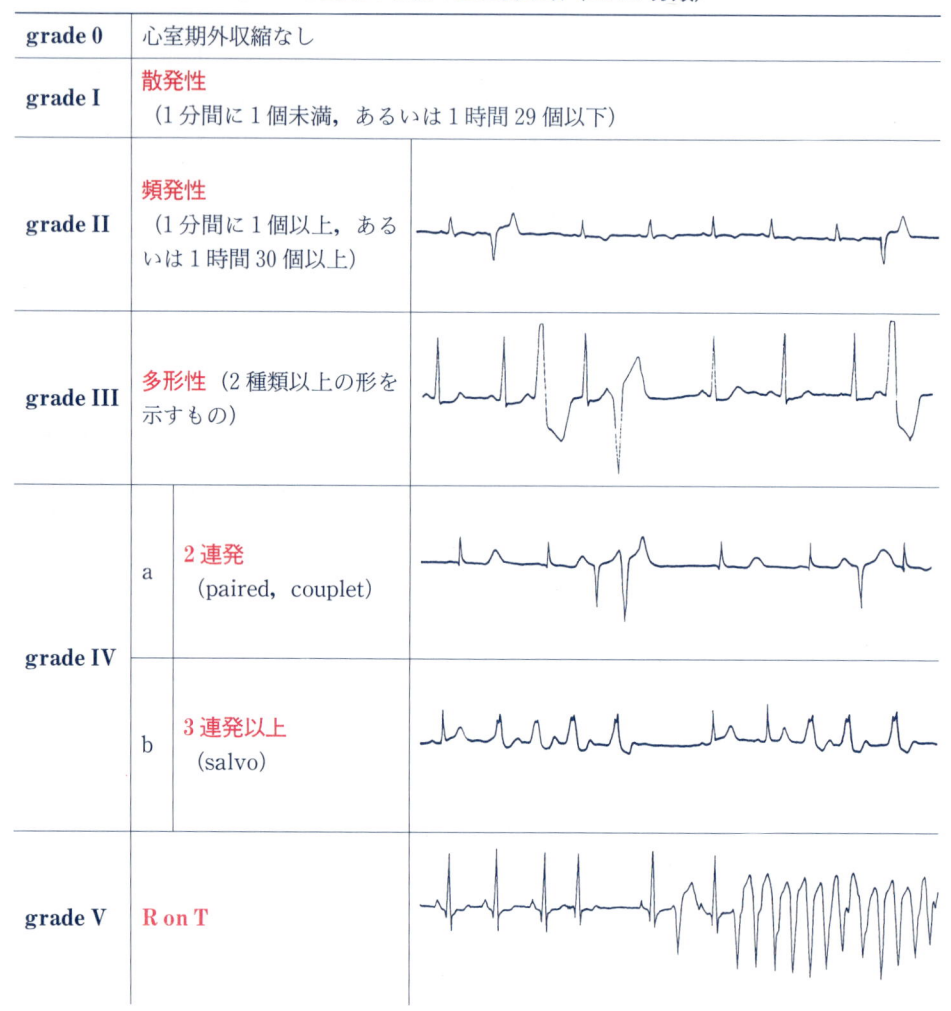

grade 0	心室期外収縮なし	
grade I	散発性 （1分間に1個未満，あるいは1時間29個以下）	
grade II	頻発性 （1分間に1個以上，あるいは1時間30個以上）	
grade III	多形性（2種類以上の形を示すもの）	
grade IV	a	2連発 （paired, couplet）
	b	3連発以上 （salvo）
grade V	R on T	

心室期外収縮の重症度分類 [Lown（ラウン）分類]

　心室期外収縮をその出現様式により重症度分類したものに Lown 分類というのがあります．表3のように 0，I，II，III，IVa，IVb，V の各 Grade（グレード）に分けられ，Grade III 以上を悪性と考えています．たとえば，図84 は Grade III，図85b は Grade V，図86 は Grade IVb に分類されます．この分類はあくまでも心室期外収縮それ自体の発生の仕方で決められるもので，実際には背景の心疾患や心機能など他の因子も考慮して悪性度を判断する必要があります．

Q 26

1) a〜c) の各心電図の洞調律のP波を全て指摘してみましょう．
2) 代償性・間入性とは？
3) c) の心電図のように1つおきに異常波がみられるのを何といいますか？
4) このa〜c) の不整脈の診断は？

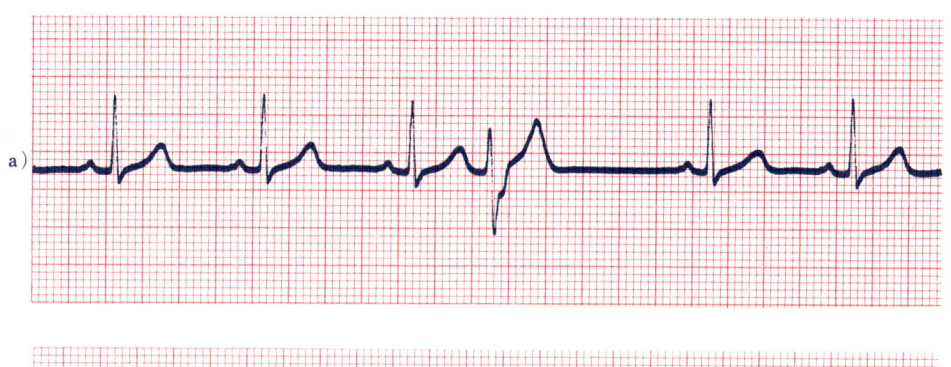

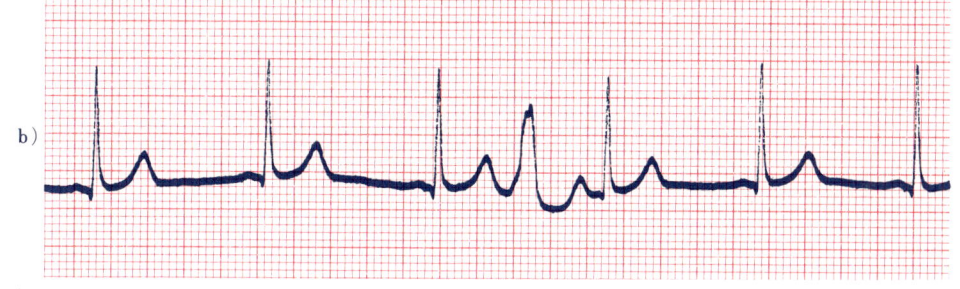

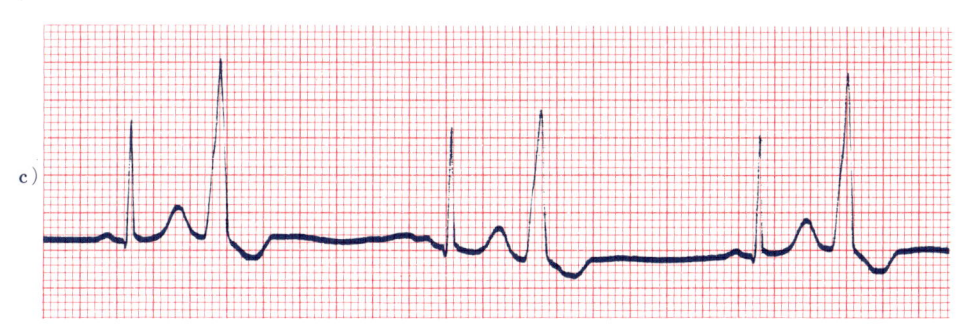

☞ 図83（122頁）参照．

128   3．異所性刺激（興奮）生成異常の心電図は？

Q 27

1) a) の心電図の不整脈を分析して下さい．
2) 何種類の不整脈が出ているでしょうか？
3) 洞調律の部分を指摘して下さい（P波はどこにあるでしょうか？）．
4) 抗不整脈薬投与後の経過 b) c) を説明して下さい．

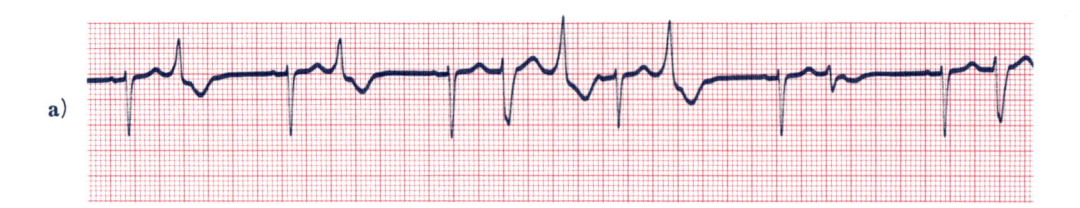

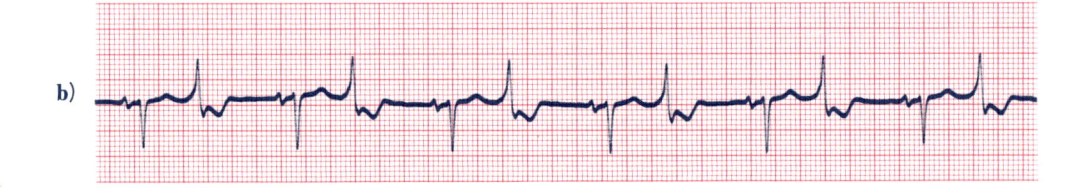

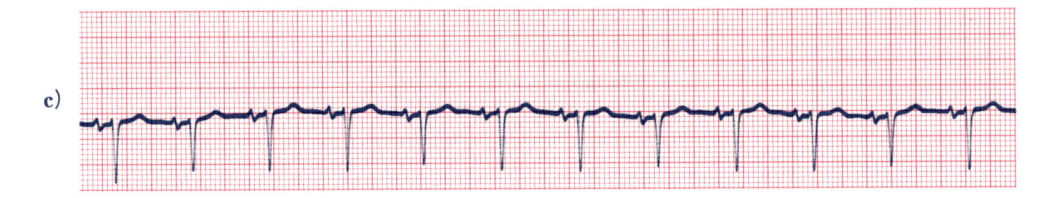

☞ 図84（123頁）参照．

Q 28

1）この心電図の不整脈はなぜおこったのでしょうか？
2）この不整脈の種類は？

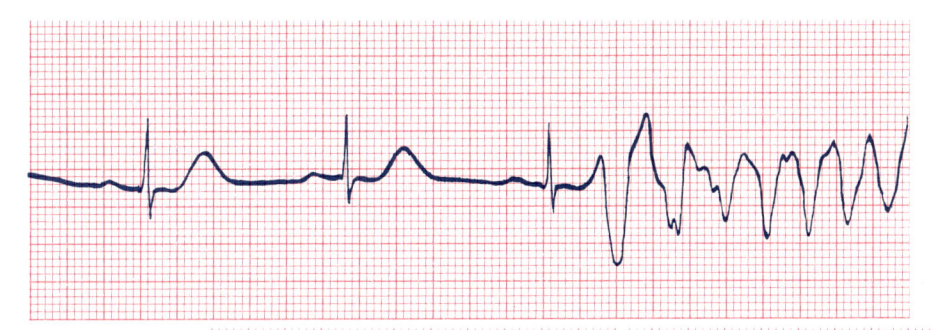

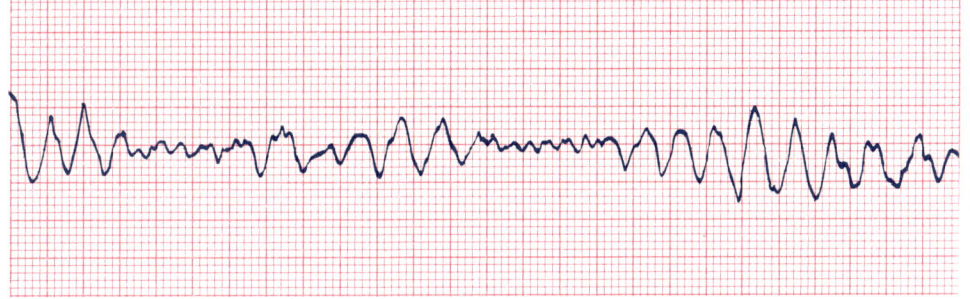

☞ 図85（124頁）参照.

Q 29

1）この不整脈は何でしょうか？
2）洞調律のPとQRSとTはどこにあるか指摘して下さい．

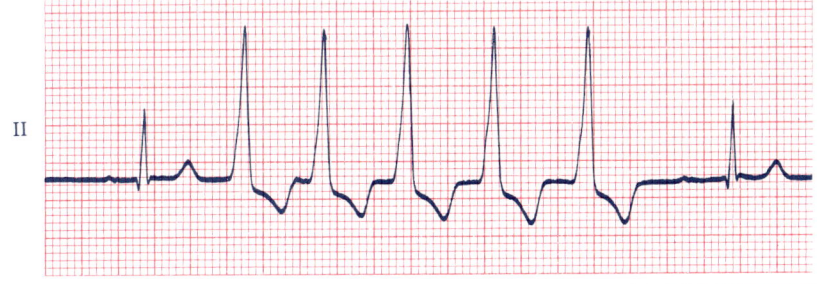

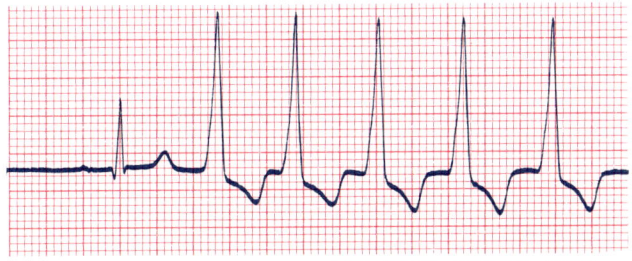

II

☞ 図86（125頁）参照.

130　3．異所性刺激（興奮）生成異常の心電図は？

D 心房細動　atrial fibrillation（エイトリアル ファイブリレーション）とは？

心房が規則的な興奮をおこさず，心房壁が不規則に細かくふるえるような状態で，その細かな興奮が不規則に心室へ伝えられるため心室のリズムも全く不整となります．すなわち心房はまとまった収縮をしませんが，心室はリズムは不整でも心室内の興奮の順序は正常ですので，ポンプとしての作用は行うことができます．この状態を心房細動といいます．心房細動には**発作性心房細動**と**慢性持続性の心房細動**があります．

図87に心房細動の心電図と説明図を示します．

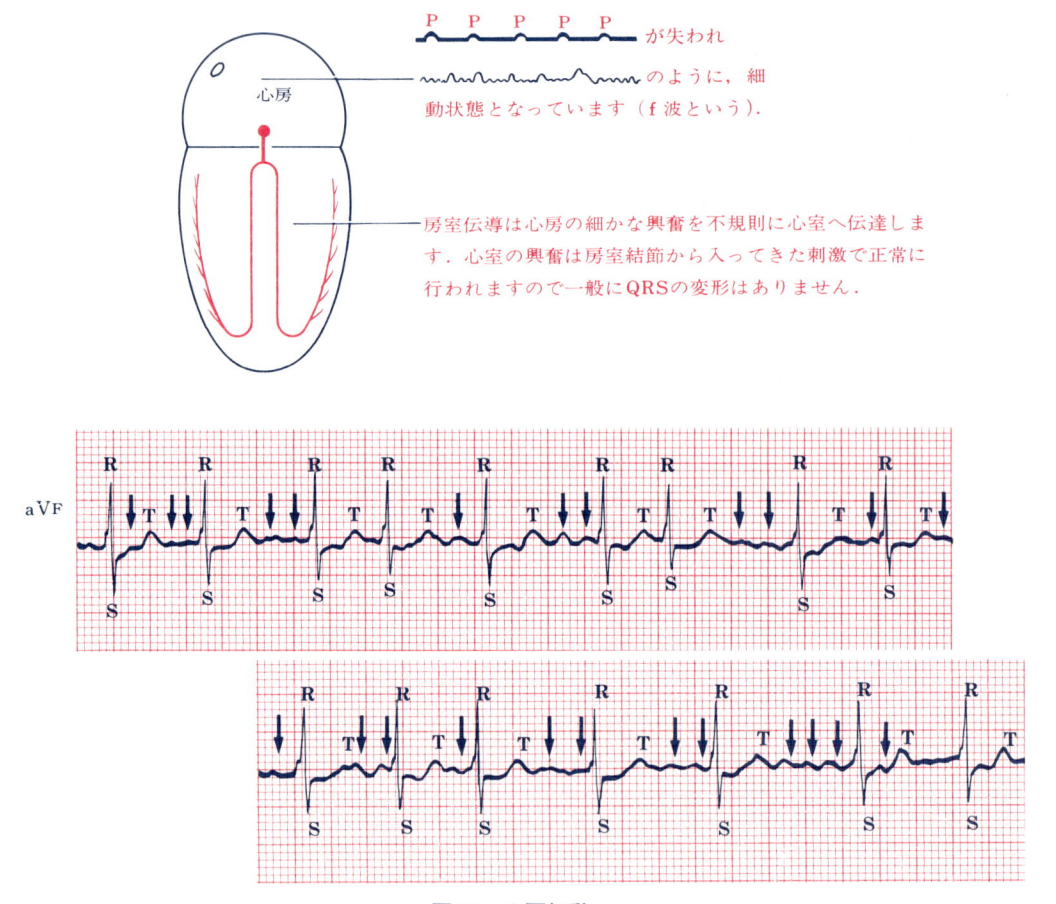

図87　心房細動

P波は欠如し，基線に小さな振れがみられます．これをf波といいます．R-R間隔は全く不整です．f波の目立つものに矢印を印してあります．QRSやST，Tの中にもf波は重なって存在していますが，はっきりと見分けがつきません．

■ 診 断

① **P 波は欠如**しています．
② P 波のかわりに不規則な速いリズムの**細動波（f 波）**がみられます（II，III，aV$_F$，V$_1$によく観察されることが多い）．
③ f 波は粗大なもの（2mm 以上）から微小なもの（識別不能なほど）まで様々な大きさのものがあります（図 88 参照）．
④ QRS 波の出現が**全く不整**（他の不整脈の多くはその不整さにも，ある一定の出現方式がありますが，心房細動では**全く不整**である点が特徴的です）．
⑤ 心房細動でありながら QRS の出現が整のときには，完全房室ブロックなどの他の不整脈の合併を考えます（図 88-d) 参照．

■ 原 因：
心房内に多発性に**小さな電気的興奮の旋回（マイクロリエントリー）**がおこっています．リウマチ性心疾患（特に僧帽弁狭窄）・甲状腺機能亢進・虚血性心疾患・高血圧性心疾患・慢性肺性心などに多くみられます．心不全・ショック・低酸素血症，またジギタリスやアドレナリンなどの薬物でおこることもあります．

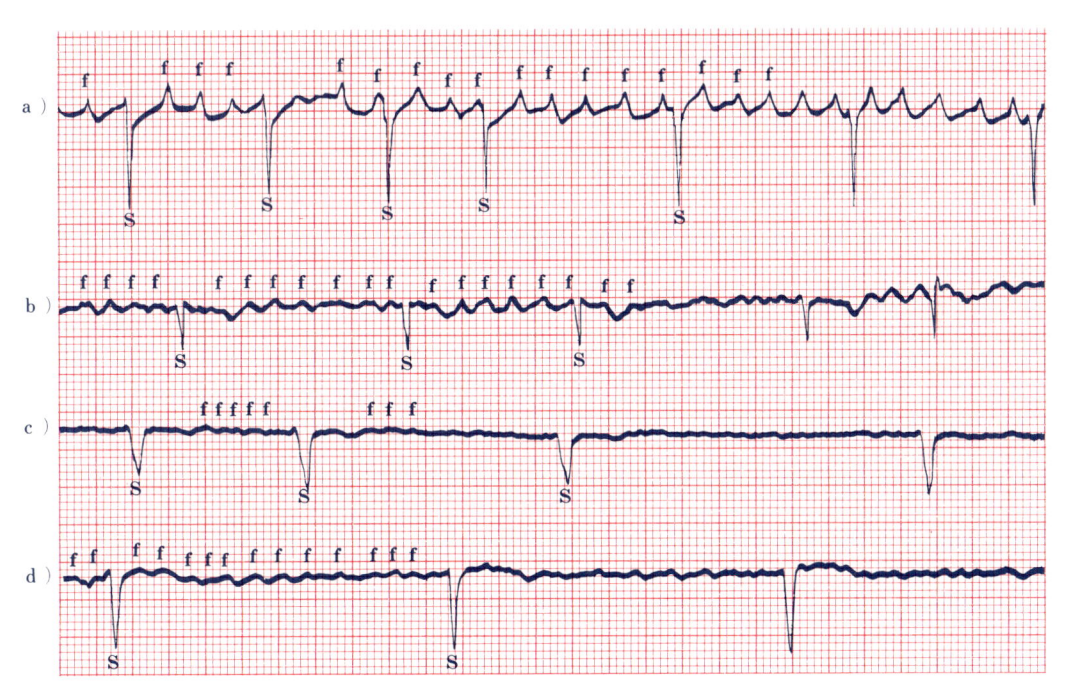

図 88　心房細動の f 波の種々（V$_1$）
a) 粗大な f 波で心房粗動に近い．
b) a) と c) の中間．
c) f 波は識別が難しいほど小さい．
d) 房室ブロックを伴った心房細動（補充収縮のため R-R は整で徐脈がみられる）．

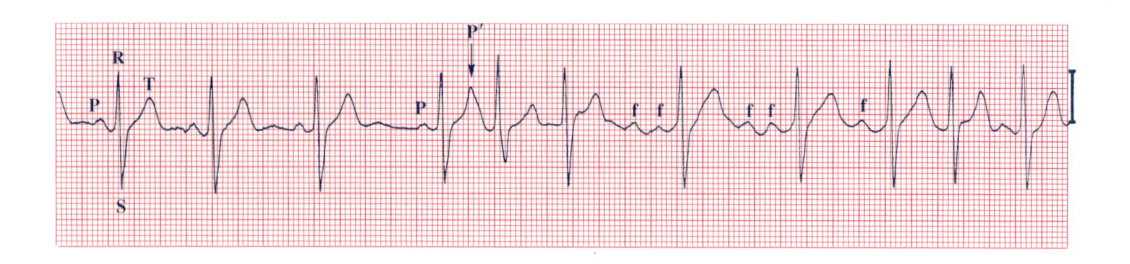

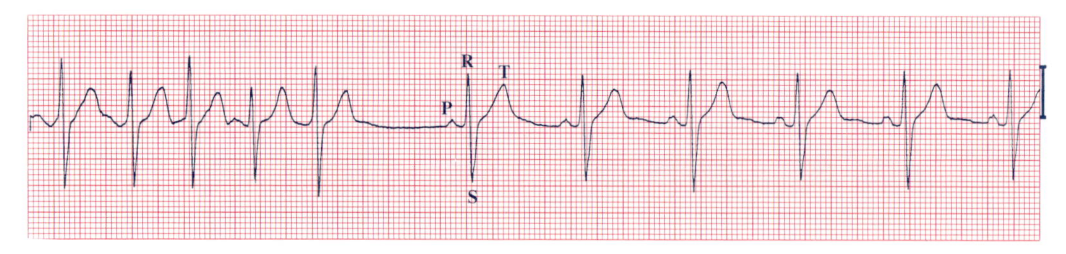

図 89 上室期外収縮が引き金になって心房細動を惹起した例
P′は上室期外収縮のP波で，その後のR-Rが不整で，下段の6拍目からまた洞調律にももどっています．

　一見，健常者でも一過性にみられることがあり，慢性の心房細動でも，それ以外に疾患のみつからないものもあります．WPW症候群ではしばしば**発作性心房細動**をみますが，心室頻拍と間違われるほど頻脈でQRSの変形がありますので注意を要します（図162参照）．発作性心房細動では上室期外収縮が心房細動に先行することがあり（図89），左房への開口部近くの肺静脈起源の上室期外収縮が心房細動を惹起することが指摘されています．

■ 治　療
① まず薬物あるいは電気的な除細動の適応の有無を決定します．
② 慢性の心房細動で心拍数が1分間に100以上あるときには，ジギタリス薬，β遮断薬，カルシウム拮抗薬などの薬物で心拍数を100/分以下にコントロールするのが望まれます．
③ 発作性心房細動に対しては，安静，ときに酸素吸入（自覚症の軽いものには不要）を行い，原因疾患や投与中の薬物の種類や投与期間をチェックし，ジギタリス薬，Vaughan Williams（ボーン-ウィリアムズ）分類のIa, Ic, III, IV群の抗不整脈薬の投与，ときには除細動器で電気的に除細動します．また，心房細動の原因となる上室期外収縮の発生源（肺静脈開口部付近）に対してアブレーションも行われています．
④ 心房細動は心房内に血栓が形成され，脳梗塞などの血栓塞栓症の合併症をおこしやすいので，ワーファリンやアスピリンなどの抗凝固療法も大切です．

⑤　外科的手術［MAZE（メイズ）の手術など］が試みられることもあります．
■ 予　後：　基礎疾患の種類や心不全の有無によります．急性心筋梗塞や心筋症に心房細動を合併すると予後は悪くなります．また血栓塞栓症の合併が予後を左右します．一過性でも血栓の合併をみることがあります．

■注意すべきこと
①　心電図のモニター中に今までなかった心房細動の発生に気がついたら早急に治療すべきです．
②　今まで存在していた心房細動でも，心拍数が急に速くなったとき，または急に遅くなったときにも患者さんの状態をチェックして，その原因を追及する必要があります．
③　心房細動があるのに脈が急に整になったときも注意して下さい．この場合には心房細動がとれて洞調律にもどったのか，あるいは心房細動に完全房室ブロックが合併したのかなどを心電図で確認し，ジギタリス使用中の患者さんではその影響をまず考慮しなければなりません．
④　ジギタリス薬や抗不整脈薬などの薬物使用中の患者さんに新しく心房細動が発生したら，薬物中毒をまず考えてみましょう．
⑤　聴診または心電図による心拍数と，末梢動脈での脈診による脈拍数を同時測定したときに，この両者の数に差があるほど（脈診の方が少ないほど）心臓のポンプとしての効率がよくありません．
⑥　心房細動では心房内に血栓ができやすく（特に僧帽弁狭窄に多い），それが剥離して脳梗塞や腎動脈・腸間膜動脈・下肢の動脈などの塞栓症をおこすことがあります．心エコー図（特に経食道心エコー法）で左房内血栓やモヤモヤエコーの有無を確認しましょう．意識障害・失語症・片麻痺・血尿・腹痛・下肢の疼痛や冷感などの症状の出現にも注意しましょう．
⑦　心房細動の患者さんでは脈拍の測定は少し長い時間をかけて行う必要があります．また脈は全く不整で大小様々に触れ，数えにくいのが普通です．血圧測定も水銀柱をゆっくり下げて測定する必要があります．

E 心房粗動 atrial flutter（エイトリアル フラター）とは？

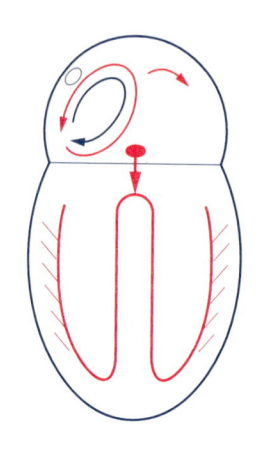

図 90　心房粗動の興奮旋回

心房粗動では主として右房内を興奮が速く旋回し，左房へ伝導されるために，P 波にかわって粗動波（F 波）が高頻度で出現します．

一般に右房内を心房中隔を下から上へと反時針回転をする通常型〔Common type（コモン タイプ）〕が多くみられますが，時針回転など他のタイプのものもあります．

心房の興奮が 1 分間に 250〜350 のある定まった頻度で図 90 のように心房内を旋回し，その心室への興奮伝導は，2：1，3：1，4：1 などの割合で行われます．もしも 1：1 で心室へ伝導されますと著明な頻脈となって危険ですので心房粗動では一般に治療が必要となります．図 91 に心房粗動の心電図とその説明図を示します．

■ 診　断
① **P 波は欠如**し，そのかわりに粗動波 **F 波**が出現します．F 波とは心電図の基線上にみられる 250〜350/ 分の規則正しい振動波で，その形には鋸歯状・ドーム状・サインカーブ状など種々のものがあります（図 92）．
② F 波は一般的に一定の割合で心室に伝導されるので R-R 間隔は整であることが多く，ときには 2：1，3：1，4：1 など種々の割合で伝導されて多少不整となることがあります（図 93）．特にジギタリス薬の使用など，房室伝導が抑制されているときに多くみられます．
③ 心室の興奮の順序は洞調律のときと同じなために QRS には変化のないのが普通です．
④ F 波が 1：1 で心室に伝導されると著明な頻脈となり，QRS も変形して心室頻拍との鑑別が難しいことがあります．
⑤ F 波は QRS や T 波と重なって QRS や T 波の形を多少変えることがあります．しかし F-F 間隔が一定なのでよく注意すれば判別可能です．

■ 原　因：　本不整脈は**右房内の興奮の旋回**（リエントリー）が原因ですが，背景の心疾患が明確でないものも多く，また虚血性心疾患・弁膜症・心筋疾患・肺性心・電解質異常・心不全・薬物の影響などで合併することもあります．

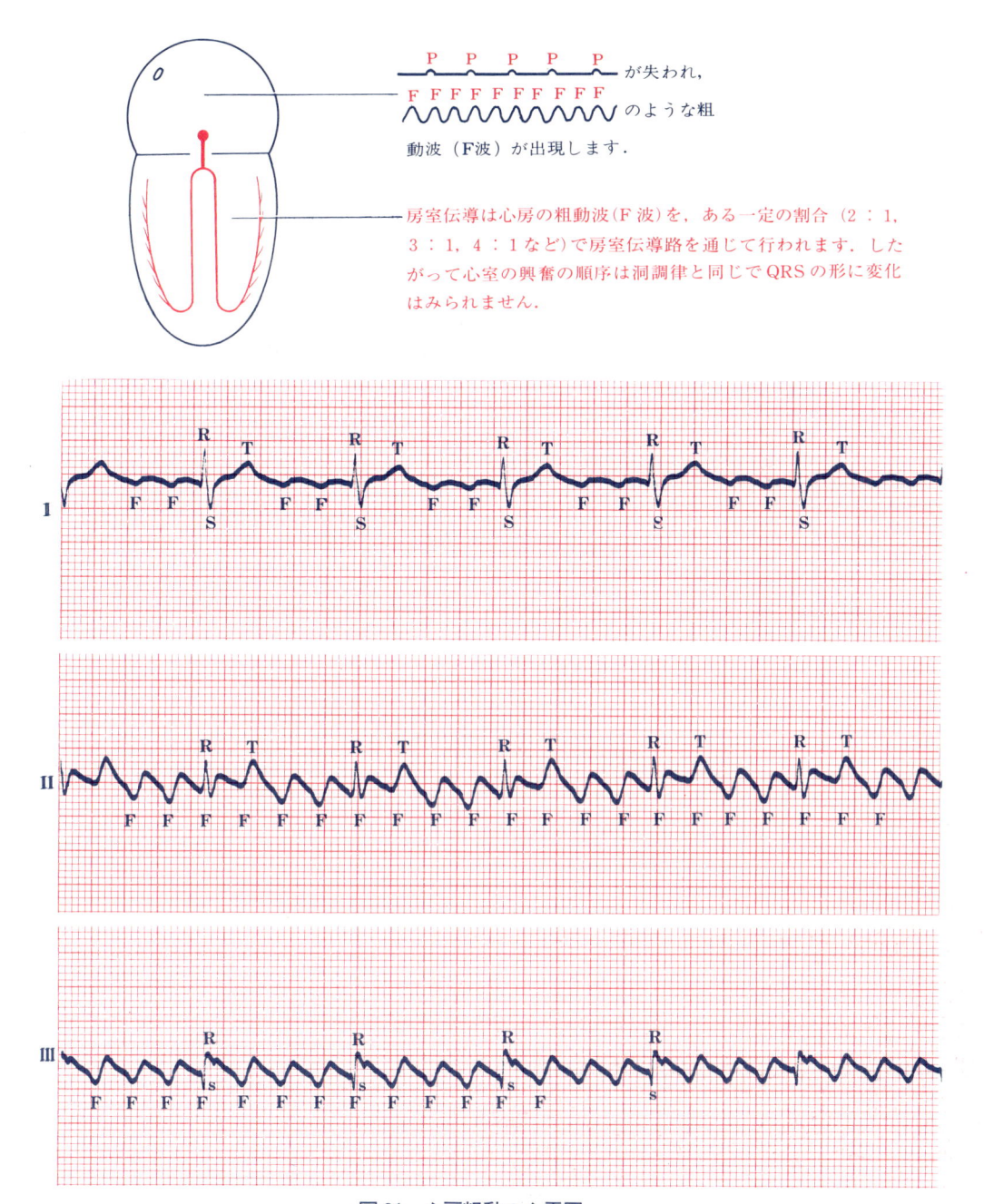

第Ⅱ部　不整脈の心電図判読のトレーニング　135

P P P P が失われ，
F F F F F F F F F
のような粗動波（F波）が出現します．

房室伝導は心房の粗動波（F波）を，ある一定の割合（2：1，3：1，4：1など）で房室伝導路を通じて行われます．したがって心室の興奮の順序は洞調律と同じでQRSの形に変化はみられません．

図91　心房粗動の心電図

　P波のかわりに速くて規則正しいF波が図のようにみられます．特にⅡ，Ⅲで著明です．Ⅰにもみられますが小さいために，S波やT波に重なっているF波は明確ではありません．またⅡ，ⅢではR波の振幅（Ⅲでは正確にはrsR'波）が小さいため，T波とともにF波の中に埋もれているような形になっています．F波4つにQRS1つの割（4：1）で出現しています．これを4：1伝導の心房粗動といいます．

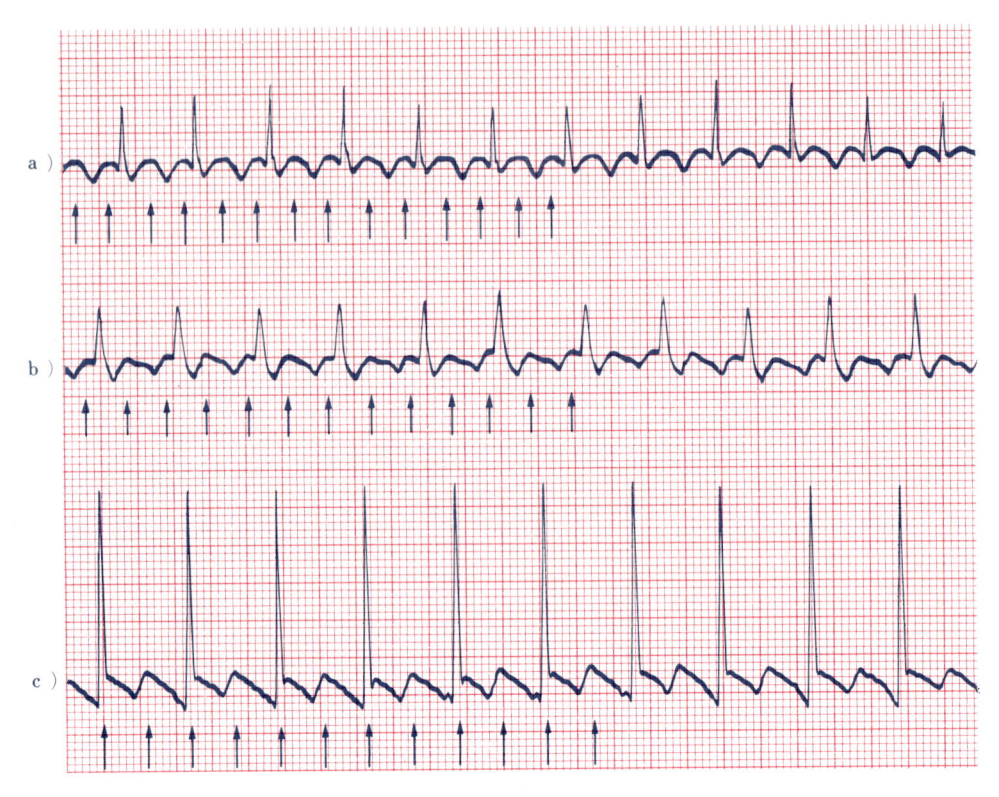

136   3．異所性刺激（興奮）生成異常の心電図は？

図92　心房粗動のF波の形のいろいろ

a）はドーム状，c）は鋸歯状，b）はその中間の形を示しています．F波（↑）がQRSやT波に重なっているのに注意して下さい．

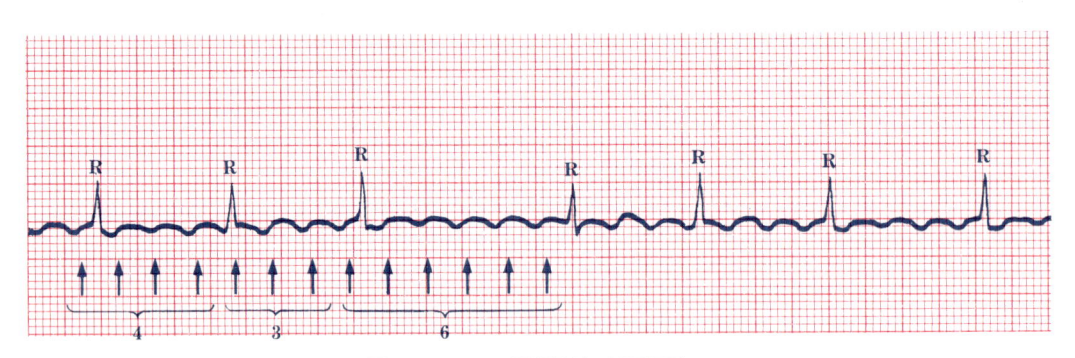

図93　R-Rの不規則な心房粗動

　F波は3：1，4：1，5：1，6：1の各割合で心室に伝導されてR-R間隔は不整になっています．
　本例はジギタリス薬を使用中です．たとえば心電図のはじめの方を例にとると，図のようにF波（↑）4個，3個，6個のそれぞれにR波が1個出ており，4：1，3：1，6：1にそれぞれ伝導していると考えます．

■ **治　療**：　心不全のあるときなどで，治療を急ぐときには**除細動器**で電気的に除粗動を試みるべきです．薬物では**ジギタリス薬とIa群抗不整脈薬の併用**がよく行われます．キニジン単独では1：1の心房粗動になってしまうことがあるといわれています．Ic薬，III，IV群が用いられることもあります．また，興奮の旋回路を切断するために**アブレーション**が有効なものもあります．

■ **予　後**：　基礎疾患の種類や程度によって予後は異なります．心筋梗塞に合併するものではよくありません．心不全に合併するときにも要注意です．若年者の予後のよい一過性の心房粗動もときにはみられますが稀です．心房細動に移行するものもあります．中には長年にわたり慢性心房粗動の形を示すものもあります．

■ **注意すべきこと**

① 心房粗動が出現したら患者さんを安静にして症状があれば酸素吸入を行い，治療を開始すべきです．

② 心房粗動では脈拍が一般に整ですので心電図で観察しないと脈診だけでは見逃されることがあります．

③ 1：1伝導の頻脈性の心房粗動では，抗不整脈薬の静脈内投与や電気的除粗動が直ちに行われるべきです．

④ 心房粗動の治療の目的でジギタリス薬やIa，Ic，III群など（特にキニジン）が使われているときには心電図のモニターが望まれます．心房細動や洞調律への移行，さらには洞房ブロックや房室ブロックに進展することもありますので留意して下さい．

■注）心房細動の細動波をF波と大文字で書かれていることがあります．細動波をf波と小文字で，粗動波をF波と大文字で表現した方が理解しやすいので，本書では両者を明確に区別して用いています．

F （発作性）上室頻拍 (paroxysmal) supra-ventricular tachycardia（パロキスマル スプラ ベントリキュラー タヒカルディア）とは？

　全く突然におこり，突然に停止するので発作性上室頻拍ともいいます．心房の興奮が頻回におこるものを上室頻拍といい，洞調律時と異なるP波が頻回に出現します．
　一般には心室と連動して同じ頻度のQRSを伴う形でみられます．心室の興奮は洞調律時と同じことが多く，QRSの形は通常正常ですが，心室内の伝導異常を伴うと変形した幅の広いQRSを示すこともあります．

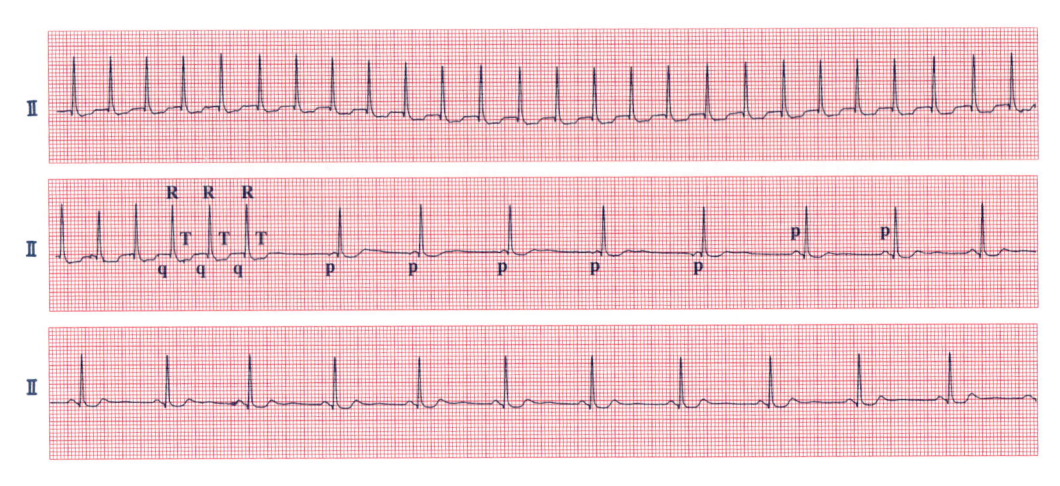

図94　上室頻拍の心電図

上段から中断のはじめまで，正常な幅のQRSが約150/分の頻度で出現しており，突然に終了しています．頻拍の部分ではP波の位置が不明です．
　頻拍が停止後の5心拍のP波は陰性で異所性ですが，その後は陽性で洞調律にもどっています．

■　診　断

① 頻脈発作は全く突然に始まり突然に終わります．
② P波の数は1分間に150以上に及びます．
③ P波の形は洞結節のときのP波とは異なっています．
④ P波の位置はQRSの前ばかりでなく，QRSの中や後にみられることもあります（図97, 98）．
⑤ P波がⅡ，Ⅲ，aVFで陰性のことがあります．
⑥ P波は他の波形に重なって識別が難しいことがあります．

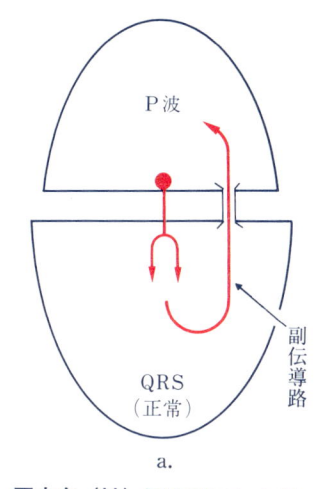

a.	b.
正方向（性）房室リエントリー	反方向（性）房室リエントリー
〔orthodromic A-V re-entry	〔antidromic A-V re-entry
（オーソドロウミック エイブイ リエントリー）〕	（アンチドロウミック エイブイ リエントリー）〕

図 95　WPW 症候群でのリエントリー

　正常の房室伝導路のみであれば，心房の興奮は心室に伝導されて再び心房にもどってくることはありませんが，副伝導路があると図のa，bのように心房と心室の間を興奮がぐるぐると回って著明な頻拍をおこすことがあります．aでは一般にQRSの形は洞調律と同じであり正方向（性）房室リエントリー性頻拍，bでは心室の興奮が正常と異なるのでQRSが幅広く変形し反方向（性）房室リエントリー性頻拍とよんでいます．頻度はaが多いとされます．

⑦　P波は通常 1：1 で心房から心室に伝導されますが，2：1 伝導を示すことがあります．後者がジギタリス薬使用例にみられたときには，ジギタリス中毒を考える必要があります．

⑧　一般にはQRSは洞調律のときのそれと同じで変形のないのが普通です．

⑨　上室頻拍でも，心室内の伝導が正常と異なると，幅の広い変形したQRSを示し，心室頻拍との区別が困難なこともあります．

■ 原　因：　各種の心疾患にみられますが，特にWPW症候群に多発します．ときには心電図が正常な人にみられる場合もありますが，不顕(性)WPW症候群（後述）や房室接合部でのリエントリーによるものなどがあります．WPW症候群による上室頻拍は心房と心室の間を図95のように，また房室接合部頻拍では図96のように興奮が回旋するリエントリー性頻拍が主なメカニズムとなっています．

　房室結節や心房筋などの局所で生ずるリエントリーや自動能亢進などが発生機序となることもあります．

■ 治　療

①　頸動脈洞マッサージ〔CZERMAK（ツエルマーク）法〕・息こらえ〔VALSALVA（バルサルバ）法〕・咽頭刺激・眼球圧迫〔ASCHNER（アシュネル）法〕

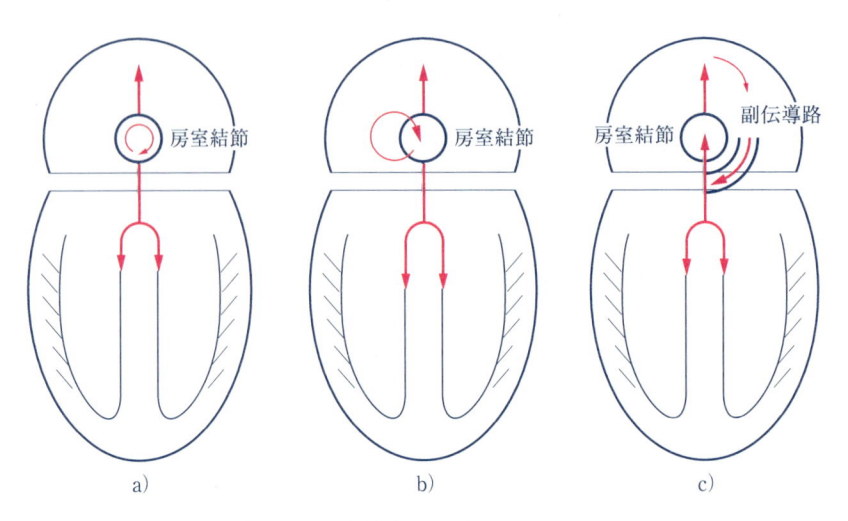

140   3．異所性刺激（興奮）生成異常の心電図は？

図96　房室接合部でのリエントリー

a）は房室結節内での興奮の旋回，b）は房室結節と心房との間の興奮の旋回，c）は心房から房室結節下部（ヒス束）への副伝導路があるときの興奮の旋回により頻拍が発生する状態を示します．

　　などでとれることがあります．冷水に顔を急につけ息をこらえさせるのは効果的です．
② 発作に対しては，ATP の急速静注あるいはIV群のベラパミルの静注が有効であり，ついで Ia, Ic, III群の抗不整脈薬（巻末参照）などが用いられます．
　　ジギタリス薬が併用されることもありますが，正常伝導路の伝導を抑制し，一方では副伝導路を促進させるために，WPW 症候群では逆に著明な頻脈になる可能性があり禁忌とされます．
③ 心不全や心筋梗塞に合併するなど早急の治療が必要なときには，初めから電気的除細動器を使用することがあります．
④ アブレーションによる興奮旋回回路の切断は根治的療法で，特に WPW 症候群では効果的です．

■ 予　後：　一見健常者，WPW 症候群でみられる発作性上室頻拍の予後は一般に良好です．ジギタリス中毒や心不全では重症です．心筋梗塞や心筋疾患に合併したものはきわめて危険です．血圧が低下して症状が強く危険なものもあります．

■ 注意すべきこと
① 本不整脈の発生をみたら，直ちに治療を要します．
② 発作の前後に上室期外収縮がみられることもあります．
③ 使用中の薬物（特にジギタリス薬や抗不整脈薬）とその投与量を確認しましょう．

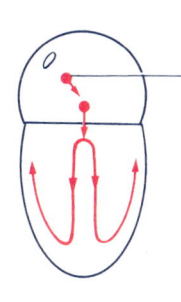

刺激発生（またはリエントリー）部位が心房上部にあるとき，P波はII，III，aVFで陽性でQRSの前にあります．

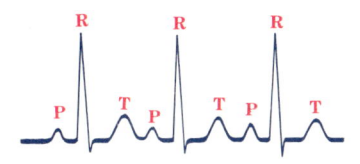

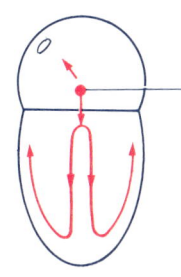

刺激発生（またはリエントリー）部位が心房下部，または房室接合部の上部にあるとき，P波はII，III，aVFで陰性でQRSの前にあります．

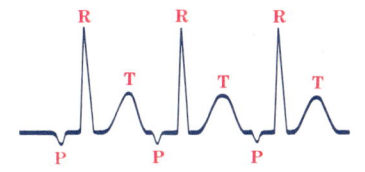

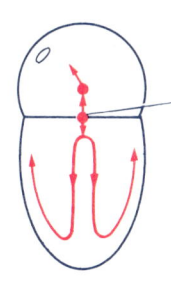

刺激発生（またはリエントリー）部位が房室接合部の中央にあるとき，心室と心房への伝導がほぼ同じ時間となり，QRSとP波は重なってP波がないようにみえます．

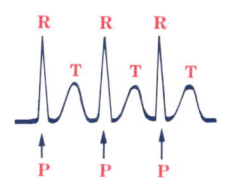

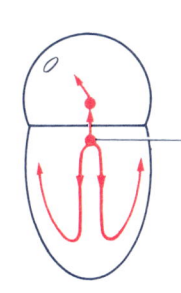

刺激の発生（またはリエントリー）部位が房室接合部の下方にあるとき，心室の興奮が心房より先におこりますので，P波はQRSの後にII，III，aVFで陰性となって出現します．

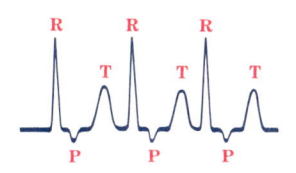

図97　発作性上室頻拍のP波

　発作性上室頻拍では，心拍数は150/分以上になり，P波の位置や形は刺激発生やリエントリーの場所によって上記のように異なりますが，心室の興奮の順序はいずれも同じですのでQRSの変形は通常はみられません．心房の下方から上方へ興奮が向かうときにはP波はII，III，aVFで陰性になります．
　注）P波の位置は図80（117頁）で述べたように伝導の速度によっても左右されます．また房室間の副伝導路の関与するリエントリーでは心房と心室が交互に興奮するために陰性P波がQRSと次のQRSの間に出現します．

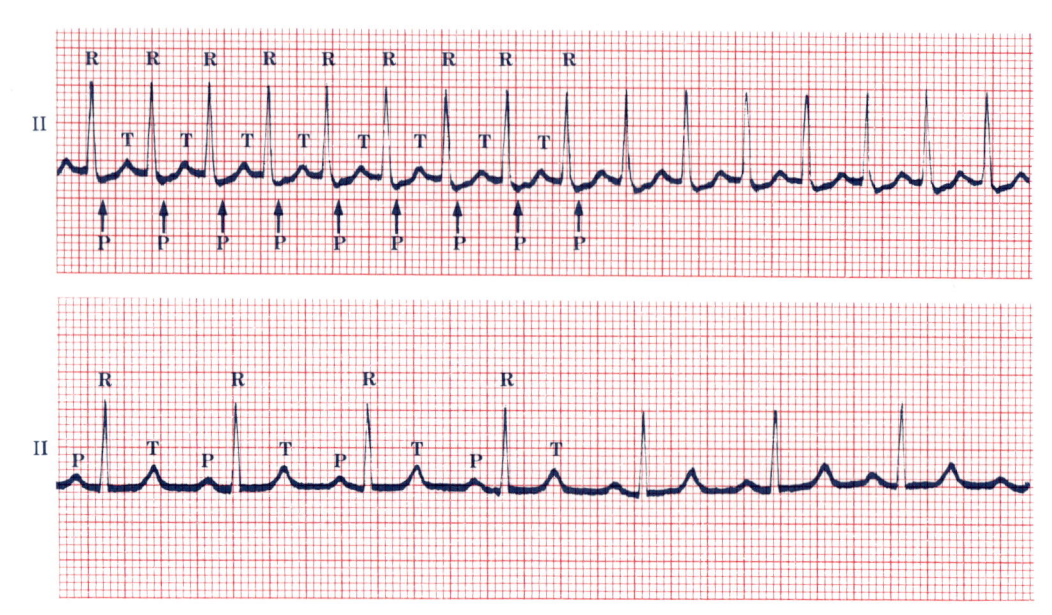

図98 （発作性）上室頻拍の心電図（上）と 洞調律にもどったときの心電図（下）

上は心拍数 180/分の頻拍で R 波の直後に陰性 P 波が認められます．下は陽性の P 波が R 波の前にみられます．QRS の形は発作中のと同じ形です．

④ 本不整脈がおこっても軽い動悸程度の症状しかないものから，胸部圧迫感・呼吸困難・めまい感・狭心痛などの出現するものまで種々あります．いずれにしても心身の安静が必要で，愁訴の強いものでは酸素投与が必要です．

⑤ 上室頻拍でありながら，QRS の幅が広く変形して心室頻拍と区別の困難なものがあります．したがって心電図上は QRS の幅の広い頻拍を一括して wide QRS tachycardia（ワイド キューアールエス タヒカルディア）とよぶことがあります．それに対して QRS の幅の正常な頻拍を narrow QRS tachycardia（ナロー キューアールエス タヒカルディア）といいます．

G 心室頻拍 ventricular tachycardia(ベントリキュラー タヒカルディア)とは？

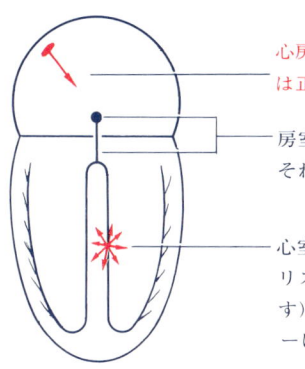

心房は通常洞結節からの刺激によって興奮します（P波は正常のはずです）．

房室伝導は解離した状態になっています（心房と心室がそれぞれ異なったリズムで別個に動いています）．

心室のいずれかより異所性の興奮発生が洞調律より速いリズムでおこり頻脈を呈します（QRS は幅広く変形します）．図 77 で示したように心室内での興奮のリエントリーにより発生するものが多くみられます．

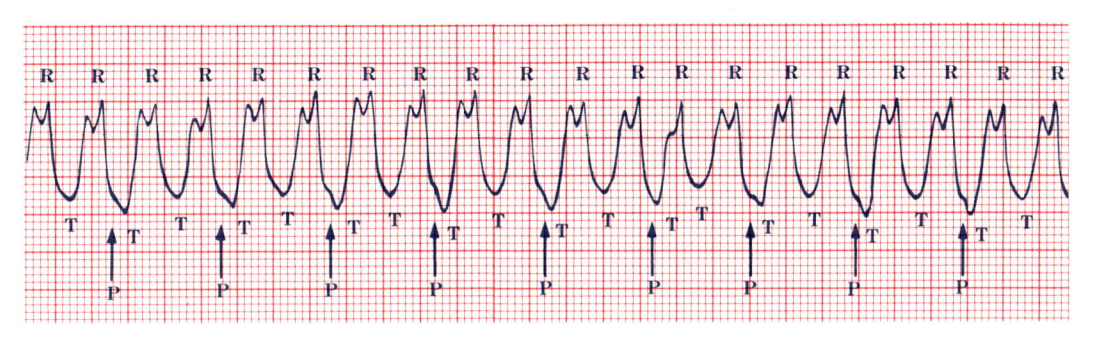

図 99　心室頻拍

変形して幅の広い QRS が 204/ 分の速いリズムで，規則正しく出現しています．P 波は↑印の部分にわずかにその痕跡を認めています．P 波と QRS はそれぞれ独立したペースで出現します．

突然に心室の一部より異所性の興奮が連続して 140〜200/ 分（100〜250/ 分）の頻度で 3 個以上連続して発生するものを心室頻拍といいます（図 99）．30 秒以上持続するものを持続性心室頻拍〔sustained VT（サスティンド ヴイティ）〕（図 100a），3 連続以上で 30 秒未満を非持続性心室頻拍〔non-sustained VT（ノンサスティンド ヴイティ）〕（図 100b）ともいいます．

また QRS の形から単形性〔monomorphic（モノモルフィック）〕と多形性〔polymorphic（ポリモルフィック）〕に分けられます．

多形性心室頻拍の中には，Torsades de Pointes（トルサード ポアンツ）とよばれるものがあり（図 100c），あとで述べる QT 延長症候群に関連して発生し，失神発作や突然死をおこします．

いずれにしても心室頻拍は心室細動に移行する可能性のある危険な不整脈ですが，中には背景の疾患の明らかでない比較的予後のよい特発性心室頻拍もあります．

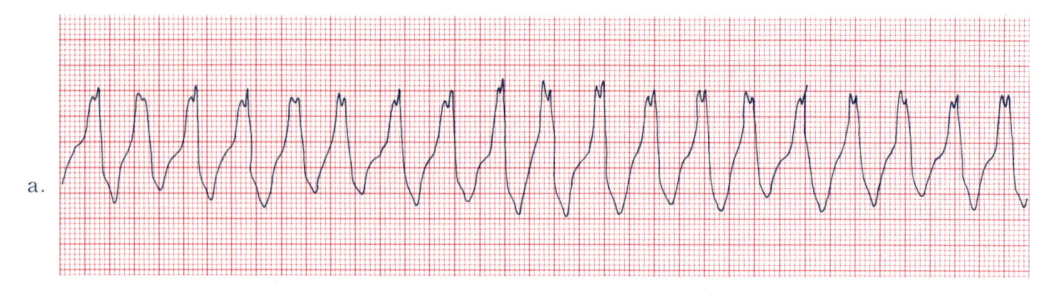

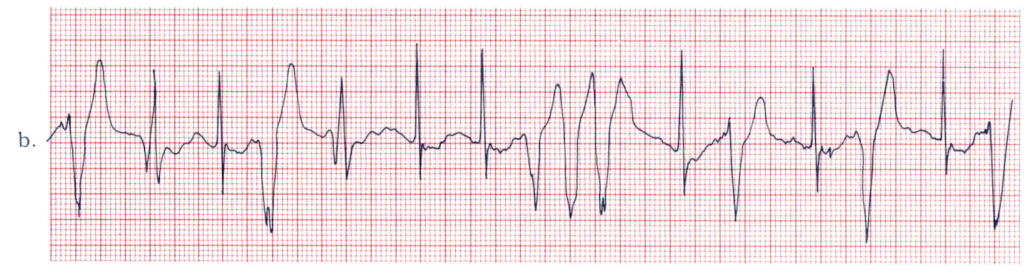

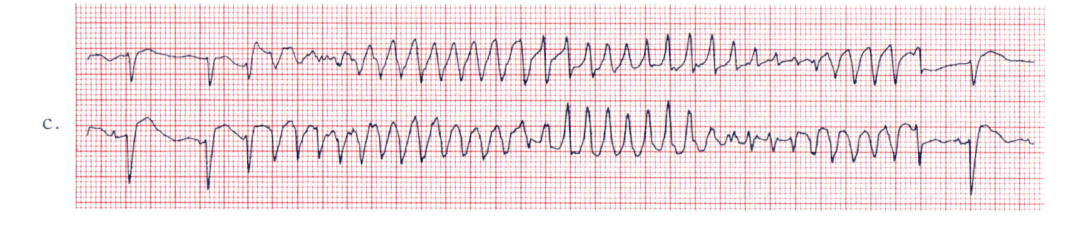

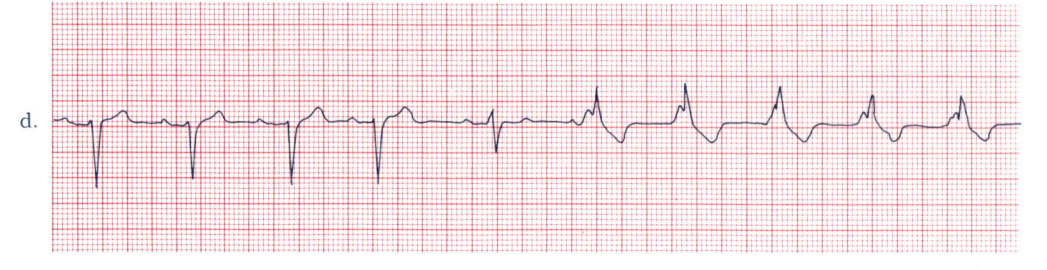

図100 各種の心室頻拍

a. 持続性心室頻拍（30秒以上持続しているもの）
b. 非持続性心室頻拍（3連発以上30秒未満）
c. Torsades de Pointes（トルサード ポアンツ）
　　3心拍目の心室期外収縮が引き金となりTorsades de Pointesをおこしています．QRSは不規則で下向き，上向き，また下向きと方向をかえてうねっています．
d. 頻脈性心室調律（最初の4心拍は洞調律，5心拍目が融合収縮（fusion beat），6〜10心拍が頻脈性心室調律です）

また，心拍数が60〜130/分の頻度で出現する非発作性心室頻拍〔nonparoxysmal ventricular tachycardia（ノンパロキスマル ベントリキュラー タヒカルディア）〕があり，同義語として，頻脈性心室調律〔accelerated idioventricular rhythm（アクセラレイテッド イディオベントリキュラー リズム）〕，俗語として slow VT（スロー ヴィティ）などともよばれています（図100d）．これは自動能亢進によるものが多く，比較的基本調律に近いリズムで出現するので，基本調律（通常は洞調律）と競合するように出没し，両者の移行部にしばしば融合収縮〔fusion beat（フュージョン ビート）〕がみられます．

■ 診 断
① 幅の広い変形したQRSが規則的に1分間に140〜200/分（100〜250/分）の頻度で出現します．
② P波はQRSの出現状態とは無関係に，洞調律のペースで出現していますが，変形したQRSやT波に重なってしまってそれを明確に判別するのが困難なことがあります．この場合に食道誘導をとるとP波が大きく記録され区別がつきます．
③ 同じ形のQRSが連続しているものを単形性（図99），種々の形のQRSが混在しているものを多形性心室頻拍とします．
④ 多形性心室頻拍の中に，QRSの方向が上方に下方にと基線にまつわりつくように出現するものを Torsades de Pointes（トルサード ポアンツ）とよんでいます（図100c）．
⑤ 心拍数60〜130/分の基本調律に近い周期で出現する心室頻拍を頻脈性心室調律〔accelerated idioventricular rhythm（アクセラレイテッド イディオベントリキュラー リズム）〕といいます（図100d）．
⑥ 上室頻拍でありながら，心室内伝導異常を伴うものがあり，これはQRSが幅広く変形しているために心室頻拍とまぎらわしいことがあります．
　　上室性ではP波の数がQRSの数とともに多くなっている点が重要ですが，両者の鑑別が困難なことも多く，どちらか不明のときには，心室頻拍を考えて処置した方が無難です．

■ 原 因：心筋梗塞や心筋症などの心筋疾患，その他各種の器質的心疾患や心不全，ショック，低酸素血症，ジギタリス中毒などでみられます．
催不整脈性右室心筋症〔arrhythmogenic right ventricular cardiomyopathy（アリズモジェニック ライト ベントリキュラー カーディオミオパチー）〕で難治性の心室頻拍が頻発するのが知られています．その他，原因の明らかでない特発性心室頻拍は予後は一般に良好とされています．
　心室頻拍のメカニズムは心室筋の一部に生じるリエントリーが主体で，その他に

自動能亢進や心室の興奮で誘発される撃発活動 {triggared activity（トリガード アクティビティ）} などがありますが詳細は電気生理学の参考書を御覧下さい．

■ 治 療
① 通常はIb群のリドカイン 50～100 mg の静注がまず施行されます．
　次に再発防止として点滴静注（1.5～3 mg/kg/h の速度で）を行います．
　心室頻拍のリドカインによる治療前後の心電図を図 101 に示します．
② 前胸部の強い叩打でとれる場合もあります．
③ 薬物療法としてはIb群の他にIa群（ジソピラマイド，プロカインアミド，など），Ic群（フレカイニド，ピルジカイニドなど），Ⅲ群（アミオダロンなど）が用いられ，特殊な例にⅡ群（β遮断薬）やⅣ群のCa拮抗薬（ベラパミルなど）が用いられます．
④ 特発性心室頻拍にはCa拮抗薬が著効するものがあります．
⑤ 頻脈性心室調律は予後良好で一般に経過観察のみで可です．
⑥ Torsades de Pointes（トルサード ポアンツ）の治療はQT延長症候群の項を参照して下さい．
⑦ 早急に除去を必要とする場合（心不全やショックなどで）には，直流除細動器を用いて電気ショックを行います．
⑧ 難治性のものでは原因となる心筋の一部を手術により切除・凍結，あるいは高周波アブレーションなどにより焼灼してリエントリーの回路を遮断する方法が試みられます．
⑨ 難治性のものでは植込み型除細動器の適応になるものがあります．

■ 予 後：持続性心室頻拍と多形性心室頻拍はきわめて危険で心室細動に移行し突然死をおこすことがあります．特発性と頻脈性心室調律は一般に予後良好です．非持続性心室頻拍は両者の中間で背景の心疾患や心機能にもよります．

■ 注意すべきこと
① 背景の心疾患・心機能・何か薬物を投与されていないか，などを素早く把握する必要があります．
② ジギタリス薬，抗不整脈薬などの薬物で心室頻拍が逆に誘発されることがあります．
③ 電解質異常にも留意を要します．
④ QT延長はないでしょうか．
⑤ 持続性心室頻拍の予知に加算平均心電図法による心室遅延電位の検出が試みられています．

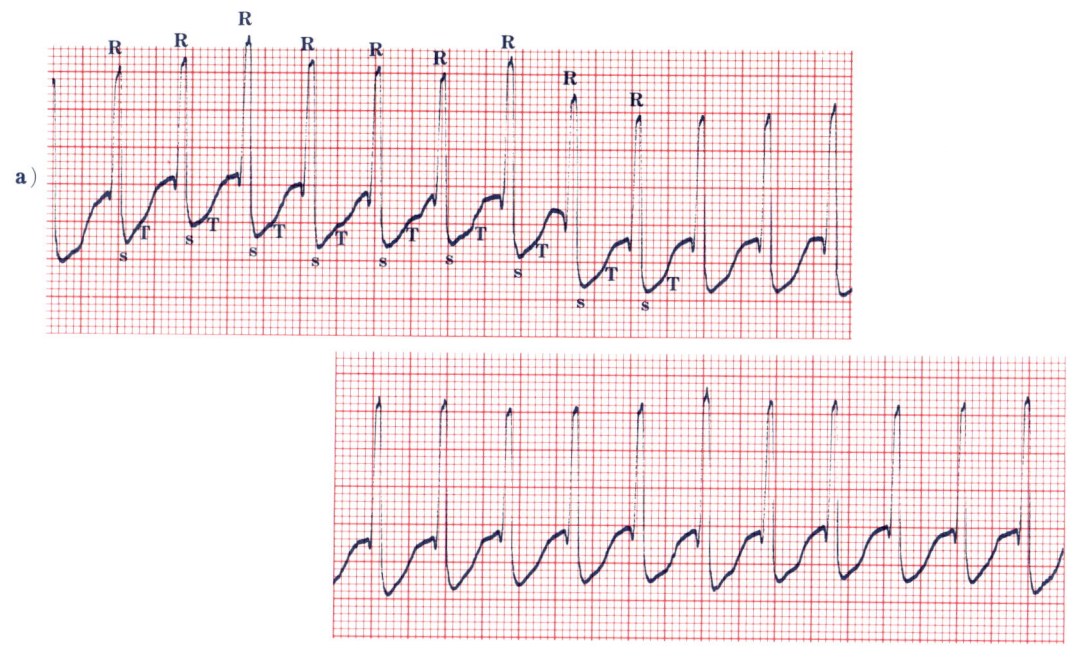

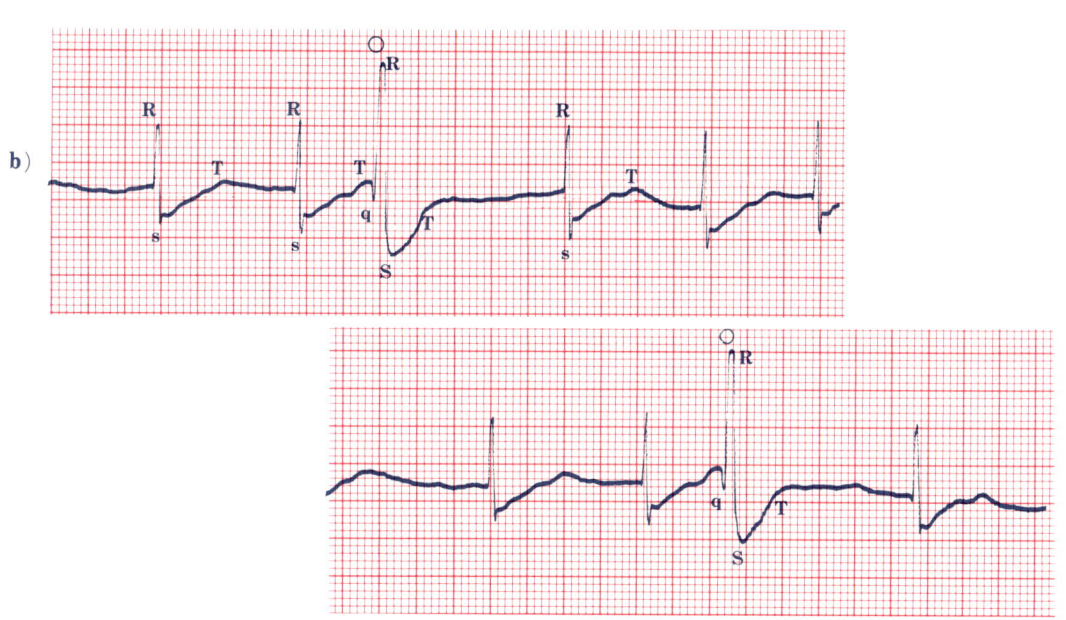

図101 心室頻拍の治療前後(第II誘導)

a)は心室頻拍の発作中の心電図です．

b)はリドカイン40mg静注1分後の心電図で，○印の部位に発作中と同じ形の心室期外収縮を認めますが，他の部分はR-R間隔が全く不整でP波を欠如し，f波の痕跡もみられるので心房細動があるといえます．本患者はもともと心房細動があり，心室頻拍の発作とともに脈泊は頻数で整となったのですが，リドカインの投与によって再びもとにもどっております．

H　Torsades de Pointes（トルサード ポアンツ）とは？

　心室頻拍の項で述べた多形性心室頻拍の一種として図100cのような危険な変形の強い，R-R間隔の短い，QRSの向きが基線の上下へ短い周期で変り，洞調律へ自然にもどることのある重篤な発作を Torsades de Pointes（トルサード ポアンツ）とよんでいます．繰り返し失神発作をおこし，原因として心筋梗塞や心筋疾患などの各種心疾患でみられますが，特に QT 延長症候群 が重要な役割をしめています．また原因不明のものもあります．突然死の原因になります．

■　診　断
① 多形性の変形した QRS が基線のまわりにまつわりつくように形を変えながら連続して出現します．
② QRS と ST-T を区別困難なものもあります．
③ 洞調律の中に比較的短時間で出没するのが典型例です．
④ QT 延長が著明となって発生しやすく，QT 延長が著明な部分では T 波と U 波が融合したような形の波形がみられ，TU 波 あるいは slow wave（スローウェーブ）ともいわれます（QT 延長症候群の項を参照）．
⑤ 先行 R-R の長い部分で発生しやすい傾向がみられます．

■　原　因：　心室内を興奮がうねるように不規則に旋回しています．急性心筋梗塞，心筋炎，心筋症，特発性心室細動，BRUGADA（ブルガダ）症候群，QT 延長症候群，その他で発生します．

■　治　療：　原疾患の治療，QT 延長症候群ではその治療（QT 延長症候群の項，325頁を参照），電気的除細動，植込み式除細動器，抗不整脈薬（QT 延長を助長するものがあります）の選択に注意を要します．

■　予　後：　突然死の原因となります．

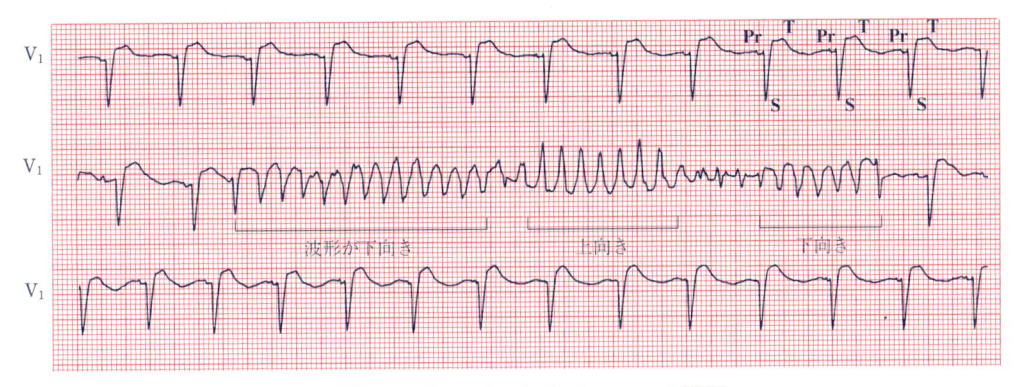

第Ⅱ部　不整脈の心電図判読のトレーニング　149

図102　Torsades de Pointes の心電図

3．異所性刺激（興奮）生成異常の心電図は？

I 心室細動 ventricular fibrillation（ベントリキュラー ファイブリレーション）とは？

心室筋が全くまとまりのない小さな速い興奮をおこして，心臓のポンプとしての機能が失われ，血液の駆出が行われなくなるもので，本不整脈が発生すると10秒間位で意識消失がおこり，20秒位で痙攣発作が出現し，数分で脳に非可逆的な障害が生じます．したがって心室細動は直ちに除細動しなければ死に至ることになります．図103にその心電図と説明図を示します．

心房はしばらくは洞調律で，まとまった収縮をしているかもしれません．

しかし心室は全く正常な興奮伝導が失われ，ただ不規則なまとまりのない興奮波を示すのみで，ポンプとしての役割が失われています．

a)

b)

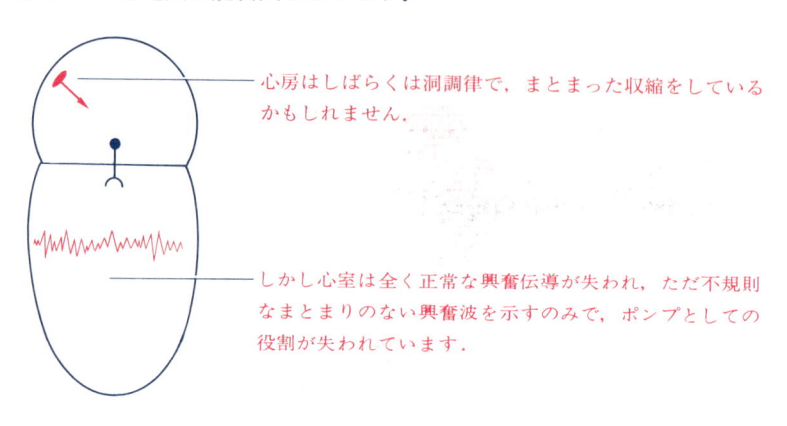

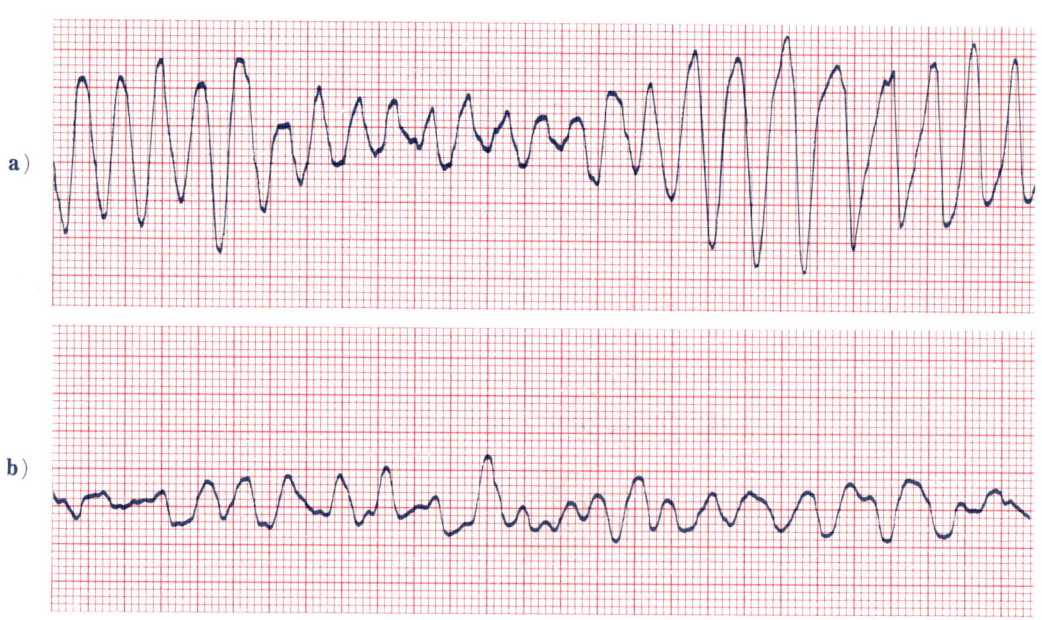

図103 心室粗動と心室細動

大小様々な振動波のみがみられ，P，QRS，T などの区別は全くできません．a)の最初と最後の比較的大きく整った振動を示す部分を心室粗動といい，b)のような振幅が小さい場合を心室細動といいますが，両者をはっきり区別しえない部分もあります．b)のように全体に波形が小さくなってきますと治療に反応しにくくなります．

■ 診 断
① 大小様々な不規則な振動波のみがみられ，P波かQRSかT波の識別はできません．
② 比較的大きな波が続くものを心室粗動ということがありますが，細動との間に明確な区別がありません．細動波にも大小様々の形があり，全体に小さな波形になってしまうと，治療に反応しなくなります．
■ 原 因： 急性心筋梗塞・ショック・低酸素血症・心不全・ジギタリスやキニジン中毒など，および低カリウム・低カルシウム・高カリウム・高カルシウム・アルカローシス・電撃・心室期外収縮のR on T・心室頻拍や完全房室ブロック・各種疾患の末期などが原因となります．
■ 治 療
① 直ちに電気的除細動を試みる必要があります．
② 直流除細動器では200Wsec～400Wsecより試みます．
③ 除細動器がベッドサイドにないときには，まず心臓部の胸壁を叩打してみます．
④ 気道の確保・人工呼吸・心マッサージを並行して行わなければなりません．
⑤ 除細動できた後は再発防止のためにリドカインなどの持続点滴を行います．
⑥ 心室細動の発作を繰り返すような患者には，植込み式除細動器が用いられます．
■ 予 後： 致命的な不整脈です．
■ 注意すべきこと
① 致命的な不整脈なので間髪を入れず治療をしなければなりません．
② 人工呼吸を行い，心臓マッサージを施行しながら電気的除細動を行わなければなりません．
③ 決して心電図のみで判断しないこと．電極がはずれたり，雑音が混入したりして，心電図のモニター上で類似の波形を呈することがありますが，患者さんの状態をみれば，すぐ判断できるはずです．心室細動では心電図の変化とともに患者さんの容態が急変し，ショック状態となり，意識障害が出現します．もちろん脈拍は触れず，血圧も測定不能です．
④ 心電図でモニターしていないときに心室細動が生じると，心室静止（房室ブロックなどによる）との鑑別を要します．そのためには心電図の検査が必要ですが，人工呼吸や心臓マッサージは中断してはいけません．心室静止が確認されれば人工ペースメーカーが必要となります（図104）．

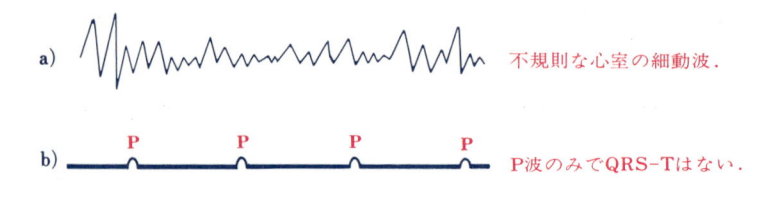

3. 異所性刺激（興奮）生成異常の心電図は？

a) 不規則な心室の細動波．

b) P P P P　P波のみでQRS-Tはない．

c) ──────────── P波もQRS-Tもない．

図104　心室細動（a）と心室静止（b, c）

　a）心室細動で電気的除細動の適応となります．b）は心房のみが興奮し心室は全く興奮していない状態で，c）は心房も心室も全く静止してしまっている状態です．b, c）は人工ペースメーカーの適応になります．

Q 30

1）P波はどれでしょう？
2）QRSとT波はどれでしょうか？
3）R-R間隔はなぜ不規則なのでしょう？
4）基線の細かな振れは何でしょうか？
5）心電図診断は？

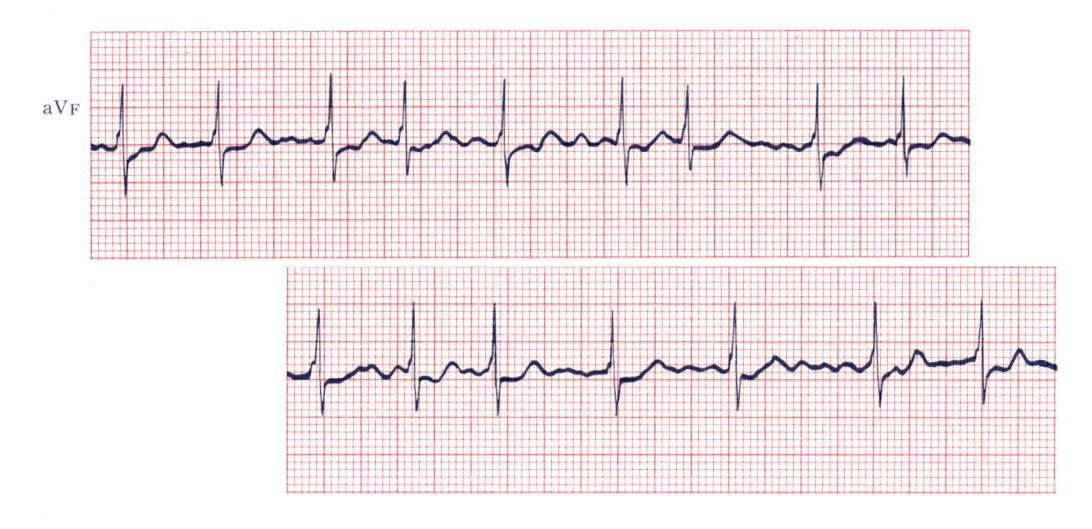

aVF

☞ 図87（130頁）参照．

154 　3．異所性刺激（興奮）生成異常の心電図は？

Q 31

1) 各誘導の QRS，T 波はどれでしょうか？
2) P 波はありますか？
3) 鋸歯状の規則正しい小さな波は何でしょうか？
4) 心電図診断は？

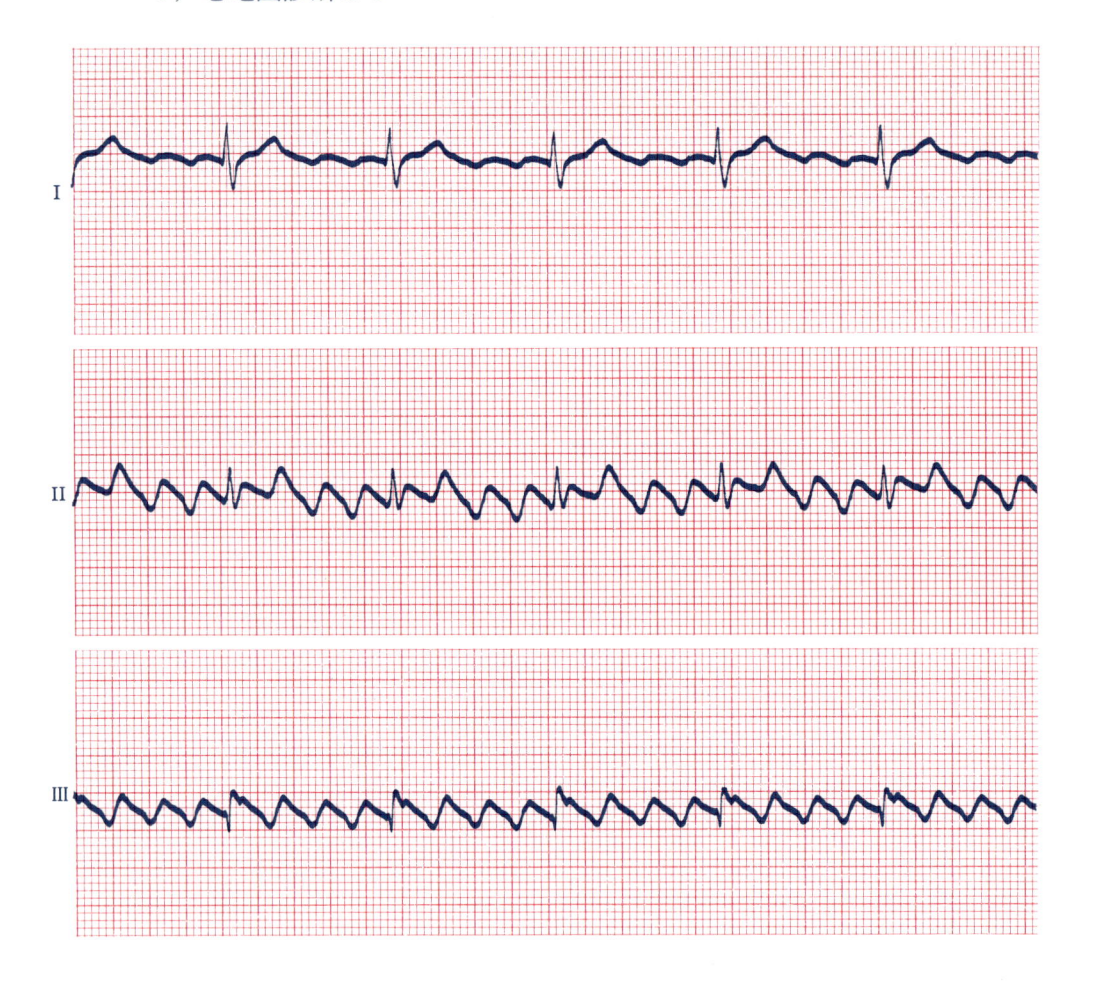

☞　図91（135頁）参照．

Q 32

1）a, b）のそれぞれの心電図の P 波，QRS，T 波を指摘して下さい．

2）a）の心拍数はどのくらいあるでしょうか？

3）a, b）は同じ患者さんの第 II 誘導の心電図です．それぞれの心電図を判読してみて下さい．

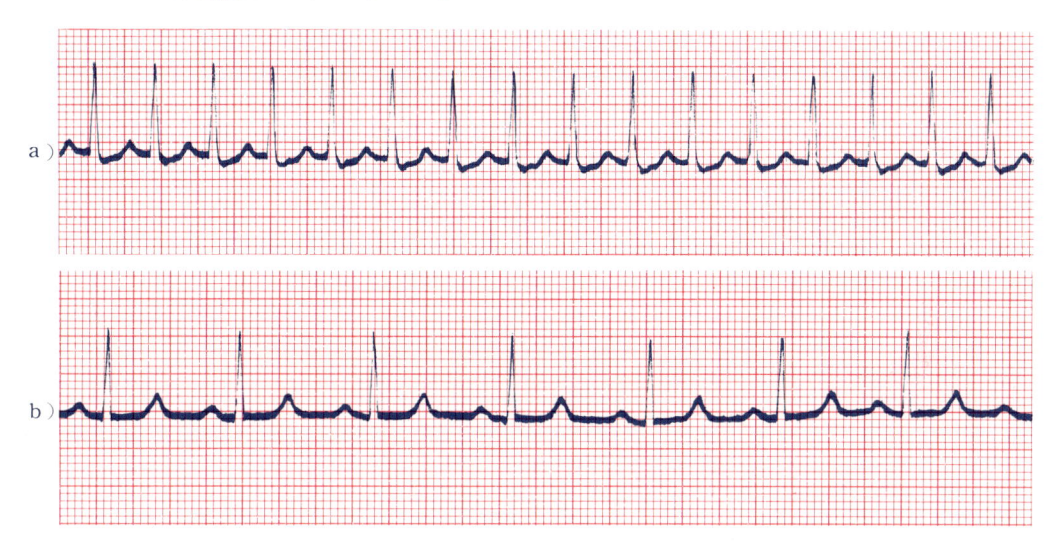

☞ 図 98（142 頁）参照．

Q 33

1）P 波，QRS，T 波はどれでしょうか？

2）心拍数はおよそどのくらいありますか？

3）心電図診断は？

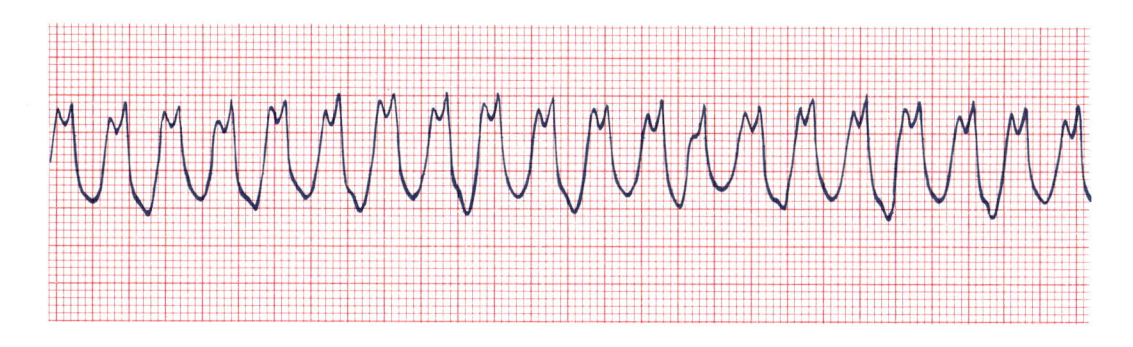

☞ 図 99（143 頁）参照．

156　3．異所性刺激（興奮）生成異常の心電図は？

Q 34

1) この a, b) の心電図は何と診断しますか？

2) a, b) はどう異なるでしょう？

a)

b)

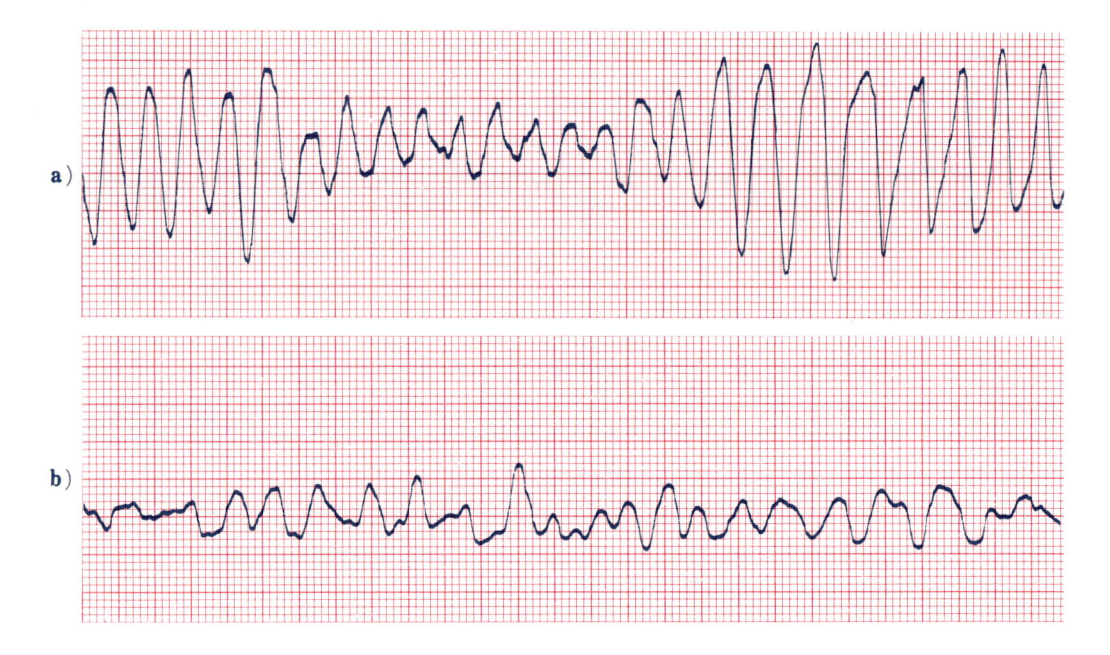

☞ 図 103（150 頁）参照．

3-2 受動的刺激（興奮）生成異常とは？

　心臓には洞結節以外にも自動的に電気的刺激（興奮）を発生する能力のある部分が存在します．たとえば心房・房室接合部から心室筋に至るまでの刺激伝導系で，その上部から興奮の伝導がない場合に受動的に自動能が働いて電気的刺激を発生します．これが受動的刺激（興奮）生成異常で以下に述べる補充収縮（調律）がそれに相当します．発生しうる刺激（興奮）生成頻度は洞結節より下方へ行くほど図105のように減少します．

　　　　　　　　　　　　　洞調律（60〜100/分）

　　　　　　　　　　　　　房室接合部調律
　　　　　　　　　　　　　　（40〜60/分）

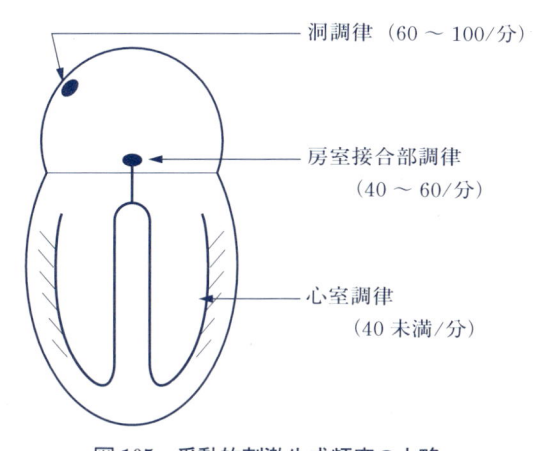

　　　　　　　　　　　　　心室調律
　　　　　　　　　　　　　　（40未満/分）

図105　受動的刺激生成頻度の大略
　（　）内の数値はおおよそのもので，種々の条件により増減します．

A　補充収縮 escape(d) beat（エスケイプ（ド）ビート）・補充調律 escape(d) rhythm（エスケイプ（ド）リズム）とは？

　徐脈性の不整脈が発生しますと，その徐脈を補充するように下位中枢（心房・房室接合部・心室）から刺激発生がおこり，これを**補充収縮 escaped beat**（エスケイプドビート）といいますが，これが**連続する場合を補充調律 escaped rhythm**（エスケイプドリズム）といいます．下位中枢の部位によって**心房・房室接合部・心室**などに分けられます．通常は以下のような不整脈の場合に補充収縮が出現します（例外もあります）．

① **洞除脈・洞静止・洞房ブロック**などでは，一般に**接合部補充収縮**がおこります．
② 房室ブロック（II度・III度）で，心房とヒス束の間のブロックでは接合部補充収縮が，ヒス束以下でのブロックでは**心室補充収縮**がおこります．

　もしも補充収縮がおこらないと，心房静止が続いて ADAMS-STOKES（アダムス-ストークス）発作をおこし，致命的な結果をまねくことになります．

■　診　断
① 期外収縮との鑑別が必要で，**連結期が基本調律（通常洞調律）の R-R 間隔よりも一般に長い**のが期外収縮と異なっています（図78参照）．
② 除脈性の不整脈が原因になっておこります．
③ **補充収縮の QRS の形は，心房および房室接合部性では洞調律のそれと同じであり，心室性では変形しています**（図106, 107, 108）．
④ 心房細動にジギタリス薬を使用し，それが過剰になると房室伝導が抑制されて徐脈となり，補充収縮や補充調律がみられるようになります．この所見はジギタリス中毒の判断にも重要です（図88dを参照して下さい）．

■　原　因：　あくまでも徐脈を補充するような形で発生しますので，徐脈性のあらゆる不整脈が原因となります．

■　治　療：　原因となった徐脈性の不整脈（洞徐脈・洞房ブロック・房室ブロックなど）の治療，たとえばイソプロテレノール・アロテック・アトロピン・人工ペースメーカーなどを用います．

■　予　後：　もとにある心疾患の種類および原因となった不整脈の種類にもよりますが，徐脈性不整脈では補充収縮（調律）発生の難易が予後を決定します．補充収縮の出難いものは要注意です．

■　注意すべきこと
① **期外収縮と間違わないようにしなければなりません**（連結期が長い点に注意）．
② 期外収縮と補充収縮では治療が全く異なります（前者は能動的，後者は受動的）．

第Ⅱ部　不整脈の心電図判読のトレーニング　159

〈洞房ブロックまたは洞静止による補充収縮〉

洞結節の刺激が出ない（洞静止）か，出ても心房に達しない（洞房ブロック）ときには，心房は基本の洞調律より遅れた間隔で，主として房室接合部から発生した刺激により心室とともに興奮します．心房は下方から上方へ興奮が向かうのでⅡ, Ⅲ, aVFでP波は陰性となり，QRSの前，中，後のいずれかに出現しています．

心室の興奮は洞調律のときと同じ順序です．したがってQRSの形は洞調律のときのそれとかわりません．

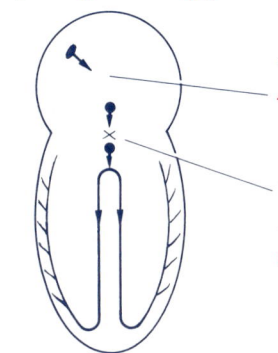

〈ヒス束より上での房室ブロックによる補充収縮〉

心房は洞結節の刺激により興奮し，P波は普通に出現します．

ヒス束より上部の房室伝導路でブロックがおこりますと，房室接合部より刺激がおこり，心室の興奮はそのため洞調律のときと同じ順序で行われるので，QRSの形はかわりません．

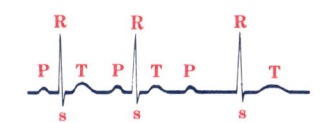

〈ヒス束より下での房室ブロックによる補充収縮〉

心房は洞結節の刺激により興奮し，P波は普通に出現します．

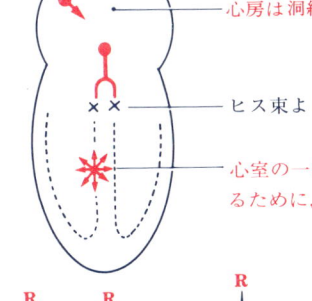

ヒス束より下位（右脚と左脚の両方のブロック）でのブロックでは，
↓
心室の一部より刺激が発生し，心室の興奮の順序が洞調律のときと異なるために，QRS・T波は変形しています．

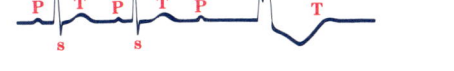

図106　補充収縮の説明図

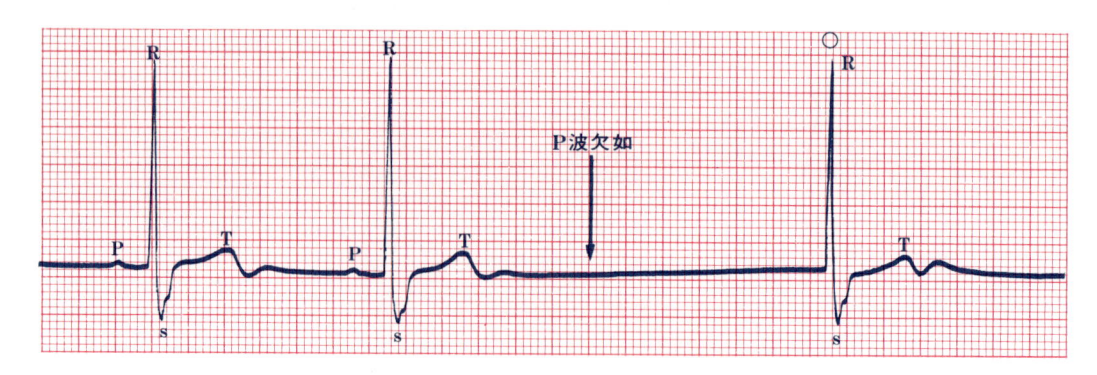

図107 洞房ブロックによる接合部補充収縮

P波が，QRSとともに欠如し，長い間隔のあとにP波が先行していないQRS（洞調律のと同型）が出現しています．すなわち洞房ブロックによる接合部補充収縮です．S波が幅広く結節があるので右脚ブロックの合併も示唆されます（○印が補充収縮で，P波はQRSの中に埋没しています）．

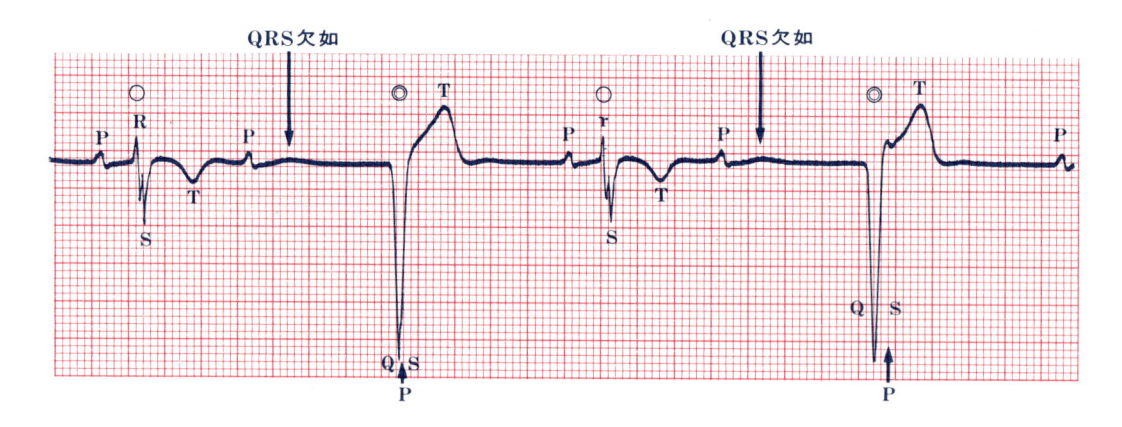

図108 房室ブロックによる心室補充収縮

洞調律のQRS（○印）とは異なった形のQRS（◎印）が房室ブロック（P波のみでQRSがない部分）を引き金にして出現しています．↑印の部分にQRSに重なった洞調律のP波が存在します．

③ 除脈性の不整脈で補充収縮がおこらないと心拍停止による意識消失や痙攣発作〔ADAMS-STOKES（アダムス-ストークス）症候群〕をおこします．軽いときにはめまい感のみをみることもあります．これらの場合には人工ペースメーカーの適応となりますので上記症状の有無に注意しましょう．

Q 35

1) P，R，T の各波形を示して下さい．
2) S 波に異常はないでしょうか？
3) この不整脈の診断は何でしょうか？

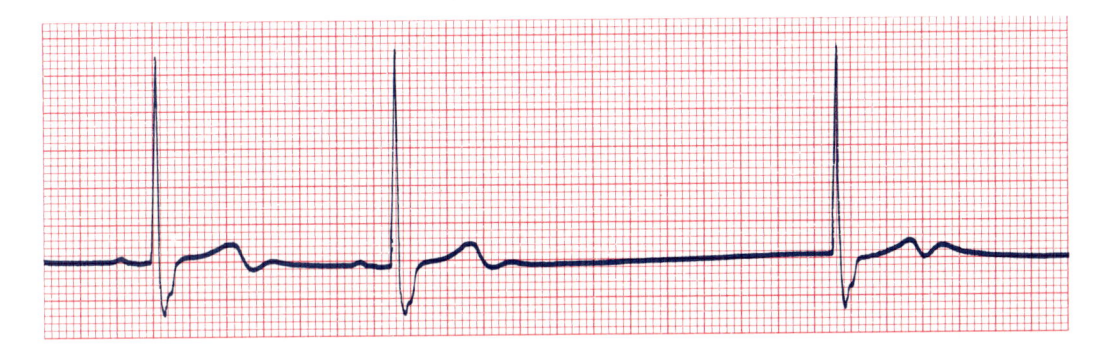

☞ 図107（160頁）参照．

Q 36

1) P 波を全部指摘してみて下さい．
2) QRS の形には何種類ありますか？
3) この不整脈の原因と診断は何でしょうか？

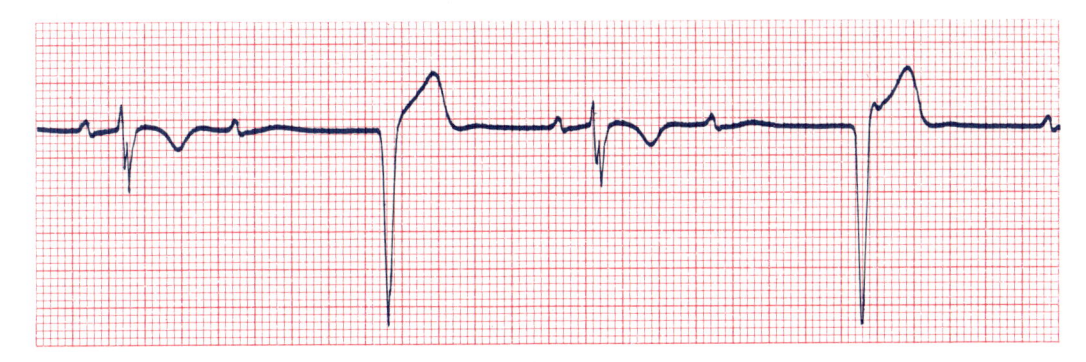

☞ 図108（160頁）参照．

4 興奮伝導異常とは？

　刺激伝導系のどこかの部分で興奮の伝導が障害（遅延または途絶）されるもので，主なものとして，洞房ブロック・房室ブロック・心室内伝導障害（右脚ブロック・左脚ブロック・左脚前枝ブロック・左脚後枝ブロック）などがあります（図109）．
　心室内伝導障害は通常不整脈に分類されませんので，次項で述べます．

洞結節と心房との間の伝導障害（洞房ブロック）
心房と心室の間の伝導障害（房室ブロック）
右脚での伝導障害（右脚ブロック）
左脚での伝導障害（左脚ブロック）
左脚前枝での伝導障害（左脚前枝ブロック）
左脚後枝での伝導障害（左脚後枝ブロック）

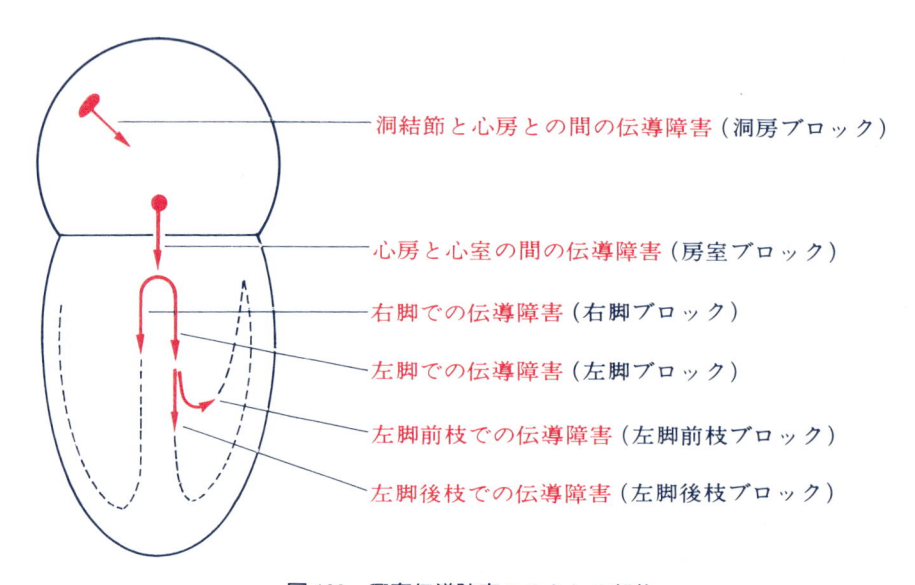

図 109　興奮伝導障害のみられる部位
　興奮伝導障害は，主として図のような場所におこります．このほかにも心房間ブロックや心房内伝導障害・心室内伝導障害などで特殊なものもあります．

A 洞房ブロック sino-atrial block（サイノ-エイトリアル ブロック, S-A ブロック）とは？

洞結節からの興奮発生は正常に行われているのに，それが心房に伝導されるのに時間がかかるか，あるいは途絶されるものを洞房ブロックといい，その程度により以下のように分けられます（図110）.

■ 種類

① **第1度洞房ブロックとは？**：洞結節より発生した電気的刺激が心房に伝達されるのに時間がかかるもので，普通の心電図では洞結節の興奮波が記録できないために判定できません（図110a）.

a) **第1度洞房ブロック**
- 洞結節の興奮（心電図に記録されません）.
- 洞房間の伝導遅延がみられます.
- 心房——心房の興奮はP波を形成します.

b) **第2度第Ⅰ型〔Wenckebach（ベンケバッハ）〕洞房ブロック**
- 洞結節の興奮（心電図に記録されません）.
- 洞房間の伝導遅延が次第に強くなりときどき心房への伝導が途絶します.
- 心房——心房の興奮（P波）はP-P間隔が次第に短く（ときに長く）なってP波が欠落するものがみられます

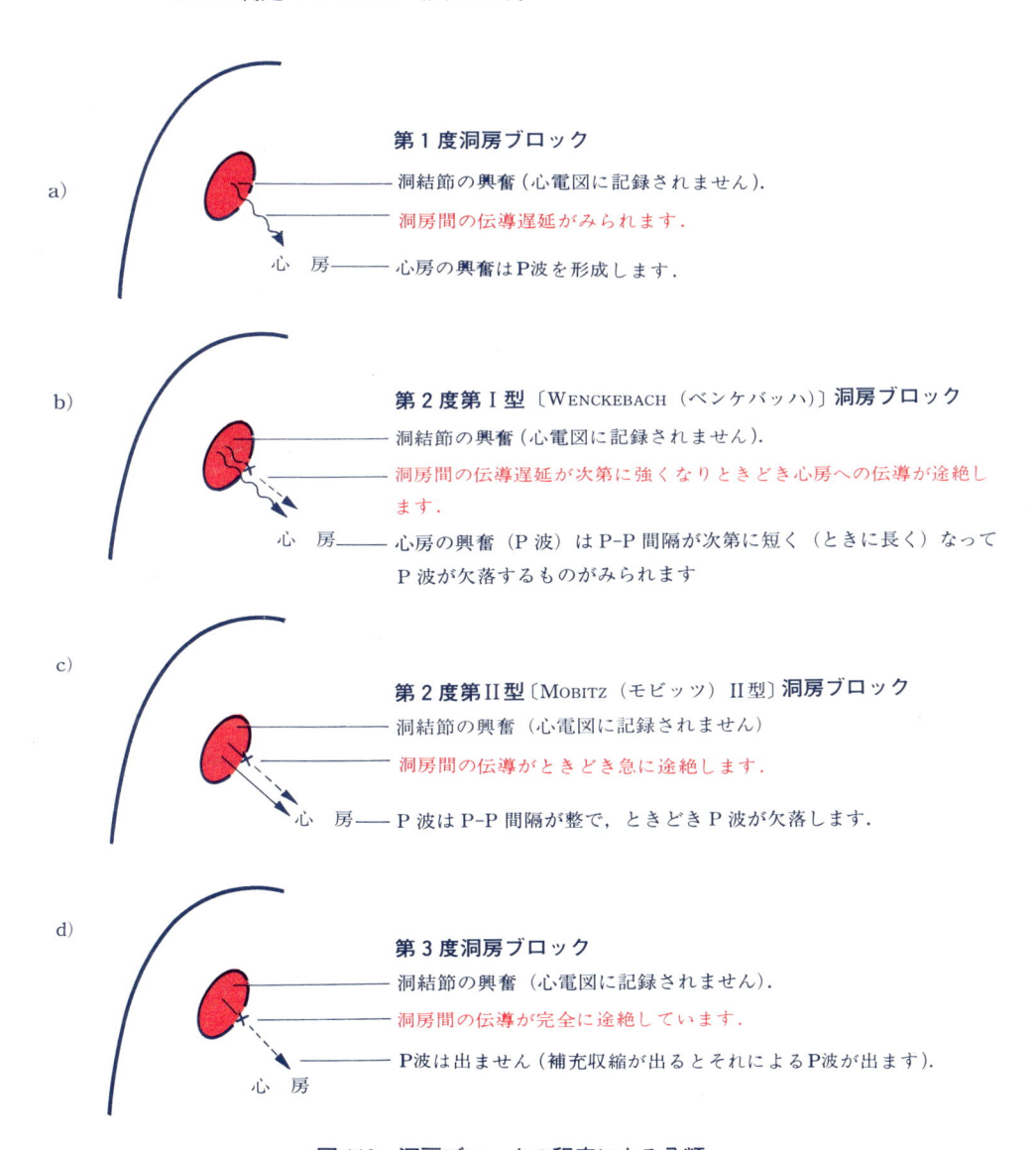

c) **第2度第Ⅱ型〔Mobitz（モビッツ）Ⅱ型〕洞房ブロック**
- 洞結節の興奮（心電図に記録されません）
- 洞房間の伝導がときどき急に途絶します.
- 心房——P波はP-P間隔が整で，ときどきP波が欠落します.

d) **第3度洞房ブロック**
- 洞結節の興奮（心電図に記録されません）.
- 洞房間の伝導が完全に途絶しています.
- P波は出ません（補充収縮が出るとそれによるP波が出ます）.

図110 洞房ブロックの程度による分類

② **第2度洞房ブロックとは？**： 洞結節と心房間の伝導がときどき途絶するもので，2つの型があります．

第Ⅰ型〔WENCKEBACH（ベンケバッハ）型〕： 洞房間の伝導が次第に遅延して，ついには途絶する型を周期的に繰り返すもの（図110b）．

第Ⅱ型： 洞房間の伝導がときどき急に途絶するもの（図110c）．

③ **第3度洞房ブロックとは？**： 洞結節からの興奮発生は行われていますが，それが洞房間で完全に伝導の途絶がおこっているもので，普通の心電図では洞結節の興奮発生が静止している状態（完全洞静止）と鑑別できません（図110d）．

■ **原　因**： sick sinus 症候群（洞不全症候群）・迷走神経緊張亢進状態・ジギタリス剤の過剰投与・カルシウム拮抗薬などに多くみられます．その他，心筋炎・虚血性心疾患（特に下壁心筋梗塞）・キニジン中毒・高カリウム血症などにみられます．

■ **診　断**

① 第1度洞房ブロックは心電図による診断が不可能ですが，臨床的にも問題ありません．

② 第2度洞房ブロック（Ⅰ型）では，P-P 間隔が次第に短縮して，ついには P 波が QRS とともに脱落する型を繰り返すのが普通です．

③ 第2度洞房ブロック（Ⅱ型）では，P-P 間隔は規則的ですが，途中で突然に P 波が QRS とともに脱落し，その部分の P-P 間隔が他の部分の P-P 間隔の整数倍になっています．この型のものが一般的に洞房ブロックと診断されます（図111）．

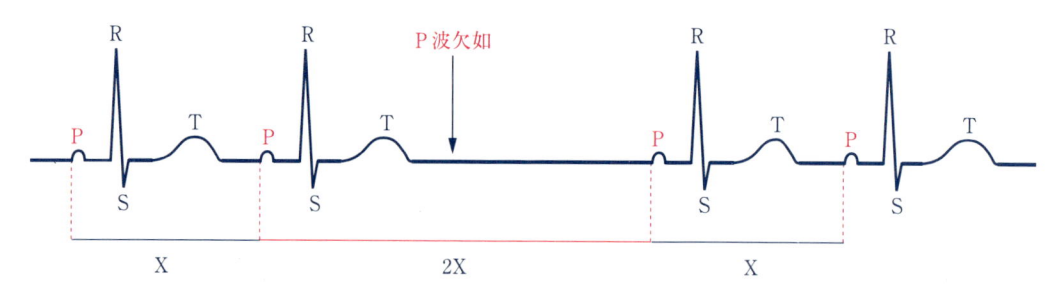

図111　洞房ブロックの心電図

基本的な洞調律の P-P 間隔（X）の途中で突然に P 波が欠落（↓）して，その前後の P-P 間隔が2倍（2 X）になっています．このように2倍，3倍……と整数倍で P 波が欠落すると，第2度洞房ブロックが考えられます．

④ 第3度洞房ブロックでは，補充調律のみがみられ，診断は困難です．
⑤ 洞静止では，第3度洞房ブロックとの判別が困難です．この場合も補充調律がみられます．もし補充調律がおこらなければ，心拍停止のままでADAMS-STOKES（アダムス-ストークス）発作をおこし死亡します．洞静止が一過性の場合は第2度洞房ブロックとの区別が困難ですが，P-P間隔が整数倍とならずに3倍以上の周期で洞調律のP波が欠如していれば，洞静止の可能性が考えられます（図112）．
⑥ 洞静止や洞房ブロックで心房の興奮がおこらないと，一般的に房室接合部性の補充収縮や補充調律が発生します（図113）．

■ 治療： 原疾患にもよりますが，一過性の無症状のものでは一般に治療は不要です．薬剤によっておこったものでは，薬剤投与を中止するだけでよい場合が多く，迷走神経緊張によるものでは，アトロピン・エフェドリンが有効です．その他，アロテック・イソプロテレノールなどが用いられますが，ADAMS-STOKES（アダムス-ストークス）発作をおこすものや，症状があって薬剤が無効なものなどでは，人工ペースメーカーが適応となります．

■ 予後： 一過性のものや無症状のものの予後は一般に良好です．症状のあるもの，ADAMS-STOKES（アダムス-ストークス）発作をおこしやすいものでは，予後が悪くなるので人工ペースメーカーの植込みの適応になります．

■ 注意すべきこと
① 本不整脈がジギタリス薬や抗不整脈薬など，薬物の影響による可能性をチェックして下さい．特にβ遮断薬とCa拮抗薬に留意を要します．
② 既往症として失神やめまい感・胸部圧迫感などの症状はありませんか？（洞不整脈・洞房ブロック・洞静止などで失神発作やめまい感などの症状があるものを洞不全症候群［sick sinus syndrome（シック サイナス シンドローム）］とよびます）．
③ 本不整脈は一過性か，頻発性か，持続性かに注意して下さい．
④ 頻脈がおこって，それが消失した直後に著明な徐脈を呈することがあり，これを徐脈頻脈症候群［bradycardia-tachycardia syndrome（ブラディカルディア タヒカルディア シンドローム）］といいます．ときにADAMS-STOKES（アダムス-ストークス）発作をおこします．これもsick sinus（シック サイナス）症候群の中に含まれます（図114）．
⑤ 洞房ブロックのおこったときに，補充収縮が容易に出現しますか？ 出現しないと心拍停止でADAMS-STOKES（アダムス-ストークス）発作をおこし，致命的な結果を生じることがあります（図115）．

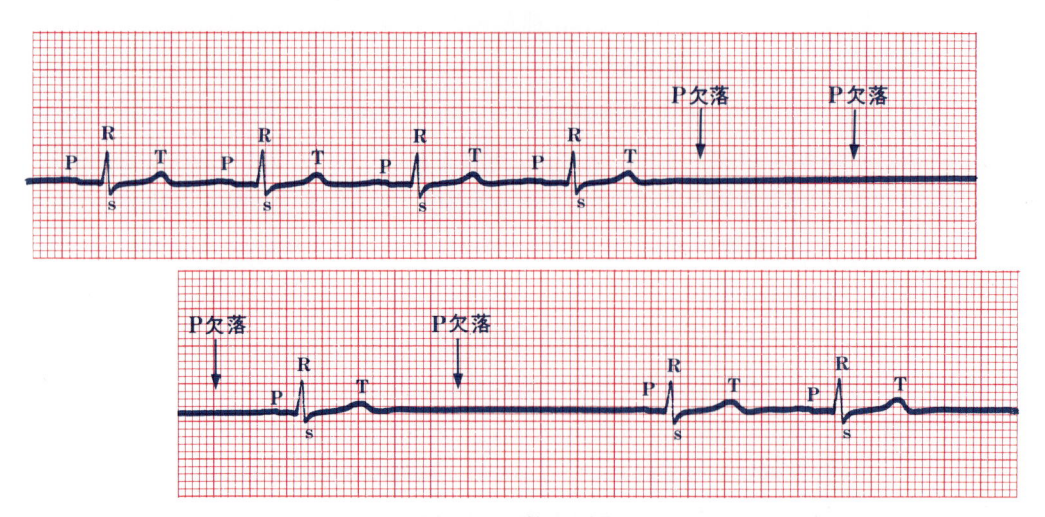

図112 洞静止の疑い

洞調律の P-P 間隔の3倍以上の周期で P 波が出現していません．整数倍になっていないので一過性洞静止が考えられますが洞房ブロックも否定はできません．

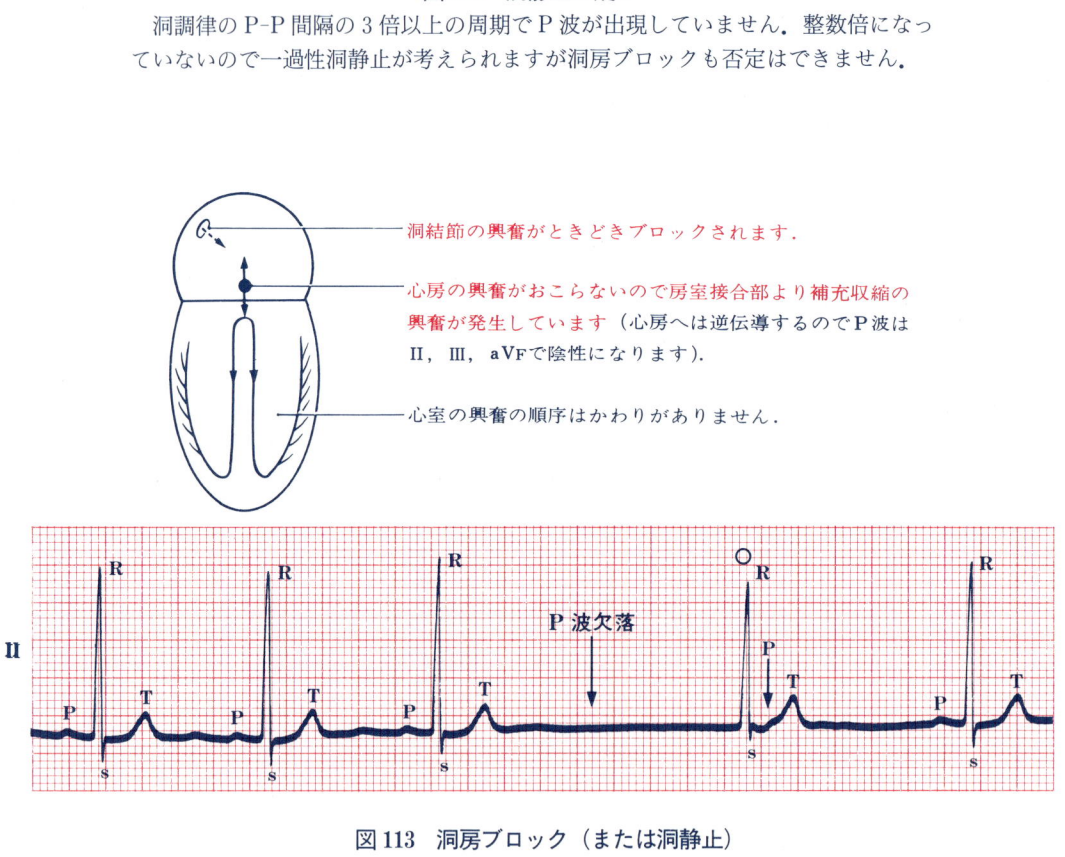

洞結節の興奮がときどきブロックされます．

心房の興奮がおこらないので房室接合部より補充収縮の興奮が発生しています（心房へは逆伝導するので P 波は II, III, aVF で陰性になります）．

心室の興奮の順序はかわりがありません．

図113 洞房ブロック（または洞静止）

P 波が途中で欠落し，長い R-R 間隔で補充収縮（○印）がおこっています．第2度の洞房ブロック（または一過性洞休止）に接合部補充収縮の出現が考えられます．

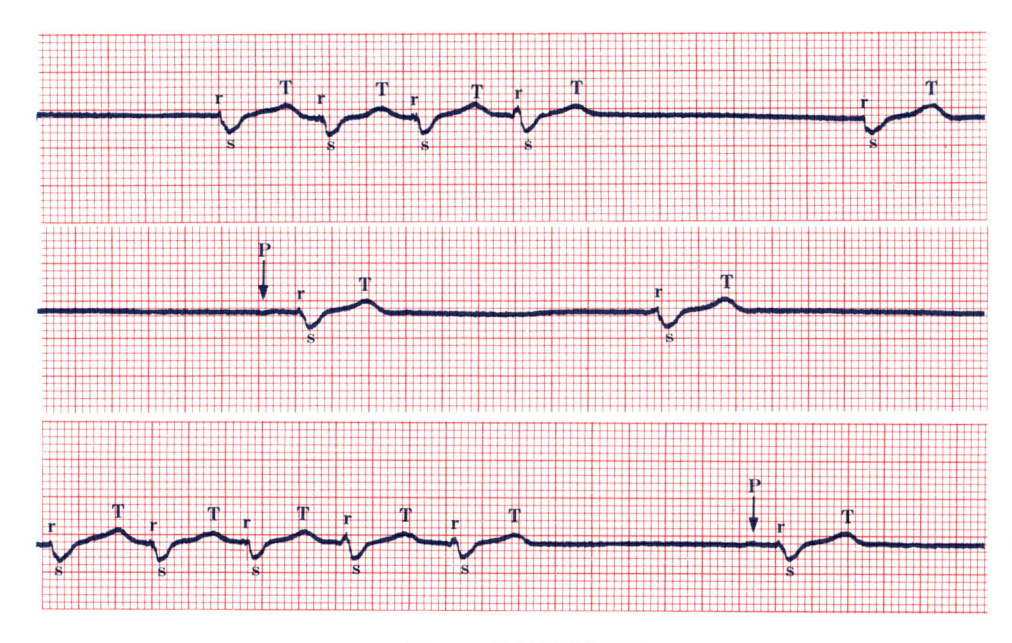

図 114　徐脈頻脈症候群
　頻脈と徐脈が入りまじっています．P 波はなかなか出ません．
頻脈の部分は上室頻拍の short run（ショート ラン）型を呈しています．

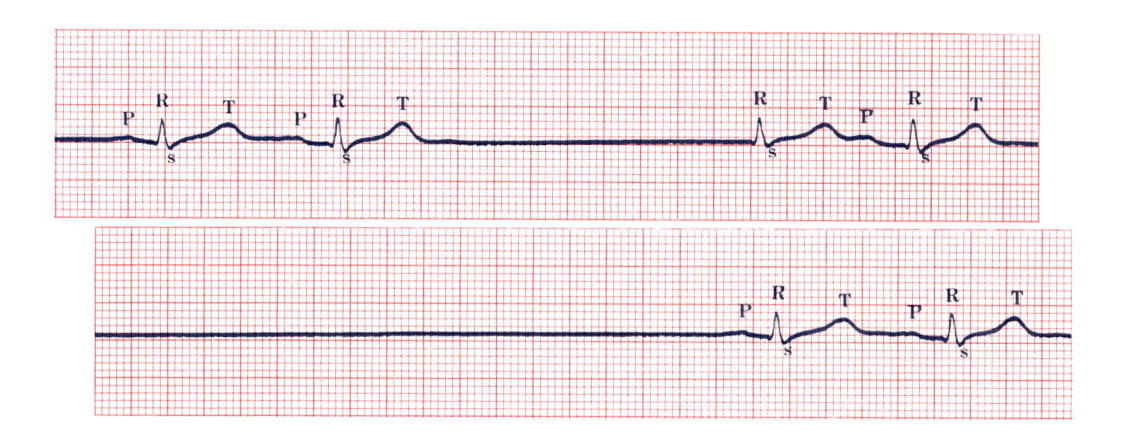

図 115　sick sinus（シック サイナス）症候群で補充収縮が出にくい
　P 波が長い間出現せず，洞休止が疑えますが，補充収縮がなかなか生じないために数秒間にわたって心拍停止がみられます．この患者さんは失神発作が頻回にあり，人工ペースメーカーの植込みの適応があります．

B 洞不全症候群とは？

洞不全症候群は sick sinus syndrome（シック サイナス シンドローム）を略して SSS ともよばれるもので，RUBENSTEIN（ルーベンスタイン）による表4のような分類が一般に用いられています．原則的に薬物などによる2次的な徐脈はこれに含まれません．

表4 洞不全症候群の分類
〔RUBENDSTEIN（ルーベンスタイン）による分類〕

I型：	原因不明の持続性洞性徐脈（50/分以下の心拍数）
II型：	一過性あるいは持続性の洞静止または洞房ブロック
III型：	徐脈頻脈症候群で，上室頻拍，心房細動，心房粗動などの上室性頻脈性不整脈とI型あるいはII型が合併するもの

■ **原因：** 冠動脈硬化・心房アミロイドーシス・心房筋の線維化などがあり，自律神経や内分泌系が関与することもあります．老人に多くみられます．

■ **治療：** 症状の強いものには人工ペースメーカーが適応となり，房室伝導障害のないものでは心房ペーシングが用いられますが，心房筋の電気刺激に対する反応低下や将来房室ブロックが生じたときの対応として，心室ペーシングも可能な DDD型ペースメーカー がよく用いられます．

徐脈頻脈症候群では徐脈に対し人工ペーシング，頻脈に対して Ia，Ic，II，III，IV群の抗不整脈薬が併用されます．

■ **予後：** 比較的良好ですが，失神発作をおこすものや，心房細動を合併して脳梗塞を合併することがあります．

■ **注意すべきこと：** 洞機能測定法の一つに overdrive suppression test（オーバードライブ サプレッション テスト）というものがよく利用されます．これは心房ペーシングを行い，頻回刺激でのペーシングを中断したときに最初の洞調律のP波が出現するまでの時間｛洞結節（機能）回復時間｝が長いときに洞不全ありと判定するものです．この他にもアトロピンに対する反応や電気生理学的検査などいくつかの方法があります．

C 房室ブロック atrio-ventricular block（アトリオ ベントリキュラー ブロック）とは？

心房の興奮が心室へ伝導されるのに正常以上に時間がかかるか，または途中で途絶するものを房室ブロック（A-Vブロックともいいます）といいます．心房の興奮は一般には洞調律で房室ブロックがおこりますが，心房細動や上室性の調律のときにそれがおこることもあります．その障害の程度により以下のように分類されます．

■ 種 類

① **第1度房室ブロックとは？**（図116）： 房室伝導時間の遅延のみがみられるものです．

② **第2度房室ブロックとは？**： 房室伝導がときどき途絶するもので，次の2つの型があります．

第Ⅰ型〔Wenckebach（ベンケバッハ）型〕（図117）： 房室伝導時間が次第に長くなり，ついには途絶するという型のブロックを短時間で繰り返すものをいいます．この型の房室ブロックはヒス束よりも上部でおこるものが多いといわれています．

第Ⅱ型〔Mobitz（モビッツ）Ⅱ型〕（図118）： 房室伝導時間には変化がなく，急に房室伝導が途絶するものをいいます．伝導障害の部位はヒス束より下のことが多いとされています．そのために，Wenckebach（ベンケバッハ）型よりも予後が悪く，Adams-Stokes（アダムス-ストークス）症候群をおこしやすいので，人工ペースメーカーの適応について検討する必要があります．

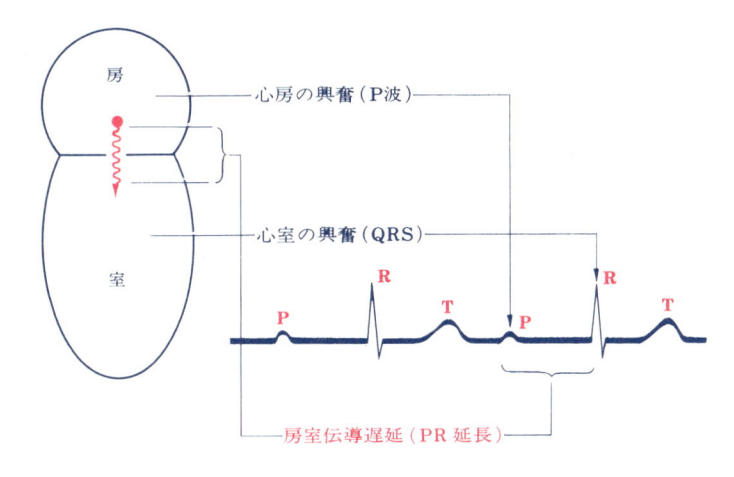

図116　第1度房室ブロックの説明図
心房の興奮の始まり（P波の始まり）から，心室の興奮の始まり（QRSの始まり）までの時間（PR時間）が延長しています．

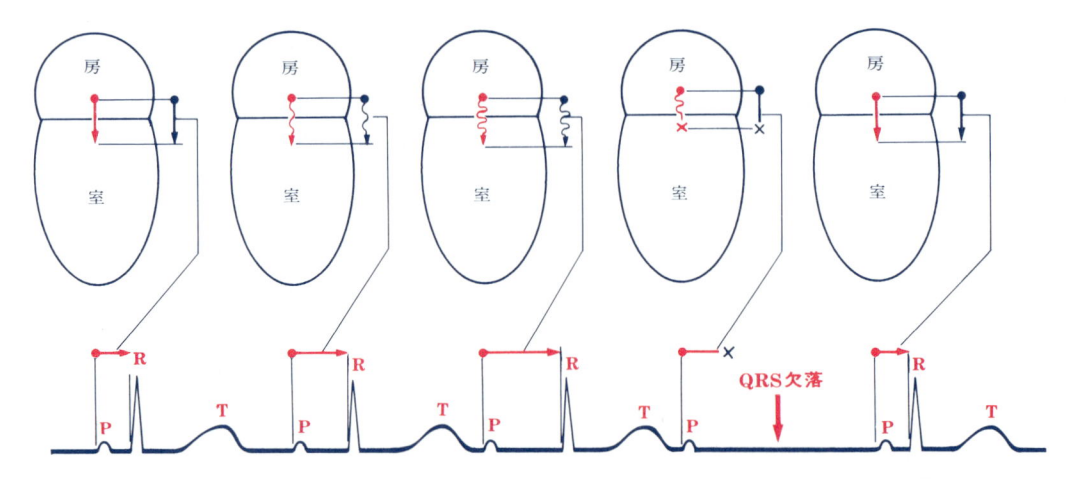

図117 Wenckebach（ベンケバッハ）型房室ブロックの説明図

PR 時間は 1 心拍毎に次第に延長し，ついには房室伝導が途絶しますが，次にはまた伝導が回復するという周期を繰り返します．

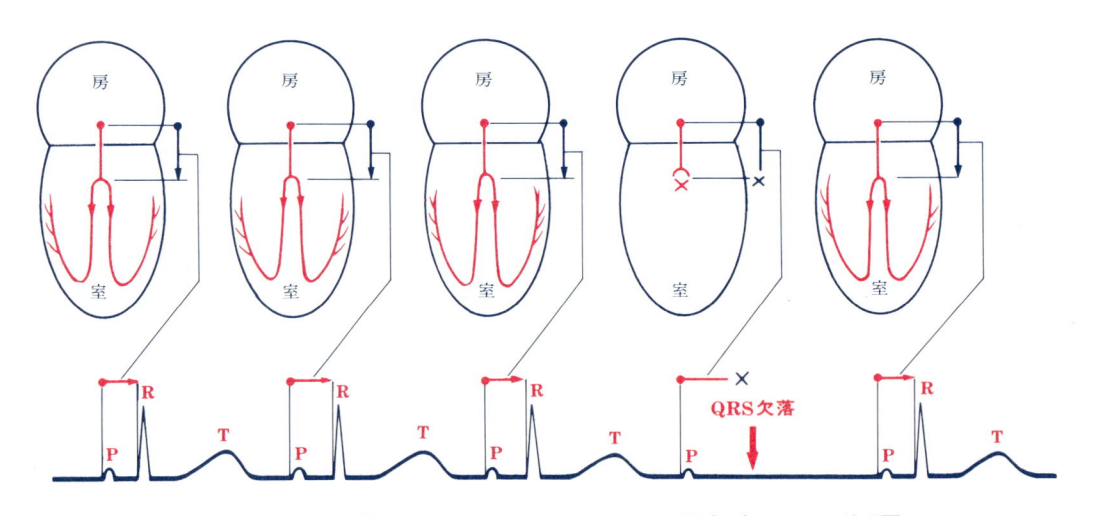

図118 Mobitz（モビッツ）II 型房室ブロックの説明図

PR 時間は一定の時間で房室伝導が行われていますが，全く突然に前ぶれなしに伝導が途絶し，P 波に続くべき QRS が欠落します．これを Mobitz（モビッツ）II 型の第 2 度房室ブロックといいます．

③ **第 3 度房室ブロック（完全房室ブロック）とは？**（図119）： 房室伝導が完全に途絶しているために，心房の興奮は心室に伝わらず，心室はブロックされた部位より下位から発生した刺激により補充調律の状態で収縮しているため，心房と心室がおのおの独立した周期で別々に興奮しています．補充調律が出ないと心拍停止をおこし，Adams-Stokes（アダムス‐ストークス）症候群をおこし，致命的な結果をまねきますので，人工ペースメーカーの適応を考慮する必要があります．

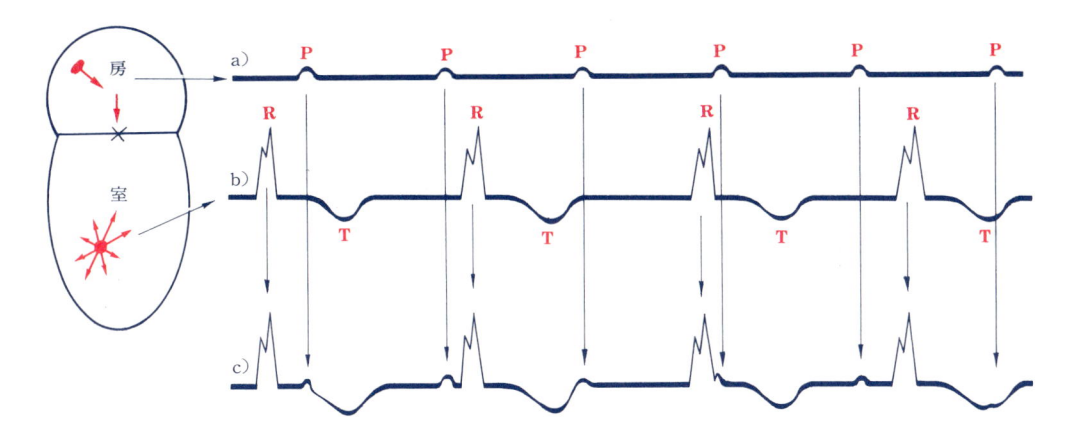

図119 完全房室ブロックの説明図

心房はa)のように洞調律では一定のリズムと正常の頻度で興奮し，P波を形成します．この心房の興奮は完全房室ブロックのために心室へ伝導されないので心室はb)のように異所性の下位中枢によって心房よりも遅いリズムで興奮します（補充調律）．このように心房と心室は全く別個にそれぞれ独立したリズムで興奮収縮していますので，完全房室ブロックの心電図はa)とb)を合成したc)のような波形がみられます．

■ 診　断

① 第1度房室ブロックの心電図診断（図120, 121）
  ⓐ PR時間が0.20秒以上（ミネソタコードでは0.22秒以上）に延長します．
  ⓑ 洞調律のP波には変化ありません．
  ⓒ ときにはP波は前の心拍のT波の付近にあってP-R時間が著明に延長して，2峰性のT波とまぎらわしいものもあります（図121）．

② 第2度第I型［Wenckebach（ベンケバッハ）型］房室ブロックの心電図診断（図122）
  ⓐ PR時間が一心拍毎に次第に延長して，ついにはP波に続くべきQRSが脱落するという周期を繰り返します．
  ⓑ R-R間隔は逆に次第に短縮して，QRSが脱落する現象がみられます．これは奇異に感じますが，PRの延長していく度合いによってR-Rは短縮していくものと延長していくものがあり，一般には前者が多くみられます．
  ⓒ QRSが脱落した後に補充収縮がみられることもありますが，一般には補充収縮が出現しないうちに，次のPRがつながってQRSが出ます．

③ 第2度第II型［Mobitz（モビッツ）II型］房室ブロックの心電図診断（図123）
  ⓐ QRSが全く突然に途中で脱落してP波だけ残っています．
  ⓑ PRがつながっている部分ではPR時間は一定しており，通常正常範囲内で

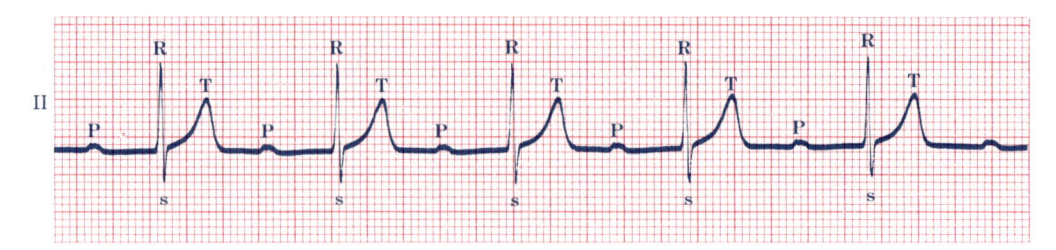

図120 第1度房室ブロック

PRは0.38秒と延長しており，第1度の房室ブロックがみられます．
QRSの幅は0.08秒未満で正常です．

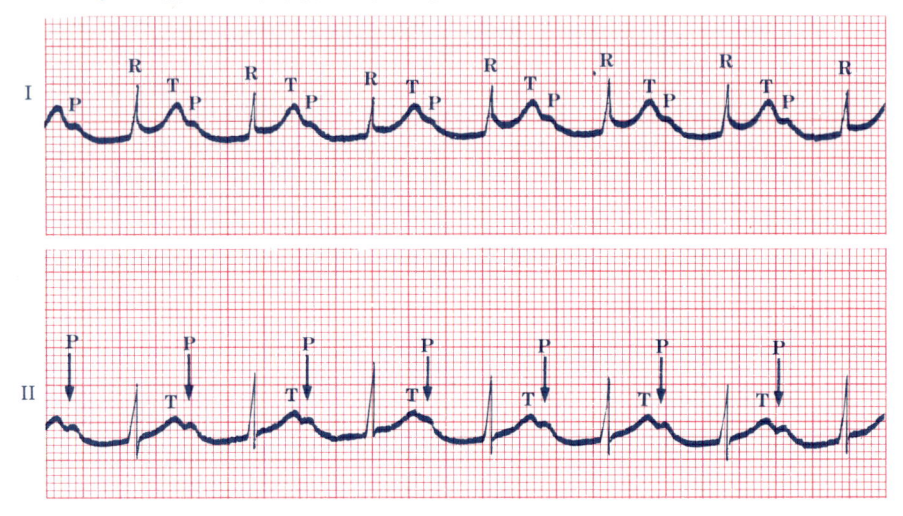

図121 第1度房室ブロック（T波に重なったP波）

P波はT波の後に重なって，T波が分裂しているようにみえます．
PR時間は著明に延長しています．

す．

④ 第3度房室ブロック（完全房室ブロック）の心電図診断（図124）
   ⓐ P-P間隔はQRSの存在とは無関係に一定の時間で出現しています．
   ⓑ R-R間隔はP-P間隔より遅いリズムでQRSはP波とは無関係に出現しています．
   ⓒ P波とQRSは全くつながりがありません．
   ⓓ QRSの幅や形が正常に近いものでは心拍数も一般に正常近く，QRSの幅が広く変形しているものでは心拍数も少なく，ときには著明な徐脈を呈します．

■ 原　因： 心筋炎・心筋梗塞・弁膜症・先天性心疾患・心筋疾患などに併発するものから，房室ブロック以外に何らかの異常もないものや，迷走神経緊張およびジギタリス薬，抗不整脈薬，その他薬剤の影響などでおこることがあります．

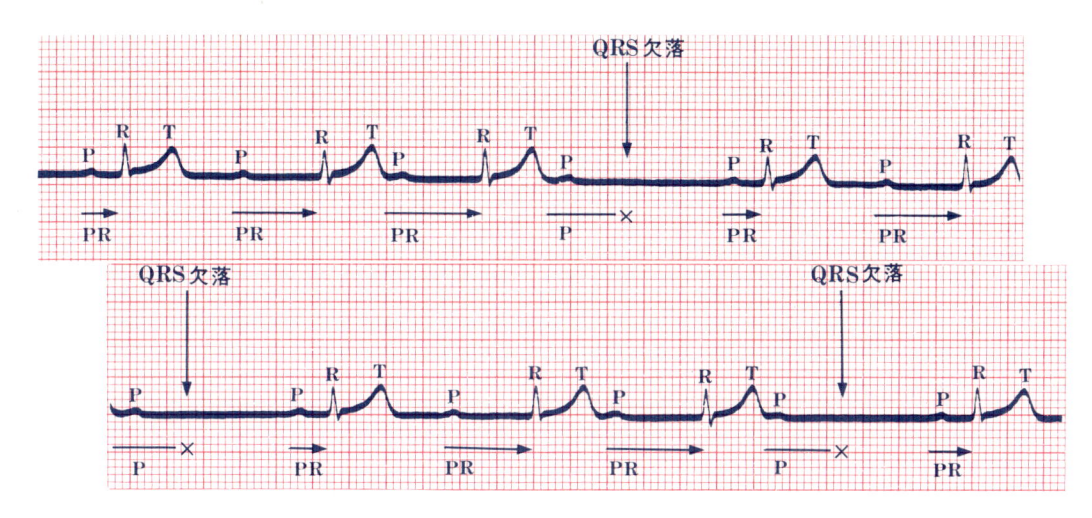

図 122 WENCKEBACH（ベンケバッハ）型房室ブロック

P-P間隔は一定ですが，PR時間は次第に延長して，ついにはP波に続くべきQRSが欠落（↓印の部分）しています．またPR時間の延長とともにR-R間隔は逆に短くなるのがみられます．

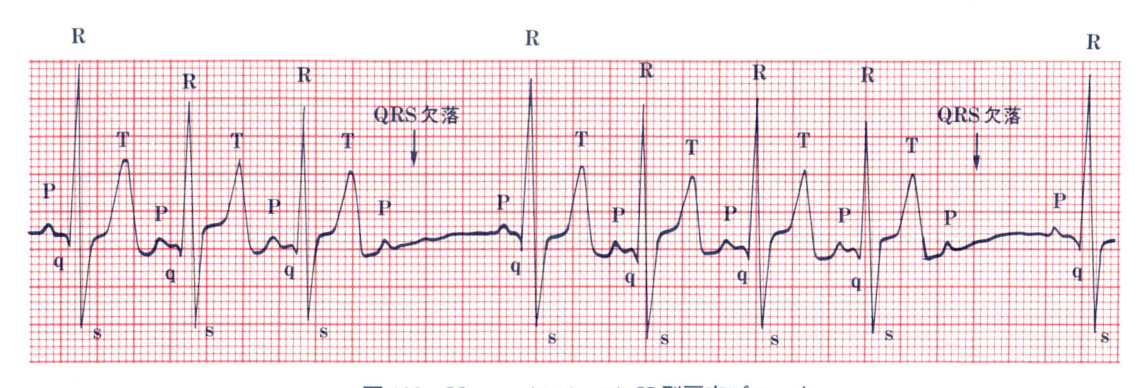

図 123 MOBITZ（モビッツ）II型房室ブロック

PR時間は0.14秒で正常範囲で一定ですが，4心拍目と最後から2心拍目で突然QRSが欠落（↓）してP波だけがみられます．

このような形の房室ブロックをMOBITZ（モビッツ）II型とよんでいます．本例ではQRSの幅も広く（0.14秒），ヒス束より下部での伝導障害が示唆されます．

■ 治　療

① 第1度房室ブロックは，不整脈に対する治療はいりません．

② 第2度のWENCKEBACH（ベンケバッハ）型房室ブロックでも無症状であれば経過観察のみですむことがありますが，徐脈の強いときにはアトロピン，イソプロテレノール，アロテックなどの投与が試みられます．

③ 第2度MOBITZ（モビッツ）II型の房室ブロックはADAMS-STOKES（アダムス-ストークス）症候群をおこしやすいので充分な観察が必要で，もし失神の経

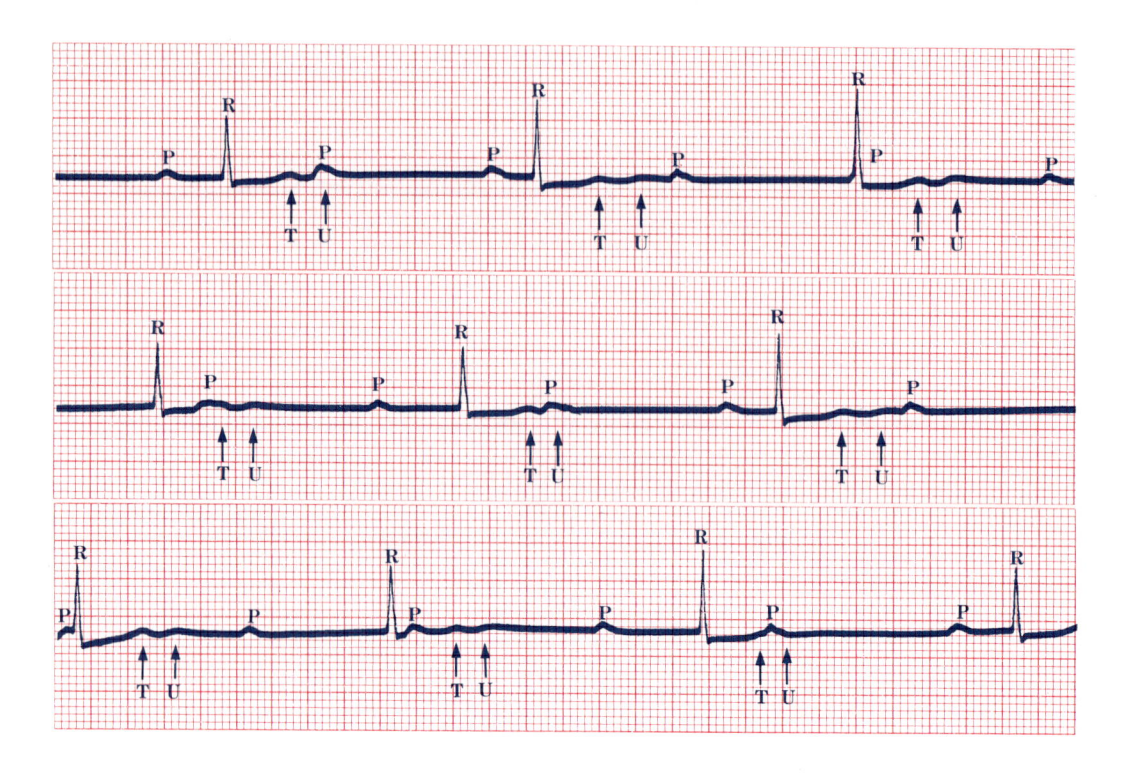

図124 完全房室ブロックの心電図

P-P間隔は約1秒でほぼ一定しており，R-R間隔はそれとは別に約1.7秒でほぼ一定したリズムで出現しています．P波とQRSとは全く無関係にそれぞれ独立した周期での興奮を示し，心房は60/分，心室は35/分の頻度で興奮しています．QRSの幅は正常で変形もみられませんが，STの軽度低下があります．減高したT波の後にU波が存在しています．

験があれば，人工ペースメーカーの適応となります．

④ 完全房室ブロックでは，QRSの幅が正常に近く変形が少なく，心拍数が60/分以上ある慢性の房室ブロックで無症状のものでは人工ペースメーカーが不要なものもありますが，多くの場合は必要です．特に ADAMS-STOKES（アダムス-ストークス）発作の既往のあるもの，あるいはQRSの幅が広く変形が強く心拍数の少ないものでは，人工ペースメーカーの植込みを要します（図125）．薬剤（イソプロテレノール・アトロピン・アロテックなど）は人工ペースメーカー使用までの間は，ほとんどの例で試みられます．

⑤ 薬物によるものでは多くの場合，投与中止のみで回復しますが，中には一時的人工ペースメーカーの使用が必要なこともあります．

■ 予　後：　原疾患の種類や心不全の有無によっても異なります．

不整脈自体の予後は，第1度，第2度 WENCKEBACH（ベンケバッハ）型では通常良好であり，第2度　MOBITZ（モビッツ）II型および第3度で症状のみられるも

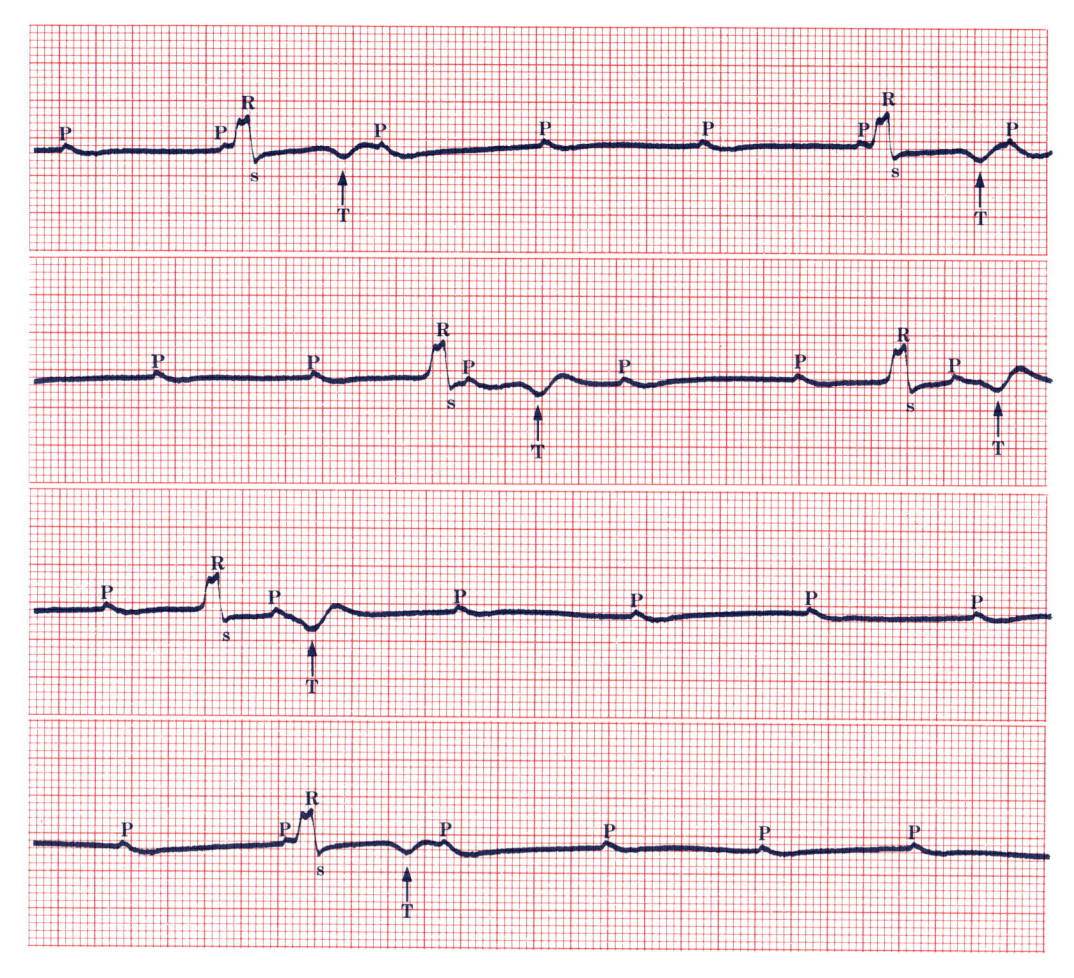

図 125 完全房室ブロック

　P波は正常の頻度でほぼ一定の間隔で出現していますが，QRSは幅広く変形してR-Rは不規則かつ著明な除脈となっています．最も長い部分で約6秒間も心室の興奮がおこっていません．QRSの後には陰性T波がみられます．この患者さんはADAMS-STOKES（アダムス-ストークス）発作の既往歴もあり，非常に危険な状態で，直ちに人工ペースメーカーの適応です．

のは不良で人工ペースメーカーが必要です．
　第3度房室ブロックでも心拍数が正常に近い慢性のものでは数年にわたり無症状のまま持続しているものもあります．
　心筋梗塞では，梗塞部位によっても異なり，下壁梗塞に伴うものは，1度の房室ブロックやWENCKEBACH（ベンケバッハ）型で一過性のものが多く，前壁中隔梗塞でMOBITZ（モビッツ）Ⅱ型や完全房室ブロックをおこしたものはきわめて危険です．しかしいずれにしても2度以上の房室ブロックが心筋梗塞に合併すれば，一時的人工ペースメーカーを使用して経過をみた方がよいでしょう．

■ 注意すべきこと

① 第1度房室ブロックではPR時間の経過に留意して下さい．PRが時間の経過とともに延長してきたり，第2度や第3度房室ブロックへの進展があれば，直ちに何らかの治療が必要となります．

② 第2度房室ブロックではWENCKEBACH（ベンケバッハ）型でも，MOBITZ（モビッツ）II型でもQRS脱落の頻度の増減の観察，および完全房室ブロックへの移行やADSMS-STOKES（アダムス-ストークス）症候群の発現に注意して下さい．

③ 完全房室ブロックがおこったときには，まずプロタノールの点滴静注，一時的人工ペースメーカーの準備が必要です．

④ 完全房室ブロックで，自発心拍がなかなか出なくてADAMS-STOKES（アダムス-ストークス）発作をおこしたときには直ちに人工呼吸と心臓マッサージを続けながらプロタノールの点滴・人工ペースメーカーの使用を開始すべきです．

⑤ 完全房室ブロックに突然心室細動を合併することがあります．そのときは直ちに電気的除細動を試みる必要があります．

⑥ 房室ブロックに共通した注意点を以下に示します．

ⓐ 原因として薬剤中毒は否定できますか？
ⓑ どんな症状がありますか？ その推移はどうでしょうか？
ⓒ 血清電解質（特にカリウム）は？
ⓓ 心不全の徴候はどうでしょうか？（尿量・喘鳴・喀痰・呼吸・静脈怒張・腹部膨満感・浮腫・血圧・四肢冷感・チアノーゼなど）
ⓔ 失神・痙攣発作・めまい感はありませんか？
ⓕ 房室ブロックは慢性？ それとも急性？
ⓖ 房室ブロックの程度とその後の経過は？
ⓗ 他の不整脈（特に心室期外収縮や心室頻拍）を合併しないかどうか？
ⓘ 補充調律の出現状態は？（心拍は多いか少ないか？）
ⓙ 補充調律の出現は規則的でしょうか？ そのQRSの形は1種類か？ それ以上か？
ⓚ 人工ペースメーカーの適応は？

Q 37

1) P 波を全部指摘して下さい．
2) P 波の出現は正常でしょうか？
3) 4 拍目の心拍は何でしょうか？
4) この不整脈の診断は？

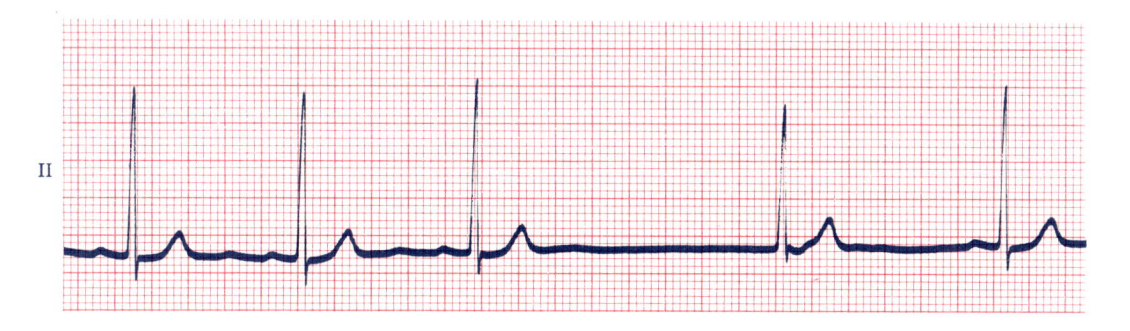

☞ 図 113（166 頁）参照．

Q 38

1) P，QRS，T の各波形を指摘しましょう．
2) PR 時間はおよそ何秒くらいあるのでしょうか？
3) QRS の幅はどうでしょうか？
4) 心電図診断は？

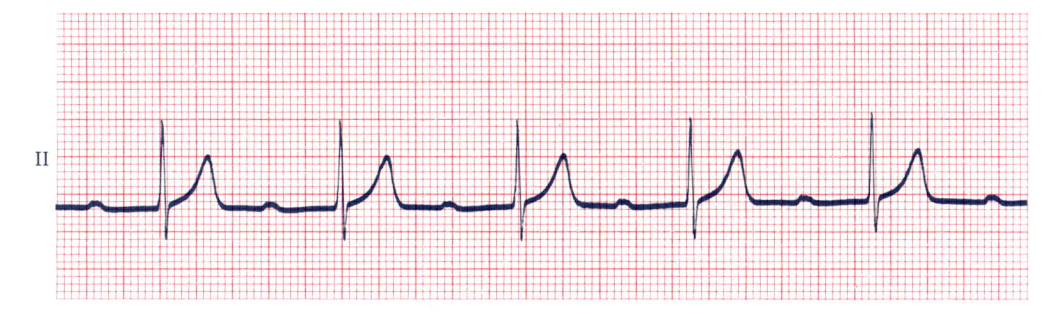

☞ 図 120（172 頁）参照．

178　4．興奮伝導異常とは？

Q 39

1）P 波をすべて指摘してみて下さい．
2）P 波と QRS の関係はどうでしょうか．
3）P-P 間隔は？
4）R-R 間隔は？
5）この不整脈の診断は？

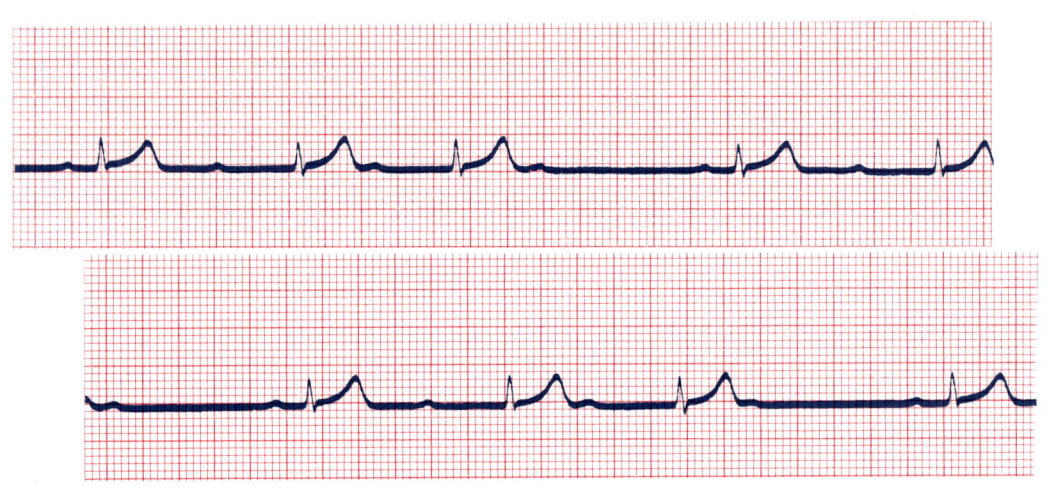

☞　図 122（173 頁）参照．

Q 40

1）P 波と QRS と T 波を指摘しましょう．
2）PR 時間は正常でしょうか？
3）R-R 間隔が延長しているところはどのような状態になっているのでしょうか？
4）心電図診断は？

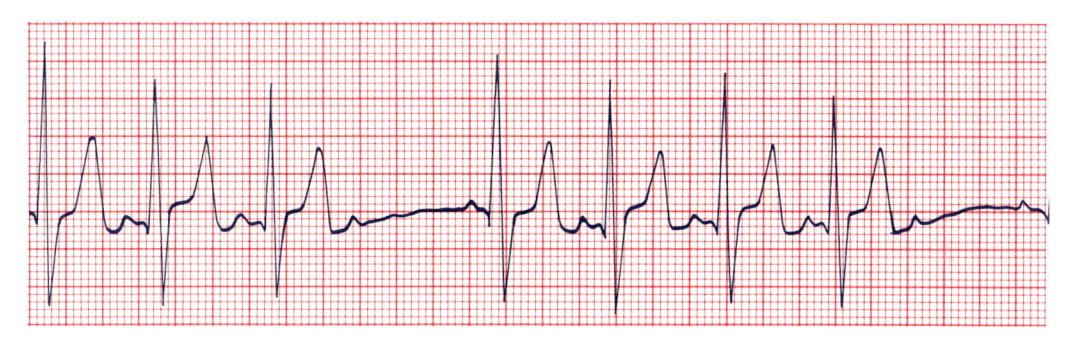

☞ 図 123（173 頁）参照．

180　4．興奮伝導異常とは？

Q 41

1）P波を全部指摘してみましょう．
2）P波とQRSの間の関係はどうなっていますか？
3）QRSの幅や形，心拍数はおよそどのくらいでしょうか？
4）T波とU波はどうでしょうか？
5）この不整脈の診断は？

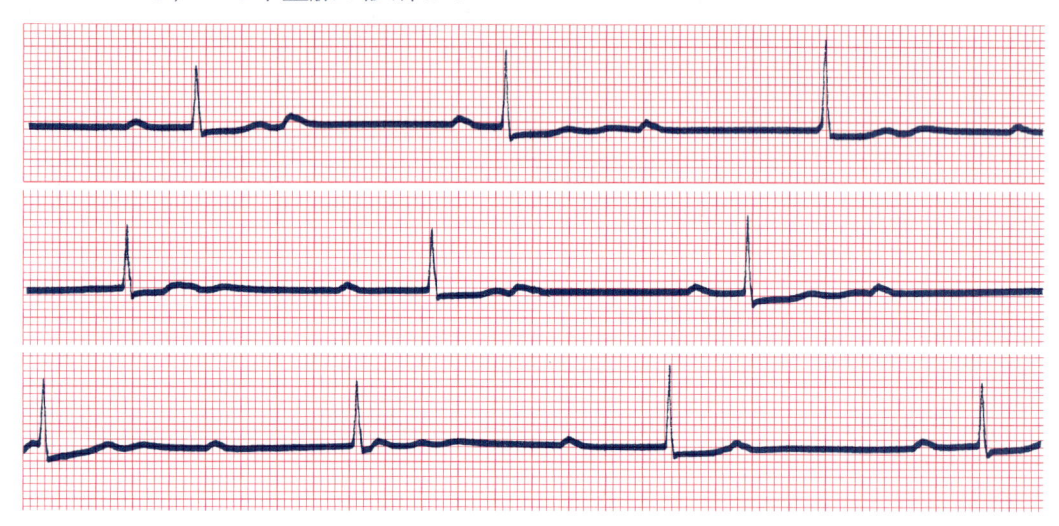

☞　図124（174頁）参照．

Q 42

1) P波とQRSをすべて指摘してみましょう．
2) QRSの幅や形はどうでしょうか？
3) この不整脈の診断は？
4) 治療はどうしたらよいでしょうか？

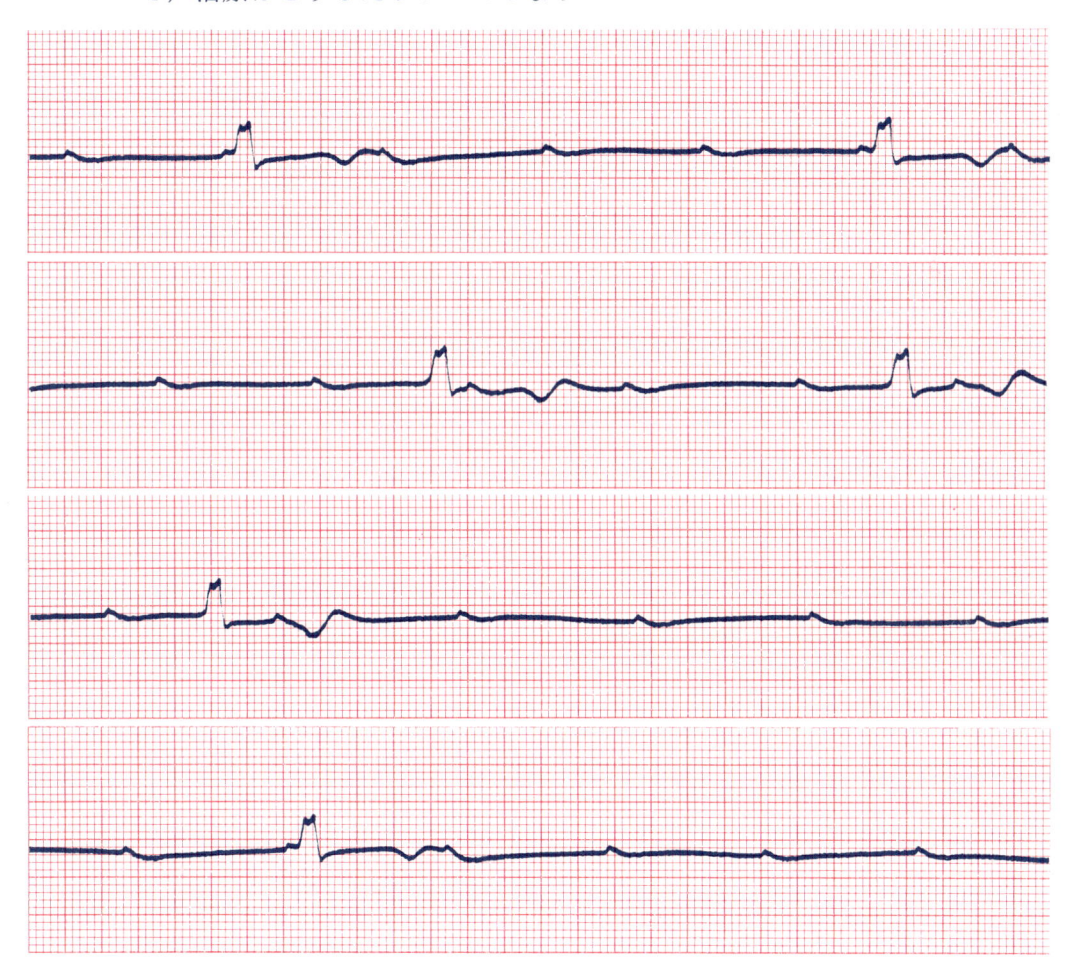

☞ 図125（175頁）参照．

5 人工ペースメーカーの心電図とは？

　房室ブロックや洞不全症候群を中心とする徐脈性の不整脈の治療に，人工ペースメーカーが使われるようになり，機種は増加し，機能も改善を重ね，安全性も向上していますが，一方において，ペースメーカーのトラブルにも複雑なものがみられるようになり，その心電図所見も，専門医でもかなり解析に苦労する場合があります．そのような困難な例は別として，最近では人工ペースメーカーを使用中の患者さんを取り扱う機会も多いので，本項では人工ペースメーカーの心電図の基本的なことについて述べましょう（人工ペースメーカーの種類や適応は巻末の表15，表16を参照して下さい）．

A 人工ペースメーカーの心電図所見は？

　人工ペースメーカー使用中の患者さんの心電図の特徴は，まず電気刺激による鋭いスパイク波に伴ってP波（心房ペーシングの場合）または幅の広い変形したQRS（心室ペーシングの場合）が出現することです．

a）心房ペーシングの心電図

　電極が心房内にあって心房壁を刺激するときの心電図は，図126のように鋭いスパイクがみられ，それに引き続いてP波が発生します．P波の形やPR時間は心房内の電極の位置によって異なります．房室ブロックのない例ではこのP波に続いてQRSやT波がみられます．心房ペーシングは房室伝導が正常な洞不全症候群に用いられます．

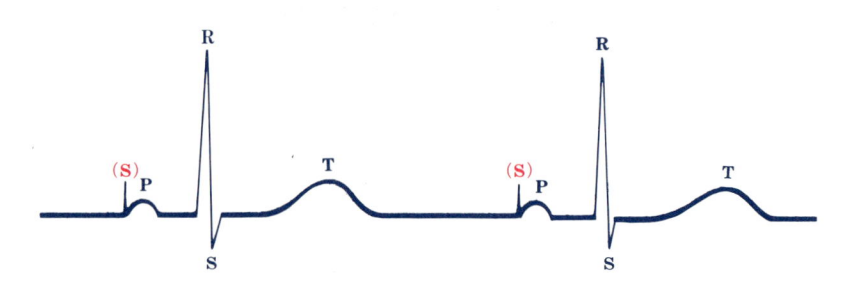

図126　心房ペーシング

スパイク（S）に続いてP波が出現しています．房室ブロックがない限り，図のように（S）→P波→QRS波→T波と続きます．

b) **心室ペーシング**の心電図

　心室内のどこに電極をおいても，一般にはP波と無関係に刺激パルスに引き続いて図127のように幅の広い変形したQRSが出現します．QRSの形はカテーテル電極の先端が心室のどこにあるかによって異なります．主に房室ブロックに用いますが，心房の興奮（P波）とは無関係に心室ペーシングのQRSが出現します．

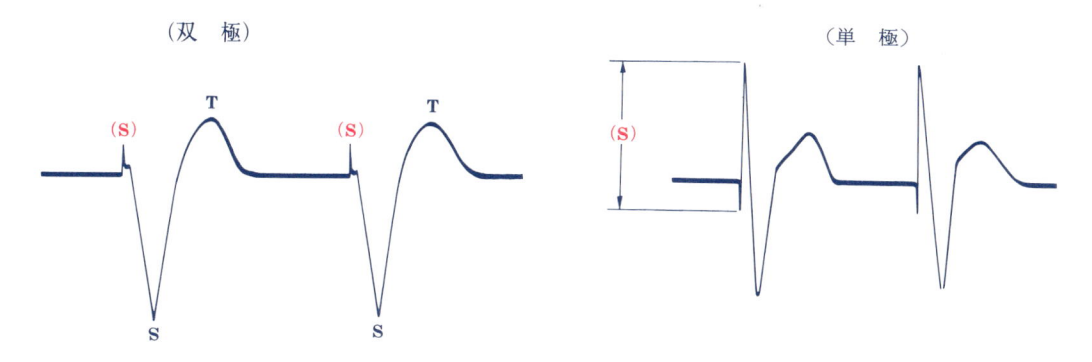

図127　心室ペーシング

　スパイク（S）に引き続いて直ちにQRS波が形成されます．P波はスパイクやQRS，T波とは全く無関係に出現します．（S）→QRS→T波と続きます．ペーシング電極が双極ではスパイク（S）は小さく，単極では大きな振幅のスパイクがみられます．

c) **心房心室順次ペーシング**の心電図

　心房と心室の両方にカテーテル電極を留置して，一定の間隔で心房→心室を順次ペーシングするもので，生理的に自然な状態のペーシングです．心房ペーシングによるスパイクの直後に変形したP波が出現し，一定の短い間隔（正常PR時間に近い）で出された心室ペーシングのスパイクの直後に変形した幅の広いQRSが出現します（図128）．

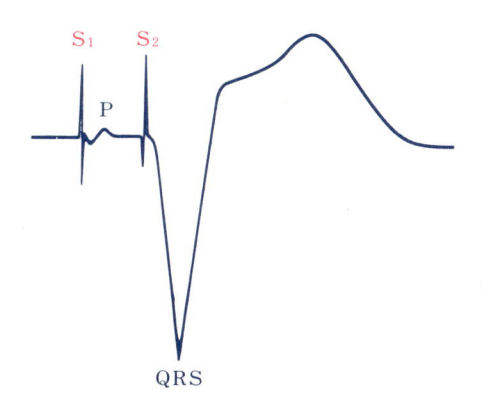

図128　心房心室順次ペーシング

　スパイクS_1に続いて直ちにP波がみられ，一定の間隔でS_2が出てそれに続いて幅の広い変形したQRSが出現します．

184　5．人工ペースメーカーの心電図とは？

　　　図 129，130，131 に心房ペーシング，心房心室順次ペーシング，心室ペーシングの実例を示します．

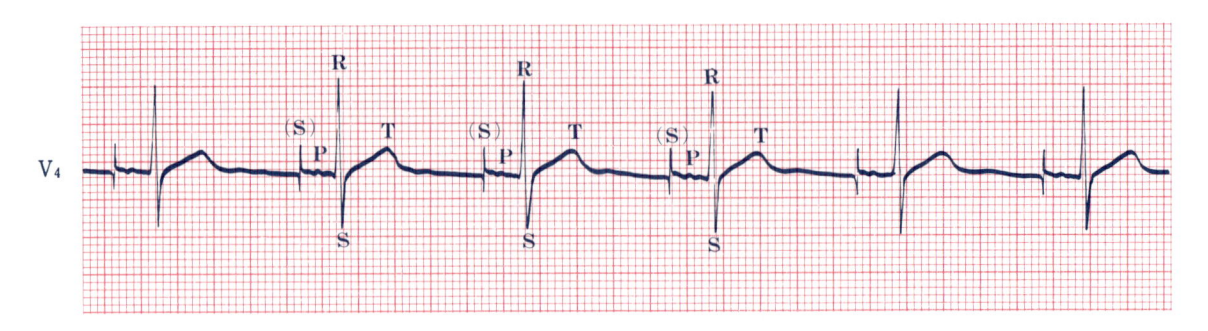

図 129　心房ペーシング

スパイク（S）に続いて小さな振れの P 波がみられ，P 波に続いて正常の QRS が認められます．すなわち心房のみを人工ペーシングし，心房の興奮は正常に心室へ伝導されています．

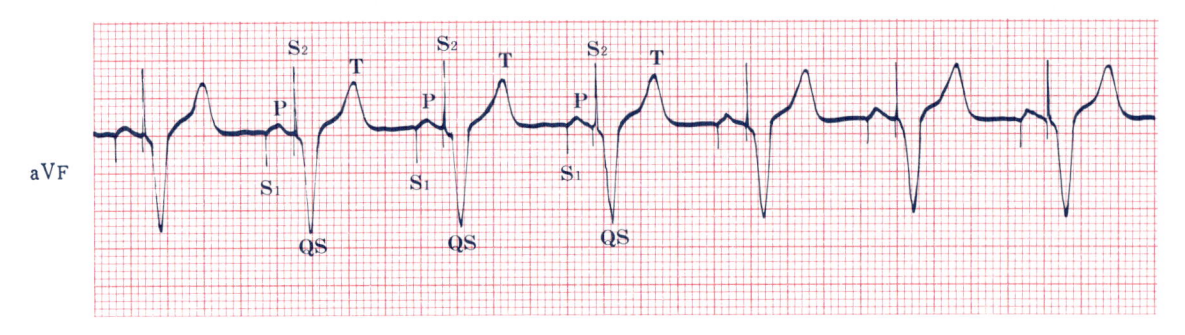

図 130　心房心室順次ペーシング

スパイク S_1 に続いて心房の興奮がおこり P 波を形成しますが，心室の興奮は S_1 より一定の間隔で出されたスパイク S_2 により行われ，QRS の幅は広く変形して出現しています．

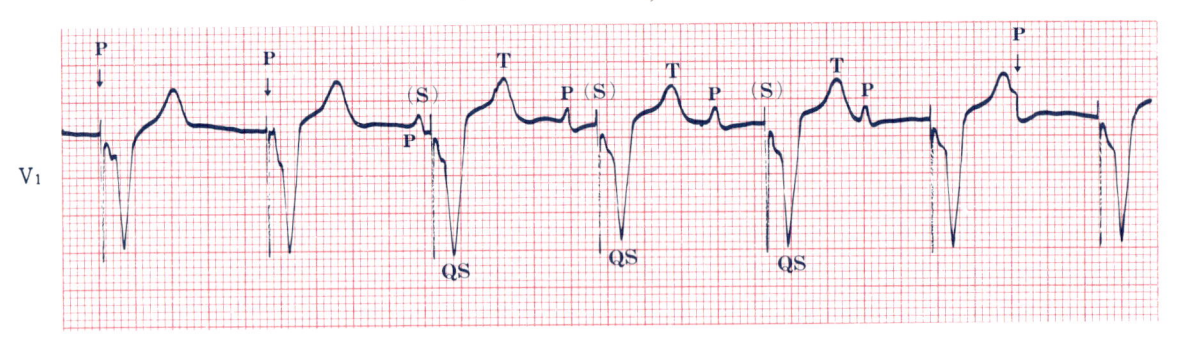

図 131　心室ペーシング

心室のペーシングではスパイク（S）に続いて幅広く変形した QRS が出現し，P 波とは無関係に認められています．

d）P波同期心室ペーシング

心房の興奮と無関係に心室を一定間隔でペーシングするのは，決して生理的に良い状態ではありません．そこで心房内の電極でP波を感知して，それに同期して一定のPR時間で心室ペーシングすることの出来るモードの人工ペーシングもあります．DDD型では，心房と心室の両者に電極カテーテルを留置し，心房・心室の両者の興奮（P波 QRS）を感知，両者のいずれか（心房ペーシングあるいは心室ペーシング）または双方（心房心室順次ペーシング）のペーシングが可能です．したがってすでに述べたa）b）c）の他に，下図のようなP波同期の心室ペーシングが存在することを知る必要があります．種々な機能をもった機種でも，基本的にはこれらのペーシング心電図の組み合わせであることを理解して下さい．

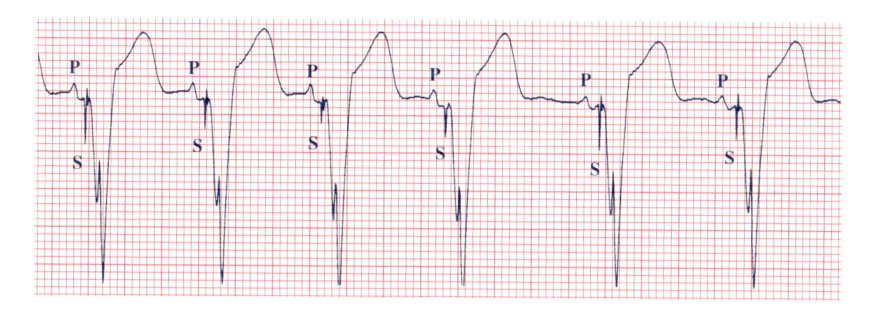

図132　P波同期心室ペーシングの心電図

心房の興奮（P波に相当）を感知してPR時間に相当するタイミング（P-S）で心室をペーシングするもので，運動や情動の変化でP-P間隔が変動するのに同期して心室ペーシングを行うもので，より生理的だといえます．（S）はペーシングのスパイクでP-P間隔の変化につれてS-S間隔が変化します．

e）カテーテル電極が単極のときと双極のときの心電図

単極のときには胸壁に植込んだ本体がプラス（＋），電極が心内膜下にあってマイナス（−）となっていますので，心電図では図133のようにスパイクはかなり大きく記録されます．それに対して双極では，カテーテルの先端に（＋）と（−）の電極が近接して並んでいるために図134のようにスパイクは，あまり目立たず，単極に比較すると非常に小さいのが特徴です．

双極は，主に一時的人工ペーシングのときに用いられます．

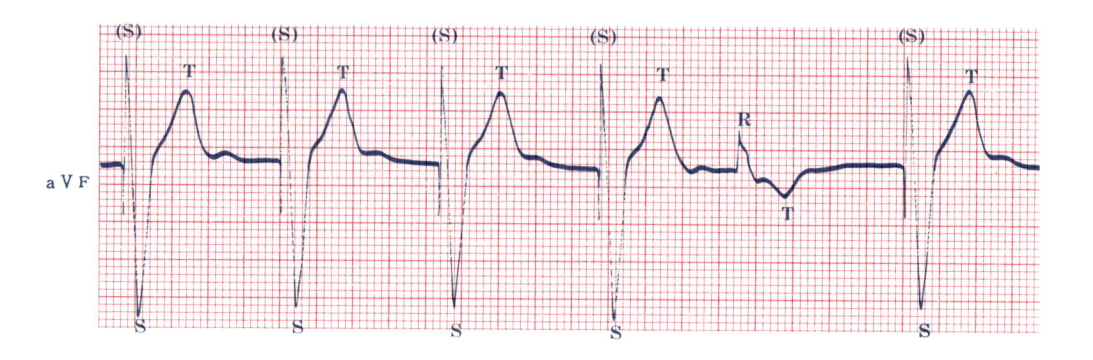

図133 単極電極による人工ペーシング

5心拍目は自発心拍の心電図で，他はすべて人工ペーシングの波形です．大きなスパイク (S) に引き続いて QRS 波がみられ，本心電図はスパイクを入れると RS 型のような形になっています．

自発心拍の QRS は人工ペースメーカーの本体に感知されてデマンド機能が作動するために刺激の周期はそこで改まって次のスパイク (S) が出ています．

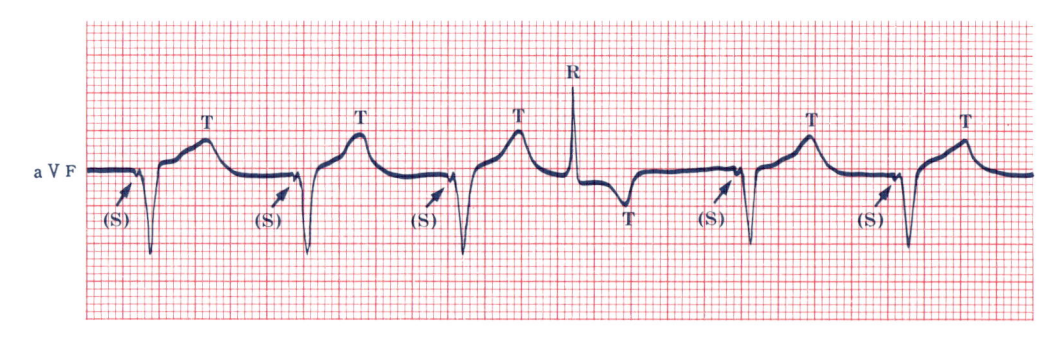

図134 双極電極による人工ペーシング

4心拍目に自発心拍の QRS（R）がみられますが，他はすべて人工ペーシングの波形です．スパイク (S) は小さく，それに引き続いて QS 型の心室群の興奮波と T 波がみられます．人工ペースメーカーは自発心拍の QRS（R）を感知して，そこから周期がかわって次の刺激 (S) が出ています．

f）右室心尖部心内膜下人工ペーシングの心電図とは？

人工ペースメーカーは経静脈右室心内膜下ペーシングが主流となっています．人工ペースメーカーの種類が異なっても，同一場所での刺激であれば，得られる心電図は基本的には差はないはずです．

カテーテル電極の先端は右室心尖部心内膜下におかれますので，同一患者で同一箇所に電極があるときには，QRS の主な振れの形や方向には変化がないのが普通です

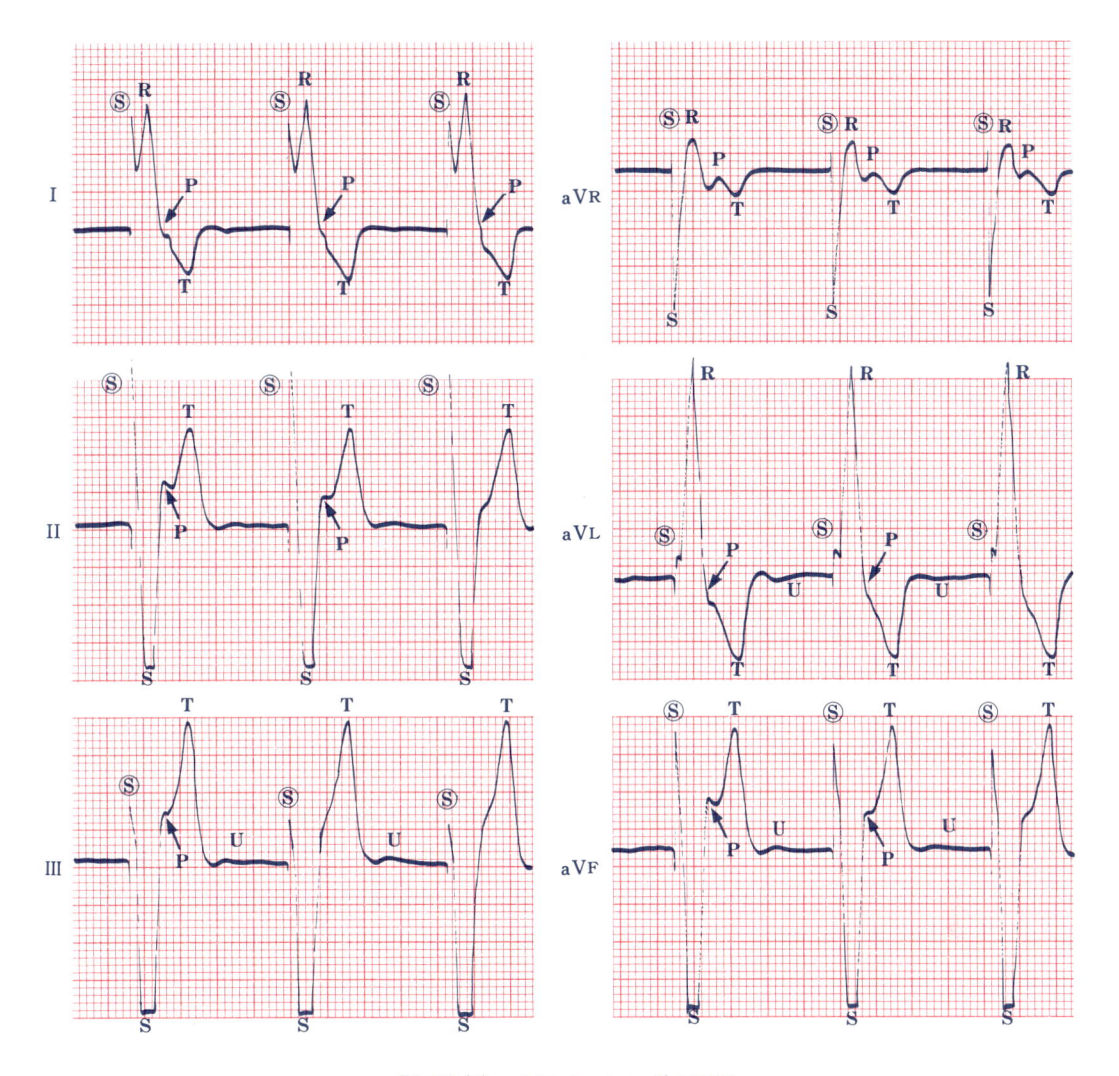

図 135（1） 人工ペーシング心電図

単極のカテーテル電極使用による人工ペーシングの心電図です．スパイクⓈはきわめて速い振れを示すためにかすれて記録され，QRS 群はそれに引き続いて幅広く変形しています．またカテーテル電極は右室心尖部心内膜下におかれるために，肢誘導で左軸偏位を認め，全体として左脚ブロックに似た QRS の形をとっています．P 波は人工ペーシングの波形とは全く別の周期で独自に出現しているために，いろいろな波形の部分に重なっているので，一見してどこにあるのか判別が困難です．

図 135 (2)

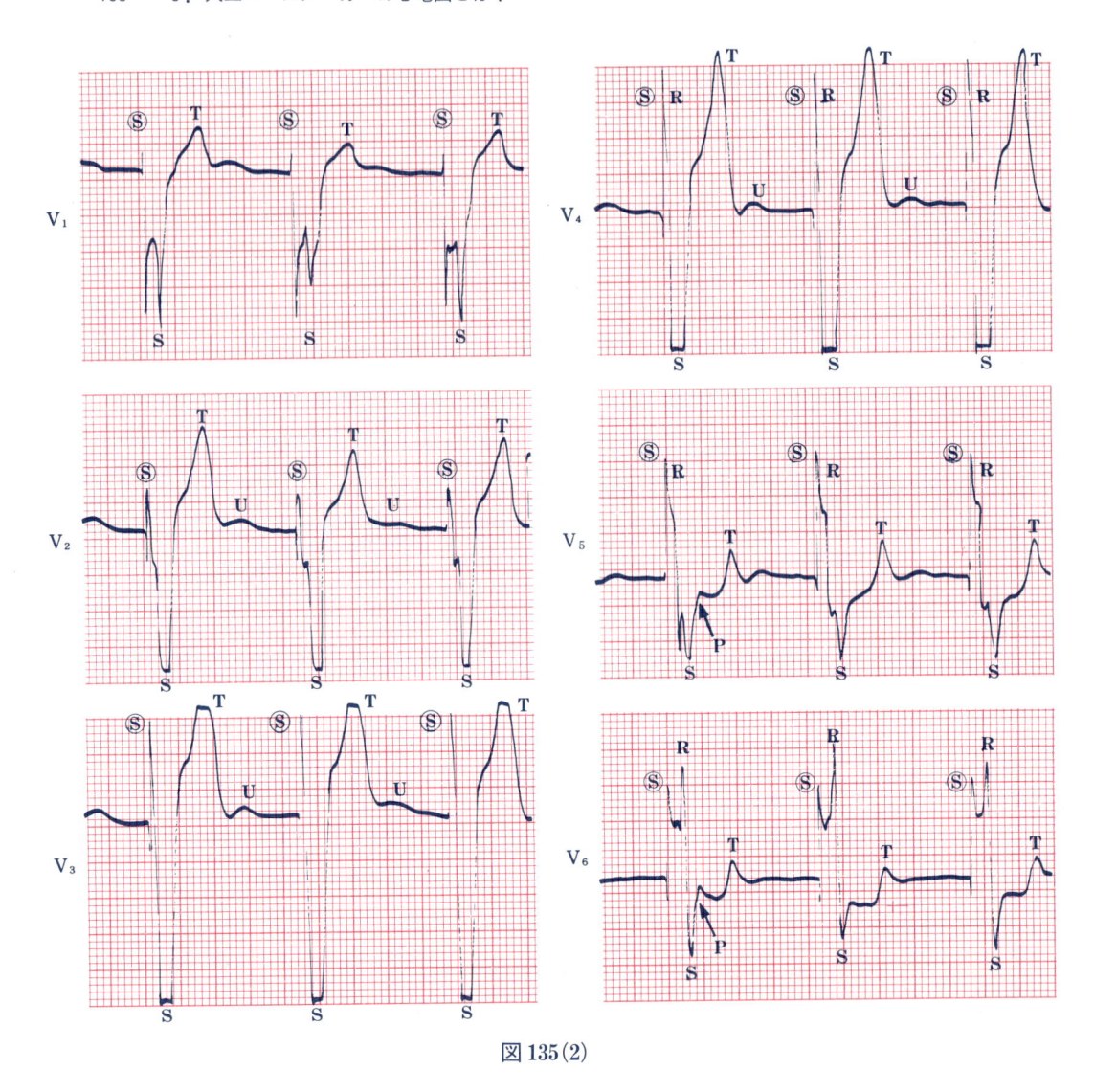

（ただし，スパイクの大きさや方向，QRS の初めの部分は単極と双極ではかなり異なっています）．

一般的には図 135 に示すように，左脚ブロック型の QRS で左軸偏位の傾向がみられます．

g）人工ペースメーカーの心電図に，他の波形が混在しているときには何を考えたらよいでしょうか？

① 人工ペースメーカーによる心拍のみが心電図上にみられるときは，完全房室ブロックで自発心拍数（人工ペースメーカーが作動していないときの患者さん自身の心拍数）が人工ペースメーカーの設定された刺激頻度よりも全面的に少ないと

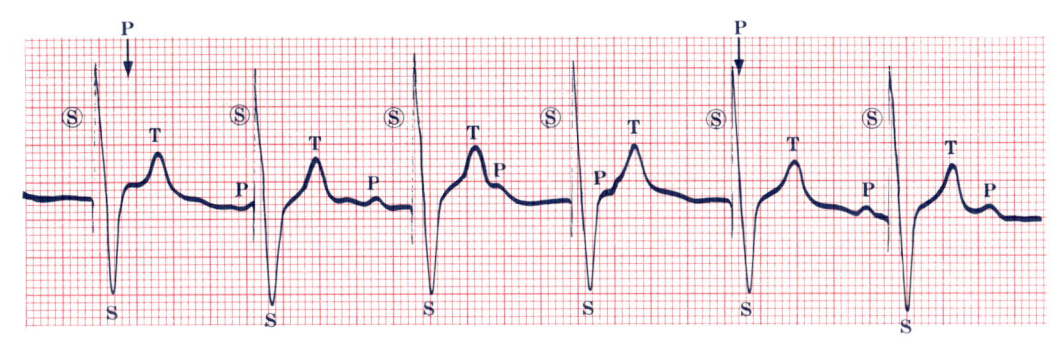

図 136　心室ペーシングの心電図

単極のペーシングカテーテルを使用している患者さんの心電図（第 II 誘導）です．全心拍が心室ペーシングによるもので，自発心拍は一つも出ていません．スパイク（S）は大きな振幅でそこから直ちに QRS が始まっています．P 波は図の中の P の部分に独自の周期で出現しています．
　　P（↓）は P 波が QRS や T 波に重なって判別しにくい場所を示しています．

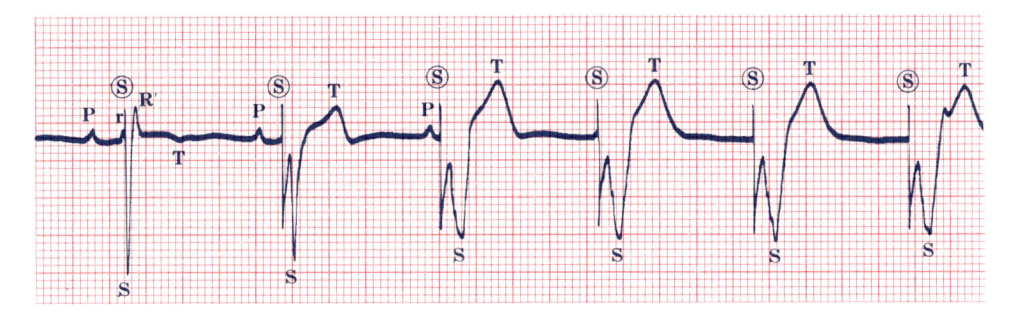

図 137　自発心拍と人工ペーシング（VVI 型）と融合収縮のみられる心電図

　第 1 心拍は P 波の後に rSr' 型の QRS が続いて不完全右脚ブロックの形をなしており，自発心拍ですが，第 3 心拍以後は，スパイクの大きな振れに引き続く変形した幅の広い QRS がみられ，人工ペーシングの心拍となっています．第 2 拍目は，PR が第 1 心拍目より短く，QRS は第 1 と第 3 心拍目の QRS の中間のような形となっており，正規の房室伝導路を通ってきた刺激と，人工ペースメーカーによる刺激の両者で心室が興奮している部分（融合収縮）です．第 3 拍目のスパイクの直前にある P 波はそれが心室に伝導される前にペーシングによる QRS が出現しているために，PR が著しく短縮しています．以上の所見は人工ペースメーカー植込み後に洞調律にもどったときによくみられる所見です．

きです．心房興奮に同期しない心室ペーシングでは，P 波は一般的に QRS と無関係に出現します（図 136）．

②　洞調律や心室調律，または接合部調律などの自発心拍数が，人工ペーシングの刺激頻度に近いとき（またはときどきそれに近くなるとき）には，自発心拍と人工ペーシングの心電図が種々の割合で混在し，ときには両者の波形が融合しあって（融合収縮といいます）種々の形の QRS がみられることがあります（図 137）．

PとTが重なっています．　　QRSの中にP波が重なっています．

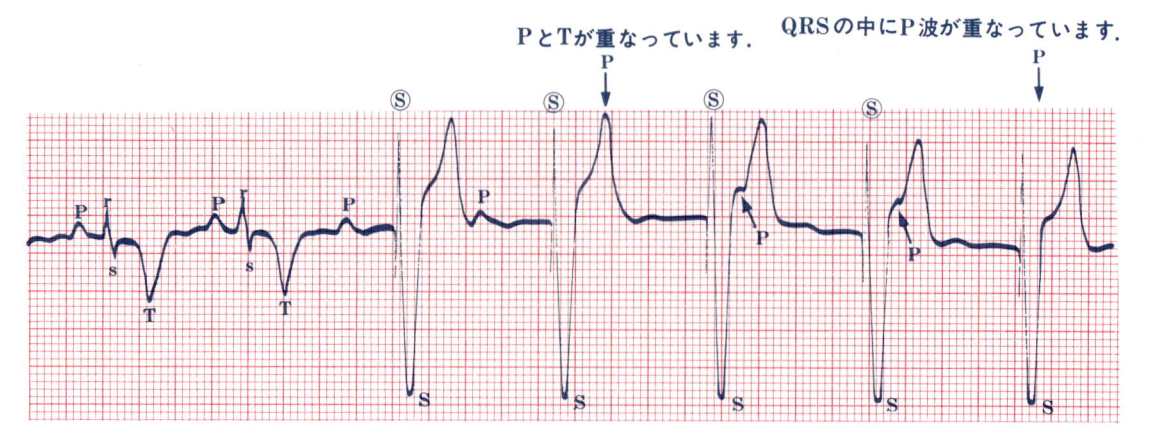

図138　MOBITZ（モビッツ）II型房室ブロックにより，デマンド機能が作動して出現した人工ペーシングの心拍（VVI型ペースメーカー）

最初の2心拍は洞調律の自然心拍ですが，3つ目のP波の後のQRSは房室ブロックの出現のためにすぐには出現せずに人工ペーシングのデマンド機能が作動して人工ペーシングの刺激を出して以後，人工ペーシングの心拍のみが出現しています．本症例はMOBITZ（モビッツ）II型房室ブロックのある患者さんに人工ペースメーカーの植込みを行ったもので，人工ペースメーカーが正しく作動しているのがわかります．Ⓢはスパイクを示します．

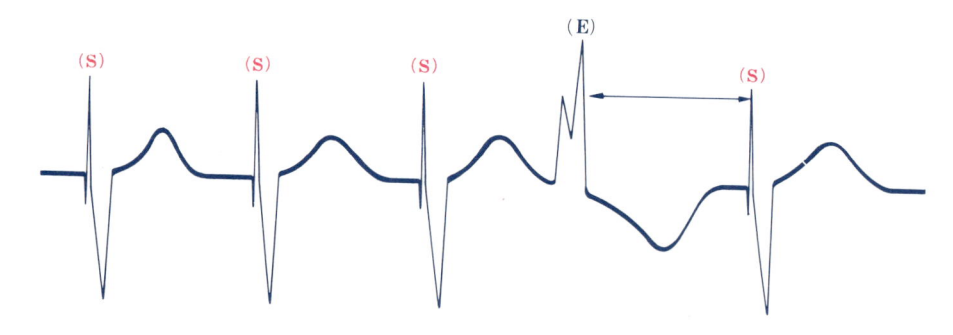

図139　期外収縮の出現によるデマンド機能の作用

一定の間隔で出現していたスパイク（S）は，心室期外収縮（E）の出現によってそれを感知しデマンド機能が働いて，（E）より一定の間隔（↔）の後に（S）を出してその周期をかえています．

③　人工ペーシングの心拍数より速いリズムで洞調律が出ていると，洞調律の心電図のみがみられますが，途中で房室ブロックなどによってR-Rが延長しますと，デマンド機能が働いて人工ペーシングの心拍が途中から出現します（図138）．

④　人工ペーシングを行っている患者さんでも，期外収縮や発作性頻拍症などの不整脈がみられることがあります．この場合，人工ペースメーカーはその不整脈のQRSを感知して，そこから人工ペーシングのセットされた心拍数の割合で次の刺激を出します（図139）．

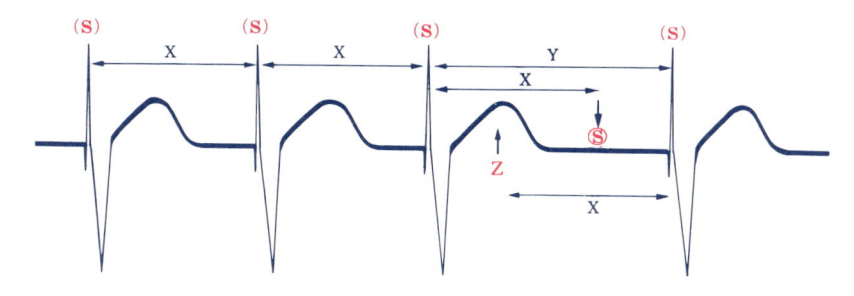

図140 デマンド機能に変化のみられる心電図（1）

　この人工ペースメーカーはXの周期でスパイク（S）が出現するようになっていますが，それより長い間隔のYという周期で（S）が出ているところがあります．これはZの部分で何かの信号を感知して，そこからXの周期で（S）を出すようにデマンド機能が作動した可能性があります（通常はⓈのところに（S）が出現するはずです）．

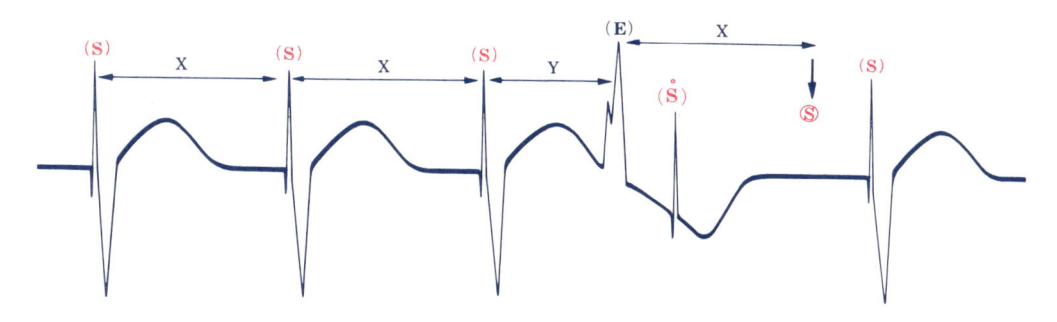

図141 デマンド機能に変化のみられる心電図（2）

　人工ペースメーカーがXの周期でスパイク(S)を出しているときに，自発心拍(E)がXより早い周期のYの間隔で出現すると，それを感知して(E)よりXの周期でⓈのところでスパイク(S)を発生するはずですが，この図ではⓈのところにスパイクが出ています．これは自発心拍(S)を人工ペースメーカーが感知していないことを示しています．このようなときに，(S)が有効刺激になると，R on Tの形となって心室細動を惹起することがあり，危険です．

⑤　人工ペースメーカーの刺激頻度に相当するR-R間隔よりも大きな間隔でQRSが出現する部分が一つでもあれば，人工ペースメーカーが正常に作動していないことを意味します（図140）．

⑥　人工ペースメーカーのQRSまたはスパイクが，洞調律その他の自発心拍のQRSに引き続いて，セットされた人工ペースメーカーの刺激頻度よりも早い周期で出現したときには，主としてデマンド機能に関連のあるどこかにトラブルがあることを意味します（図141）．

B 人工ペースメーカー使用中の患者さんに対する注意事項

① 心電図に波形が出ていても，正しくペーシングされているとは限らないので，脈拍と心電図が一致しているかどうかを確認することが必要です（図142）．

② デマンド型ペースメーカーでは，正常に作動している限りは，どんな不整脈の合併があってもセットされた数以下の心拍数にはなりません．

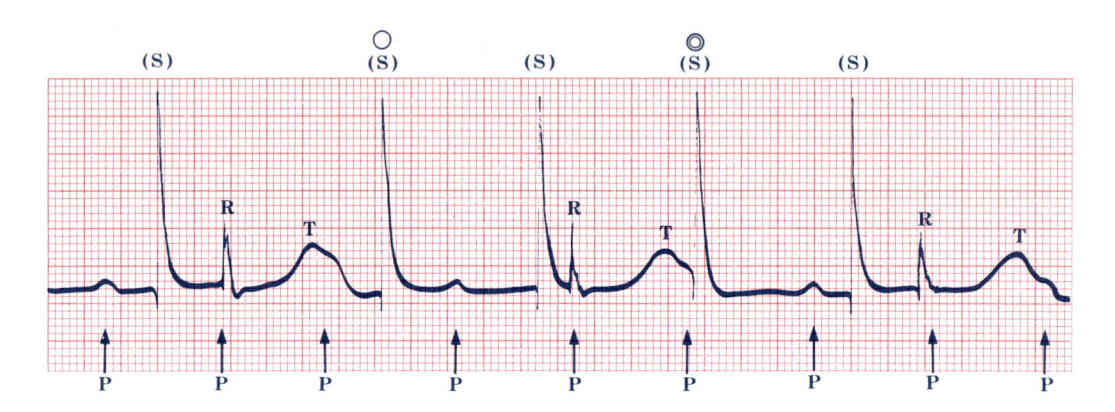

図142　スパイクのみが出現して，有効なペーシングが行われていない心電図

スパイク(S)がR波に間違えないように注意して下さい．○(S)のところのスパイクは直前のR波を感知していますが，◎(S)のスパイクはその前にあるR波を感知していません．

人工ペースメーカーの全刺激が無効になっています（スパイクのみでQRSとT波がそれに続いていません）．

自発心拍のR波がT波を伴って3カ所に出現しています．この部にのみ脈を触れることができるのです．P波は速い頻度でR波とは無関係の独自の周期で出現しています．すなわち完全房室ブロックがあります．

本心電図は完全房室ブロックの患者さんに人工ペーシングを施行して，有効な刺激がなされていないときのものです．

スパイクがR波とまぎらわしいので，脈診を必ず行ってみる必要があります．

Q 43

1）どちらが単極で，どちらが双極のペーシングでしょうか？
2）自発心拍の波形はどれでしょうか？
3）スパイクはどれでしょうか？
4）デマンド機能は働いているでしょうか？

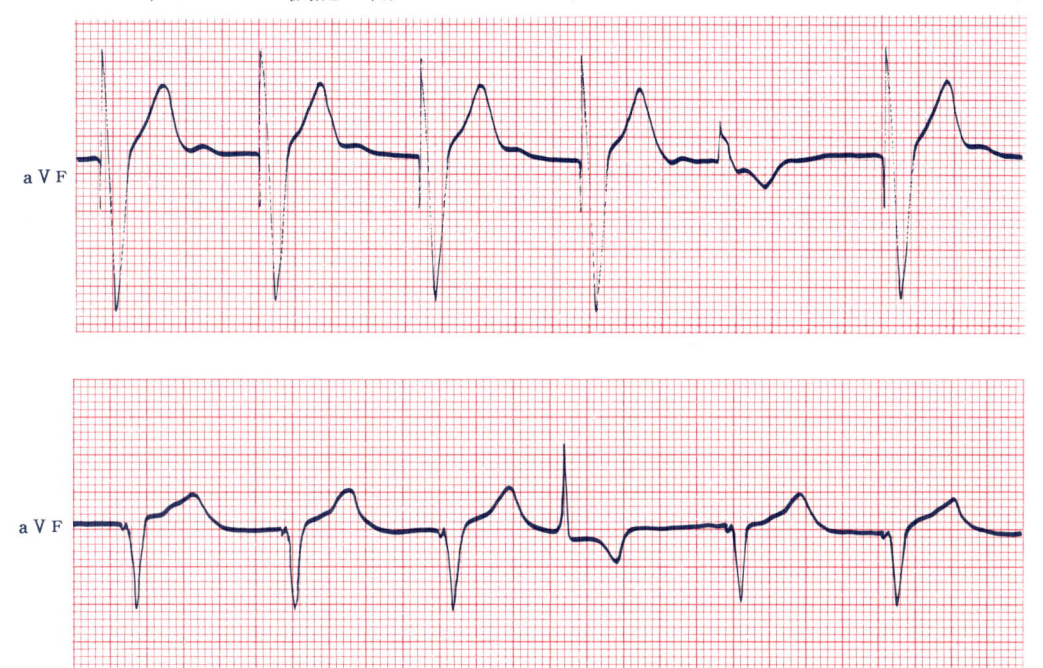

☞ 図133（186頁），134（186頁）参照．

194　5．人工ペースメーカーの心電図とは？

Q 44

1）各波形について指摘しましょう．
2）何の心電図でしょうか？
3）QRS は何の心電図に似ているでしょうか？

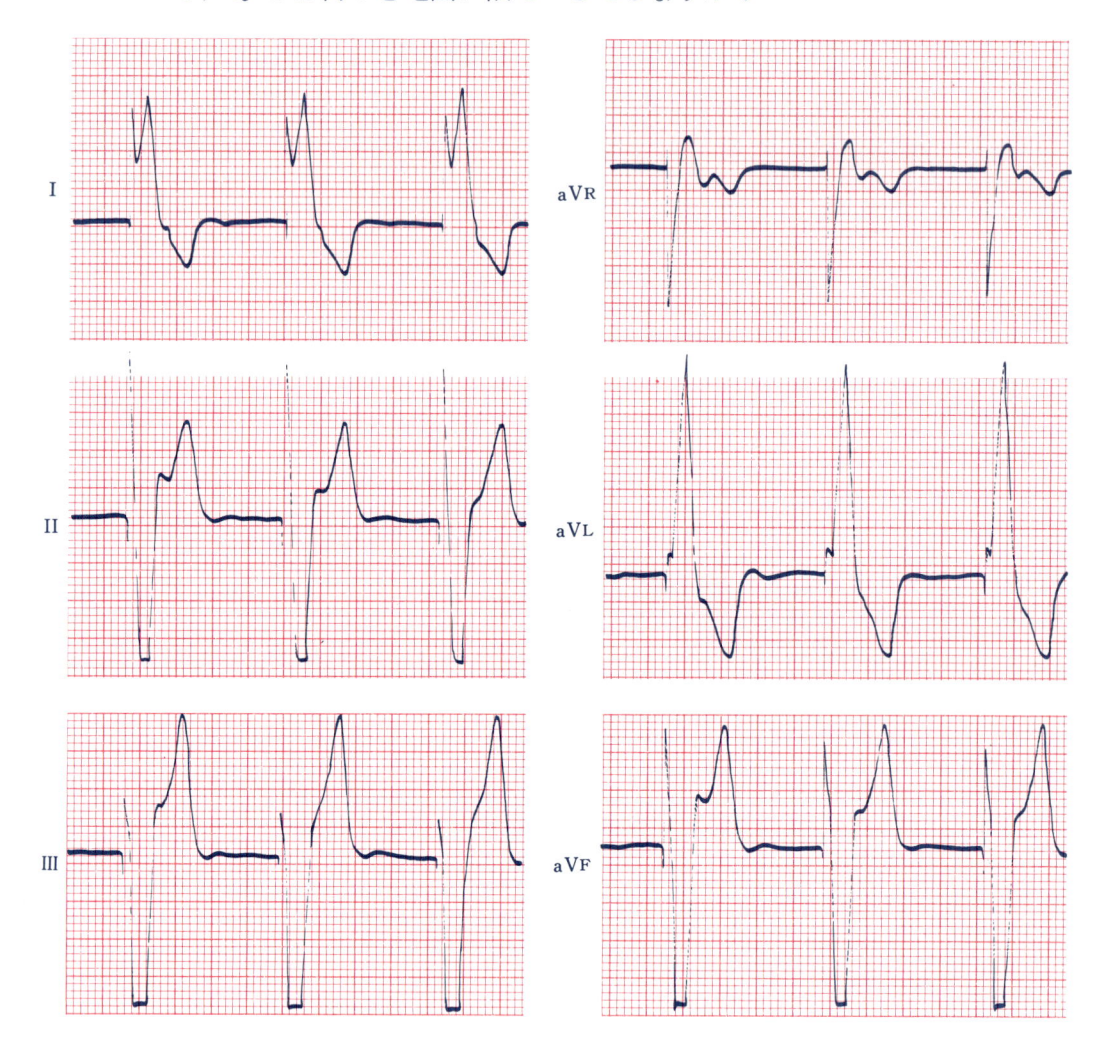

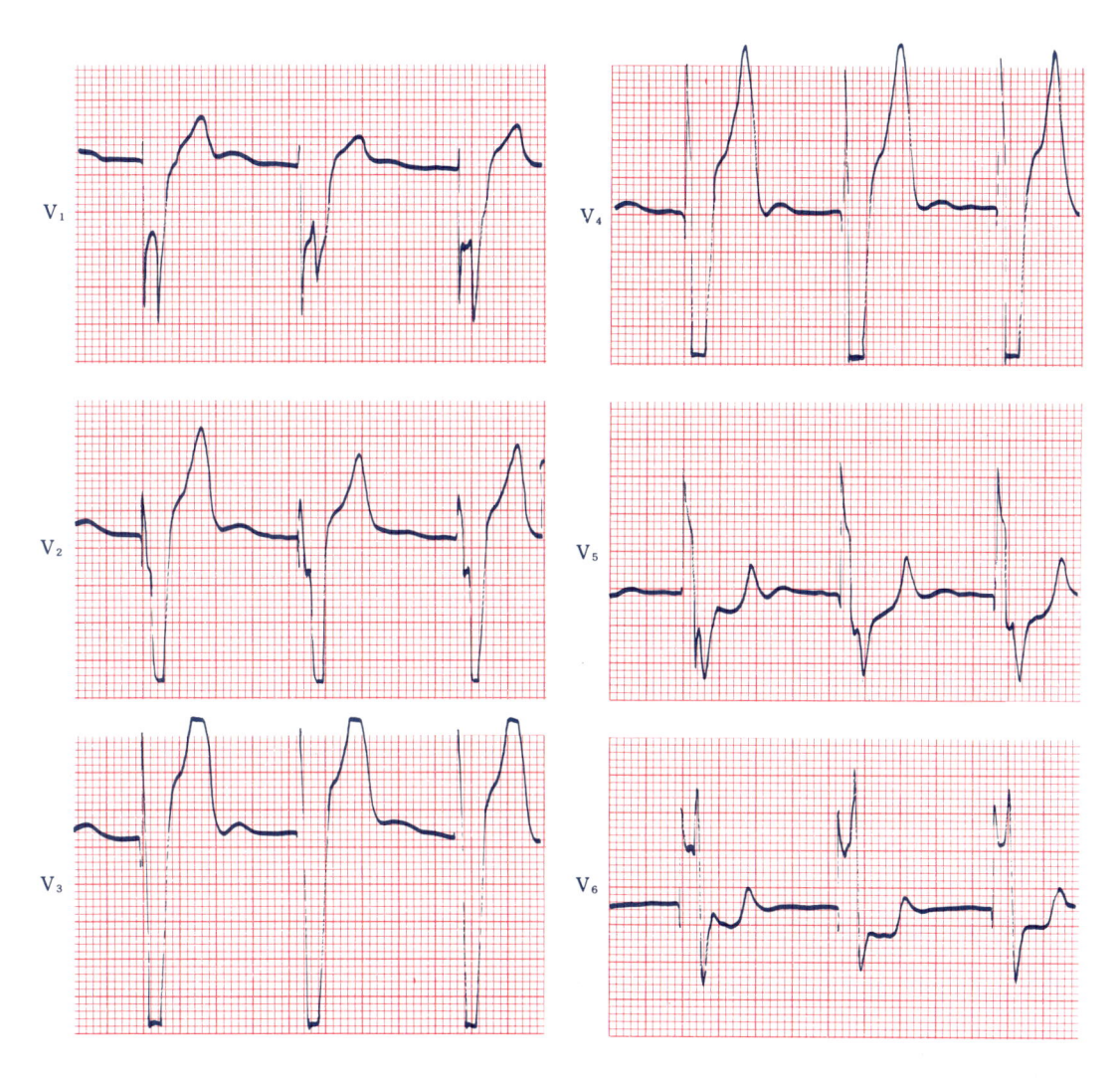

第Ⅱ部　不整脈の心電図判読のトレーニング　195

☞ 図135（188頁）参照．

Q 45

1) P波はどこにあるでしょうか？
2) 自発心拍は出ているでしょうか？
3) スパイクはどれでしょうか？

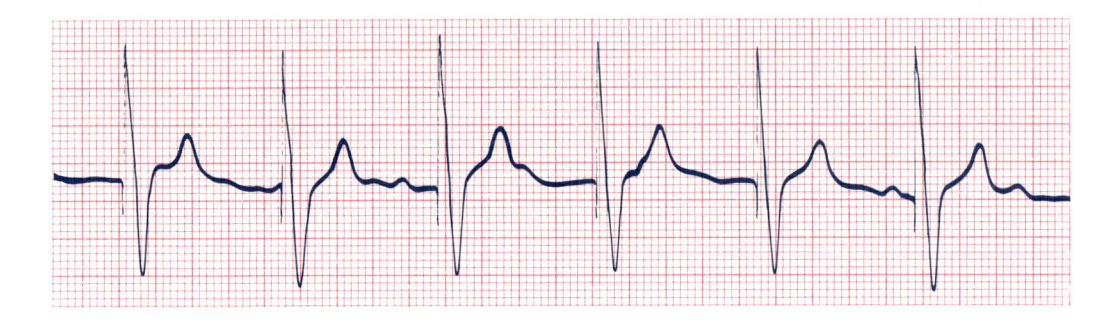

☞ 図136（189頁）参照．

Q 46

1) どれが自発心拍でしょうか？
2) どれがペーシングによる心拍でしょうか？
3) どれが融合収縮でしょうか？

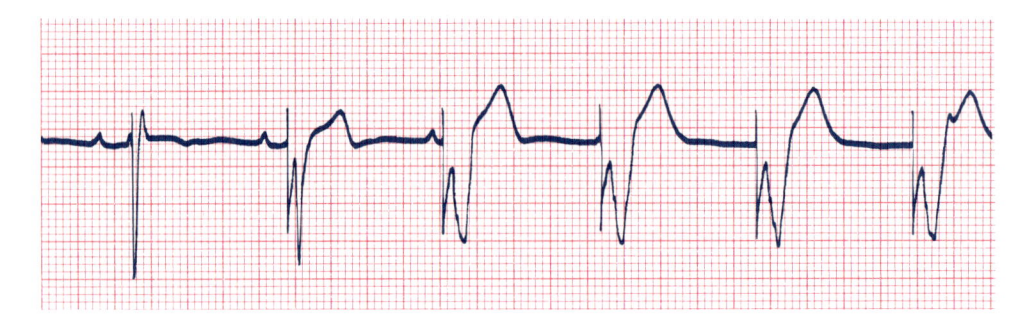

☞ 図137（189頁）参照．

Q 47

1）自発心拍はどれでしょうか？
2）ペーシングの心拍はどれでしょうか？
3）なぜペーシングの心拍が出ているのでしょうか？
4）スパイクを指摘してみましょう．
5）P波はどこにあるでしょうか？

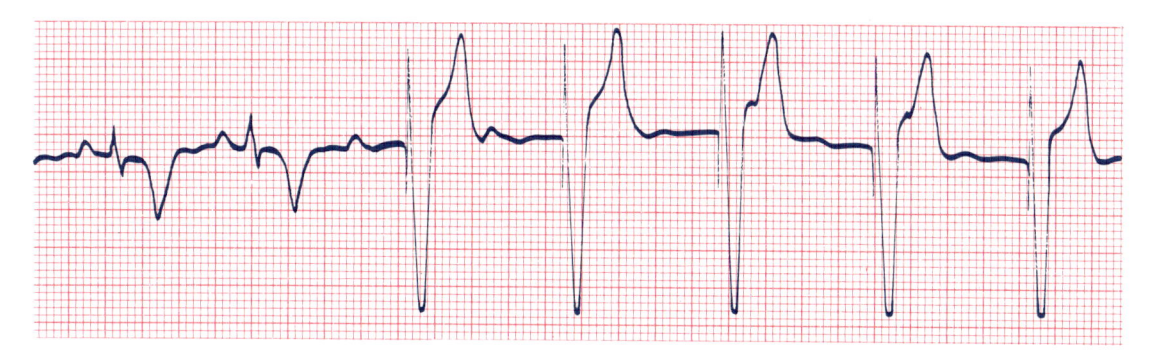

☞ 図138（190頁）参照．

Q 48

1）スパイクはどれでしょうか？
2）自発心拍はどれでしょうか？
3）どの波形のときに脈が触れるでしょうか？
4）P波とR波とT波を指摘して下さい．

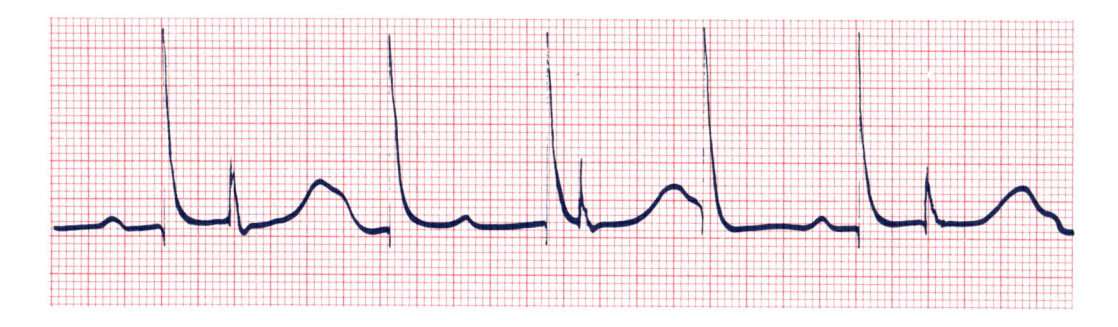

☞ 図142（192頁）参照．

6

その他の不整脈

不整脈には以上述べたもののほかにも種々のものがありますが，主なものに房室干渉解離・副調律があります．また副伝導路の存在により頻拍発作をおこすWPW症候群やLGL症候群があります．

A 房室解離 (atrioventricular dissociation アトリオベントリキュラー ディソシエーション) とは？

房室間の伝導は正常に行いうる状態でありながら，房と室との興奮が解離している状態です．すなわち房室解離は主として房室伝導路や心室の興奮が完全に消退しない不応期の間に心房の興奮がおこって，それが心室へ伝導されないものをいいます．したがって不応期を脱したところでは正常の房室伝導を行いうるもので，房室ブロックとは異なります．一般に房室解離は洞除脈や洞房ブロックによって補充調律が生じたときや，房室接合部調律や心室調律が能動的に発生したときによくみられます（図143）．

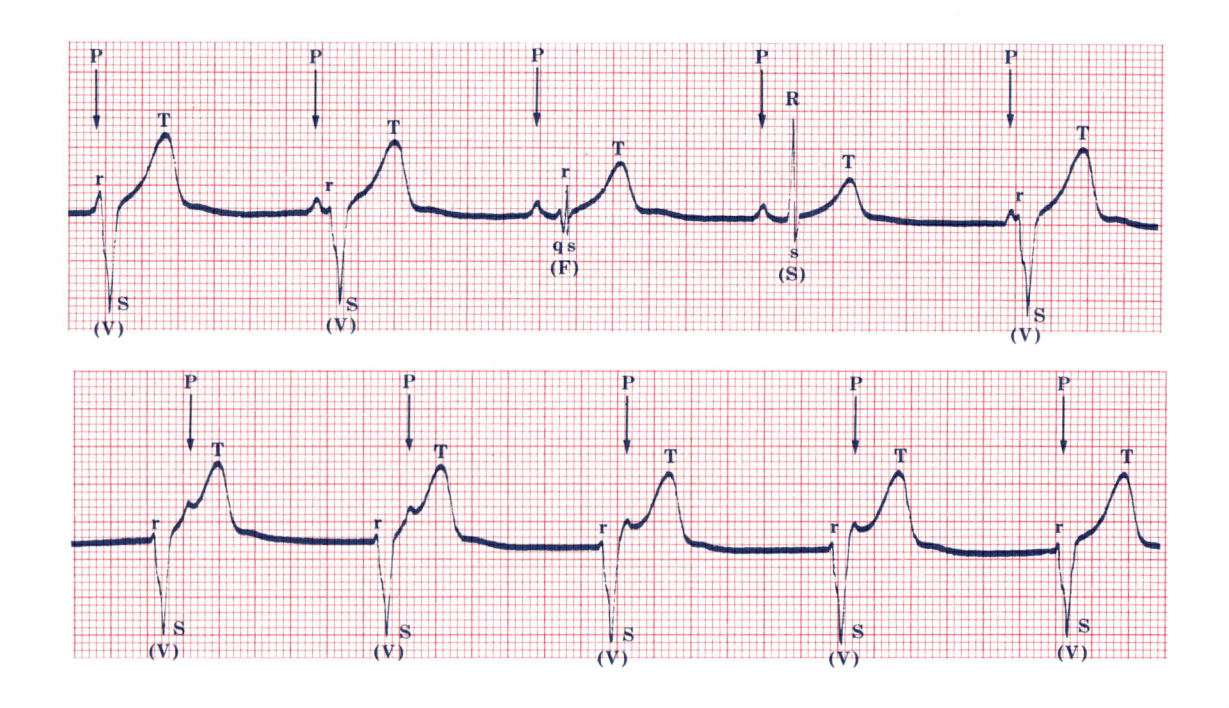

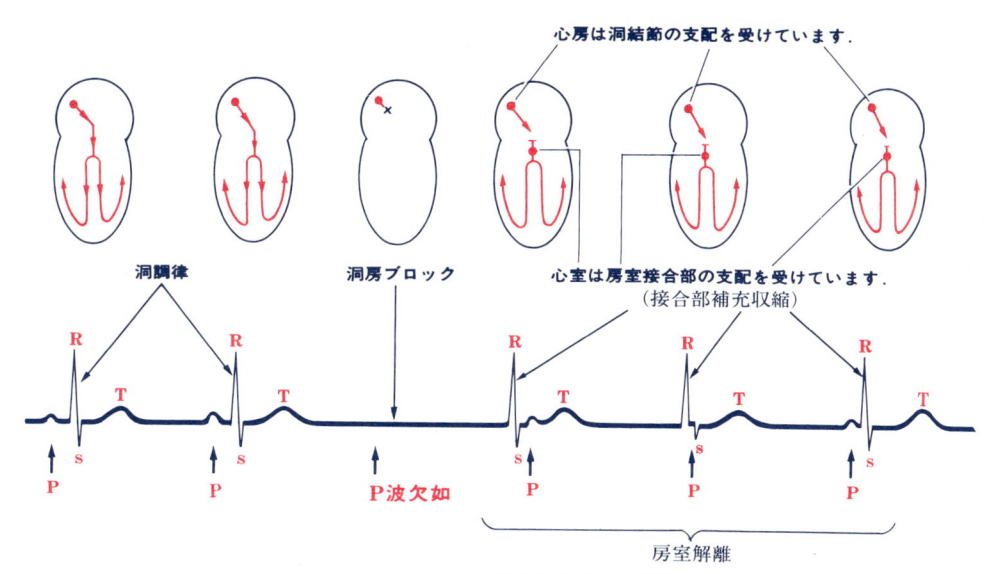

図143 洞房ブロックに起因する房室解離
　最初の2拍は洞調律，ついで洞房ブロックがおこり3拍目に接合部補充収縮が発生し，その直後に洞調律の心房興奮がおこり，それは心室へ伝導されません．4，5拍目も同様に心房は洞結節により，心室は接合部により別々に興奮しています．

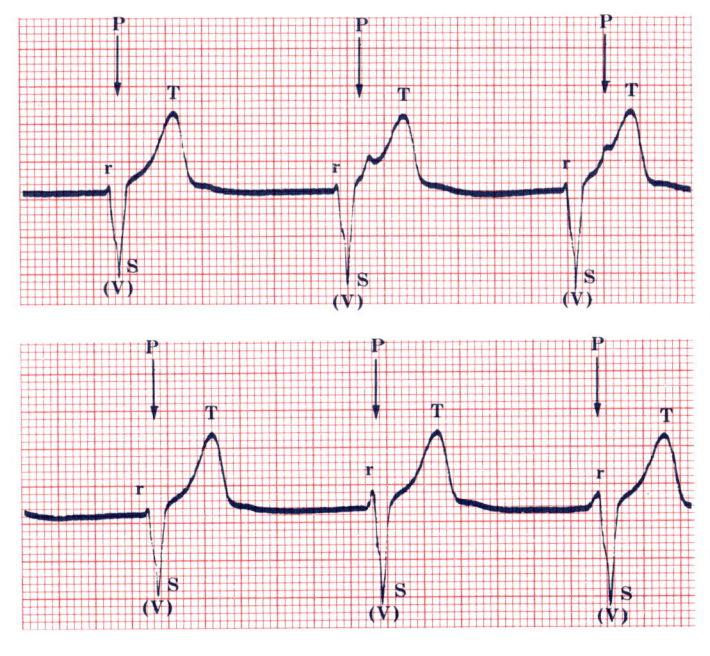

図144　心室調律による房室解離
　洞調律のリズム（P-P間隔）と心室調律のリズム〔(V)のP-R間隔〕は接近しているために心室調律のQRS(V)がP波よりもわずかに早く出現すると，そのP波は心室へ伝導されませんが，P波がQRSの不応期の外にあるときには心室へ伝導して正常のQRS(S)が出現します．(F)の部分は心室が洞調律と心室調律の両者の支配を受け，その前後のQRS〔(S)と(V)〕を平均したような形になっており，これを融合収縮とよんでいます．

■ 診　断（図 144）
① P 波と QRS はそれぞれ別のペースメーカーによって生じ，解離した状態で，心室へ伝導されない P 波は心室への伝導の不応期の部分（QRS の中や ST の部分，ときには QRS の直前や T 波の上など）のみに存在しています．
② 不応期以外の部分にある P 波は必ず心室に伝導して QRS を伴っています（房室ブロックでは不応期以外のところでも PR 延長や P 波のみで QRS の脱落を認めます）．
③ 干渉解離では T 波の付近の P 波に続く QRS が右脚ブロックのような型を呈することがあります．これは心室内の一部に不応期がまだ残っていて，そこに心房の興奮が伝わってきたために心室内での興奮伝導が正常に行いえなかったためです．
④ ときには融合収縮 fusion beat（フュージョン　ビート）をみることもあります．

■ 原　因：　洞徐脈や洞房ブロックなどによる補充収縮の出現・促進された接合部調律または心室調律などの不整脈によっておこります．

■ 治　療：　基礎疾患の治療，および房室解離の原因となった不整脈に対する治療が大切です．房室解離自体には人工ペースメーカーは適応になりません．洞房ブロックが原因となっておこったときに人工ペースメーカーを用いる可能性はあります．

B 副収縮 parasystole（パラシストーレ）とは？

心房または心室が独自のペースで刺激を発生し，期外収縮と似た所見を呈するものです．上室性と心室性があります．

ここでは心室副収縮について述べることにします．

■ 診　断（図 145）

① 心室期外収縮に似た波形がみられますが，連結期が一定していません．これを**移動連結期**といいます．

② 出現に規則性がみられ，副収縮の基本調律の整数倍の周期で副収縮の QRS が出現します．

③ **融合収縮** fusion beat（フュージョン ビート）がみられます．融合収縮とは，洞調律の興奮と副収縮の興奮がほとんど同時に心室を二重支配して興奮させるもので，洞調律と副収縮の QRS 波形を平均したような形の QRS が出現します（図 145，146）．

■ 原因と治療：　期外収縮と同じです．

■ 注意すべきこと：　臨床的には期外収縮と同様に扱ってよいのですが，融合収縮を多形性の心室期外収縮と間違わないように注意して下さい．

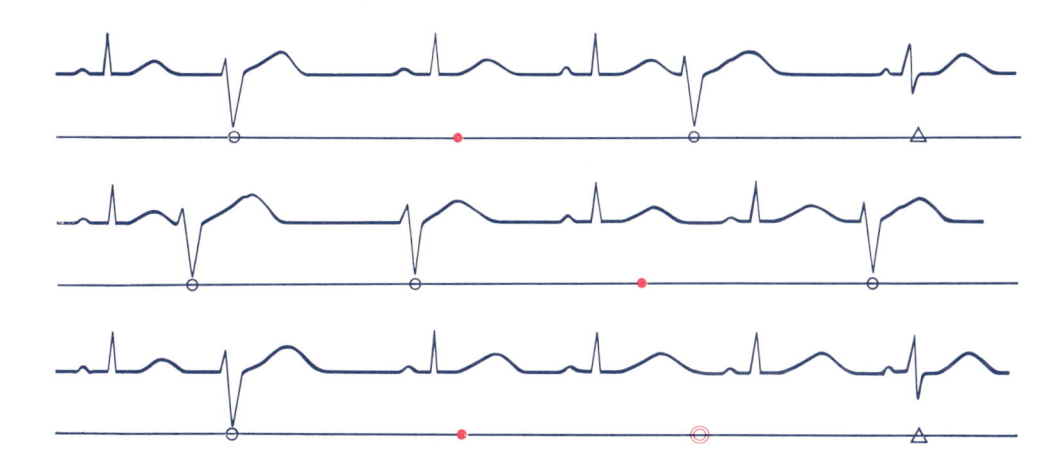

図 145　副収縮

副収縮では期外収縮に似た波形がそれ自体の固有の出現間隔をもって基本調律の興奮の不応期以外の部分に出現するので，連結期は不定であり，ときには P 波の直後に出ると洞調律と副収縮の中間のような形の融合収縮（図中の△の部分）を認めます．図の○●△◎のおのおのの部分に副収縮は出るはずですが，●印の部分は不応期にあたり出現せず，◎印の部分は不応期を出ているはずですが認められません．前者を**保護ブロック**，後者を**進出ブロック**とよんでいます．

6．その他の不整脈

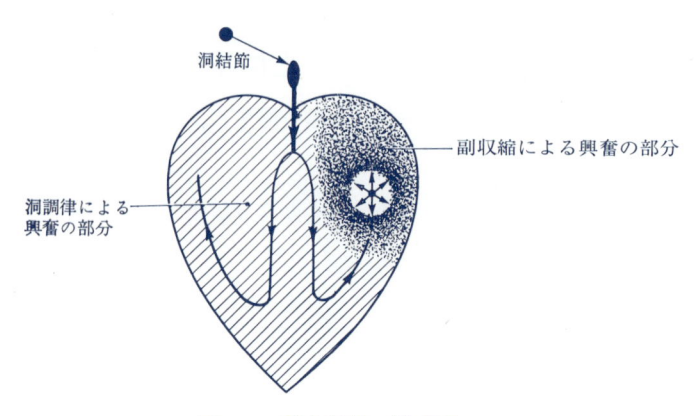

図146　融合収縮の模式図

融合収縮とは，図のように洞結節による興奮と異所性ペースメーカーによる興奮の2つが心室を同時にそれぞれ別の部分を興奮させるものです．

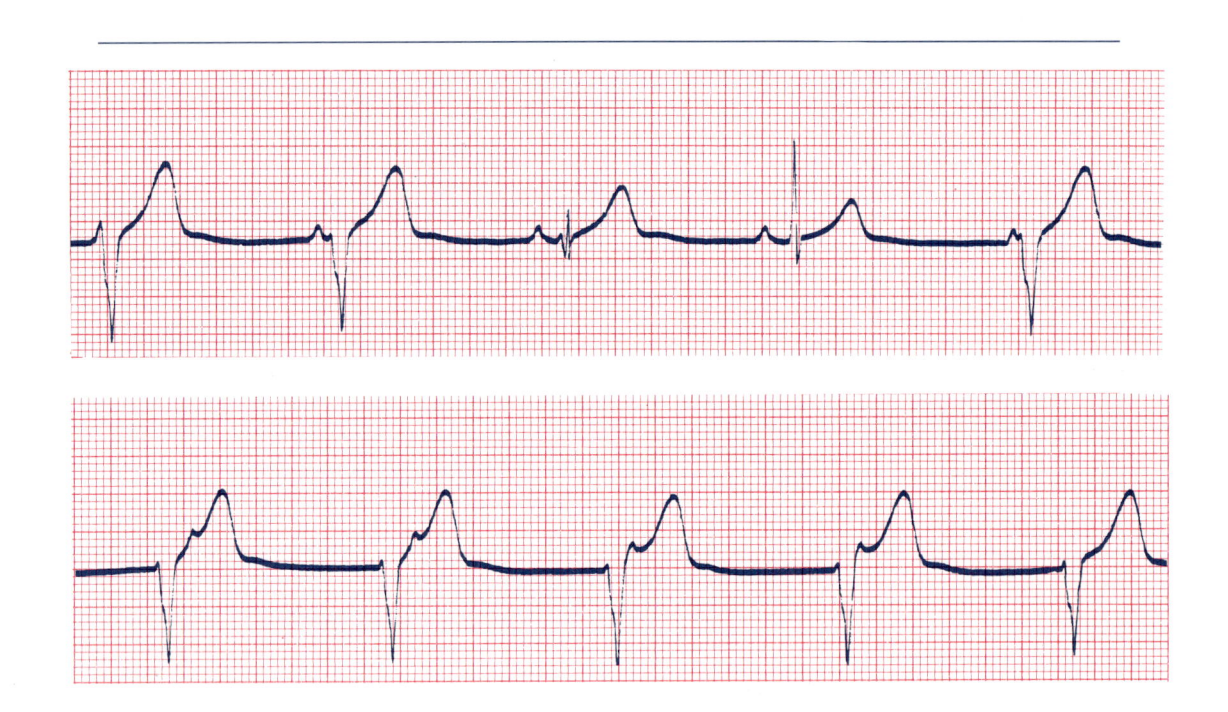

Q 49

1) P波はどこにあるでしょうか？
2) QRSの形は大きく分けると3種類あります．そのおのおのについて説明して下さい．
3) この不整脈の診断は？

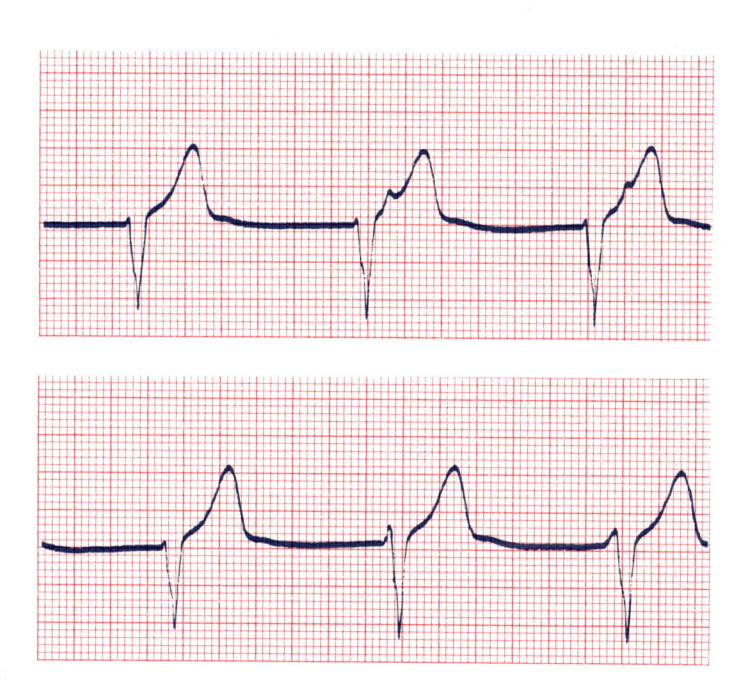

☞ 図144（198頁）参照．

第Ⅲ部

異常心電図判読のトレーニング

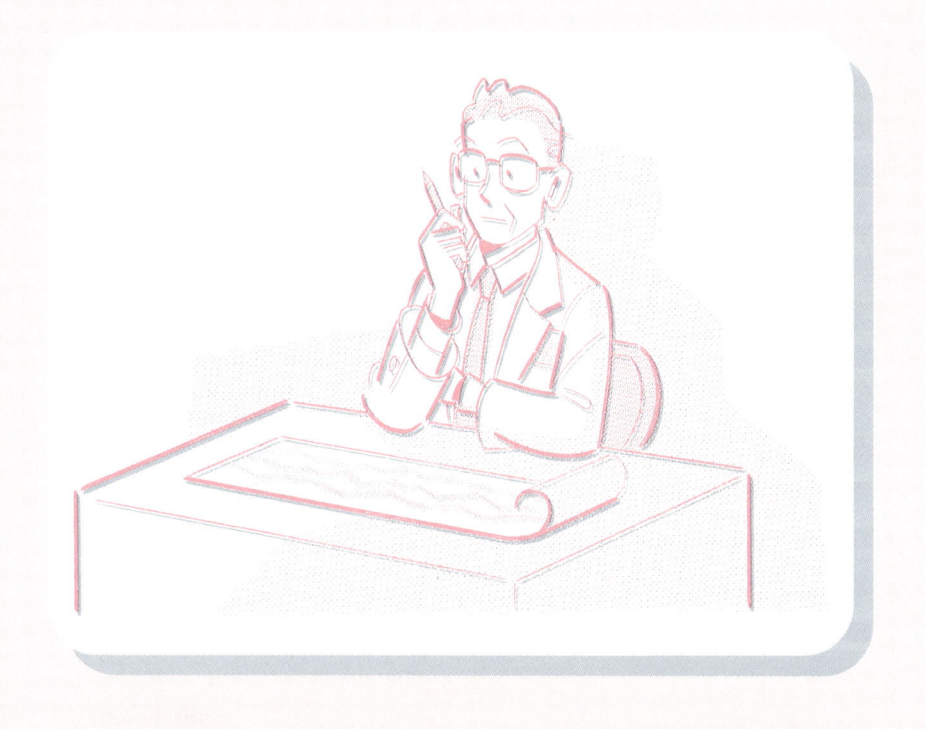

1 心室内伝導異常の心電図のトレーニング

　洞結節から発生した興奮は心房から房室結節およびヒス束を通じて心室に伝導されますが，心室の中での興奮伝導が正常と異なっているものを**心室内伝導障害**といいます．そのほとんどが，**右脚ブロック・左脚ブロック・左脚前枝ブロック・左脚後枝ブロック**などで，通常は脈の不整がなく不整脈とはいえませんが伝導障害ですのでここで述べることにします（図147）．

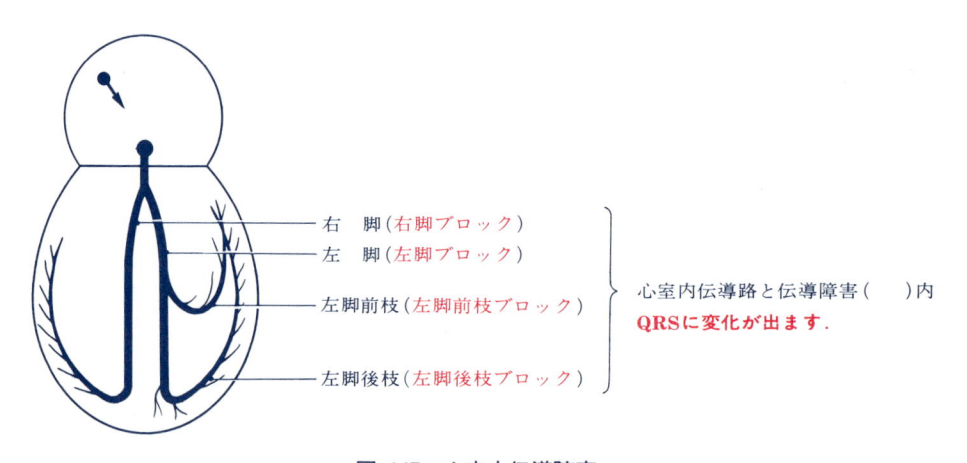

　　　　　　右　脚（**右脚ブロック**）
　　　　　　左　脚（**左脚ブロック**）　　　　　心室内伝導路と伝導障害（　）内
　　　　　　左脚前枝（**左脚前枝ブロック**）　　**QRSに変化が出ます**．
　　　　　　左脚後枝（**左脚後枝ブロック**）

図 147　心室内伝導障害
　心室内では右脚と左脚に分岐し，左脚はさらに前枝と後枝に分かれています．そのいずれの伝導路でも単独に，あるいは2枝以上にブロックがみられることがあります．

A 右脚ブロック right bundle branch block（ライト バンドル ブランチ ブロック）とは？

右脚の興奮伝導に障害があって心室内の伝導異常がおこるもので，右室の興奮に遅れが生じます．そのために心室の興奮の開始から完全に心室全体が興奮するまでの時間が延長し QRS の幅が広くなります．この QRS の幅が 0.12 秒以上あるものを完全右脚ブロック，0.10 秒以上 0.12 秒未満のものを不完全右脚ブロックといいます．右脚ブロックの心電図を図 148 に示します．

■ 診 断
① V_1 の QRS に分裂がみられ，R 波と R′ 波があって R′＞R の形をとります．
② V_5，V_6 の S 波の幅が広くなっています．
③ ST-T は QRS の終末部の振れの方向と反対側に偏位するのが普通です（V_1 で ST 低下や陰性 T 波が，V_5，V_6 で ST のわずかな上昇や陽性 T 波をみとめます）（図 150 参照）．
④ QRS の幅が広く，0.12 秒以上あるものを完全右脚ブロック，0.10 秒以上 0.12 秒未満のものを不完全右脚ブロックといいます．
⑤ 右脚ブロックは洞調律や心房細動，あるいは上室調律のときに心電図で診断できますが，心室調律のときには診断ができません．

■ 原 因： 右脚ブロックは虚血性心疾患・高血圧性心疾患などにもみられ，肺疾患でもときにみられますが，右脚ブロック以外に何も心臓に病変のみられないものが一般的です．

不完全右脚ブロックは右室の拡張期負荷（容量負荷）でよくみられ，心房中隔欠損症に特徴的な所見です（図 221，222 参照）．

■ 治 療： 右脚ブロック自体に対する治療はありません．原疾患に対する治療のみです．

■ 予 後： 原疾患にもよりますが，一般に良好です．

■ 注意すべきこと
① 右脚ブロックはかなり前よりあったものでしょうか？ 新しくおこったのでしょうか？ 一過性で出没する型でしょうか？
② PR 時間延長・左軸偏位または右軸偏位の合併はないでしょうか？ これらが合併すると，右脚ブロックと左脚前枝または後枝ブロックの合併｛2（束）枝ブロック｝が考えられ，完全房室ブロック｛3（束）枝ブロックによる｝への進展に注意しなければなりません（図 153）．
③ 右脚ブロックと右室肥大が合併することがありますが，そのときには右軸偏位・V_1 の R′ が 2.0 mV 以上に増高，V_4，V_5，V_6 の S 波が深いなどの所見がみられます．

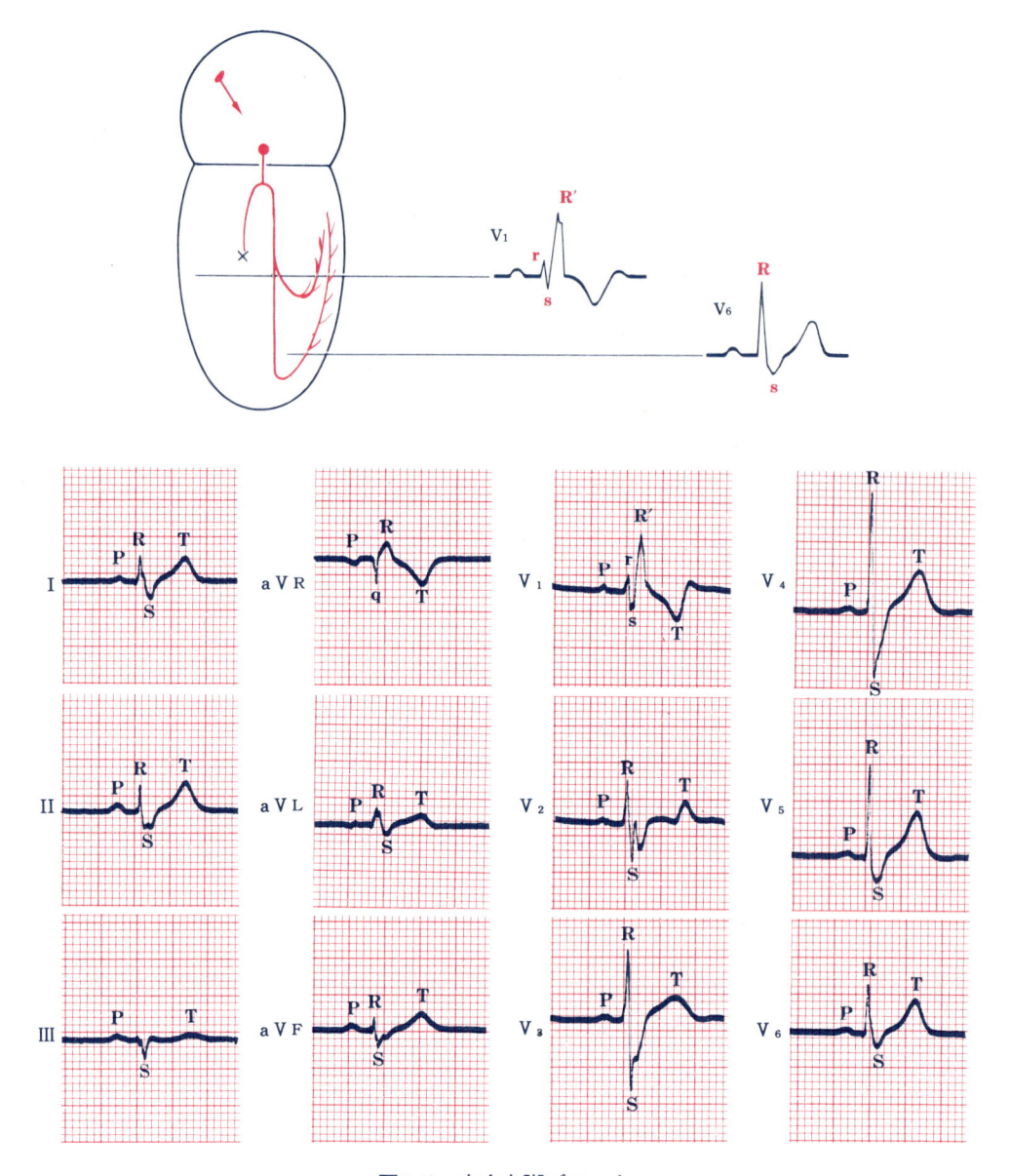

図148 完全右脚ブロック

完全右脚ブロックでQRSの幅は0.12秒と広く，V_1のQRSがrsR′型であり，V_5，V_6のQRSはRs型でS波の幅が広くなっています（そのほかにも，本心電図にはI，II，aV_F，V_3，V_4のS波は幅広く，V_2のS波は分裂がみられ，aV_RのR波の幅も広いなどの所見がありますが，いずれも右脚ブロックに付随した所見で，特に大切なのは上記したV_1とV_5，V_6の所見です）．

④ 右脚ブロック型でV₁, V₂, V₃付近でST上昇を示すBRUGADA（ブルガダ）症候群（後述）というものがあり，突然死をおこすことがあり注目されております．
⑤ 催不整脈性右室心筋症も右脚ブロック型を示すことがあり，危険な心室性不整脈をおこすことで知られています．

B 左脚ブロック left bundle branch block（レフト バンドル ブランチ ブロック）とは？

洞結節に発生した興奮はヒス束までは正常の伝導を行いますが，左脚で伝導障害がみられ，左室の興奮に遅れが生じるものを左脚ブロックといいます．やはりQRSの幅は広くなり，その程度によって完全左脚ブロック（QRSの幅が0.12秒以上のもの）と不完全左脚ブロック（QRSの幅が0.10秒以上で0.12秒未満のもの）に分けられますが，後者は著明な左室の拡大のあるときによくみられ，厳密には左脚ブロックよりも拡大による心室内伝導異常と考えられます．

いずれにしましても，左脚ブロックは，かなり著明な変化が心筋にみられるときに多くみられます．左脚ブロックの心電図を図149に示します．

■ 診 断：
① QRSの幅が広い（通常0.12秒以上）．
② V₆のQRSは上向きで分裂またはスラーや結節を認めます．
③ V₅, V₆にq波を欠如します．
④ V₁, V₂などの右側の誘導でr波は小さく（ときに欠如），S波が幅広く深い．
⑤ ST-Tは一般にQRSの終末部の振れの方向と反対側に偏位します（V₁, V₂のST上昇，T波増高，およびV₅, V₆のST低下，陰性T波）．
⑥ 右脚ブロックと左脚ブロックの比較をV₁とV₆の誘導で説明すると図150のようになります．

■ 原 因： 右脚ブロックと異なり，左脚ブロックはほとんど器質的な心疾患によっておこります．特に虚血性心疾患や高血圧性心疾患・心筋疾患などの心筋傷害の強いものに多くみられます．不完全左脚ブロック型の心電図は大動脈弁閉鎖不全症の末期のように著明な左室の拡張のあるときによく認められます．

■ 治 療： 原疾患に対する治療が主体で，左脚ブロック自体に対する治療は特に行いません．

■ 予 後： 右脚ブロックに比較して，一般に予後不良です．特に心不全のある場合や，両脚ブロックに進展して完全房室ブロックに移行する場合が予後不良です．しかし，中には長期間無症状で背景の心疾患が明らかでなく長い経過をとるものもあります．

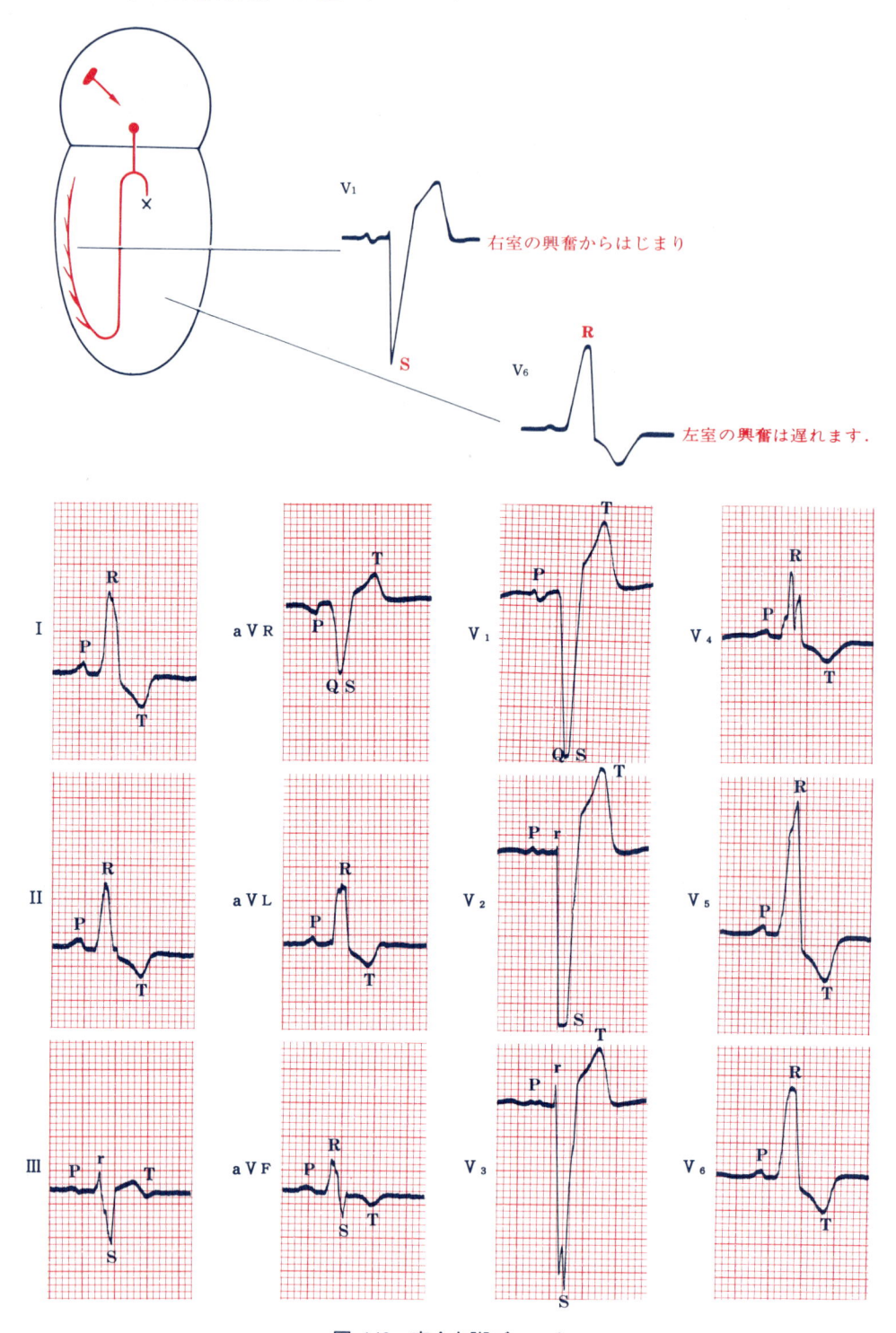

210　I．心室内伝導異常の心電図のトレーニング

右室の興奮からはじまり

左室の興奮は遅れます．

図 149　完全左脚ブロック
QRS の幅は 0.14 秒に達し，V_1，V_2，V_3 で深い S 波（V_1 では QS 型）を認め，V_5，V_6 では R 型で q 波は認めません．V_3 の S 波と V_4 の R 波が分裂しているのもみられます．

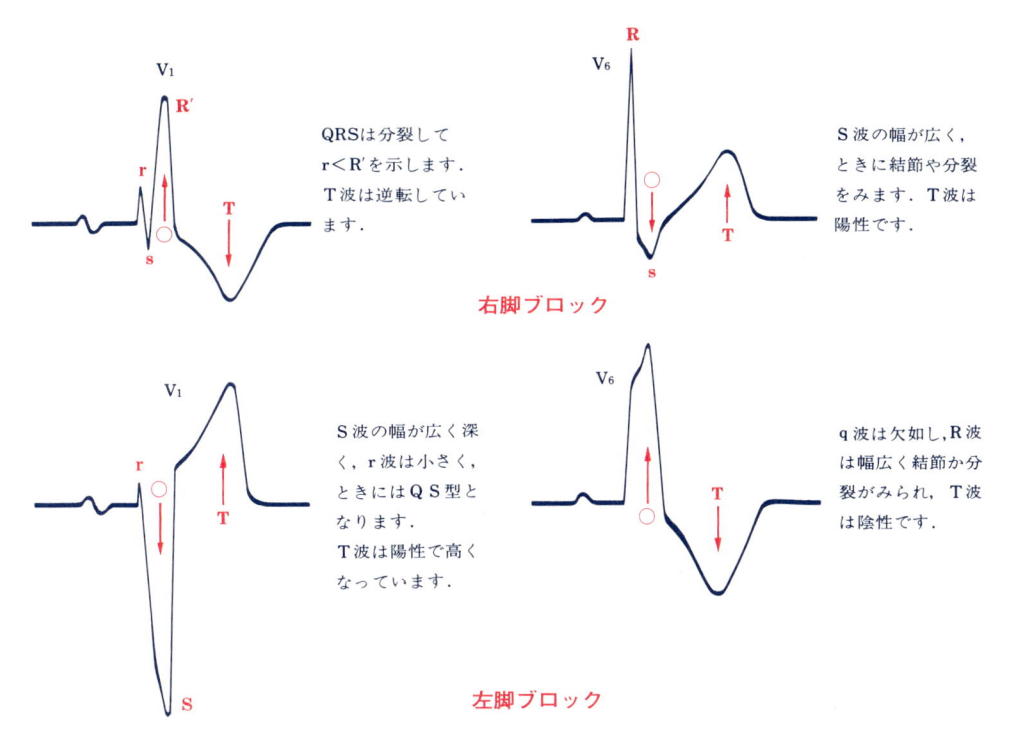

第III部　異常心電図判読のトレーニング　211

図150　左脚ブロックと右脚ブロック

右脚ブロック：
- V₁：QRSは分裂してr<R'を示します．T波は逆転しています．
- V₆：S波の幅が広く，ときに結節や分裂をみます．T波は陽性です．

左脚ブロック：
- V₁：S波の幅が広く深く，r波は小さく，ときにはQS型となります．T波は陽性で高くなっています．
- V₆：q波は欠如し，R波は幅広く結節か分裂がみられ，T波は陰性です．

　右脚ブロックと左脚ブロックは，V₁とV₅，V₆に特徴的な所見がみられます．T波の向き（↑）はQRSの終末部の振れの方向（○）と反対側へ向かっているのがわかります．
　QRSの幅が0.12秒以上のときを完全右脚ブロック・完全左脚ブロックといい，0.10秒以上，0.12秒未満のときを不完全右脚ブロック・不完全左脚ブロックとよびます．

■　注意すべきこと

① QRSの幅が著明に広く，0.16秒以上に達するものは予後不良です．
② V₁～V₃付近までQS型となることがあり，前壁中隔心筋梗塞との識別を要します．同じ誘導でST上昇もみられますがQRS幅が左脚ブロックでは延長しています．
③ 左脚ブロックに前壁中隔心筋梗塞を合併すると心電図で鑑別が困難なことがありますが，急性心筋梗塞では経過とともにST-Tに変化がみられます．

C 左脚分枝ブロックとは？

　ヒス束から分かれた左脚は，さらに図147に示したように左脚前枝と左脚後枝に分かれています．このどちらか片方が伝導障害をおこしたものをそれぞれ左脚前枝ブロック left anterior hemiblock（レフト アンテリア ヘミブロック），左脚後枝ブロック left posterior hemiblock（レフト ポステリア ヘミブロック）といいます．左脚分枝ブロックのみではQRSの幅はあまり広くならないのが普通です．

■ 診　断
① 左脚前枝ブロック（図151）： 肢誘導で著明な左軸偏位（－45°以上）を示します．QRSの幅は一般に正常範囲です．
② 左脚後枝ブロック： 　右軸偏位（＋120°以上）がみられます．QRSの幅は正常範囲内です（図152）．

■ 注意すべきこと
① 左脚分枝ブロックでは軸偏位が唯一の所見ですので，他の原因による軸偏位との鑑別が困難なことがあります．
② 右脚ブロックに合併しているときには，右脚ブロックと左軸偏位または右軸偏位がみられ，QRSの幅は広くなっています．このときには2枝ブロックとよび，3枝ブロックへの進展があれば完全房室ブロックになるので注意が必要です．
③ 軸偏位の決定は第1部の電気軸の項（79頁）を参照して下さい．

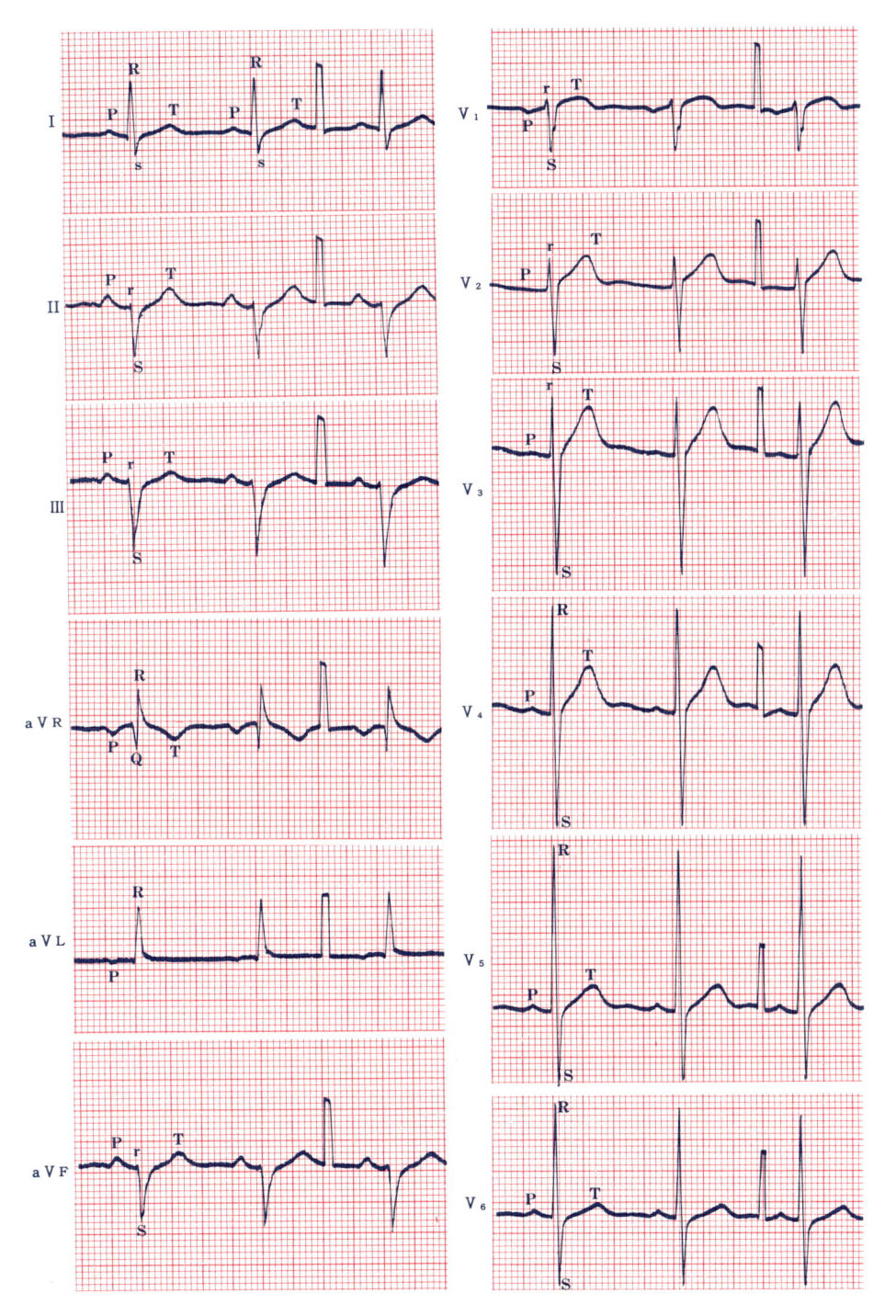

図 151 左脚前枝ブロックの心電図

　ⅠでR/S>Ⅰ，Ⅱ，Ⅲ，aVFでrS型となり著明な左軸偏位がみられます．胸部誘導では移行帯がV₄にあり，V₅，V₆のS波も深くなっています．ST-Tに特記すべき所見はありません．QRSの幅も正常です．心筋梗塞の既往はなく，この心電図は長年にわたってほとんど同じ所見のままで左脚前枝ブロックが考えられます．

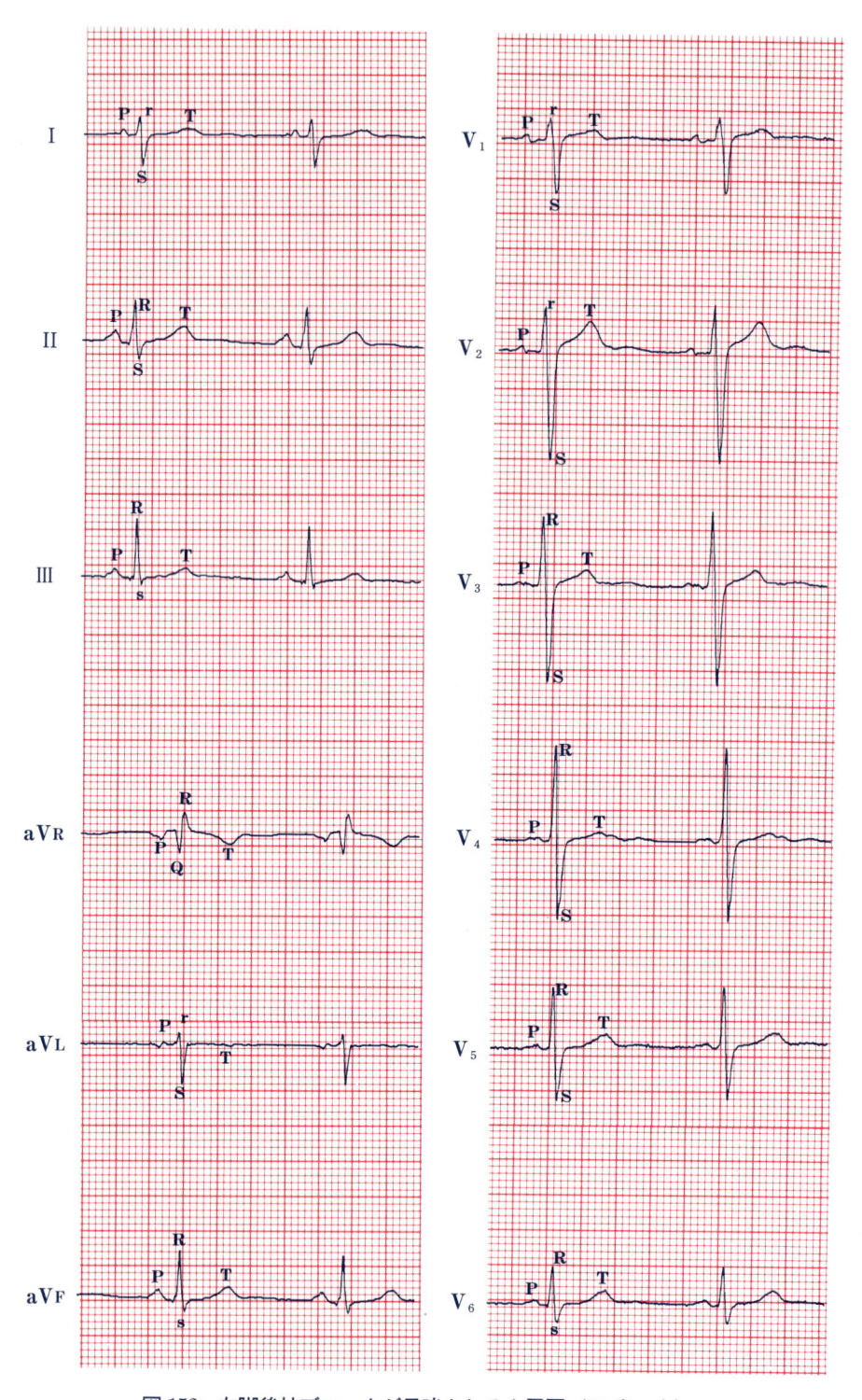

図152 左脚後枝ブロックが示唆される心電図（34歳，女）
右心負荷の他の所見がなく，明確な右軸偏位を示します．一般に左脚後枝ブロックでは120度以上の右軸偏位があり，QRS幅は正常範囲です．しばしば時計方向回転を示します．

D　2（束）枝ブロックとは？

　右脚ブロックに左脚前枝ブロック，あるいは左脚後枝ブロックを合併症したものを2枝ブロックあるいは2束枝ブロックといいます（図153）．前者は右脚ブロックに左軸偏位を合併し，後者は右脚ブロックに右軸偏位を合併します．残りの分枝が一過性にブロックするとMobitz（モビッツ）II型の房室ブロックとなり，完全に途絶すると両脚ブロックによる完全房室ブロックとなり，失神発作をおこしやすく危険です．一般的に右脚ブロックに左脚後枝ブロックの合併の方が危険です．

■　診　断
　1)　**右脚ブロック＋左脚前枝ブロック**
　　①　完全右脚ブロックの存在　　②　－45度以上の左軸偏位
　2)　**右脚ブロック＋左脚後枝ブロック**
　　①　完全右脚ブロックの存在　　②　＋120度以上の右軸偏位
　　③　右室負荷の所見を認めない

■　原　因：　虚血性心疾患，高血圧性心疾患，心筋疾患，その他，2枝ブロック以外に器質的心疾患を認めないものも少なくありません．

■　治　療：　原因疾患の治療．完全房室ブロックをおこすものでは人工ペーシングを施行します．

■　注意すべきこと：2枝から3枝ブロックへの移行に留意を要します．以下の所見は特に要注意です．
　①　経過とともに軸偏位が強くなるもの
　②　QRSの幅が次第に広くなるもの
　③　PQ時間の延長が合併したもの
　④　失神発作の出現したもの

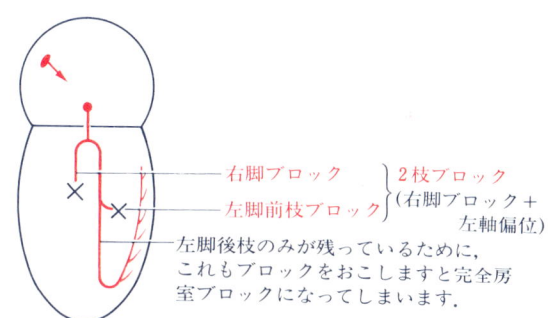

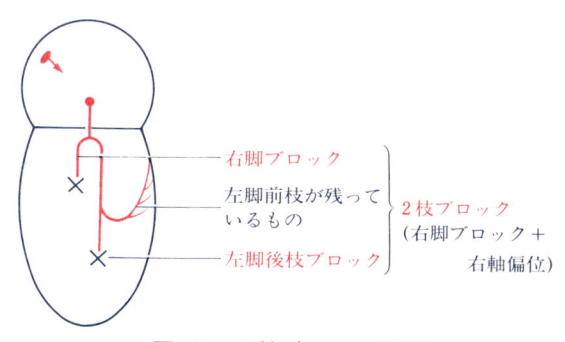

図153　2枝ブロック説明図

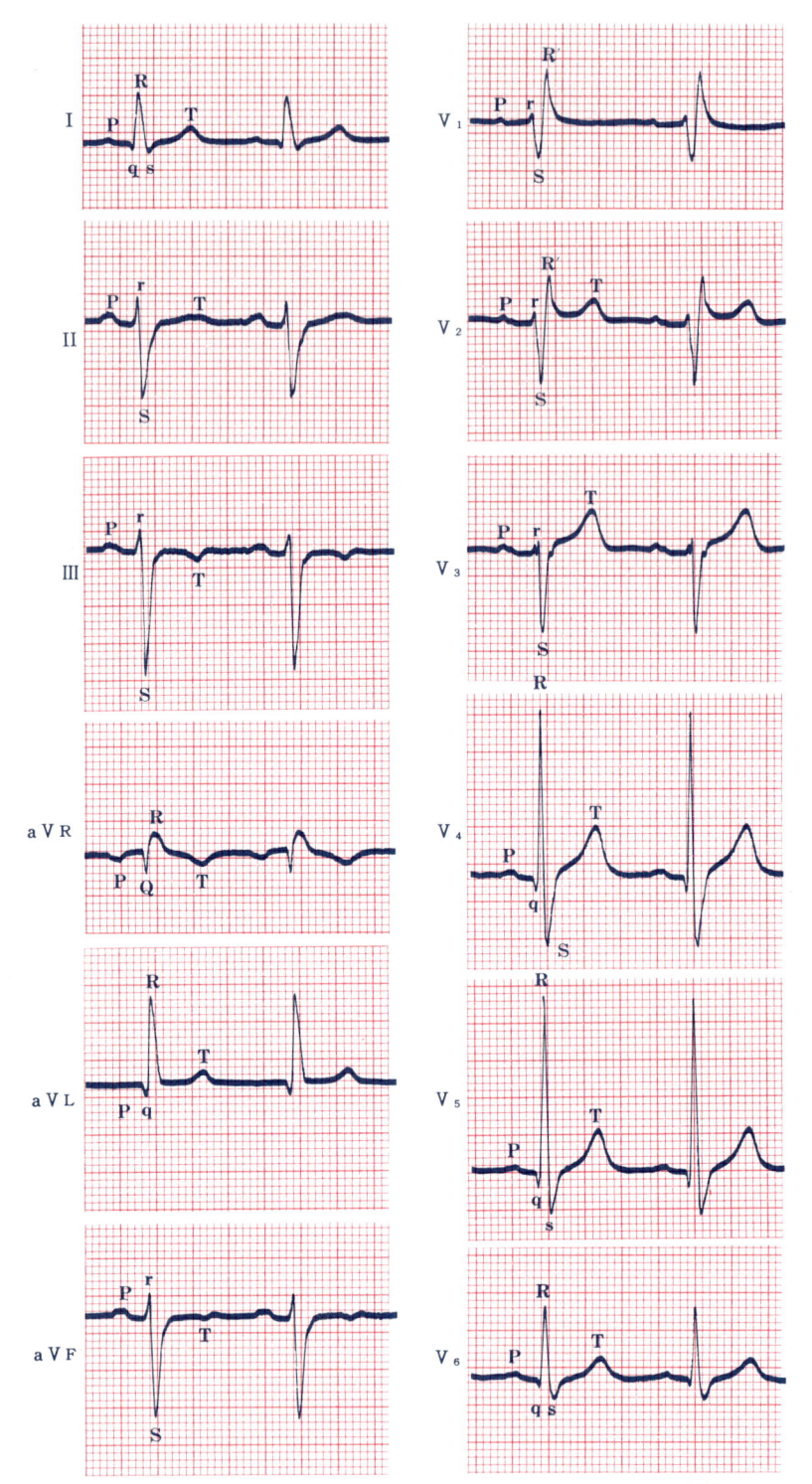

図154 2枝ブロック（右脚ブロック＋左脚前枝ブロック）心電図

胸部誘導ではV$_1$でrSR′型，V$_5$，V$_6$のS波の幅が広く，QRSの幅は0.14秒に達し完全右脚ブロックがみられ，肢誘導ではII，III，aVFのr波は小さく，S波が深くrS型でIはR＞Sであり著明な左軸偏位を示し左脚前枝ブロックを示唆しています．

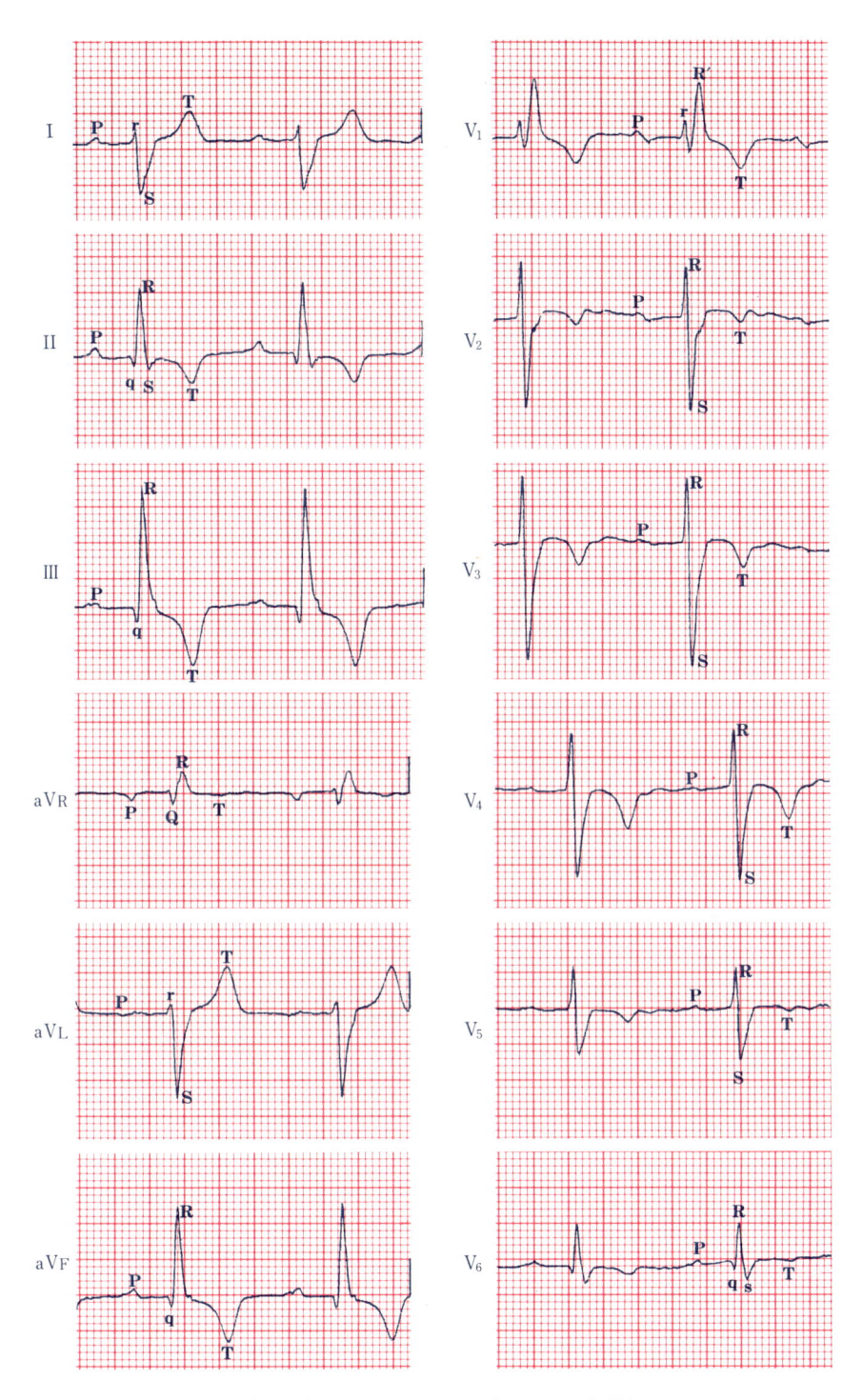

図155 右脚ブロックに左脚後枝ブロックの合併例の心電図

QRS の幅は広く V_1 で rsR′ 型で右脚ブロックの存在を示し，明らかな右軸偏位がみられる点および右室負荷の他の臨床所見がないなどから，左脚後枝ブロックの合併による2枝ブロックを考えます．PQ 時間の延長もみられます．

Q 50

1) P，QRS，T をおのおの指摘して下さい．
2) QRS の幅はどうでしょうか？
3) QRS の形はどの誘導で最も特徴的でしょうか？
4) 心電図診断は？

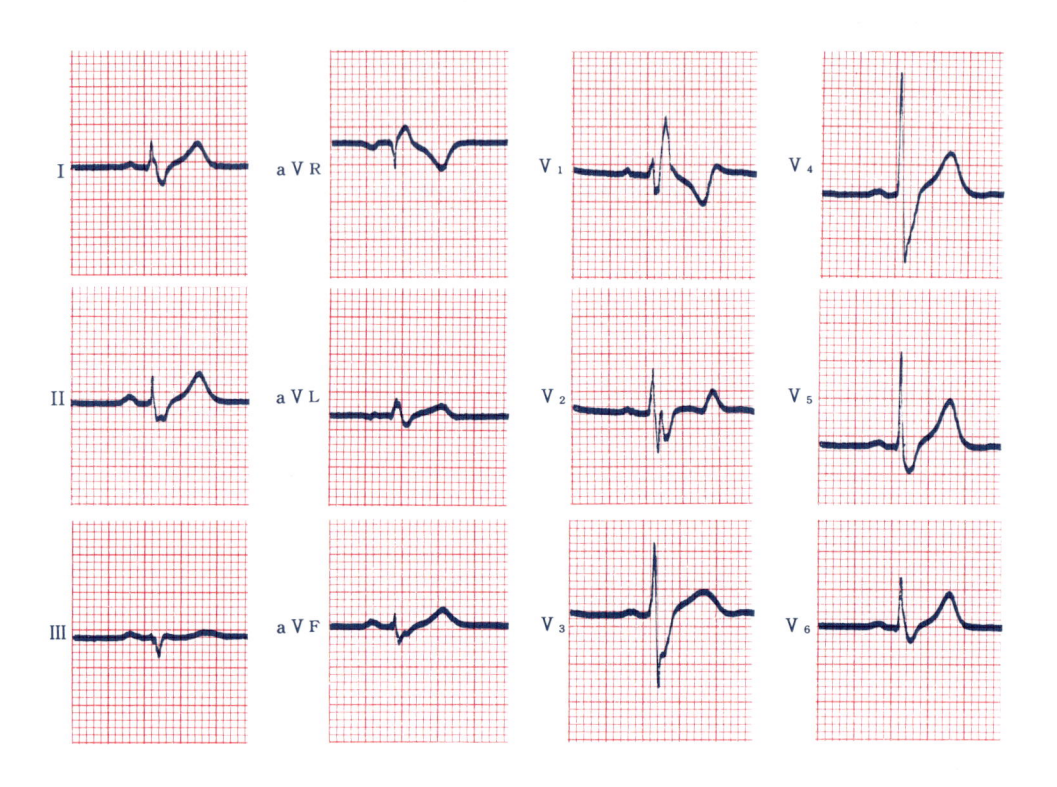

☞ 図148（208頁）参照．

Q 51

1) P，QRS，T をおのおの指摘して下さい．
2) QRS の幅は正常でしょうか？
3) QRS の形で特徴的なのは？
4) 心電図診断は？

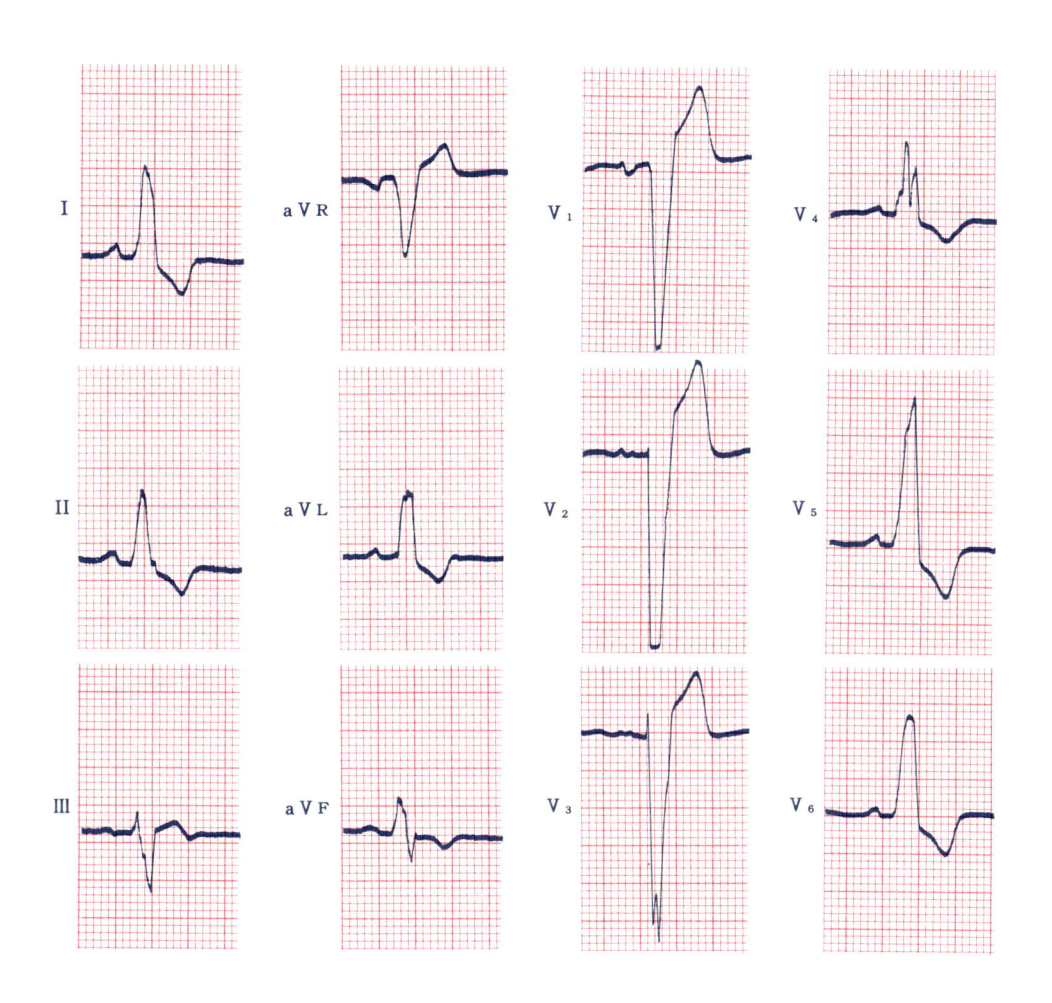

☞ 図 149（210 頁）参照．

2 早期興奮症候群 pre-excitation syndrome
（プレ-イクサイテーシォン シンドローム）の心電図のトレーニング

正常の房室伝導路以外に副伝導路が存在して，心室の興奮が正常より早期におこるものを早期興奮症候群といい，WPW症候群やLGL症候群がこれに属しています．また非定型例もときにみられます．

A　WPW症候群とは？

房室間に通常の房室伝導路以外のKENT（ケント）束とよばれる副伝導路が存在するもので，上室頻拍（房室リエントリー頻拍）や発作性心房細動などの頻脈発作をよくおこします．副伝導路としては，KENT束以外にMAHAIM（マハイム）線維・JAMES（ジェームス）束などとよばれるものがあり，そのどれが存在するかによって心電図の所見も少しずつ異なります．副伝導路の数は1本のことも，複数のこともあります．

WPWとは，本症候群を報告したWOLF（ウォルフ），PARKINSON（パーキンソン），WHITE（ホワイト）の3人の頭文字をとってつけたものです．典型的なWPW症候群は主にKENT束の存在によるもので，PR時間短縮・デルタ波・QRS幅の延長がみられるものをいいます（図156）．

■　診　断（図157）

① PR時間の短縮（0.12秒以内）
② デルタ波（Δ波）の出現
③ QRSの幅の延長（Δ波の出現による）
④ V_1のQRSの形によってA型（QRSが上向き）・B型（下向き）・C型（QS型）に大別されます（図158〜161）．
⑤ ときに全く正常心電図にもどることがあります．
⑥ デルタ波やQRSの形がかわることもあります．
⑦ 上室頻拍をおこすことがあります．
⑧ 心室頻拍とまぎらわしい形の発作性心房細動を認めることがあります（図162）．

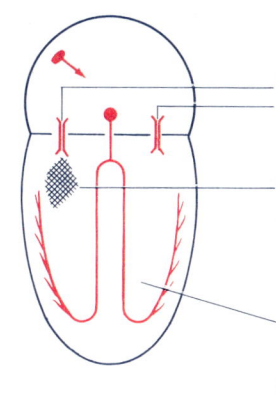

第Ⅲ部　異常心電図判読のトレーニング　221

Kent束．房室間を右心側・左心側・中隔など種々な部分で短絡させます．その部位によってQRSの型が異なります．

副伝導路によって心房から早期に心室のある部分へ興奮が伝達され，そのためPR時間は短く，QRSの初めの部分にデルタ波を形成します．

心室の興奮は副伝導路を通ってきた興奮と房室結節を通ってきた正規の伝導による興奮が融合しておこり，その融合の割合でQRSの形や幅が異なります．Kent束の影響が大きいほどQRSの幅は広く変形します．

図156　WPW 症候群

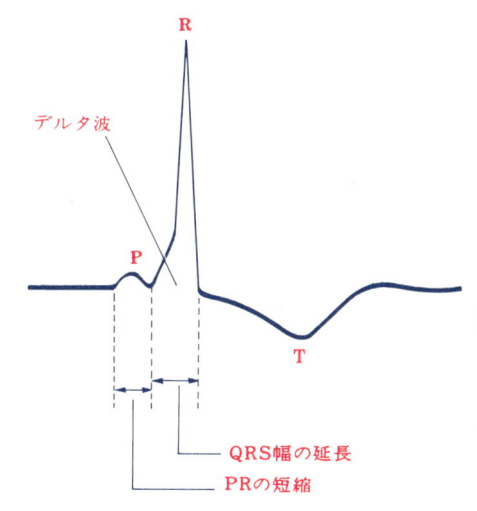

図157　WPW 症候群の心電図波形
　デルタ波は大小種々で，誘導部位によってもはっきり認めるところと不明瞭なところがあります．QRSの幅も正常に近いものから，著明に広いものまで種々です．PR時間はデルタ波の大きさによって左右されます．

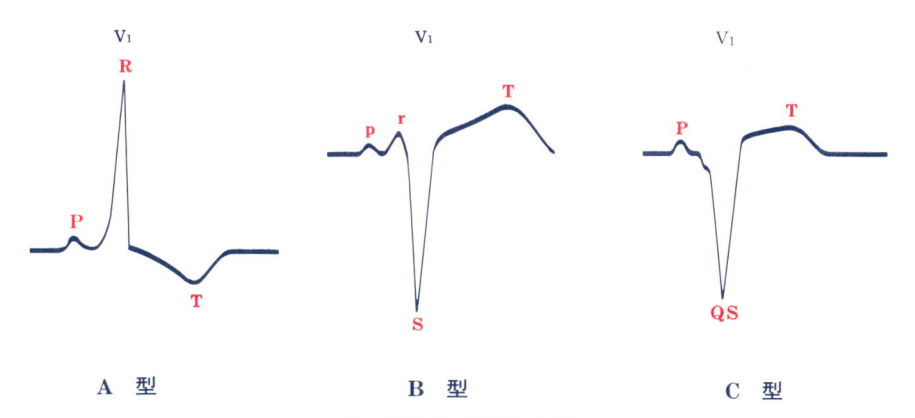

A 型　　　B 型　　　C 型
図158　WPW 症候群の型

　V_1のQRSの型によりA，B，Cの各型に分けられます．
　A型はQRSは上向きで高いR波がみられます．B型はQRSは下向きで深いS波がみられます．C型はQS型となりますので，心筋梗塞と間違わないよう注意が必要です．

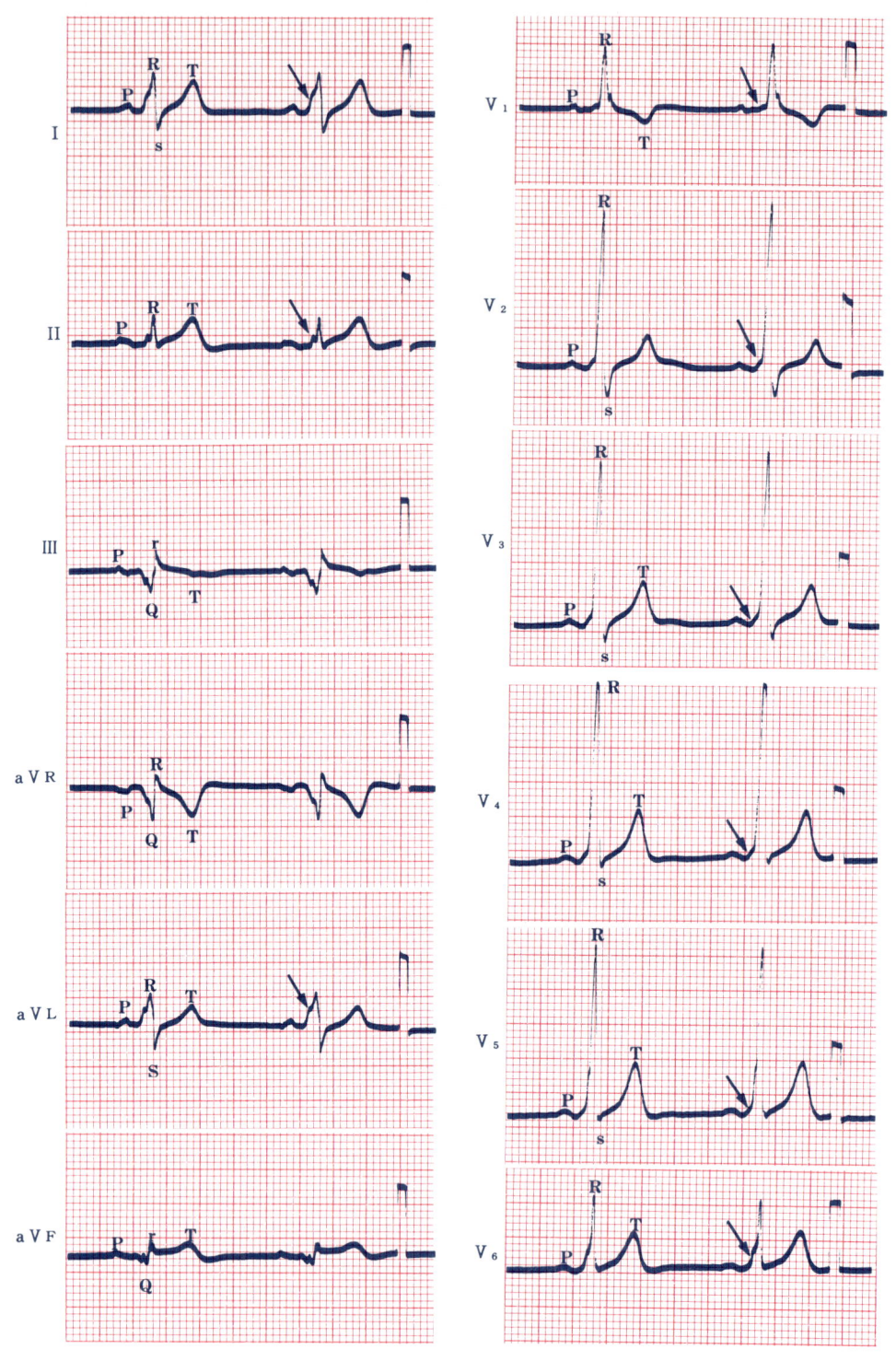

図 159 WPW 症候群（A 型）
PR 時間短縮・デルタ波（↓）・QRS 幅の延長がみられ，WPW 症候群であり，V_1 の R が高く **A 型** と診断します．

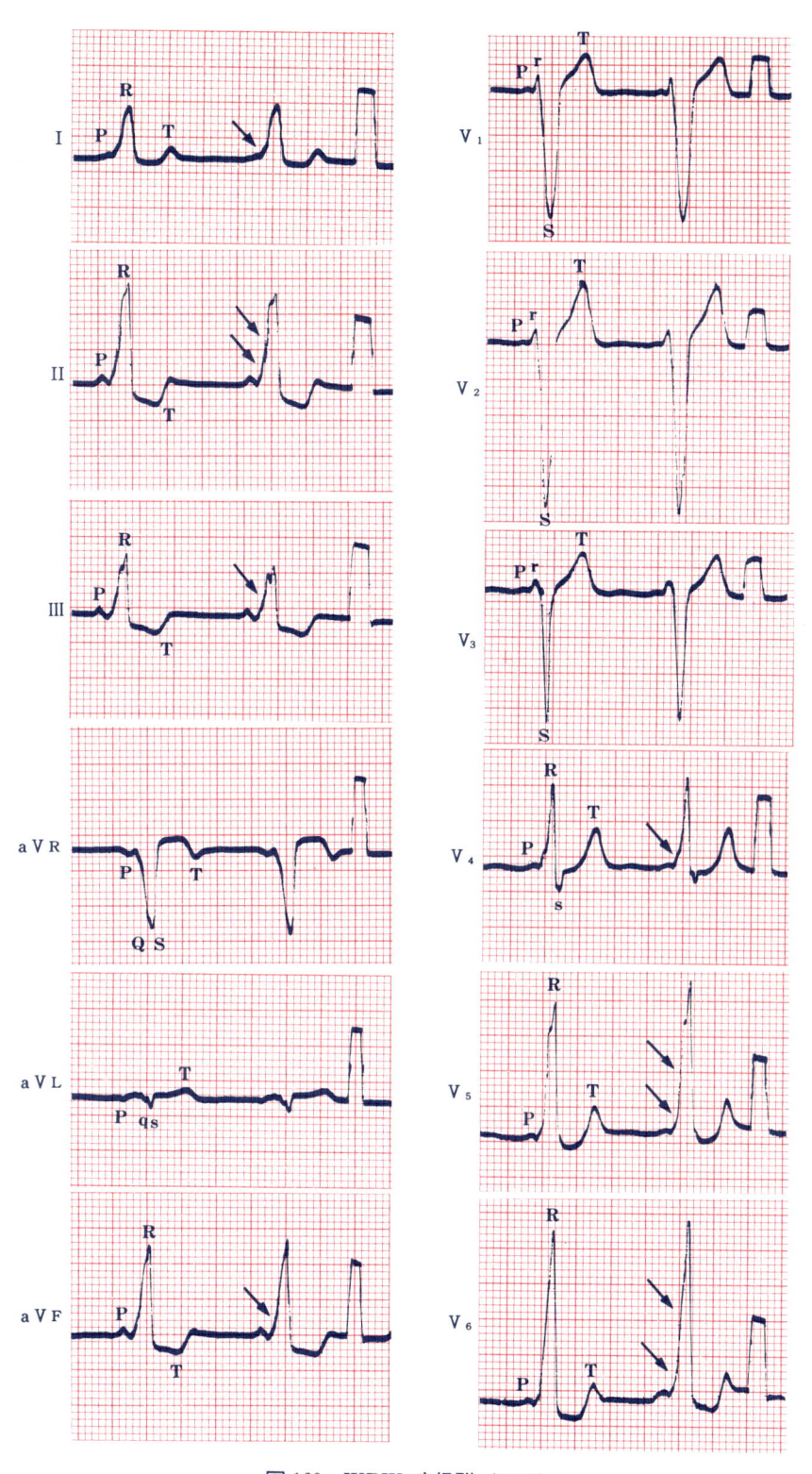

図 160　WPW 症候群（B 型）

PR 時間短縮・デルタ波（↓）・QRS 幅の延長がみられ WPW 症候群と診断され，V_1 で rS 型で S 波が深く **B 型**と判断されます．デルタ波がかなり大きな形をしています．

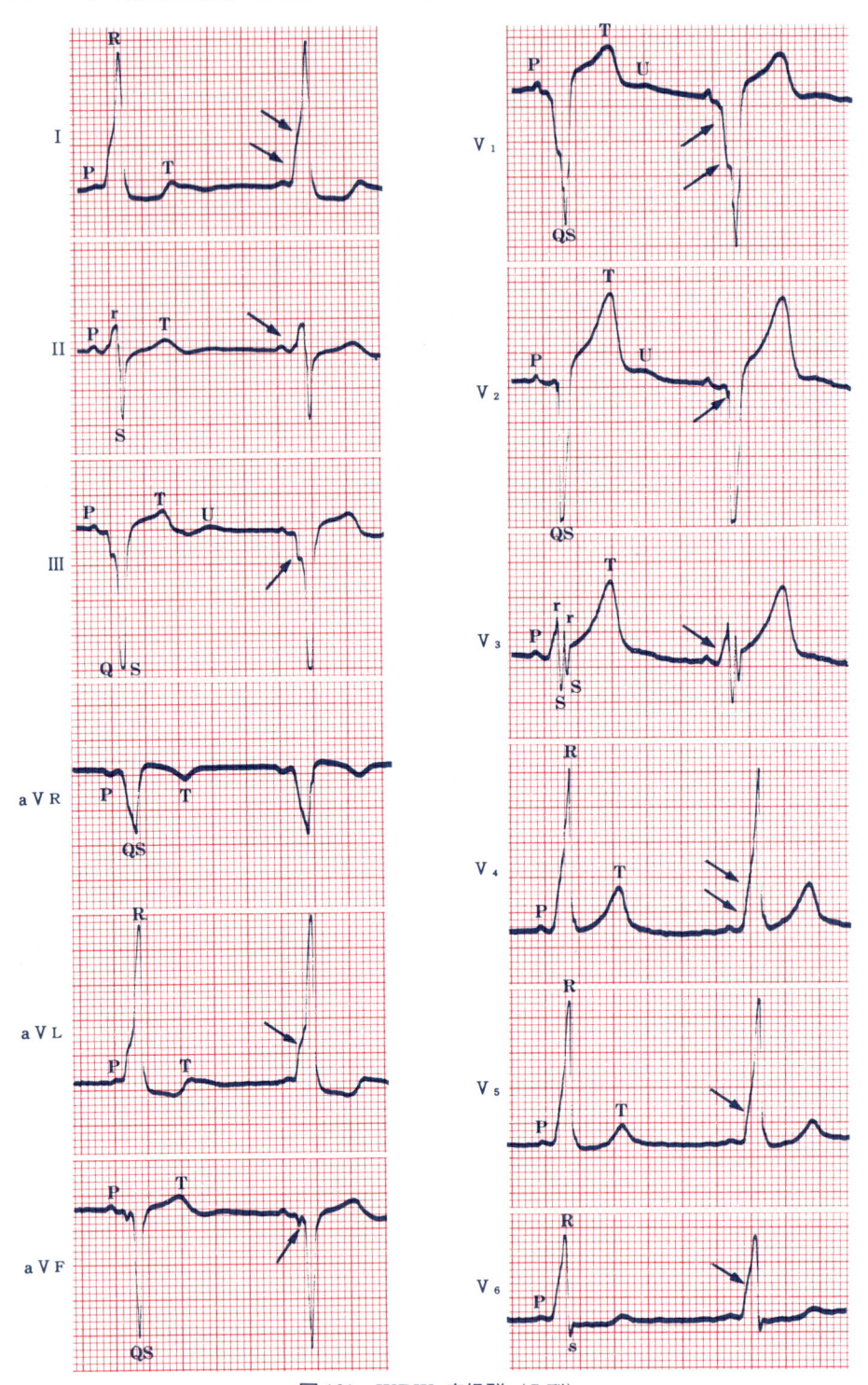

224 2．早期興奮症候群の心電図のトレーニング

図161　WPW 症候群（C 型）

PR 時間が著明に短縮し，デルタ波（↓）がみられ，QRS 幅は広く WPW 症候群の診断は容易ですが，III，aVF，V_1，V_2 で QS 型となっています．V_1（V_2）で QS 型を呈する WPW 症候群を B 型から区別して C 型とよばれます．III，aVF，V_1，V_2 の陰性のデルタ波にも留意して下さい．

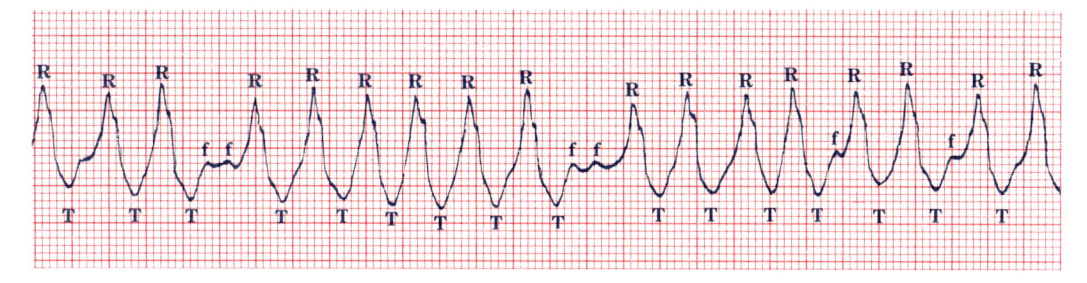

図162 WPW 症候群の発作性心房細動
　QRS は幅広く変形して著しい頻脈で，一見して心室頻拍に似ていますが，R-R 間隔が不規則で R-R の少し長いところにわずかに心房細動の f 波らしいものがみられることにより区別できます．WPW 症候群の発作性心房細動は，通常の心房細動と異なって著しい頻脈と QRS の変形を伴うことが特徴です．心室頻拍に似るので偽性心室頻拍〔pseudo-VT（シュード-ヴィティ）〕ともよばれます．

■　原　因：　先天性のものが多いといわれています．EBSTEIN（エブスタイン）病や肥大型心筋症などの心筋疾患・甲状腺中毒症やリウマチ性心疾患・虚血性心疾患などに合併することもあります．

■　WPW 症候群に頻拍発作が合併する理由
①　正常房室伝導路以外に副伝導路が存在することにより，心房から一方の伝導路を通じて心室へ伝導された興奮が，他方を通じて心房へ逆伝導され，それがまた心室へと，ぐるぐる旋回する頻拍発作をおこしやすく，正確には房室リエントリー頻拍とよばれる発作をおこすものです．

　　心房→正常伝導路→心室→副伝導路→心房の旋回を正方向（性）房室リエントリー性頻拍〔orthodromic atrio-ventricular re-entrant tachycardia（オーソドロウミック アトリオ-ベントリキュラー リエントラント タヒカルディア）〕（図95a）といい QRS の形は洞調律と同様ですが，心房→副伝導路→心室→正常伝導路→心房の順の旋回では QRS は幅広く変形して心室頻拍とまぎらわしくなり，これは反方向（性）房室リエントリー性頻拍〔antidromic atrio-ventricular re-entrant tachycardia（アンチドローミック アトリオベントリキュラー リエントラント タヒカルディア）〕（図95b）とよばれています．一般に前者が約80％で多いとされます．

②　心房細動（WPW 症候群の約 20～30％にみられます）が発生すると，副伝導路を通じて心房の興奮を頻繁に心室へ短絡して伝導するために，QRS は幅広く変形し，R-R 間隔は短く不規則な頻拍発作をおこします．一見，心室頻拍に似るので偽性心室頻拍とよばれるゆえんです．この場合もし副伝導路の不応期が短いと1分間に 250 心拍を超える著明な頻脈となって，血圧低下や心室細動を

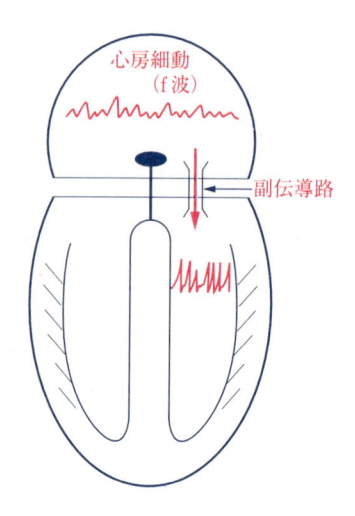

図163 WPW 症候群と心房細動
心房の興奮は正常伝導路の房室結節に入るときに遅い伝導を示しますが，副伝導路はバイパスのように興奮を速やかに心室へ伝導するために，心房細動では著明な頻脈となります．

惹起して突然死の原因となることがあります．（図163）

■ 治 療
① 一般に不整脈の発作のないものでは治療は不要ですが，発作のあるものではアブレーションによる副伝導路の切断が有効です．
② 上室頻拍（正方向（性）房室リエントリー性頻拍）の発作停止にはATP，あるいはベラパミルの静注が速効します．それが無効な場合はIa群（ジソピラマイド，プロカインアミドなど）を試みます．Ic，III群が次に考慮されます．
③ 反方向(性)房室リエントリー性頻拍あるいは発作性心房細動には初めからIa群の薬物を使用します．この不整脈ではジギタリス・ベラパミルは頻脈を逆に増加させるので禁忌です．
④ 血行動態の悪い例では速やかに電気的除細動を行います．
⑤ 発作の予防にはIa群の抗不整脈薬（巻末参照）が主体となります．
⑥ 難治性のものでは，外科手術で副伝導路を切断することもあります．

■ 予 後： 合併症や頻脈発作がなければ一般に良好です．著明な頻脈発作（240/分以上），特に発作性心房細動（最短R-R間隔が220msec以下）で突然死の原因となることがあります（図164）．

■ 注意すべきこと
① 本症にみられる発作性心房細動は心室頻拍と間違いやすいので注意を要します．
② 本症候群の心電図が存在するときには，心筋傷害や虚血性のST-Tの変化・心筋梗塞の合併などの判定が難しくなります．なぜなら，WPW症候群そのもののためにST-Tの変化が心筋のトラブルなしでもみられるからです．また，

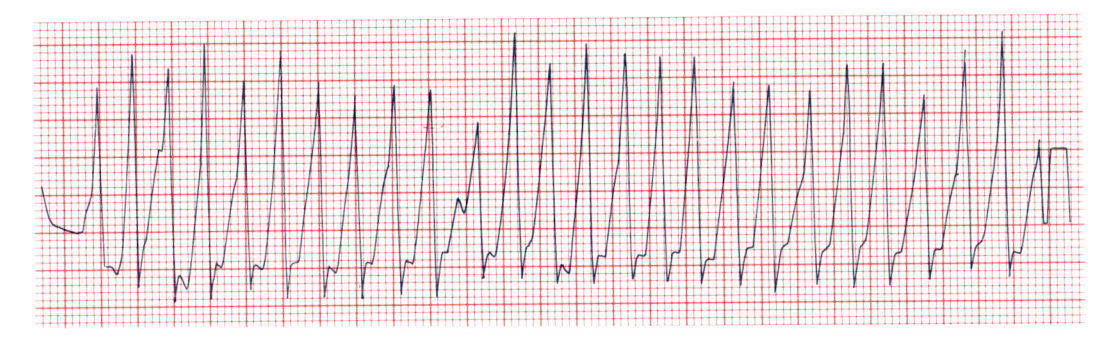

図164 著明な頻脈を呈するWPW症候群の発作性心房細動
心拍数は250/分を超えており，血圧は60 mmHgまで低下を示しました．突然死の可能性のある危険な状態です．

ときには本症だけでも異常Q波がみられ（図161参照），心筋梗塞とまぎらわしいことがあります．

B　LGL症候群とは？

P波は正常で，PR時間の短縮がみられ，WPW症候群とは異なってデルタ波がみられずQRSには異常がないものをいい，上室頻拍をしばしば認めます．心房と房室結節の下部またはヒス束を結ぶ副伝導路の存在あるいは房室結節の低形成などの理由で房室結節部での伝導促進がみられることなどによると考えられています（図165）．

LGLとはLown（ラウン），Ganong（ガノン），Levine（レバイン）の3人の頭文字をとって名づけられたものです．

■ 原　因：　副伝導路〔James（ジェームス）束〕の存在あるいは房室結節での伝導促進などによると考えられます．

■ 診　断（図166）
① P波は正常（Ⅱ，Ⅲ，aVFでP波は逆転しません）
② PR時間の短縮（0.12秒未満）
③ QRSは正常（デルタ波なし，幅も正常）
④ ときに発作性頻拍をおこします．

■ 治　療：　必要ありません．発作性頻拍が出たときや，頻拍発作が繰り返し出現する場合のみに予防と治療のため投薬が行われます．副伝導路によるものではアブレーションも適応があります．

■ 予　後：　一般に良好（WPW症候群に準じます）．

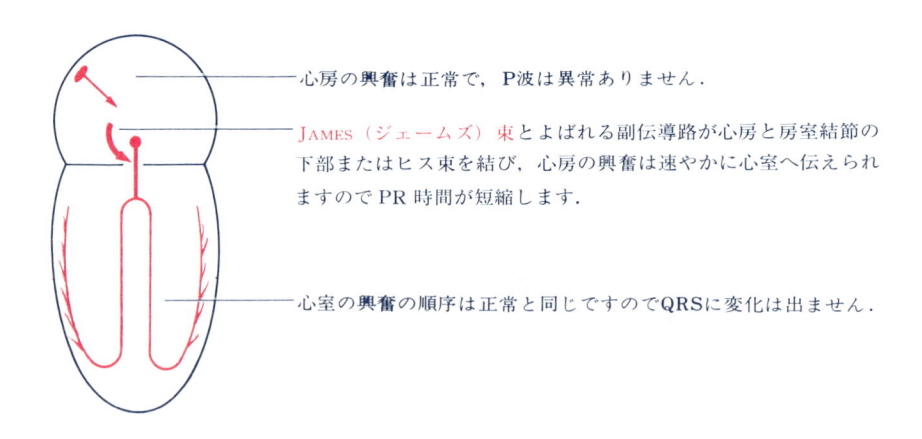

図165　LGL症候群（副伝導路によるもの）の説明

― 心房の興奮は正常で，P波は異常ありません．

― James（ジェームズ）束とよばれる副伝導路が心房と房室結節の下部またはヒス束を結び，心房の興奮は速やかに心室へ伝えられますのでPR時間が短縮します．

― 心室の興奮の順序は正常と同じですのでQRSに変化は出ません．

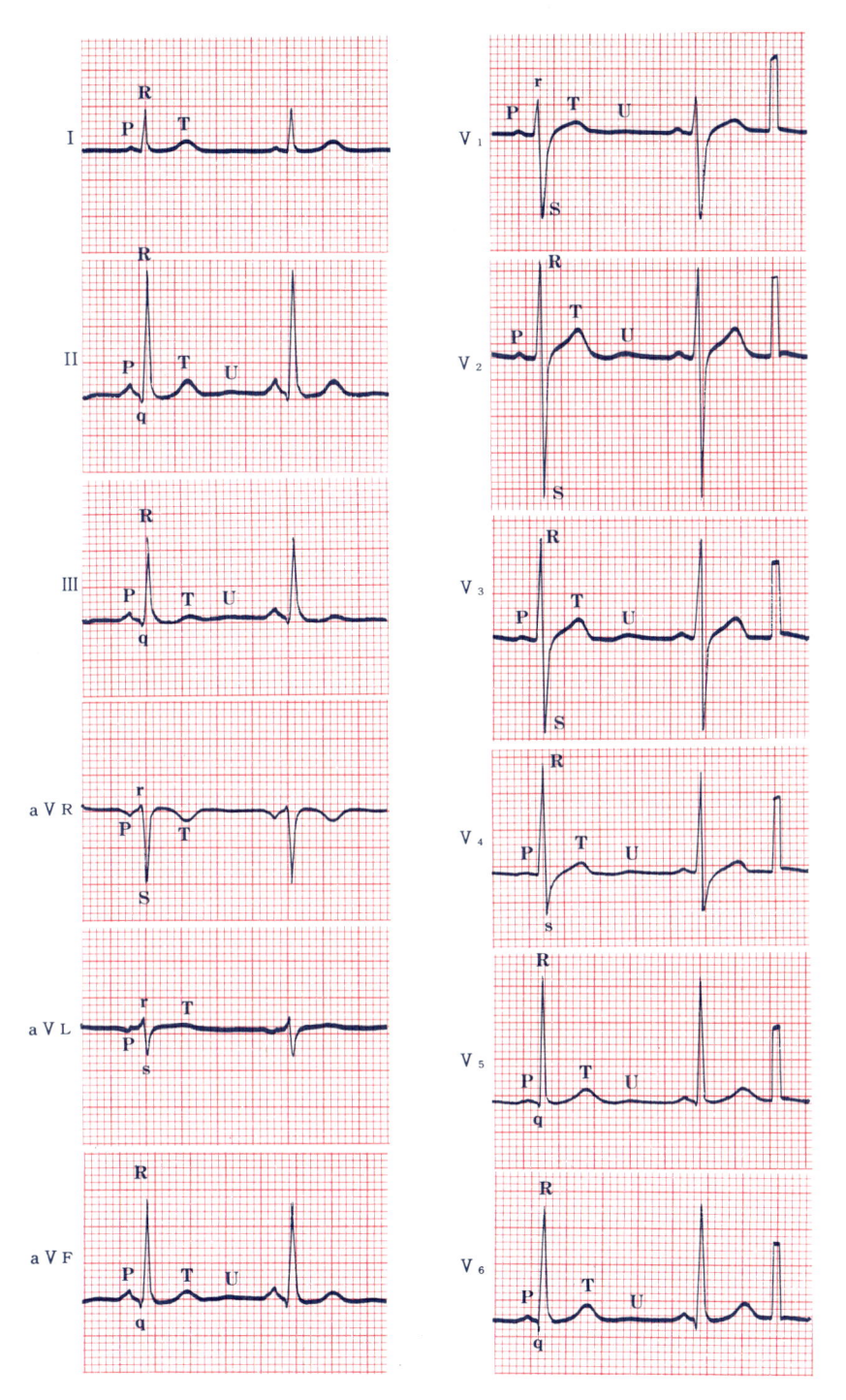

図166 LGL症候群の心電図
PR時間は0.12秒と短く，QRSの幅や形に異常はありません．45歳の女性で頻脈発作がときどきあります．LGL症候群と診断されます．

■ 注意すべきこと

① PR時間短縮を行う他の疾患との鑑別が必要です（WPW症候群・接合部調律・房室解離など）．
② 頻脈発作はしばしばおこるでしょうか？
③ 頻脈発作の既往があったでしょうか？ 頻脈発作がなく，単にPR時間短縮のみという例も多くみられますが，これは臨床的に問題ありません．

Q 52

1) PRは正常でしょうか？
2) QRSの幅はどうでしょうか？
3) QRSの形に何か異常は？
4) V_1のRが高いのはなぜでしょう？
5) 診断は？

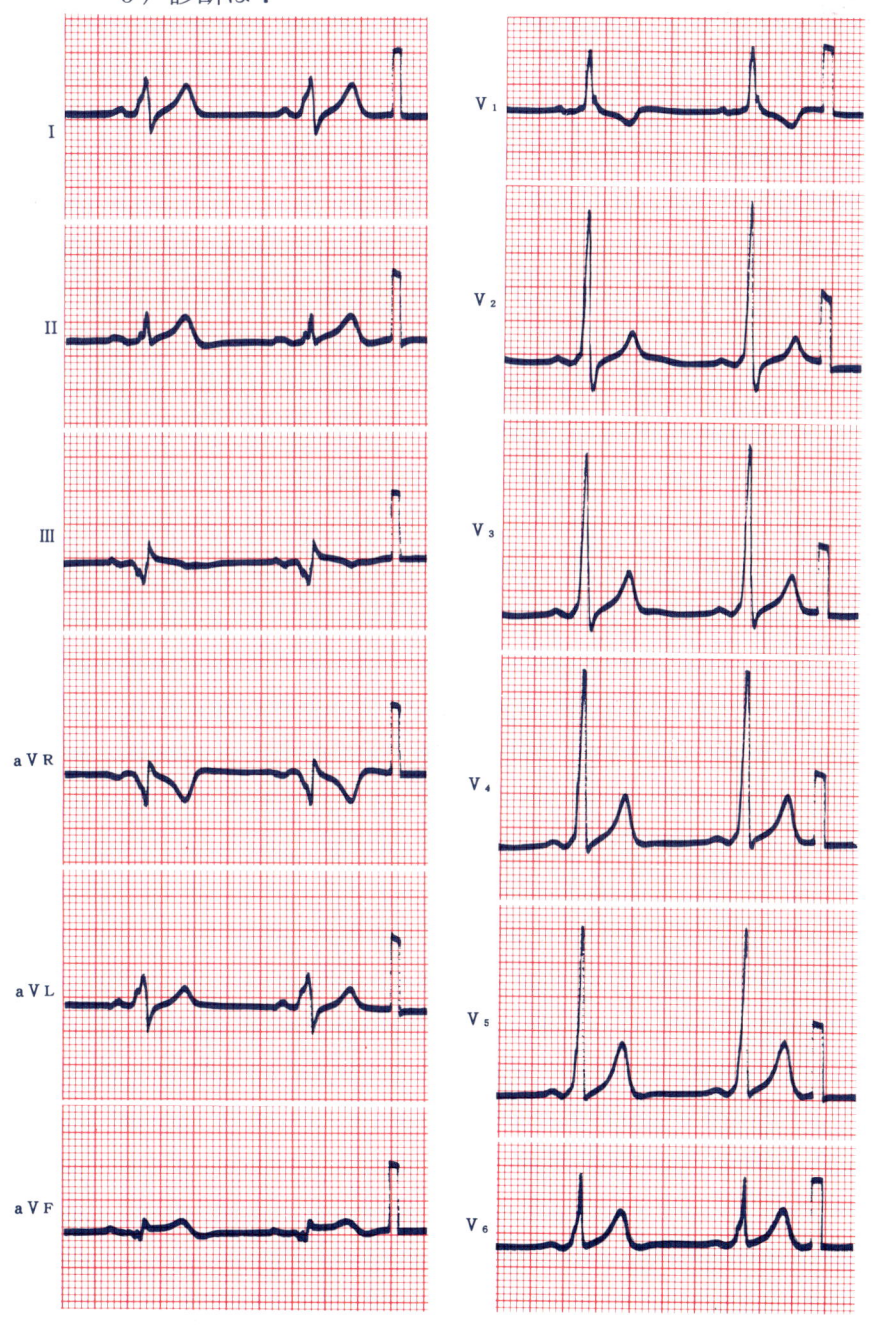

☞ 図159（222頁）参照．

Q 53

1）PR は正常でしょうか？
2）QRS の幅は？
3）QRS の形は？
4）診断は？

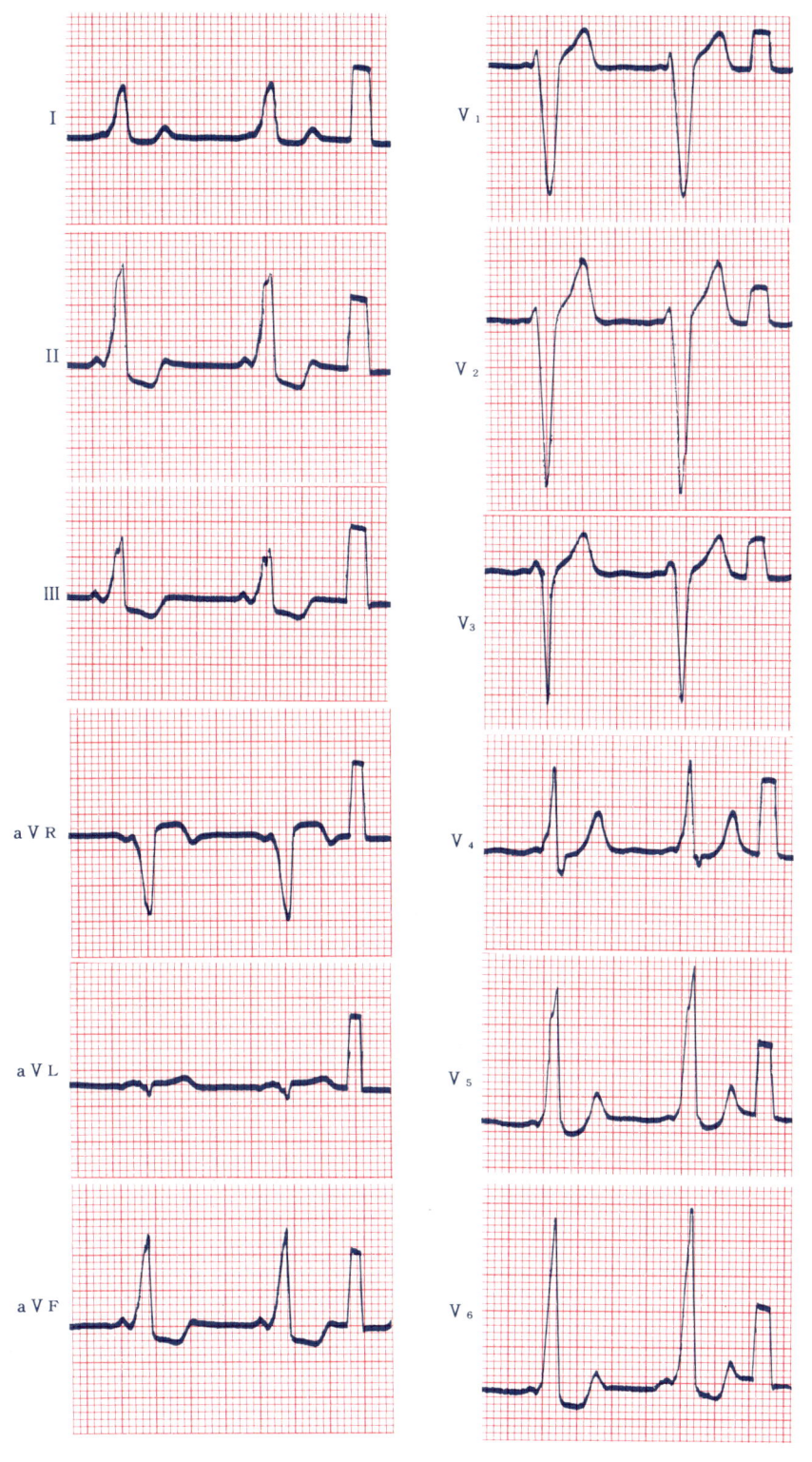

第Ⅲ部　異常心電図判読のトレーニング　233

☞　図160（223頁）参照．

Q 54

1）PR は正常ですか？
2）QS 型はどの誘導にみられますか？
3）診断は？

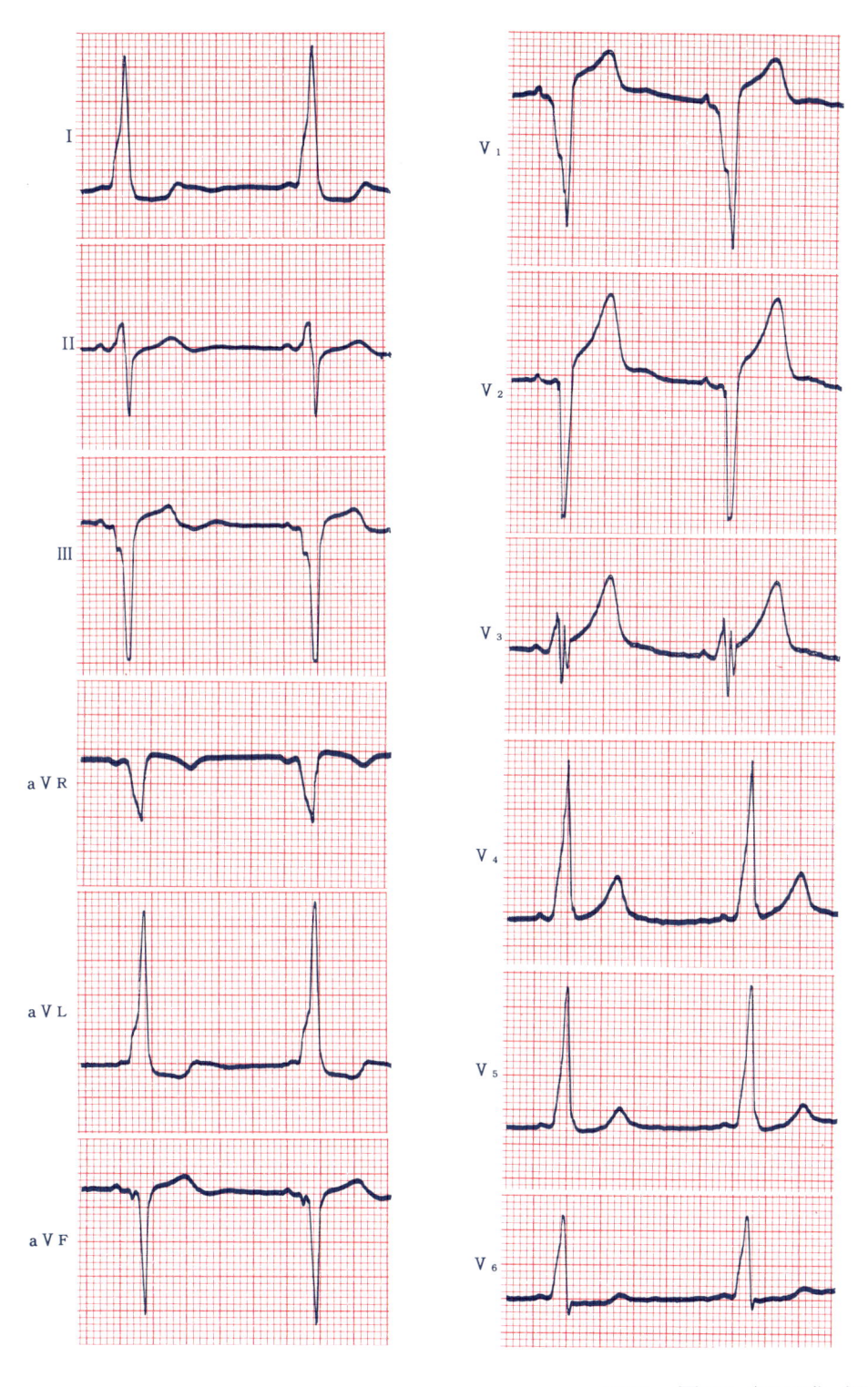

第Ⅲ部 異常心電図判読のトレーニング

☞ 図161（224頁）参照．

236　2．早期興奮症候群の心電図のトレーニング

Q 55

1）どれがR波で，どれがT波でしょうか？
2）QRSは正常でしょうか？
3）R-R間隔はどうでしょうか？
4）この不整脈は何でしょう？

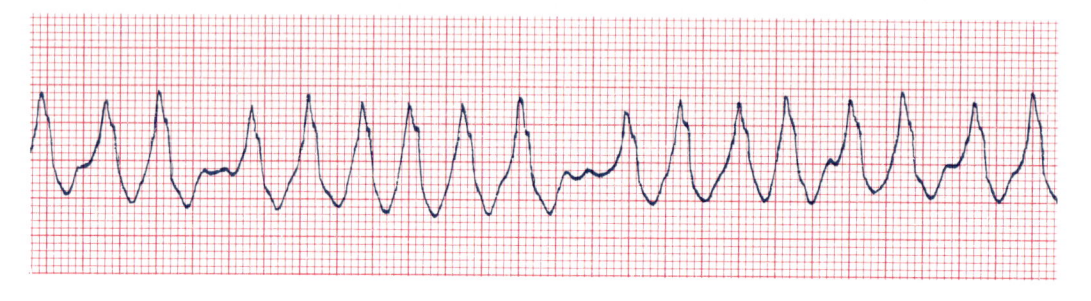

☞　図162（225頁）参照．

Q 56

この心電図の診断は？

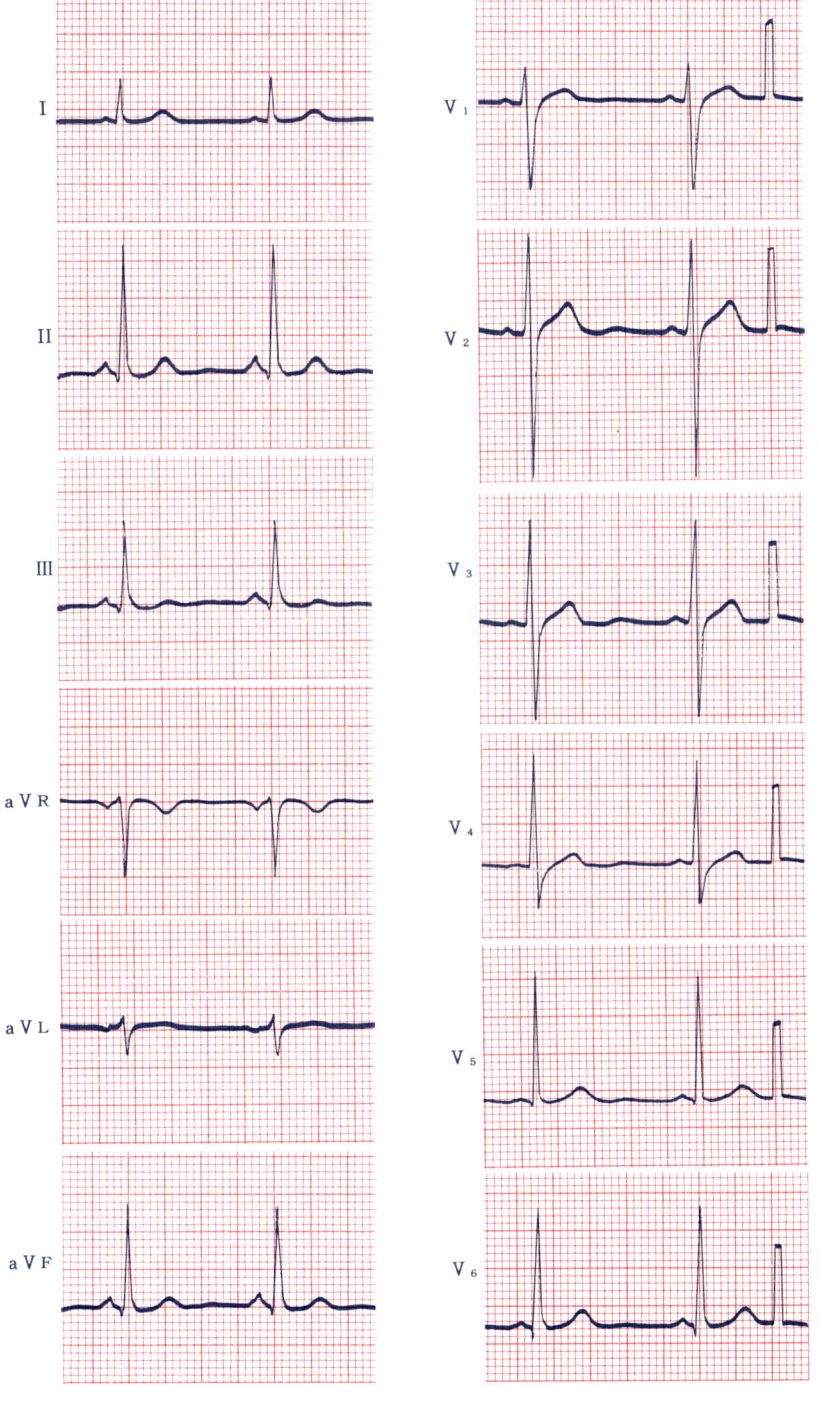

☞ 図166（229頁）参照．

C 非典型的 WPW 症候群

1. PR 時間短縮のない WPW 症候群

QRS の幅の延長とデルタ波がみられるにもかかわらず，**PR 時間の短縮のない**心電図所見を呈するものがあります．これは，副伝導路の一つである **Mahaim（マハイム）線維**が房室結節部・ヒス束・左脚の起始部などと心室の一部を結んでいるためと考えられています．このように，副伝導路には **Kent（ケント）束・James（ジェームス）束・Mahaim（マハイム）線維**などがあり，これらによって心室の一部が早期に興奮をおこすために，これらをひっくるめて**心室早期興奮症候群**とよぶことがあります．この心室早期興奮症候群の副伝導路とその心電図所見を簡単にまとめると図 167 のようになります．

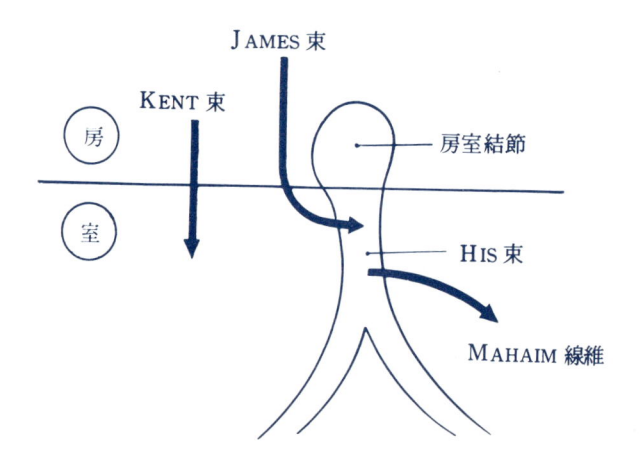

副伝導路	種　類	PR 時間	QRS 幅	デルタ波
Kent 束	典型的 WPW	短縮	延長	(+)
James 束	LGL 症候群	短縮	正常	(−)
Mahaim 線維	非典型的 WPW	正常	延長	(+)
James 束＋Mahaim 線維	典型的 WPW	短縮	延長	(+)

図 167　早期興奮症候群の副伝導路とその心電図所見

2. 不顕（性）WPW 症候群

　　心室から心房へ反方向性伝導のみが可能な副伝導路のあるものでは，洞調律時に副伝導路を正方向性伝導する興奮がないために心電図は正常となります．しかし，副伝導路を逆行して正常伝導路を順行する房室リエントリー性頻拍をおこす可能性があります．

　　正常心電図でしばしばみられる上室頻拍の原因の多くが不顕性 WPW 症候群と考えられています．

3. 間欠性 WPW 症候群

　　副伝導路の正方向性伝導が間欠的に開いたり閉じたりすると，WPW 症候群の心電図が出没します．HOLTER（ホルター）心電図などで一過性にデルタ波の出現する例がみられることがあります（図 168）．

240　2．早期興奮症候群の心電図のトレーニング

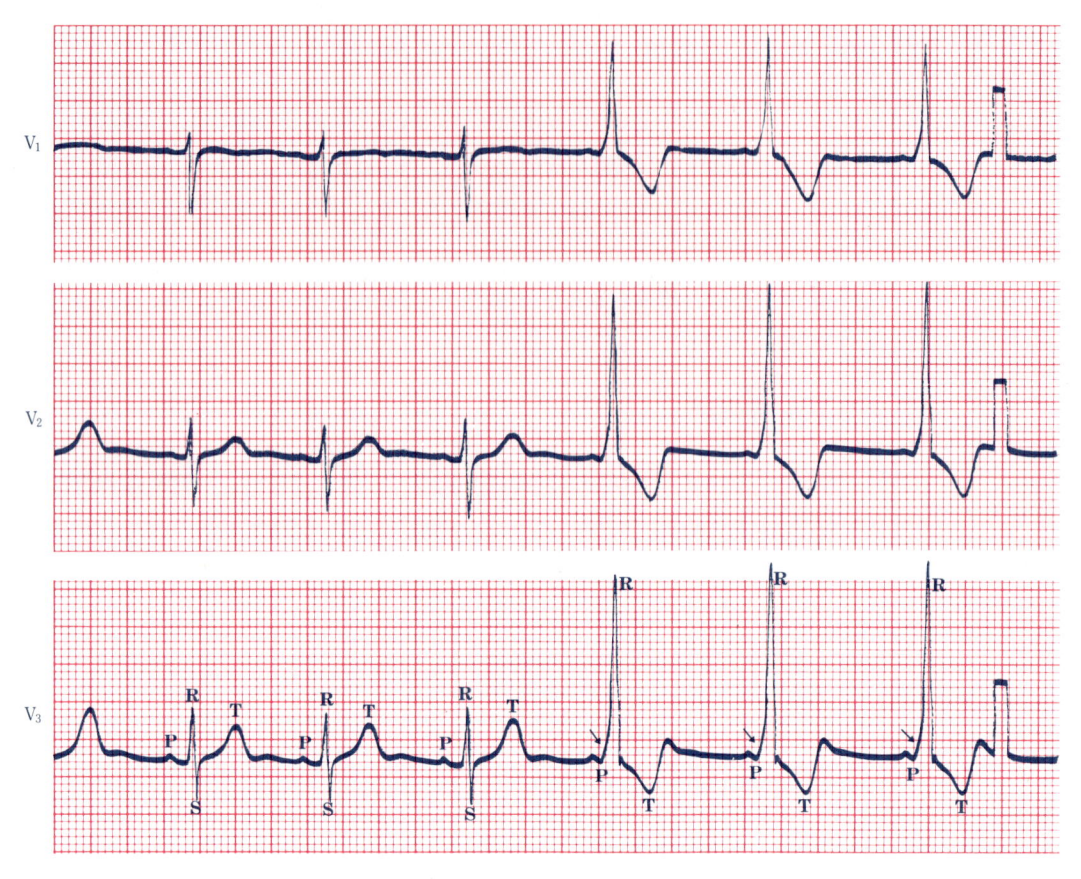

図 168　間欠的 WPW 症候群の心電図

正常の QRS が続いた後に幅の広い上向きの QRS が 3 個出現していますが，よくみると PQ 時間が短縮してデルタ波（矢印）がみられます．このように正常と WPW 症候群の波形が出没するものがあります．本例は V_1 で上向きの QRS で，A 型の WPW 症候群です．

3

心筋梗塞 myocardial infarction（ミオカーディアル インファークション）の心電図のトレーニング

　心筋梗塞は冠動脈の狭窄や閉塞によって**心筋に壊死**がおこるもので，その病態の特殊性からも心電図にはかなり特徴のある所見がみられます．また本疾患は死亡率も高く，急変したり，不整脈をはじめいろいろな合併症がみられるために，早期の診断と再灌流療法が必要で，心筋梗塞の心電図の理解や，心電図のモニターの判断が速やかにできなくてはなりません．

A　心筋梗塞に特徴的な波形とは？

　心筋梗塞に特徴的な心電図所見は，**異常 Q 波・ST 上昇・冠性 T 波**〔coronary T（コロナリー ティ）〕の 3 つがあげられます（図 169）．

　この中で最も重要なものが異常 Q 波で，これがどの誘導にみられるかによって，心筋梗塞が心室のどの部分におこったのかを判断します．3 つの所見が全部みられるときには診断が容易ですが，後で述べるように発病後の時期によっては全部の所見が揃っていないこともあります．また梗塞の大きさ（心筋内や心内膜下に限局した小さな梗塞）や部位（高位後壁・心室中隔の上部・心内膜下など）によっては梗塞に特徴的な心電図所見が全くみられないこともあり，症状と血液化学検査（GOT，GPT，LDH，CPK などの上昇）によって診断されることがあります．

1．異常 Q 波（図 170）

　QRS の **R 波の高さの 25％以上に相当する深さ**をもち，その上，**幅が広く 0.04 秒以上**あるものを異常 Q 波とします（実際には異常 Q 波は誘導によっても種々で，ミネソタコードでは巻末の表中の Ⅰ　Q, QS 型のように細かく定義しています）．

　異常 Q 波は**心筋の壊死層を反映**しています．

2．ST 上昇（図 171）

　上方に凸の形を示すことが多く，**心筋傷害層を反映**しています．

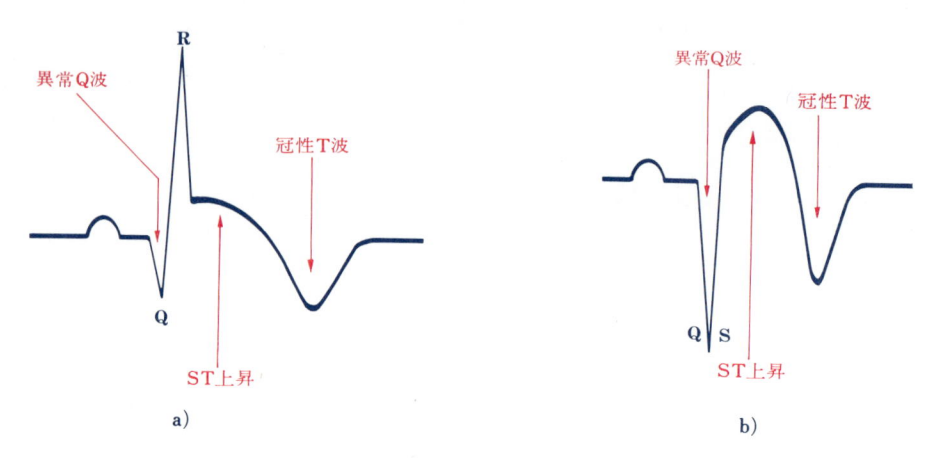

図 169 心筋梗塞に特徴的な心電図波形

心筋梗塞では，異常 Q 波・ST 上昇・冠性 T 波の 3 つが特徴的です．異常 Q 波は，主に a) のような QR 型を示すものと，b) のように QS 型を示すものとがあります．

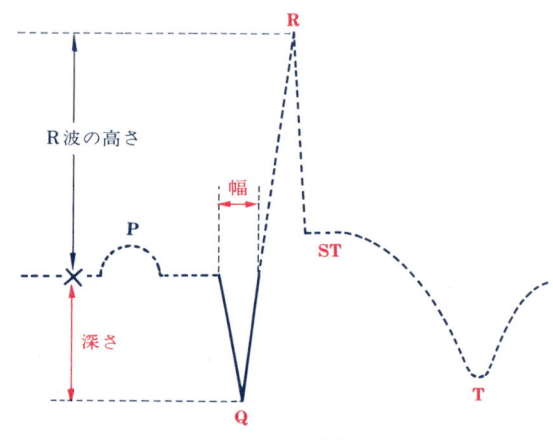

図 170 異常 Q 波

Q 波の幅が広く 0.04 秒以上に達し，深さは R 波の高さの 25％以上に達するものを異常 Q 波といいます．

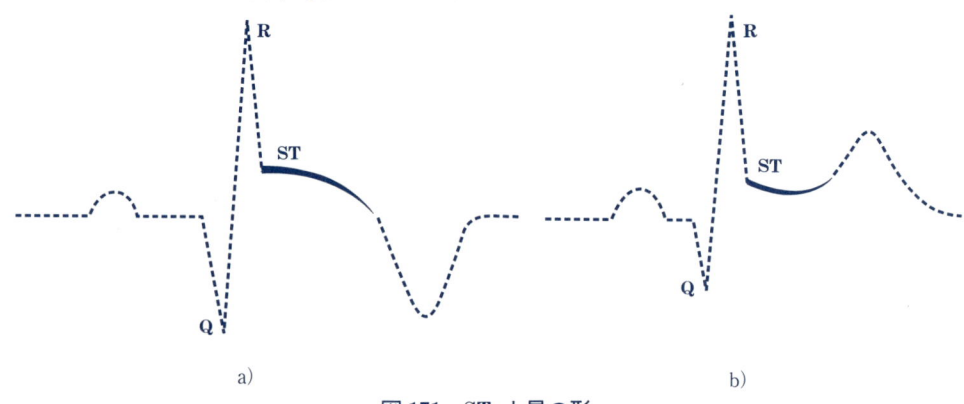

図 171 ST 上昇の形

心筋梗塞の ST 上昇は a) のように上方凸のものが多いのですが，ときには b) のような上方凹の形の ST 上昇もみられます．

3. 冠性T波（図172）

左右対称性の陰性T波で，心筋の虚血層を反映しています．

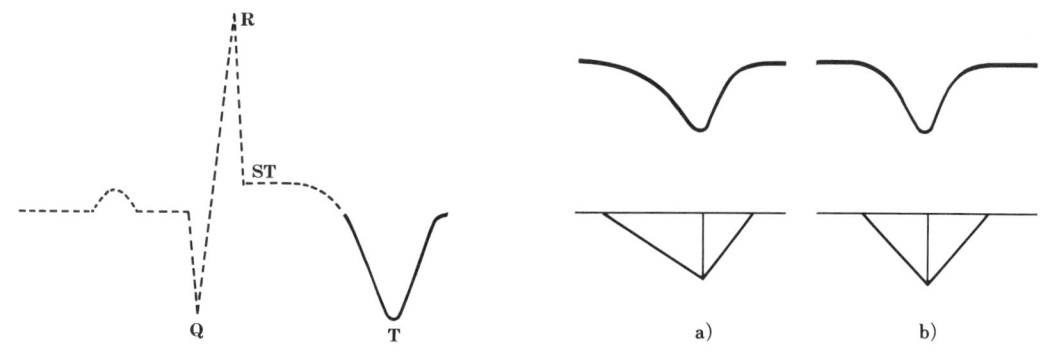

図 172　冠性T波

冠性T波は左右対称性の陰性T波です．通常の陰性T波はa) のように下り勾配が長く，上り勾配は短くなっていますが，冠性T波ではb) のように左右対称性です．

B 心筋梗塞の部位診断はどのように行われるのでしょうか？

異常Q波のみられる誘導部位から図173のように，**前壁中隔梗塞・狭義の前壁梗塞・前壁側壁梗塞・高位側壁梗塞・下壁梗塞・下壁側壁梗塞・広範囲前壁梗塞・側壁梗塞**などに分類されます．

しかし中には異常Q波のみられない心筋梗塞もあり，その代表としては，**高位後壁梗塞・心内膜下梗塞**があります．

高位後壁梗塞は V_1，V_2 のR波の増高・V_1，V_2，V_3 あたりのST低下とT波の増高がみられますが，多くは下壁梗塞に合併してみられます．

心内膜下梗塞は広範囲の誘導にST低下とT波陰性化（冠性T波）がみられ，ときにはR波の減高をみることもありますが，心電図のみからの診断は多くの場合困難です．心筋梗塞の全経過を通じて異常Q波の出現しないものを**非Q性心筋梗塞**ともいいます．

各心筋梗塞の心電図の実例を図174〜178に例示します．

梗塞部位 \ 異常Q波のある誘導	I	II	III	aVR	aVL	aVF	V_1	V_2	V_3	V_4	V_5	V_6
狭義の前壁								○	◎	◎		
前壁中隔							◎	◎	◎	○		
前壁側壁	◎	○			◎				○	◎	◎	◎
広範囲前壁	◎	○			◎		○	◎	◎	◎	◎	◎
下　　壁		◎	◎			◎						
下壁側壁	◎	◎	◎		◎	◎					○	◎
側　　壁	◎				◎						◎	◎
高位側壁	◎				◎							

図173　心筋梗塞の部位診断
梗塞部位は，表のように異常Q波が◎印（ときには○印の範囲まで）の誘導にみられることによって判断します．

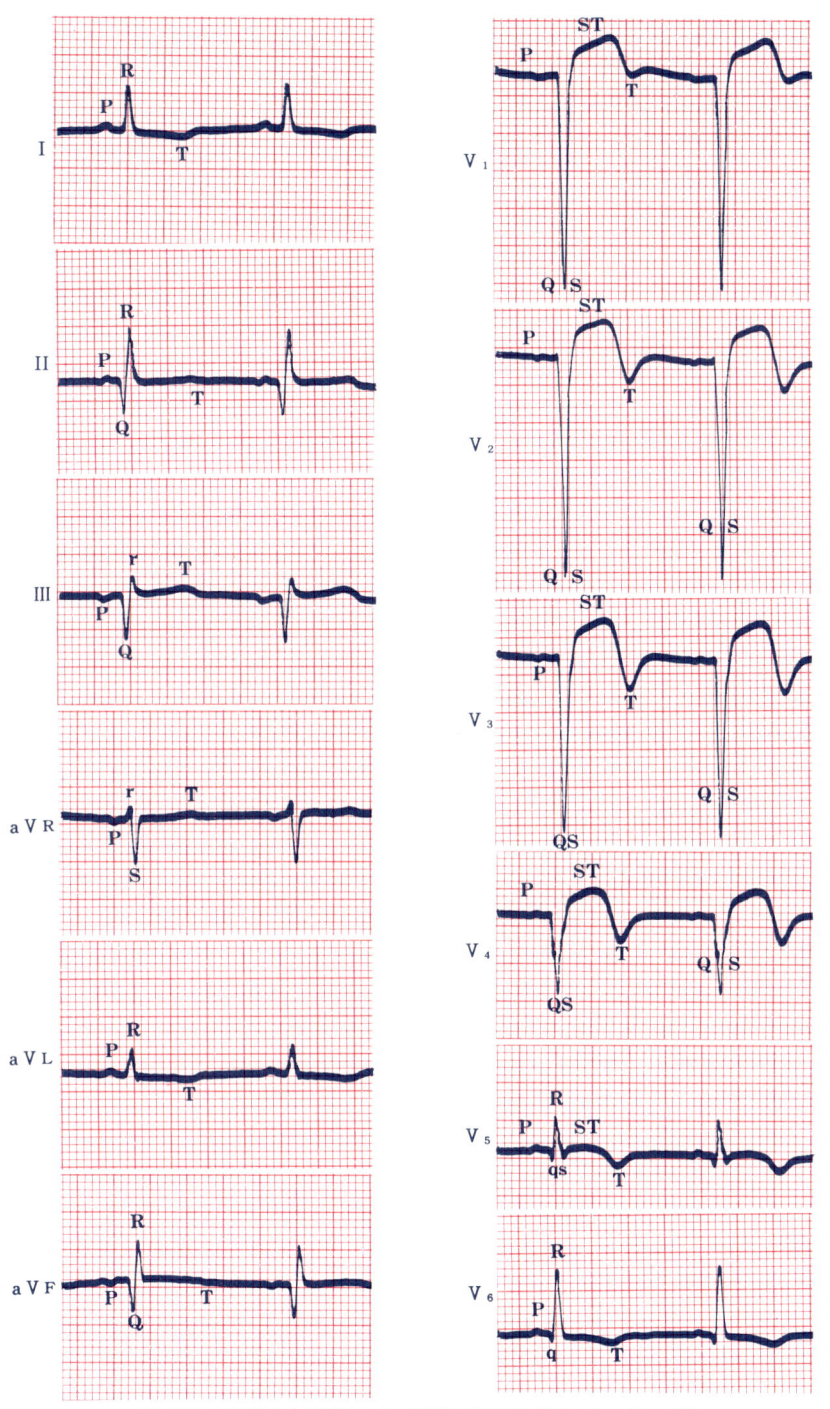

図 174 前壁中隔梗塞および陳旧性下壁梗塞（68 歳，男）

　V_1〜V_4 で QS 型および明確な ST 上昇がみられ，V_2〜V_6 で陰性 T 波（V_2〜V_5 は冠性 T 波）がありますので比較的新しい前壁中隔梗塞が考えられます．

　また II，III，aVF に異常 Q 波がありますが，ST 上昇・冠性 T 波は存在せず，陳旧性の下壁梗塞が暗示されます．

　その他の所見として，I，aVL，V_6 の ST 低下および陰性 T 波がみられます．

246   3．心筋梗塞の心電図のトレーニング

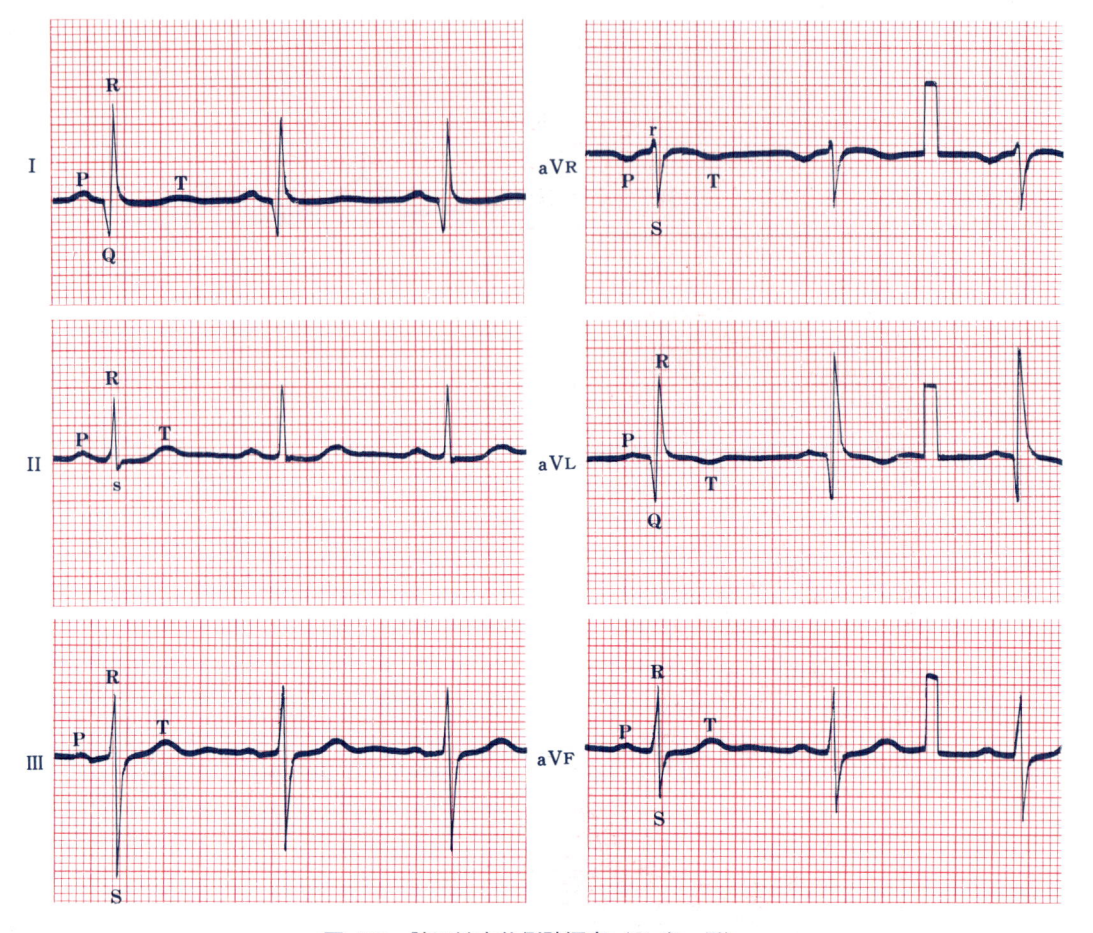

図 175　陳旧性高位側壁梗塞（51 歳，男）

　I と aVL に異常 Q 波を認めますが，ST は基線上にあり，aVL では軽度の陰性 T 波をみます．したがって陳旧性の高位側壁梗塞が考えられます．
　胸部誘導では V_1 の r 波は正常ですが，V_2 の r 波は激高して小さくなっており異常です．しかし新しい梗塞を示すような ST 上昇や冠性 T 波はみられません．限局した陳旧性の前壁梗塞の合併が疑えます．

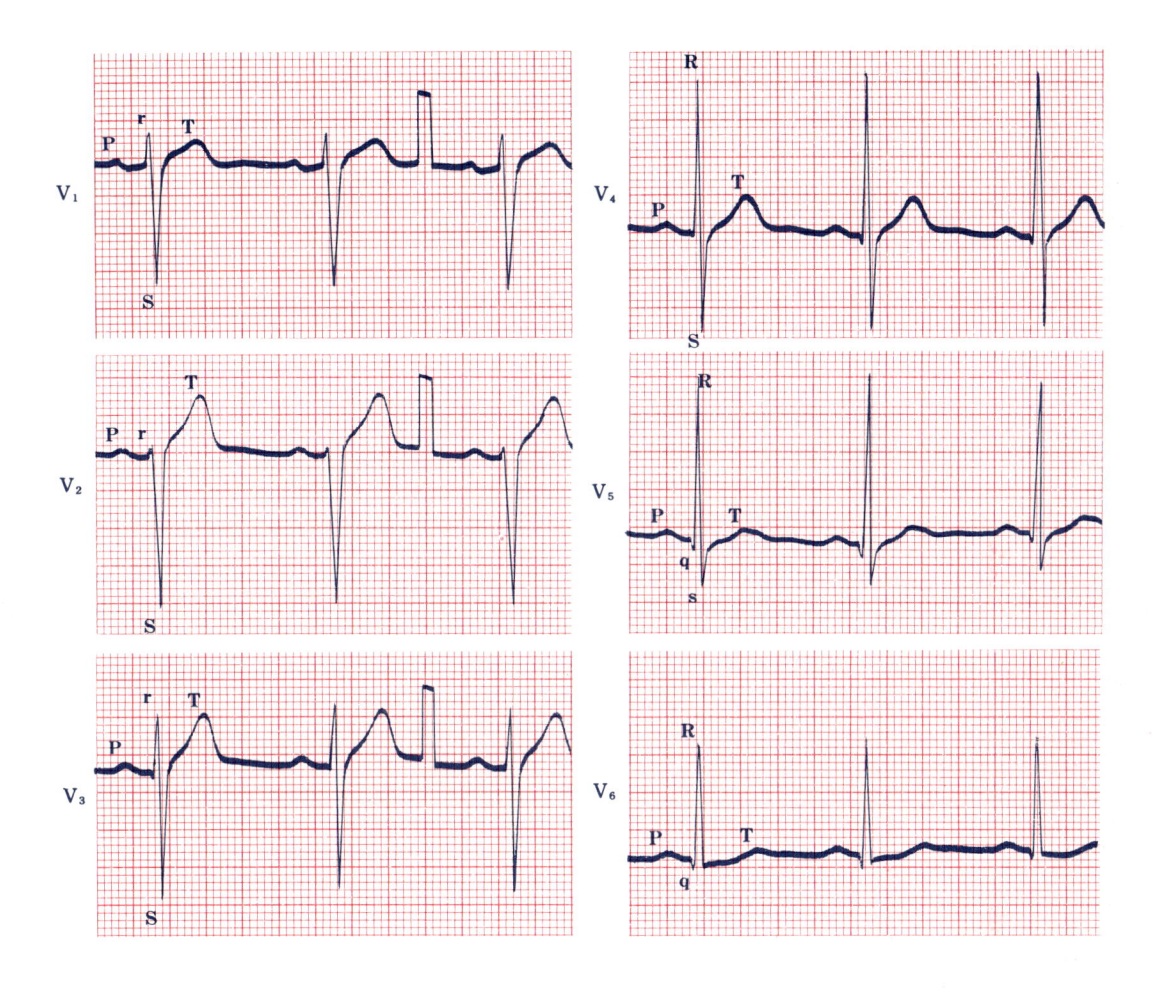

第Ⅲ部 異常心電図判読のトレーニング 247

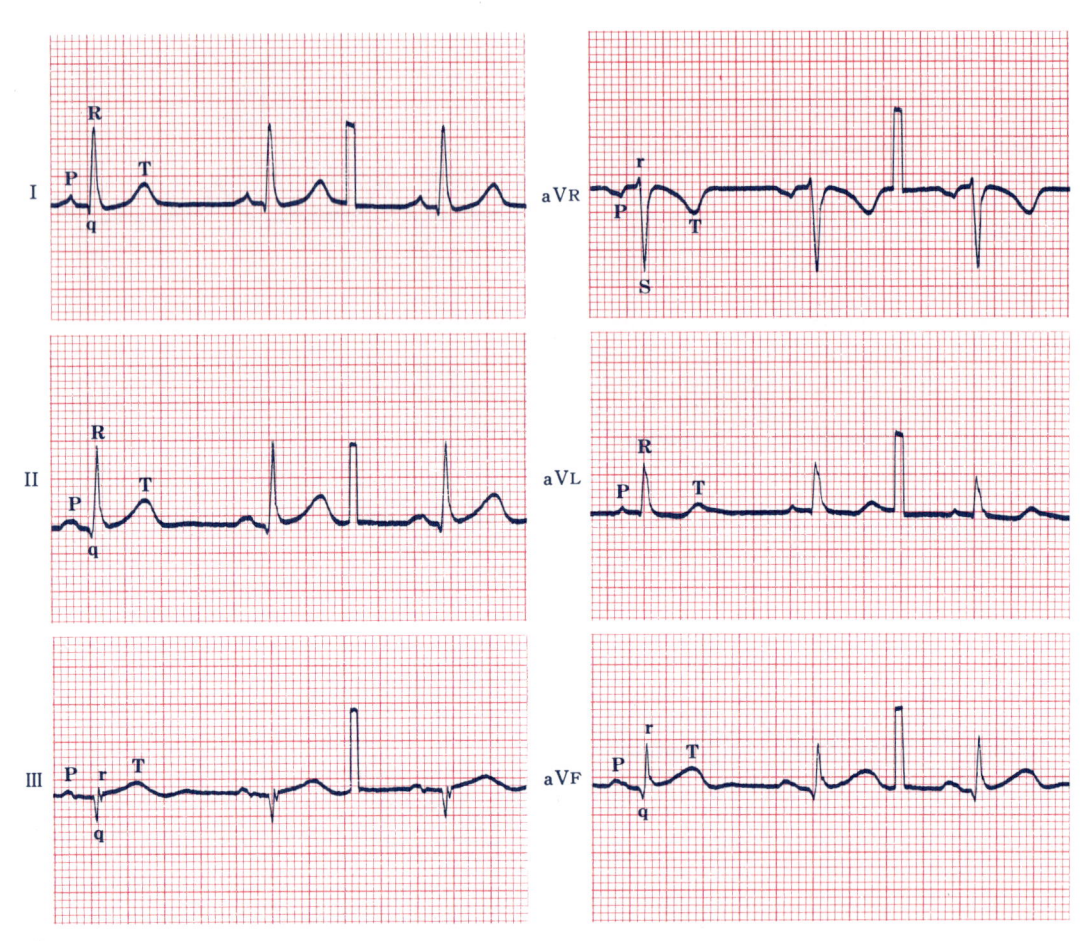

図 176　きわめて早期の前壁梗塞（60 歳，男）

　胸部誘導の V_1〜V_5 で著明な ST 上昇（↑）と T 波の増高がみられます．V_3 の r 波は減高し，V_4〜V_6 に小さな q 波がありますが，まだ異常 Q 波とはいえない形をしています．きわめて早期の前壁の心筋梗塞が考えられます．

　肢誘導でははっきりした異常所見はみられません．

　本心電図は発病後 2 時間目で記録したものです．

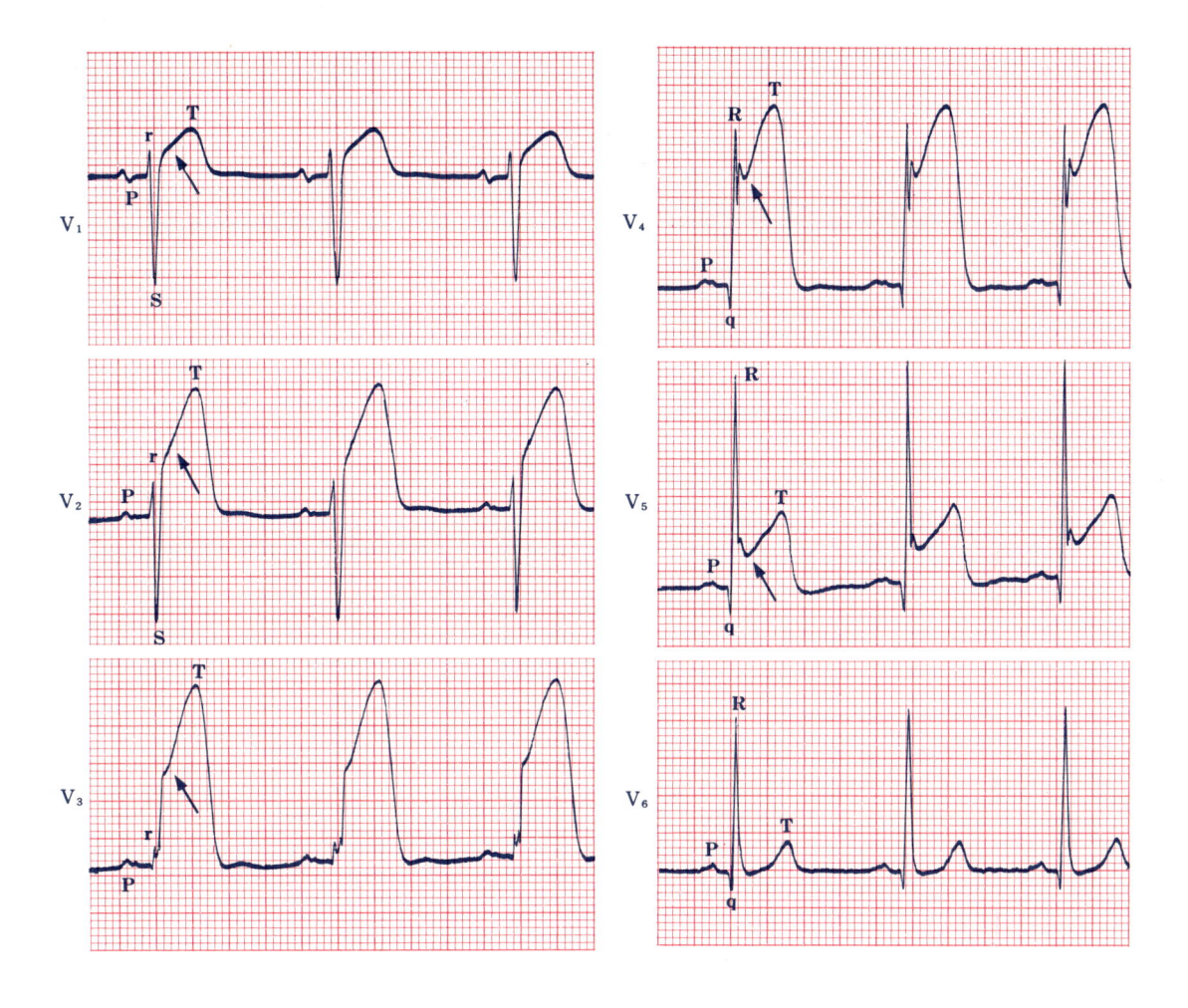

第III部　異常心電図判読のトレーニング　249

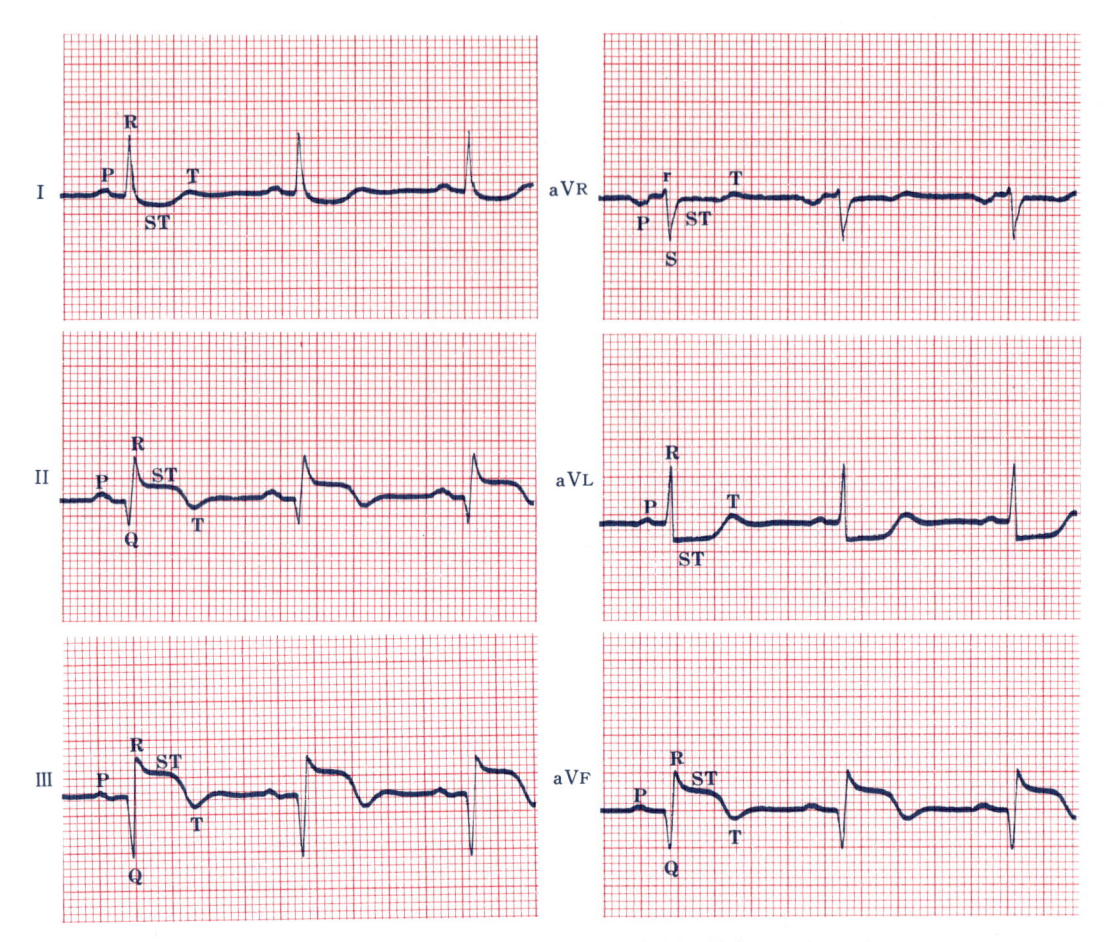

図177 下側壁から高位後壁にかけての新鮮な梗塞（60歳, 女）

異常Q波はⅡ, Ⅲ, aVFおよびV$_6$にみられ，同じ誘導でST上昇と冠性T波が存在し，下壁から側壁へかけての新しい心筋梗塞が考えられます．V$_5$にもST上昇と冠性T波があります．V$_1$〜V$_3$でR波が高く，ST低下が著明にみられ高位後壁梗塞の合併が示唆されます．Ⅰ, aVLのST低下，V$_4$のST低下および陰性T波もみられます．

以上より，下壁から側壁および高位後壁に及ぶ新鮮な心筋梗塞が考えられます．

本心電図は発病後4日目の心筋梗塞例です．

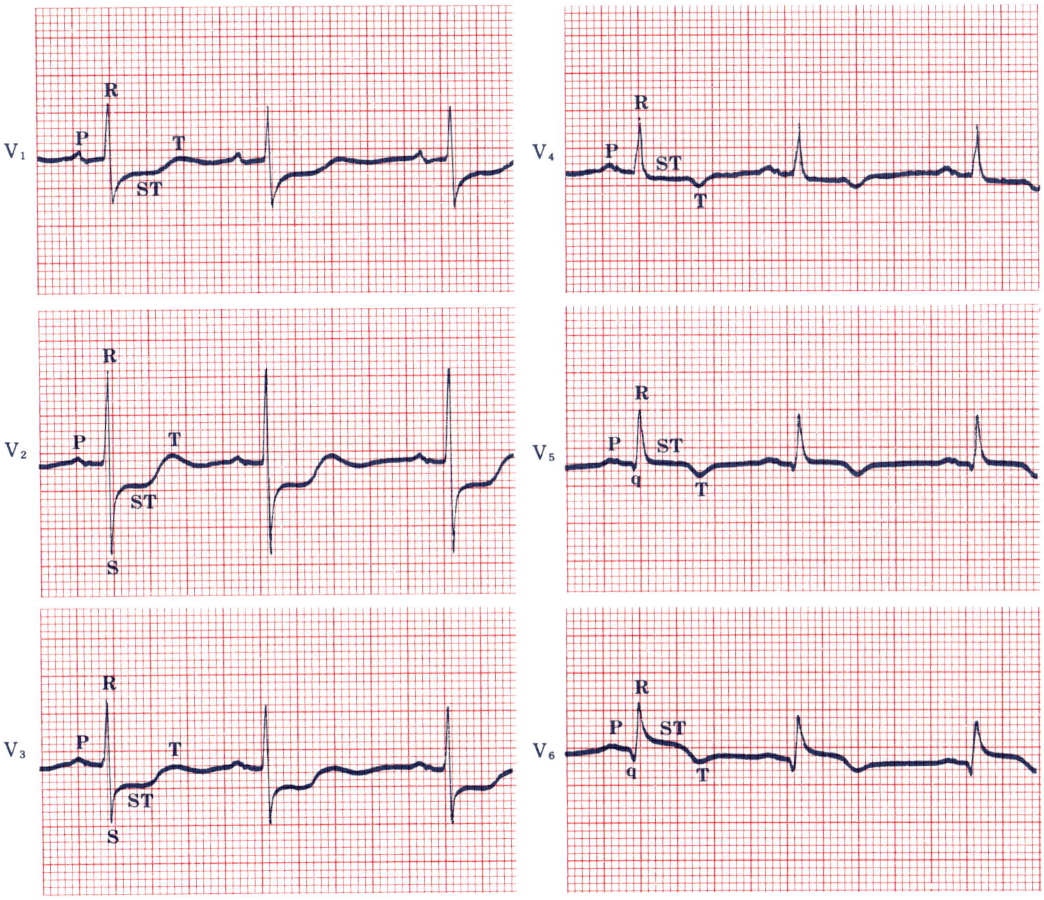
V1
R
P
T
ST
V2
R
P
T
ST
S
V3
R
P
T
ST
S
V4
R
P
ST
T
V5
R
P
ST
q
T
V6
R
P
ST
q
T

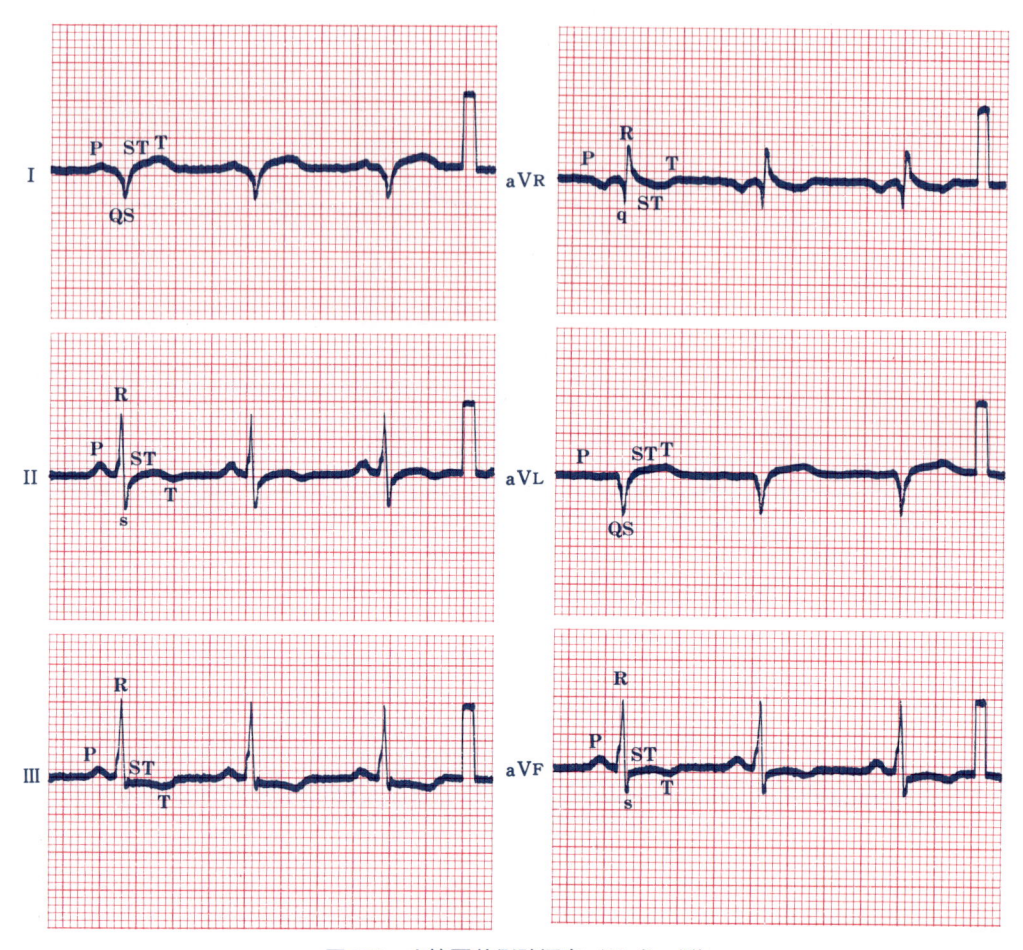

図178 広範囲前側壁梗塞(62歳,男)

　I,aVL,V₁〜V₆の広い範囲に異常Q波があってQS型となっています。またこれらの誘導でST上昇もみられますが,T波は陽性で,冠性T波はみられません。

　T波が陽性のわりにST上昇はそれほど著明でなく,冠性T波の痕跡もないので,新しい梗塞よりも,陳旧性の広範囲の前側壁梗塞が示唆されます。

　しかし陳旧性のものとしてはST上昇がまだかなり明瞭にみられる点は,心室瘤形成の可能性を示しています。

　本心電図は発病後1年2カ月の心筋梗塞の患者さんのものです。

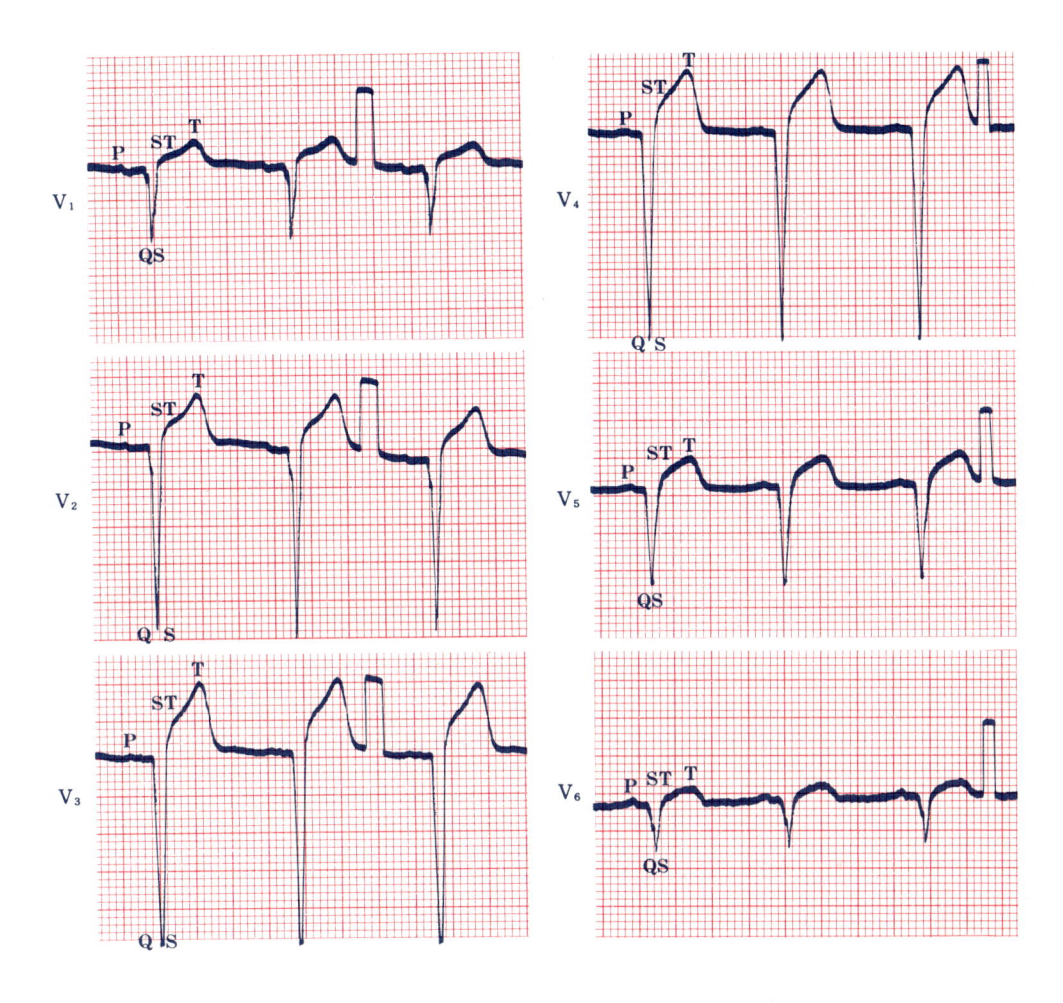

第Ⅲ部　異常心電図判読のトレーニング　253

C　心筋梗塞の発病後の時期を心電図でどのように判断できるでしょうか？

　　典型的な心筋梗塞の経過を示す場合には，大体図 179 のような所見が発病後のそれぞれの時期にみられます．しかし中には非典型例もみられます．

　　非典型的な経過を示すもので重要なものは，ST 上昇がいつまで経っても改善されずに数カ月以上続くもので，梗塞部に心室瘤を形成しているときによくみられます．

　　また中には，異常 Q 波が次第に消失していくものもあります．

　　心筋梗塞発病早期の再灌流療法（tPa 静注・PTCA・PTCR）が行われると，ST 上昇・T 波増高の改善や異常 Q 波の消失が早期にみられることがあり，心筋梗塞の自然経過の心電図と異なった所見がみられることがあります．

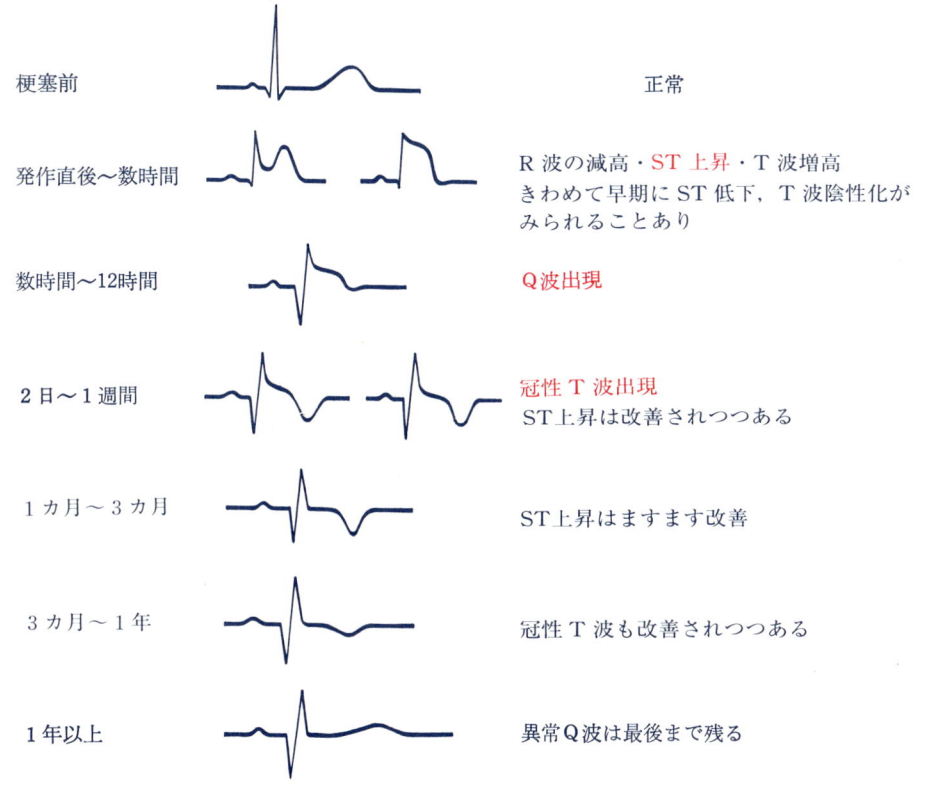

第Ⅲ部　異常心電図判読のトレーニング　255

梗塞前		正常
発作直後～数時間		R波の減高・ST上昇・T波増高 きわめて早期にST低下，T波陰性化が みられることあり
数時間～12時間		Q波出現
2日～1週間		冠性T波出現 ST上昇は改善されつつある
1カ月～3カ月		ST上昇はますます改善
3カ月～1年		冠性T波も改善されつつある
1年以上		異常Q波は最後まで残る

図179　心筋梗塞の心電図の経過

D 心筋梗塞とまぎらわしい心電図所見を呈するものは？

異常Q波・ST上昇・冠性T波は心筋梗塞以外にもみられることがあります．

1. 異常Q波

特発性心筋症（肥厚型心筋症・拡張型心筋症）あるいは**筋ジストロフィー症・アミロイドーシス**などの2次的心筋疾患や心筋炎でみられることがあります．また**WPW症候群・左室肥大・左脚ブロック・肺気腫**などでもV_1，V_2あたりでQS型を示して鑑別を要することがあります．

2. ST上昇

心膜炎では広い範囲の誘導にST上昇を認めます．異常Q波は出現しませんがT波は経過とともに平低または陰性となることがあります．
異型狭心症では狭心発作中に著明なST上昇がみられます．
軽度のST上昇は**健常者**（**特に健常者若年男性**）にもみられることがあります．
左室肥大・左脚ブロックなどでもV_1，V_2付近のST上昇がみられます．

3. 冠性T波

冠性T波は心筋梗塞でなくても，**心筋虚血**のあるときにみられます．
以上のように心電図では心筋梗塞とまぎらわしいものが決して少なくありませんが，臨床症状や他の検査成績（GOT，GPT，LDH，CPKの上昇・血沈促進・白血球増多など）を参考にすれば鑑別診断はそれほど困難ではありません．

E 心筋梗塞の不整脈監視の要点は？

　不整脈は心筋梗塞の合併症の中で最も多く，ときに致命的な結果をまねくことがありますので，患者さんを心電図で監視中に不整脈が出ましたら，それが致命的なものか，危険性の強いものか，経過をみるだけでもよいのか，の判断が重要です．さらに，CCUではナース自らが直ちに処置しなければならないか，医師へ連絡するか，経過を観察するだけで充分か，という判断にせまられます．

　不整脈の危険性とその処置は，巻末の表14（400頁）を参照して下さい．またそれぞれの不整脈の詳細については，不整脈のそれぞれの項を読んで下さい．しかし一般的な場合と異なって，心筋梗塞ではいくつかの留意すべき点があります．以下にその要点を述べます．

① 心筋梗塞の不整脈は発病初期（数時間以内，特に1時間以内）に最も多くみられます．

② 心室期外収縮が多く，1個でも危険なことがあり，リドカインを使用します．

③ 上室期外収縮は心不全の徴候の1つとして出ることがありますが，心房梗塞の合併で多発することがあります．

④ 下壁梗塞では，洞徐脈・洞房ブロック・房室ブロックなどの徐脈性不整脈がしばしばみられます．一過性のものが多く，アトロピン・イソプロテレノールが有効ですが，中には一時的人工ペーシングを必要とするものもあります．

⑤ 前壁中隔梗塞のように前壁に梗塞があって房室ブロックをおこしたものでは，下壁梗塞に比較して予後が悪いので，一時的人工ペースメーカーの利用が望まれます．

⑥ 致命的な合併症の1つに心筋破裂があります．これがおこると患者さんの容態は急変し，速やかに意識消失がおこり，脈拍が触れなくなります．その急変の割に心電図は致命的な不整脈の所見ではなく，しばらくの間は比較的まともな，急変した容態と平行しない心電図が出ているのが特徴です．これを電気的機械的解離とよんでいます（図180）．

⑦ 心筋梗塞の早期再灌流療法で，冠動脈閉塞部が再開通しますと，再灌流不整脈とよばれる心室性不整脈が出現することがあります．再灌流後12時間が要注意です．

258　3．心筋梗塞の心電図のトレーニング

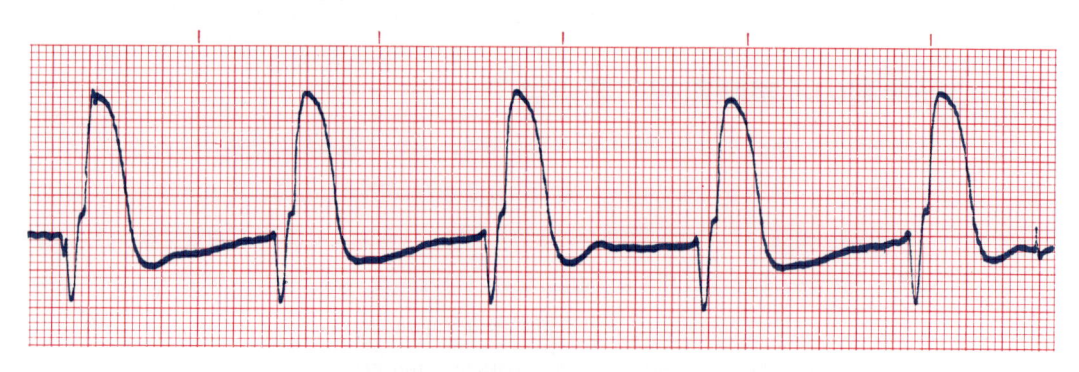

図 180　心筋破裂の心電図（72 歳，男）
　前壁中隔から下壁にかけての心筋梗塞で CCU へ入院中の患者さんで，突然に意識消失し血圧測定が不能となりましたが，心電図は比較的保たれていました．図は急変後 15 分経過したときのもので，心室調律となっています．
　剖検で前壁に心筋破裂を認めました．

Q 57

1) 異常Q波はどの誘導にありますか？
2) ST上昇はどの誘導にみられますか？
3) 冠性T波は？
4) 診断は何でしょうか？

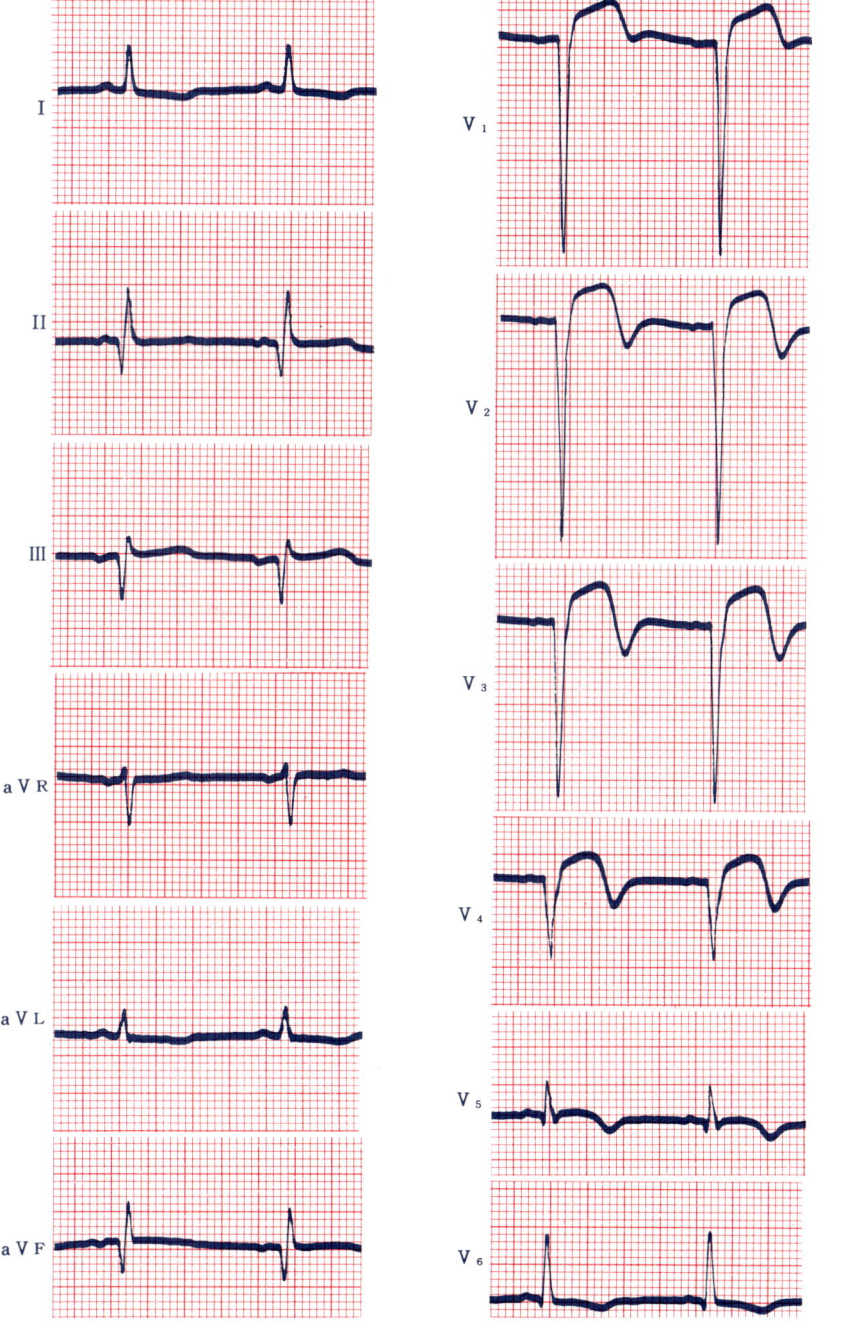

☞ 図174（245頁）参照．

260　3．心筋梗塞の心電図のトレーニング

Q 58

1）異常Q波はあるでしょうか？
　　あればどこの誘導にみられるでしょう？
2）ST上昇は？
3）冠性T波は？
4）胸部誘導に異常所見は？
5）心電図診断は何でしょうか？

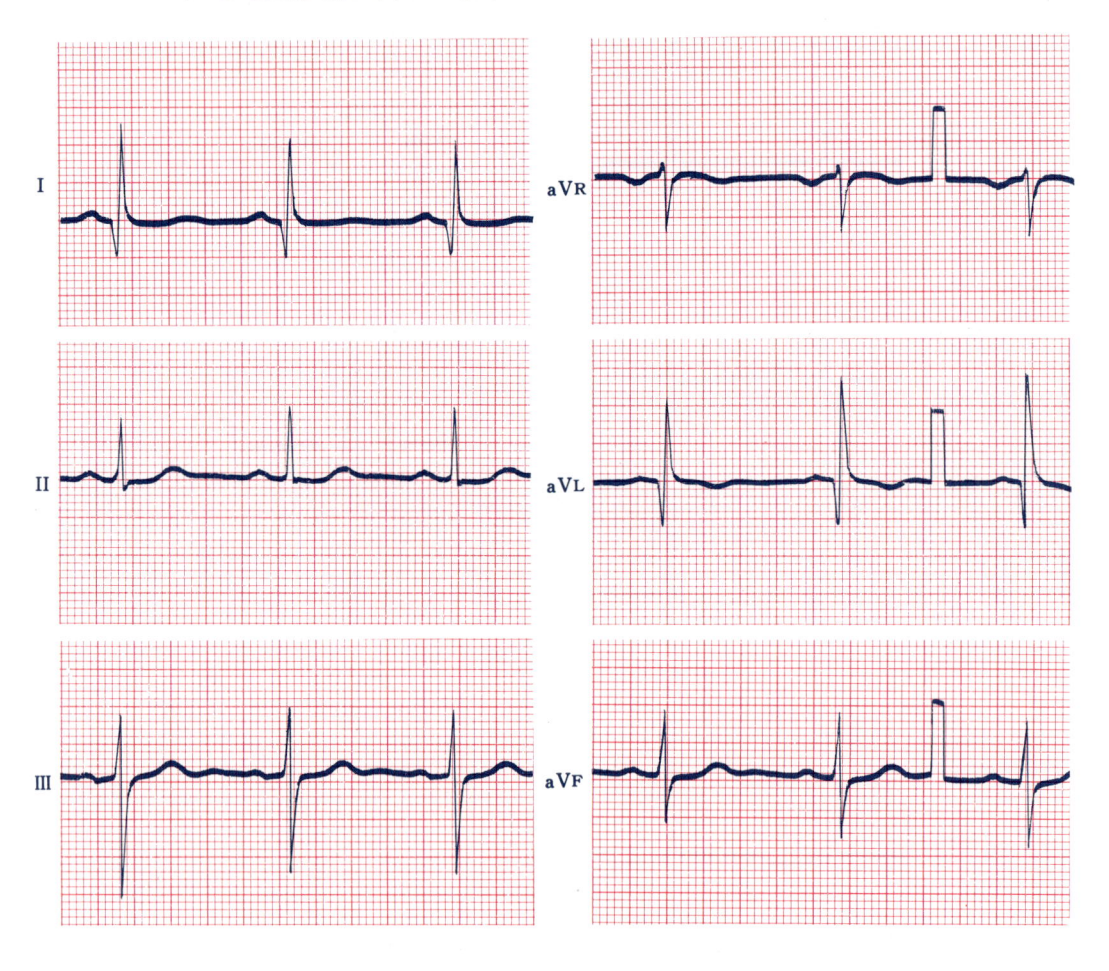

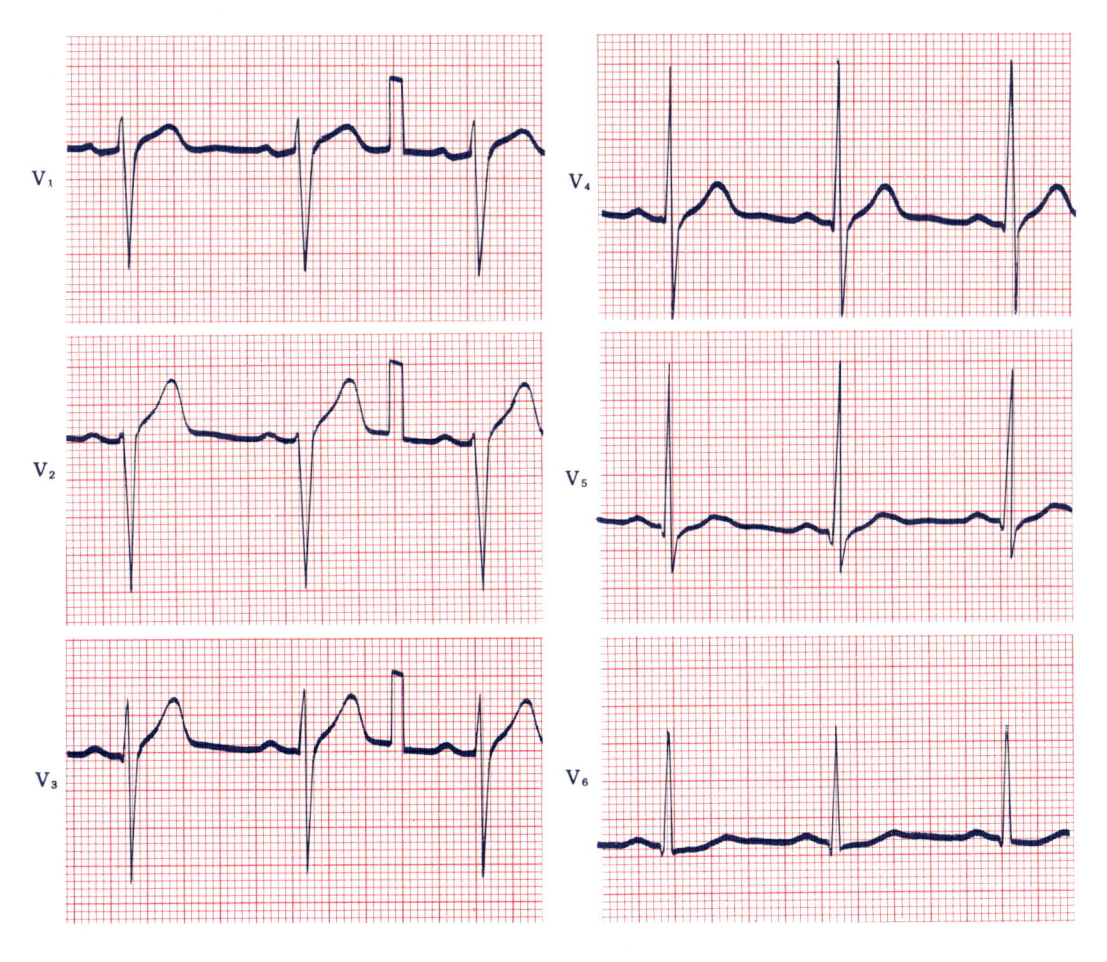

第Ⅲ部 異常心電図判読のトレーニング 261

☞ 図175（246頁）参照．

Q 59

1) 異常 Q 波はみられるでしょうか？
2) ST の異常は？
3) T 波に何か変化はみられませんか？
4) QRS に異常は？
5) 心電図診断は？

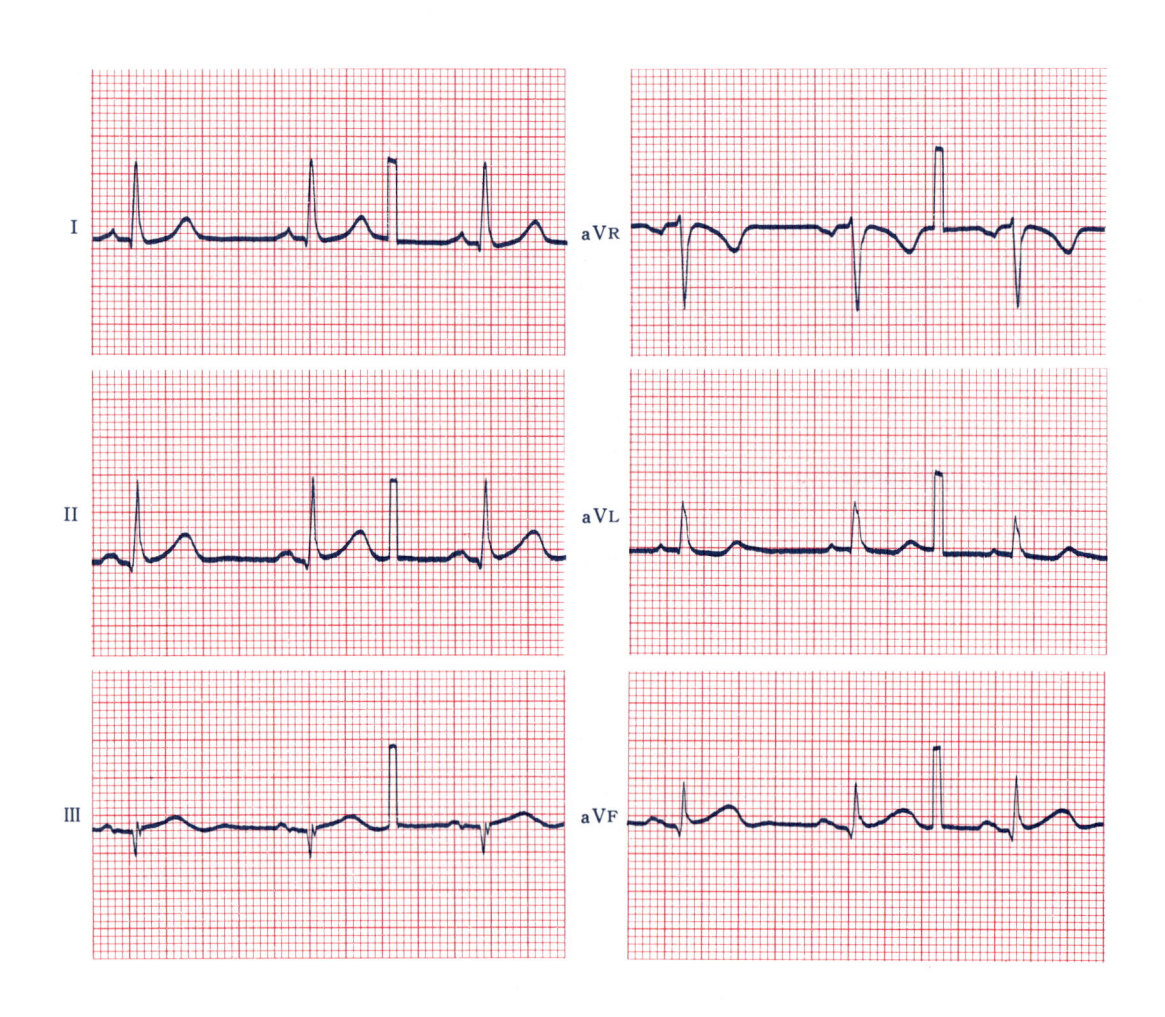

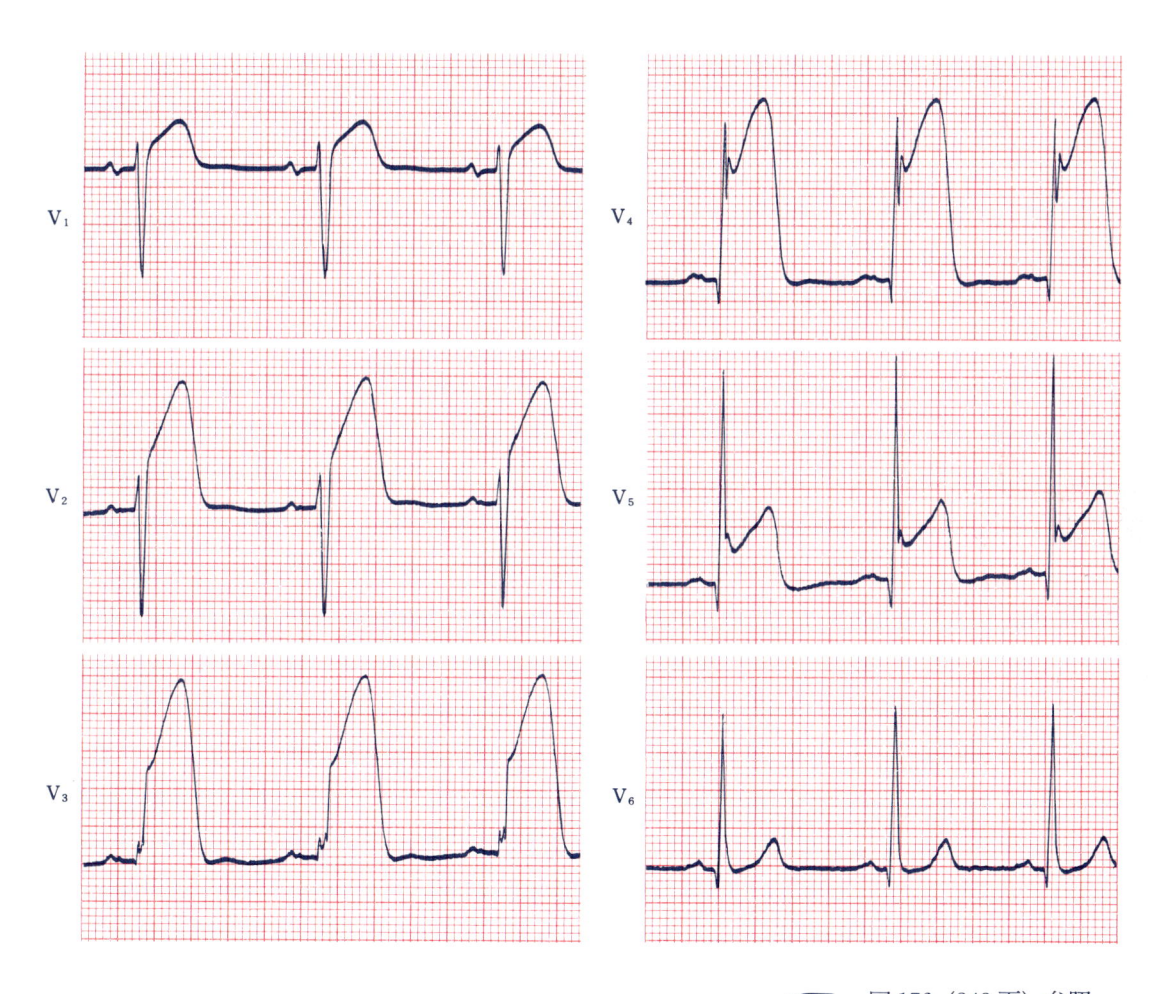

第Ⅲ部　異常心電図判読のトレーニング　263

V₁	V₄
V₂	V₅
V₃	V₆

☞　図176（248頁）参照．

Q 60

1）異常 Q 波はどこにありますか？
2）ST 上昇と冠性 T 波はあるでしょうか？
3）V_1，V_2 の R 波が少し高いのはなぜでしょうか？
4）心電図診断は？

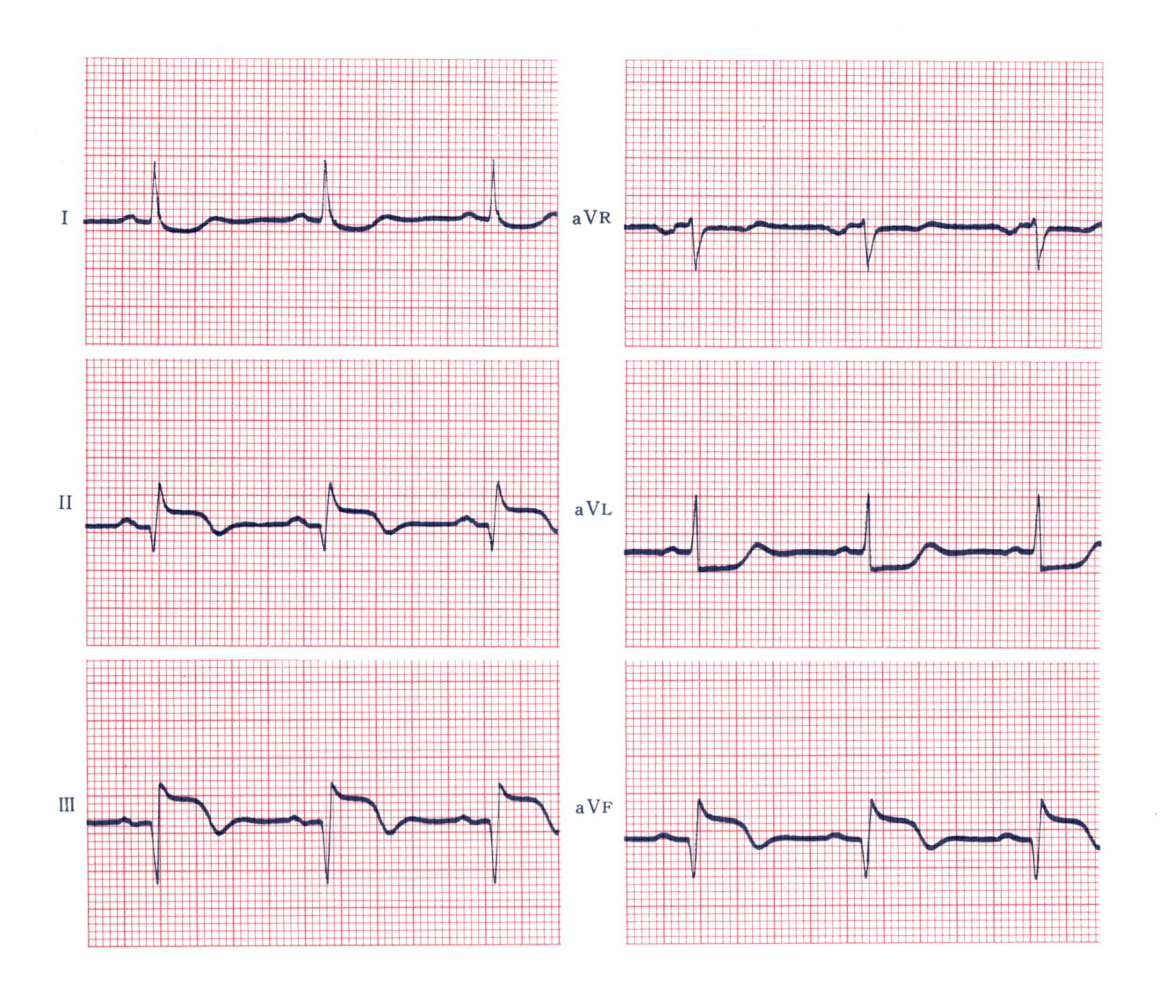

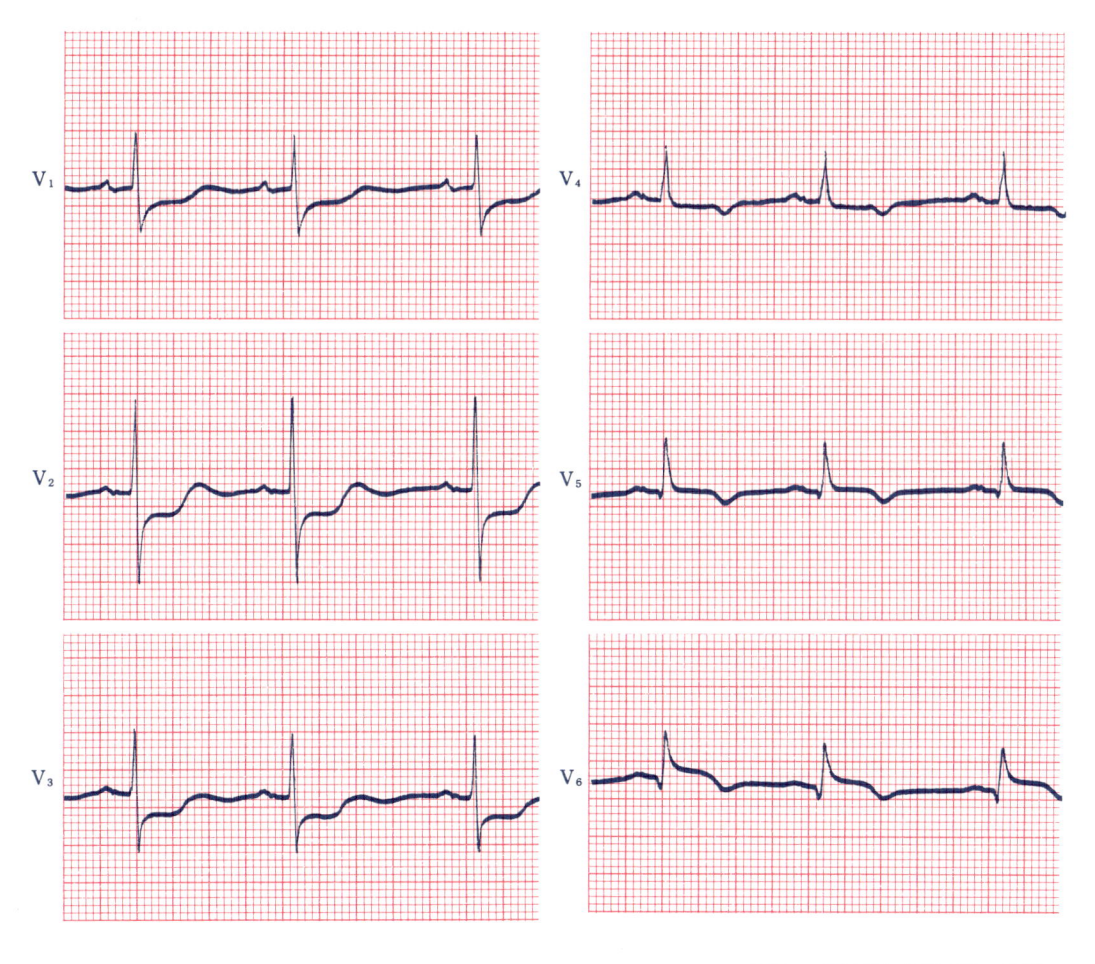

第Ⅲ部　異常心電図判読のトレーニング　265

☞　図177（250頁）参照．

Q 61

1）異常 Q 波はどこにみられるでしょうか？
2）ST 上昇はどこにあるでしょう？
3）冠性 T 波は？
4）心電図診断は？

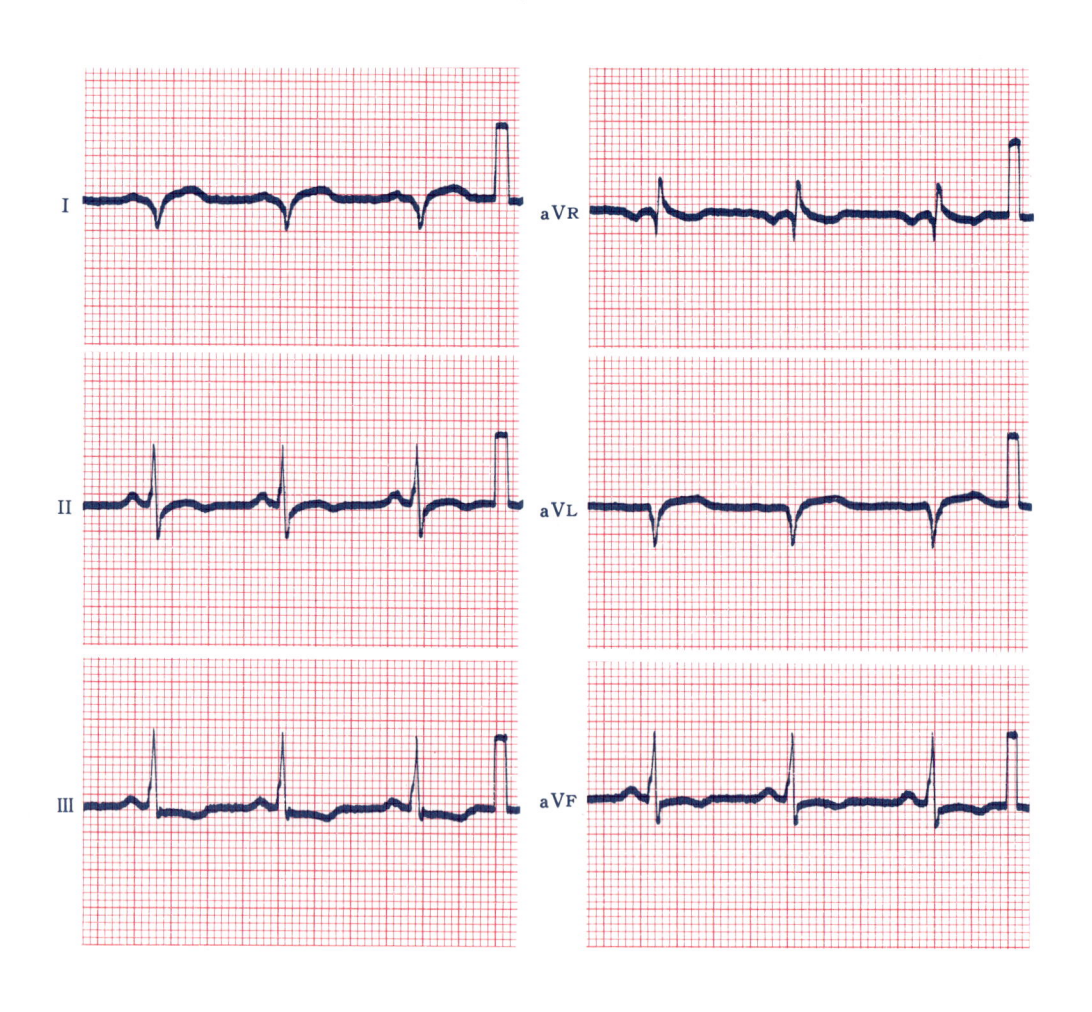

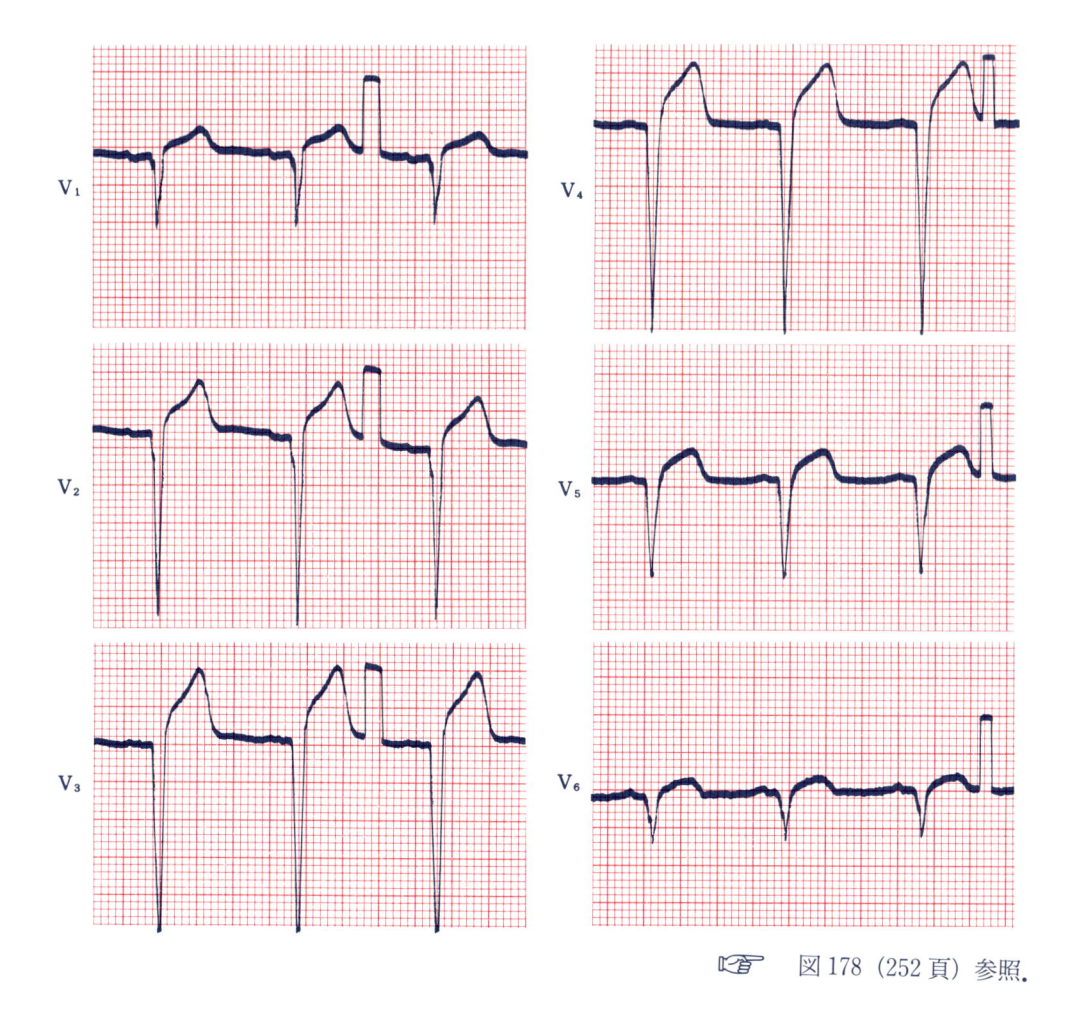

第Ⅲ部　異常心電図判読のトレーニング　267

V₁　V₂　V₃　V₄　V₅　V₆

☞　図178（252頁）参照．

4 狭心症 angina pectoris（アンジャイナ ペクトーリス）の心電図のトレーニング

　狭心症は心筋の虚血によっておこる前胸部のしめつけられるような痛みの発作のあるもので，精神的興奮や食後または労作によりひきおこされる**労作性狭心症**と，安静時におこる**安静時狭心症**があり，また両者が同じ患者さんにみられることもあります．

A　労作性狭心症の心電図は？

　労作・緊張・興奮・過食などが誘因となっておこる狭心症で，通常安静により2分〜数分位で消退します．高血圧や頻脈は発作を誘発しやすい条件となります．

■ 診　断
　① 発作のないときの安静時心電図は異常のみられないのがむしろ一般的です．
　② 発作中の心電図では**虚血性ST低下やT波の陰転化**がみられます（図181）．
　③ **負荷心電図**（後述のマスター2階段試験やトレッドミル負荷試験）を行うことにより安静時に正常心電図を示したものでも，負荷後明らかな虚血性ST-T変化を示すものが多くみられます（図187）．
　④ 安静時心電図にすでにST-Tに異常のあるものもありますが，この場合も発作中や負荷心電図でST-Tの変化が増強します．
　⑤ 一般にST低下の誘導部位から冠動脈病変部を診断するのは困難とされています．

■ 原　因： 冠動脈の硬化，血栓，塞栓などによる狭窄が原因となります．その他大動脈炎（梅毒性など）や大動脈弁膜症でみられることもあります．

■ 治　療： 発作にはニトログリセリンなどの亜硝酸薬の舌下錠やスプレーなどが奏効します．予防・治療には亜硝酸薬の他にβ遮断薬やCa拮抗薬などが用いられます．

■ 予　後： 新しくおこった狭心症，発作の頻度が増加したり状態がかわったり，長くなったり，安静時にもみられるようになったときには**不安定狭心症**と考えられ，心筋梗塞への移行の危険があり入院を要します．

■ 注意すべきこと
　① 発作中の心電図はなかなかタイミングよく記録できないのが一般的です．その

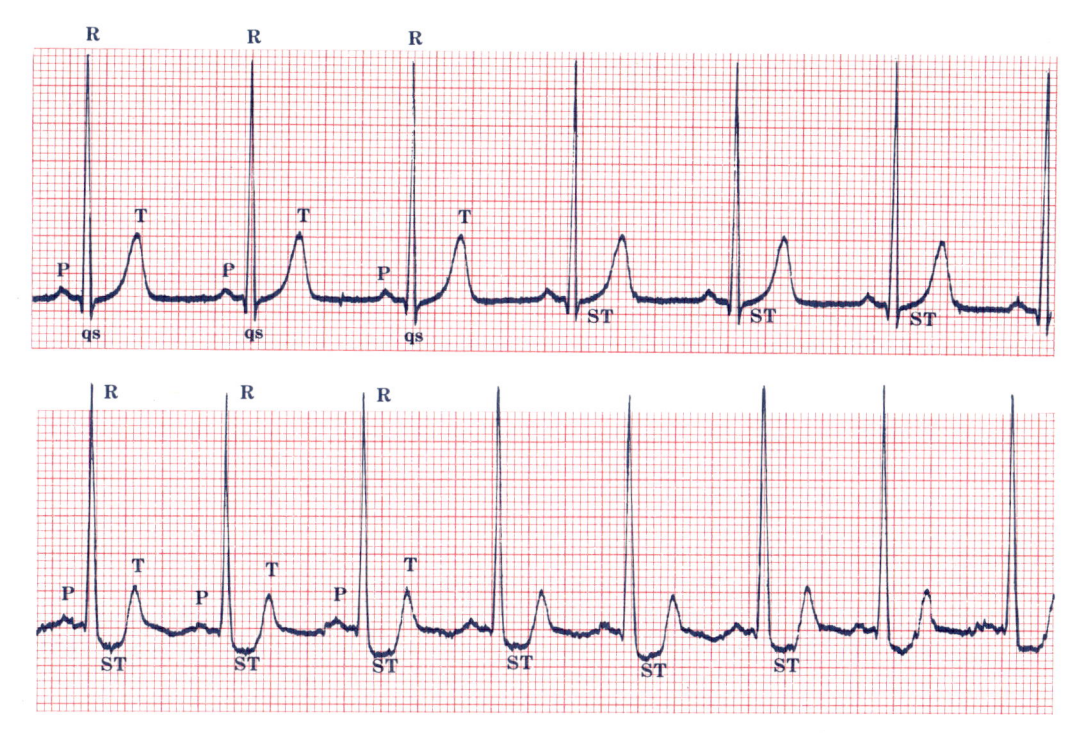

図 181 狭心症発作中の心電図

上段は非発作時，下段は発作中の HOLTER（ホルター）心電図（V_5〜V_{5R}誘導）の心電図です．発作中に著明な ST 低下がみられます．

注）V_5〜V_{5R}誘導とは，V_5の位置を⊕，V_{5R}の位置を⊖とした双極誘導で，胸部誘導の V_5 に似た波形が得られます．

ために日常連続心電図検査〔HOLTER（ホルター）心電図〕が有用ですがそれとても運よく発作中の心電図がとれるとは限りません．狭心症の診断で最も大切なのは詳細に病歴を検討し発作の状態をよく検討することです．

② 上記した不安定狭心症が考えられるときには冠動脈造影を行い，バイパス手術（大動脈や内胸動脈と冠動脈の狭窄部の遠位部に血管でバイパスをつくる）や PTCA（経皮的冠動脈血行再建術：冠動脈造影で狭窄部位に特殊なカテーテルのバルーンを入れ，ふくらませて狭窄部を押し拡げ血行再建をはかる）の適応をも検討します．

B 安静時狭心症の心電図は？

安静時にのみおこる狭心症は器質的な冠動脈狭窄の有無にかかわらず，**冠動脈の攣縮**の関与が考えられます．典型的には夜間の，特に明け方近くの睡眠中に発作がおこり，ST上昇のみられる**異型狭心症**があります．その他労作性と安静時の両者でみられるものもあります．

■ 診 断

① 異型狭心症では発作時に著明な **ST上昇** がみられます（図182）．
② 異型狭心症では発作中に重症な**心室性不整脈や房室ブロック**などをみることがあります（図183に重症な心室性不整脈を伴うものを示します）．
③ 安静時狭心症でも昼間みられるものもあり，STの上昇するものばかりでなく，ST低下のみられるものもあります．
④ 非発作時の心電図は異常のないものが多くみられます．
⑤ 冠動脈造影で異常がなく，過呼吸や**エルゴノビン負荷試験**で冠動脈の攣縮が誘発され診断できることがあります．
⑥ 通常異型狭心症では運動負荷心電図に変化がみられません（労作時兼安静時狭心症や安静時狭心症の一部では負荷心電図が陽性のこともあります）．
⑦ 発作中の心電図はホルター心電図や入院中の心電図のモニターで検討されます．
⑧ ST上昇の誘導部位から冠動脈病変部をある程度推定できます（ST低下では

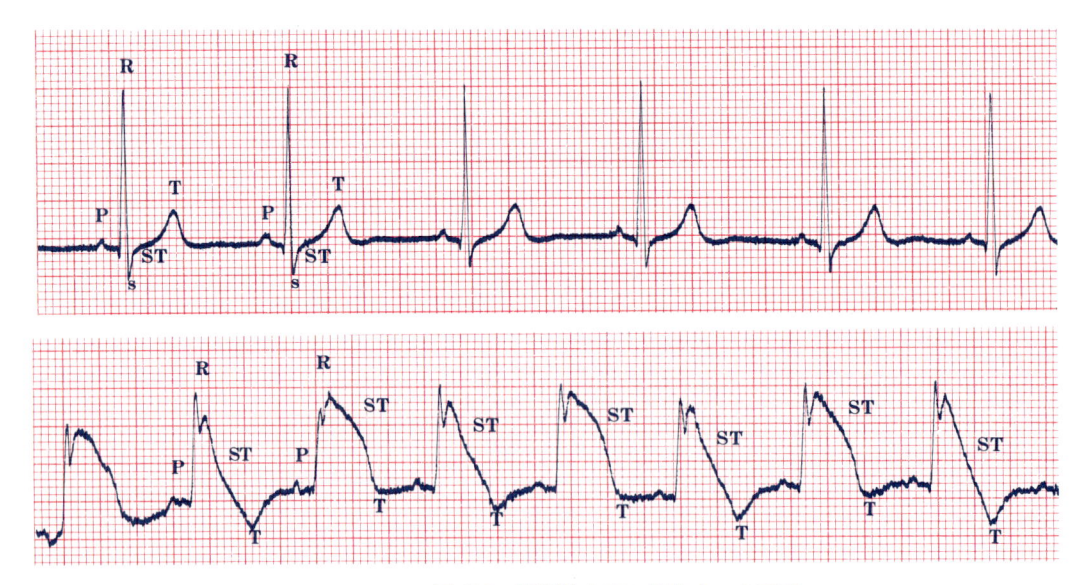

図182 異型狭心症の発作中の心電図
上段は非発作時の V_5〜V_{5R} 誘導の心電図で，下段は夜間の発作中の心電図です．STが著明に上昇してT波と融合して，単相曲線のような形となっています．R波も減高しています．T波の後半が1心拍毎に陰性となって，交互脈のような形となっています．

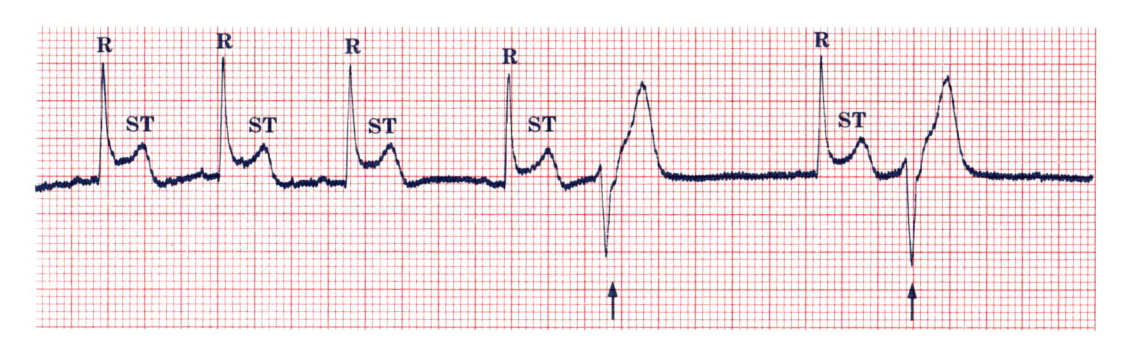

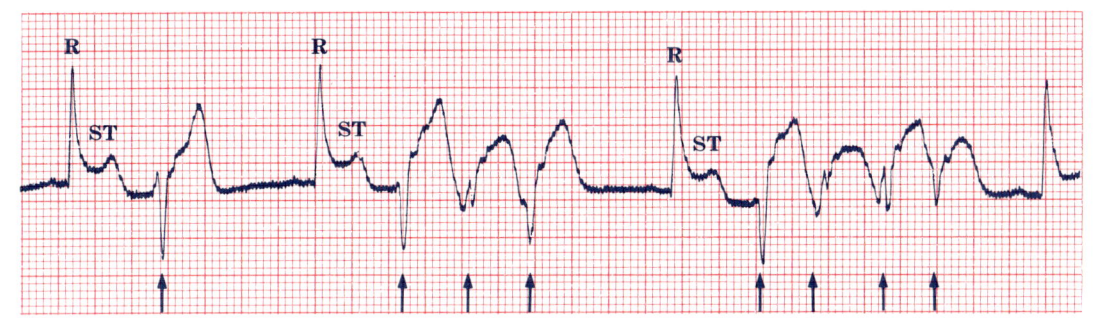

図183　心室性不整脈を合併する異型狭心症

上段ではST上昇とともに心室期外収縮（矢印）がみられ，下段では3個，4個と連発しているのがみられます．連発している部分の期外収縮はQRSTが変形しそれぞれが多少ずつ異なった波形で心室頻拍や心室細動に移行しやすい状態となっています．

困難）．

- **原　因：** 冠動脈の攣縮によるものが考えられますが，中には冠動脈に狭窄がみられた上に攣縮がおこるものもあります．後者は特に労作性兼安静時狭心症によくみられます．また重症の冠動脈の器質的狭窄でみられることがあります．
- **治　療：** 発作にはニトログリセリンが有効です．発作の予防には亜硝酸薬の他，Ca拮抗薬・ニコランジルなどが効果があります．β遮断薬の使用は注意すべきです．
- **予　後：** 異型狭心症は内科的に薬物でコントロールしますが，冠動脈に狭窄があるものでは不安定狭心症で心筋梗塞への移行が問題になるものもあります．

  強い発作で重症不整脈などにより突然死することがあるので留意を要します．
- **注意すべきこと**
  ① 安静時狭心症は問題が多く，問診でそれらしいと思ったら入院させて冠動脈造影などで検討すべきです．
  ② 異型狭心症は明け方に多いので前夜服用した薬物の効果が落ちていることがあり，長時間作用する薬物や亜硝酸薬のテープを皮膚に貼布すると長時間有効なことがあります．

C 無症候性心筋虚血 silent myocardial ischemia（サイレント　ミオカーディアル　イスケミア）

　心筋に狭心症と同じ虚血がおこり，心電図にも虚血性ST低下が明らかにみられても，狭心症の症状がないことがあり，これを無症候性心筋虚血とよんでいます．
　Cohn（コーン）はこれを以下の3群に分類しています．
① 過去に全く症状のないもの．
② 心筋梗塞発症後に，その後の経過中に無症状の心筋虚血がみられるもの．
③ 労作性狭心症であって，無症状の心筋虚血もみられるもの．

■ 診　断：　狭心症を疑う症状がないにもかかわらず下記所見がみられるとき．
① 運動負荷心電図で虚血性ST低下を認める．
② Holter（ホルター）心電図で虚血性ST低下を認める（図184）．
③ 安静的心電図で何らかの異常所見を認める．
　以上の①②が重要で③は非特異的な所見です．

■ 原　因：　他の虚血性心疾患と全く同様で，冠動脈狭窄によりますが，疼痛に対する閾値の上昇が考えられます．老人や糖尿病の患者に多くみられます．

■ 治　療：　狭心症に準じた治療を行います．

■ 予　後：　症状のあるものと全く同じと考えられています．

■ 注意すべきこと
① 心筋虚血に気づかないため，突然死や急性心筋梗塞で発症することがあります．
② 以上の理由から，中年以後，特に冠動脈危険因子のある人には運動負荷心電図が検診に試みられるべきです．
③ Holter（ホルター）心電図では，体位変換でST-Tが変化しますので，ST低下のタイプ，持続時間，始まりと終了のST変化の推移などを参考に判断する必要があります．

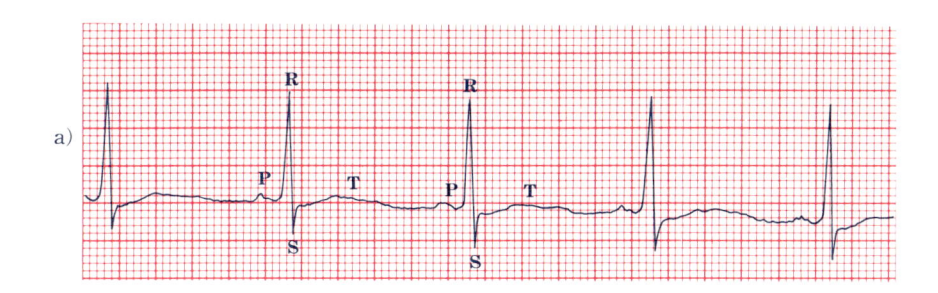

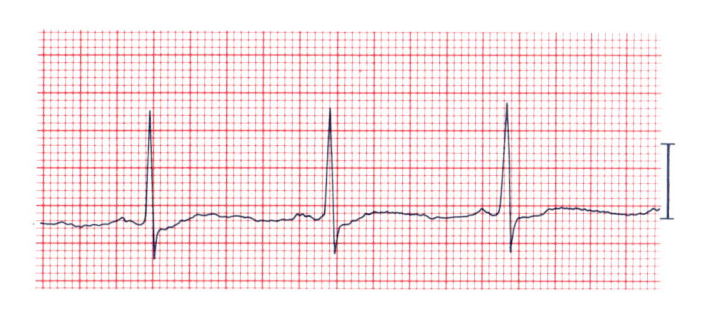

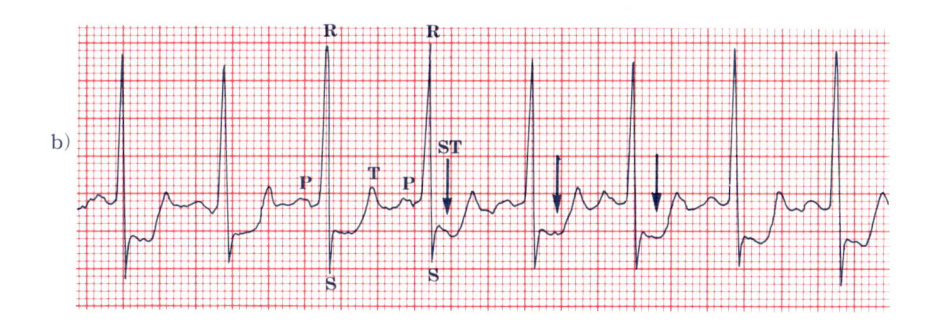

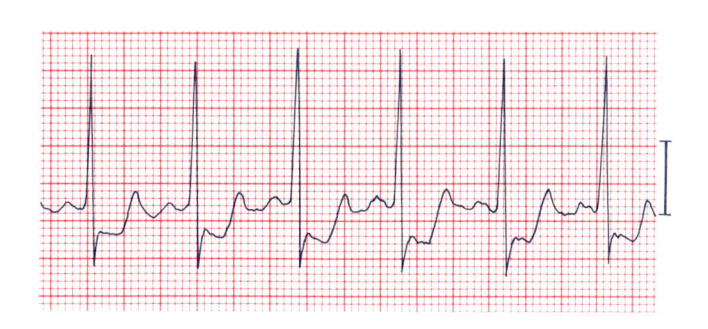

図 184 HOLTER（ホルター）心電図で診断された無症候性心筋虚血（60 歳，男）

　a）は安静時，b）は自転車に乗った直後の HOLTER（ホルター）心電図の記録です．上段の心電図にもわずかな右上り ST 低下がみられますが，下段では著明な右下りの虚血性 ST 低下（矢印）が認められます．いずれのときも症状はありません．

Q 62

この 2 つの心電図は狭心症の発作中に記録されたものです．
1) a) と b) のいずれが異型狭心症でしょうか？
2) ST はどこにあって，いかなる変化がみられますか？
3) T 波や R 波はどうでしょう．

第III部　異常心電図判読のトレーニング　275

a)

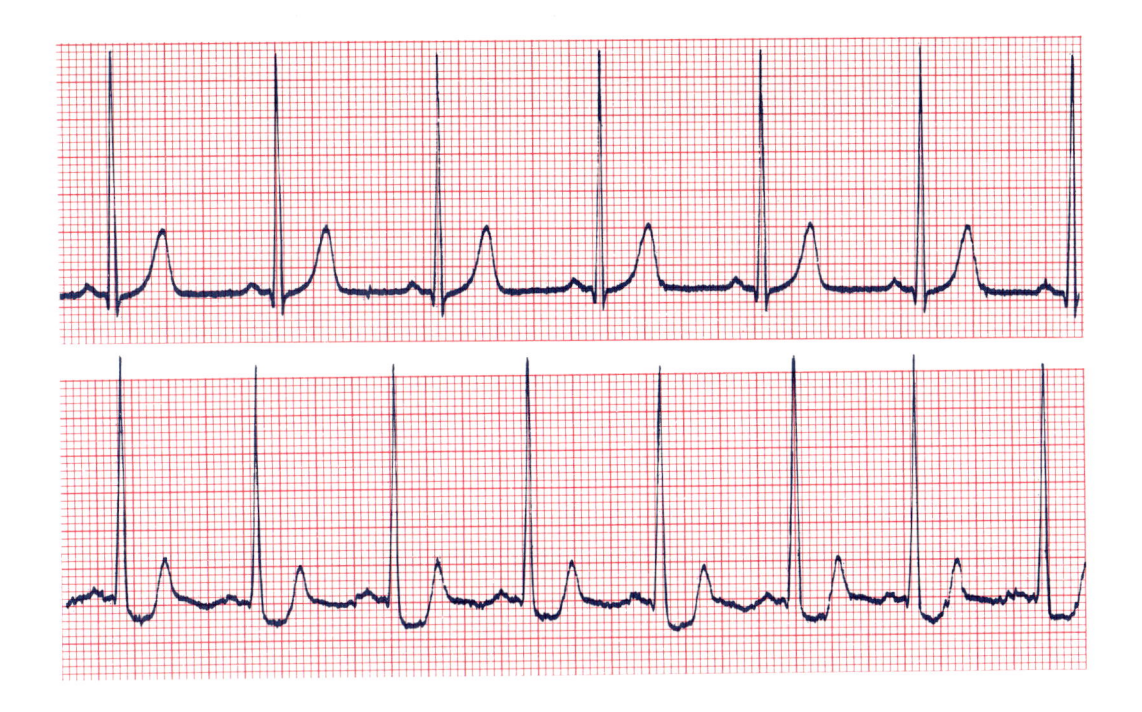

b)

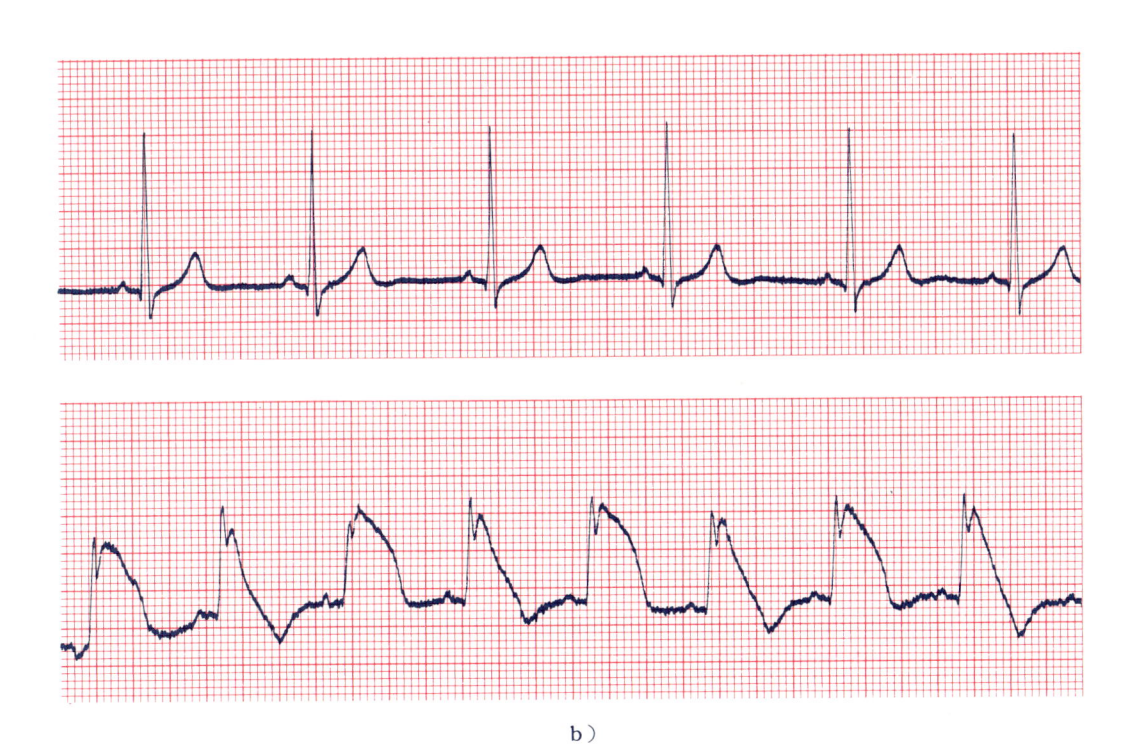

☞　図181, 182（269, 270頁）参照．

5

運動負荷心電図のトレーニング

心電図負荷試験としては，**マスターの2階段試験・トレッドミル法・エルゴメーター法**などの運動負荷試験がよく行われます．マスター2階段試験は手軽ですが負荷量が不充分なことも多く，狭心症の診断にはトレッドミル運動負荷試験が中心となっています．

A 運動負荷心電図はどのようなときに行われるのでしょうか？

① 安静時心電図にはみられなかった変化を運動負荷により誘発して，潜在性の心疾患（虚血性心疾患が主体）を診断しようとするものです．

② 心病変があるのは承知の上で，リハビリテーションや治療効果を検討する目的で行われることもあります．この場合には心電図上に変化の出る運動負荷量を目安にして，治療やリハビリテーションの効果を判定します．

■ 注意すべきこと

① 急性疾患など以下のような場合は当然負荷試験は行うべきでありません．
  a) 発病後10日以内の急性心筋梗塞
  b) 不安定狭心症が疑われた場合
  c) 重症不整脈
  d) 重症心不全
  e) コントロールされていない高血圧
  f) その他急性疾患のあるとき

② ある種の薬物（ジギタリス薬・抗不整脈薬など）や心室内伝導異常（脚ブロック・WPW症候群など）などがあるときには疑陽性になることがあり正確な判定はできません．

③ 過食や体位・過呼吸などでST-Tに変化がみられることがありますので，まず食直後はさけ，立位で負荷をかけ記録を行うときには，負荷前の立位の心電図をとっておき，運動による過換気の影響も負荷前に30秒位過換気をさせて（できるだけ速く深く口で呼吸させる）心電図を記録しておくのがよいでしょう．

④ 負荷試験中，心電図異常・血圧低下・症状出現があれば途中でも中止すべきです．そのときの状態を心電図とともに詳細に把握すべきです．

B マスター2階段試験とは？

図185のような階段さえあればどこでも手軽にできる利点があります．

この運動負荷試験は表5のように年齢と性別と体重によって定められた回数を1分半で図のような階段を昇降するもので，**シングルマスター負荷試験**（single MASTER's 2 step test）といいますが，一般的にはこの倍の回数を3分で昇降する**ダブルマスター負荷試験**（double MASTER's 2 step test）が行われています．

① まず比較のための通常の12誘導心電図をとります．
② 負荷後の誘導はどれを選ぶか？

　一定の決まりはありませんが，少なくとも V_5 か V_6・II・aVF などが含まれます．全誘導がとられることもあります．

③ 記録間隔は？

　負荷後の記録は，変化がみられたときはそれがもとの波形にもどるまでは続けて観察します．記録間隔は検者でまちまちで，直後・1分・5分……とか，2分毎にとか種々です．

■ 診　断： シングルマスター・ダブルマスターの各々の判定基準を表6に示します．判定基準中の QX/QT の決め方を図186に示します．**最も重要なのは虚血性 ST 低下の発現**で，他の所見は参考程度とした方がよいと思われます．

また負荷中に狭心痛の発作がおこれば，当然陽性とみなされます．図187にダブルマスター負荷試験の陽性例を示します．

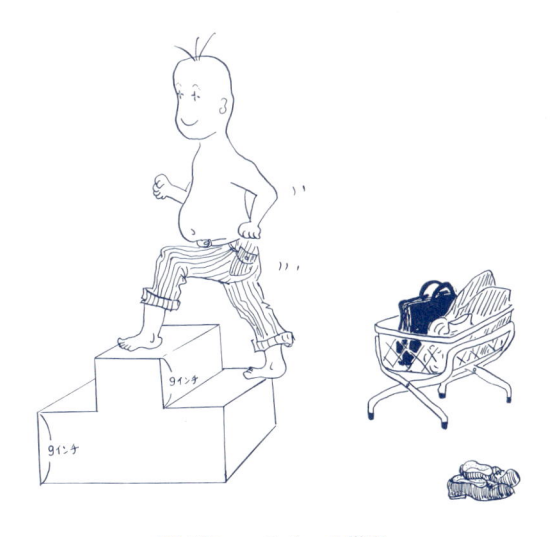

図185　マスター2階段
年齢・体重・性によって定められた回数を昇降するもので，片道（昇って下りる）で1回と数えます．

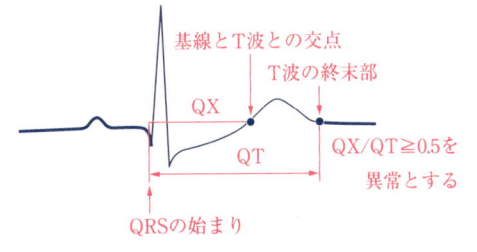

図186　J 型 ST 低下の場合の QX/QT の測定法

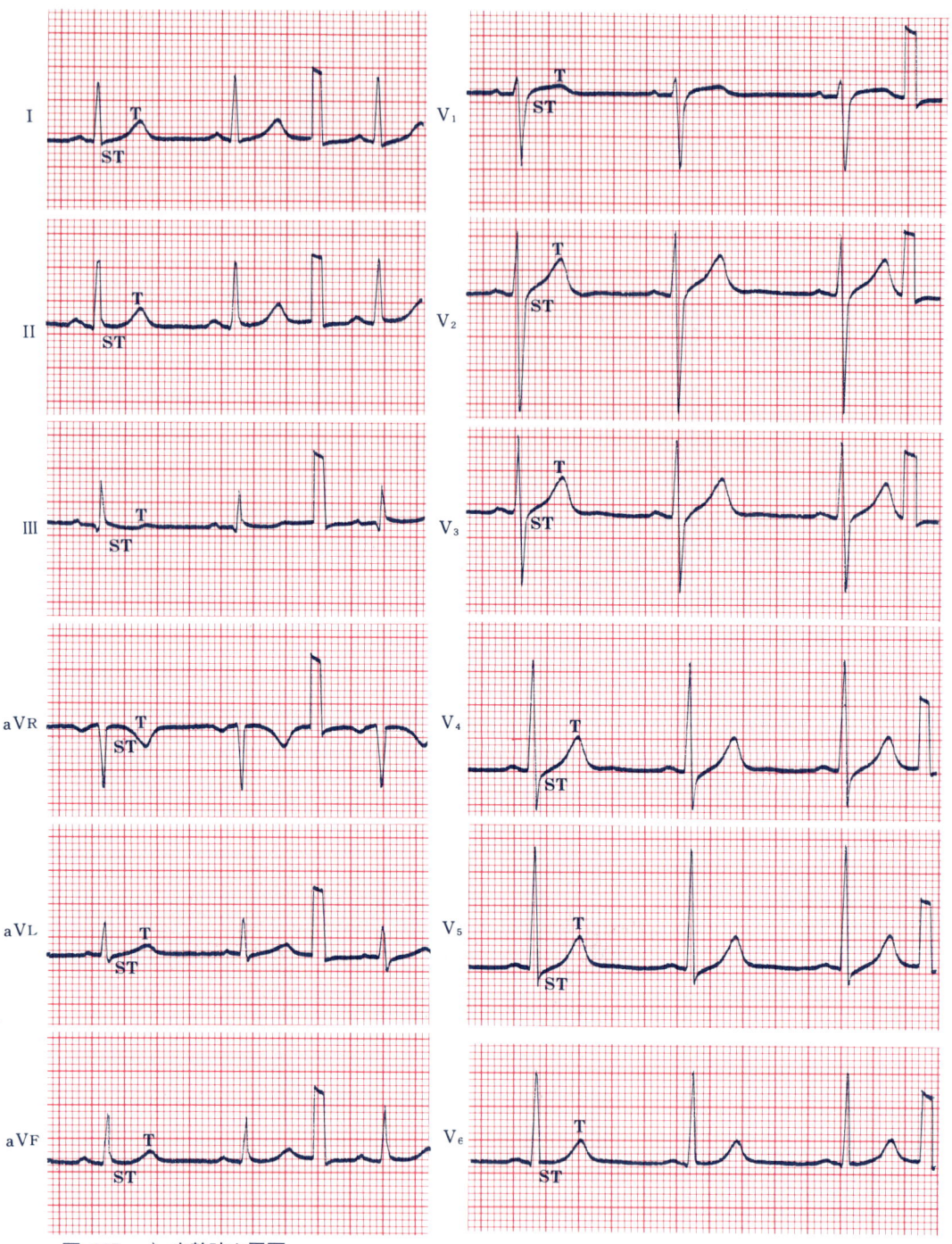

図187 a) 安静時心電図

図187 ダブルマスター負荷試験 a), b)（54歳，男，労作性狭心症）

安静時心電図187 a) では，ST-T をはじめ異常所見は認められません．

図187 b) に負荷後の心電図を示しますが，ダブルマスター負荷試験直後に，V_4〜V_6 で著明な ST 低下が出現し，I，II にも軽度の ST 低下がみられます．ST 低下は2分後にも存在し，8分後でほぼ正常に近い状態に回復しています．マスター負荷試験陽性の例です．

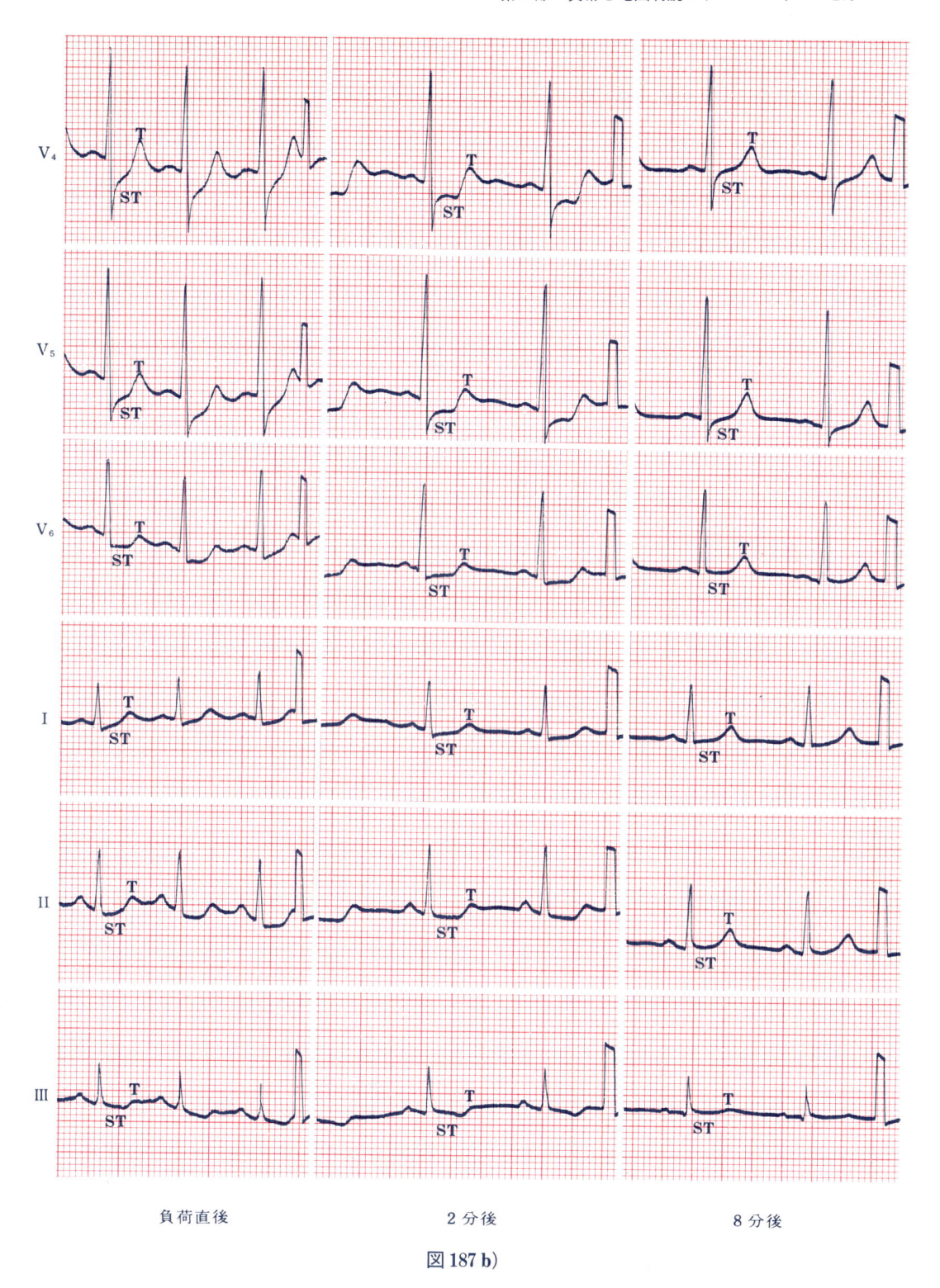

第III部 異常心電図判読のトレーニング 279

V₄		
V₅		
V₆		
I		
II		
III		

負荷直後　　　　　2分後　　　　　8分後

図 187 b)

表5 マスター2階段試験の運動回数

表のように，年齢・体重・性別により定められた回数を，シングルテストのときは1分30秒で，ダブルテストのときには倍の回数を3分間で運動するもので，片道（昇って降りて）で1回と数えます．

体重（kg）	年齢	5〜9	10〜14	15〜19	20〜24	25〜29	30〜34	35〜39	40〜44	45〜49	50〜54	55〜59	60〜64	65〜69
18〜22	男	35	36											
	女	35	35	33										
23〜26	男	33	35	32										
	女	33	33	32										
27〜31	男	31	33	31										
	女	31	32	30										
32〜35	男	28	32	30										
	女	28	30	29										
36〜40	男	26	30	29	29	29	28	27	27	26	25	25	24	23
	女	26	28	28	28	28	27	26	24	23	22	21	21	20
41〜44	男	24	29	28	28	28	27	27	26	25	25	24	23	22
	女	24	27	26	27	26	25	24	23	22	22	21	20	19
45〜49	男	22	27	27	28	28	27	26	25	25	24	23	22	22
	女	22	25	25	26	26	25	24	23	22	21	20	19	18
50〜53	男	20	26	26	27	27	26	25	25	24	23	23	22	21
	女	18	22	22	24	24	23	22	21	20	19	19	18	17
54〜58	男	18	24	25	26	27	26	25	24	23	22	22	21	20
	女	16	20	20	23	23	22	21	20	19	19	18	17	16
59〜63	男	16	23	24	25	26	25	24	23	23	22	21	20	20
	女		18	19	22	22	21	20	19	19	18	17	16	16
64〜67	男		21	23	24	25	24	24	23	22	21	20	20	19
	女		17	17	21	20	20	19	19	18	17	16	16	15
68〜72	男		20	22	24	25	24	23	22	21	20	20	19	18
	女		15	16	20	19	19	18	18	17	16	15	14	14
73〜76	男		18	21	23	24	23	22	22	21	20	19	18	18
	女		13	14	19	18	18	17	17	16	16	15	14	13
77〜81	男			20	22	23	23	22	21	20	19	18	18	17
	女			13	18	17	17	17	16	16	15	14	14	13
82〜85	男			19	21	23	22	21	20	19	19	18	17	16
	女			12	17	16	16	16	15	15	14	13	13	12
86〜90	男			18	20	22	21	21	20	19	18	17	16	15
	女				16	15	15	15	14	14	13	13	12	11
91〜94	男				19	21	21	20	19	18	17	16	16	15
	女				15	14	14	14	13	13	13	12	11	11
95〜99	男				18	21	20	19	18	17	17	16	15	14
	女				14	13	13	13	13	12	12	11	11	10
100〜104	男				17	20	20	19	18	17	16	15	14	13
	女													

表6 マスター負荷試験の判定基準

シングル（single 2 step test）とダブル（double 2 step test）負荷試験の判定基準で表の条件のどれかを満足させたとき陽性とします．

A. single 2 step test
1. ST 0.5 mm 以上の低下
2. 陽性 T の等電位化（isoelectric）または逆転．ただし第III誘導のみの変化を除く．
3. 平坦または陰性 T の陽性化（第III誘導を除く）
4. 期外収縮またはかなり著明な不整脈，QRS の幅の増加．心室内伝導障害ないし脚ブロック，深い Q，PQ 時間延長，房室ブロック．

B. double 2 step test
1. ST の水平または右下りで 0.5 mm 以上の低下
2. ST の右上り低下で QX/QT $\geq$ 50%，QT ratio $\geq$ 1.08
3. ST 低下の型に関係なく 2 mm 以上の ST 低下
4. ST 上昇・一過性の Q 波出現・一過性左脚ブロック・U 波逆転・重症不整脈（一過性の心室頻拍，完全および不完全房室ブロック，上室頻拍，心房細動，多形性または 3〜4 個の連発性心室期外収縮などの出現）．
5. T 波逆転
   少なくとも 1.5 mm 以上の陽性 T 波が同じ 1.5 mm 以上の陰性 T 波になるか，陰性 T 波が少なくとも 1.5 mm 以上の陽性 T 波になるとき．

C　トレッドミル運動負荷試験とは？

図188のように回転しているベルトの上を歩かせて負荷をかける方法で，ベルトの角度（傾斜）と回転速度（歩行速度）を順次増加して負荷量を上げていくものです．

本法は強制的に歩かせられるので他の方法に比較して充分な負荷量が得られる利点を有します．

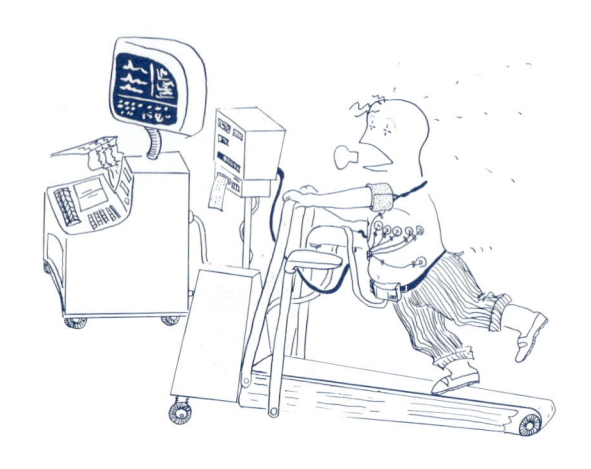

図188
トレッドミル運動負荷試験

① **負荷の目標**：　その患者さんの年齢で表より得られる最大心拍数の期待値あるいはそれに近い（90％，85％など）心拍数になるまで負荷を順次増加していきます．表7に目標心拍数の要点を示します．

② **負荷のかけ方**：　種々な方法がありますが，BRUCE（ブルース）の方法がよく用いられています．これは表8のようなプログラムで負荷を増加させていくものです．すなわち，stage（ステージ）1から7までの7段階に分けて回転速度（マイル/時間）と傾斜度（％）を3分毎に1 stageずつ，目標の心拍数が得られるまで上げていくものです．傾斜度（％ grade）は図189のように決めます．

③ **心電図のモニターと記録**：　負荷中は心電図をモニターし，各stage（ステージ）毎に心電図の記録と血圧測定がなされます．

誘導は12誘導すべての記録が望まれますが，いくつかの誘導のみが記録されることもあります．V_5，V_6やⅡ，aVF，V_1などが含まれることが望ましいと思います．

表7 年齢別の目標心拍数

100%	200	194	188	182	176	171	165	159	153
90%	180	174	168	163	158	153	148	143	137
85%	170	165	160	155	150	145	140	135	130
年齢	25	30	35	40	45	50	55	60	65

表8 Bruce（ブルース）のプログラム

stage	miles per hour	% grade
1	1.7	10
2	2.5	12
3	3.4	14
4	4.2	16
5	5.0	18
6	5.5	20
7	6.0	22

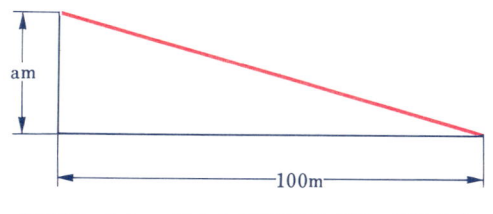

図189 トレッドミルの傾斜度（%）の決め方
この場合，% grade は a %である．

■ 診　断

① 陰　性：　途中で何の変化もおこらずに目標の心拍数に達し，負荷中止後も自覚症や心電図に異常が出ないときに異常なしとします．

② 陽　性：　以下の所見が負荷中または負荷後心拍数がもとにもどるまでの間に出現したとき陽性とします．図191に陽性例を示します．

　i) 1 mm 以上の水平型または右下り ST 低下の出現．

　ii) ST 接合部（J点）より 0.08 秒後の ST 部分が基線より 1.5 mm 以上低下している右上り ST 低下の出現（図190）．

　iii) 安静時にすでに ST 低下のみられたもので，さらに 1 mm 以上の水平型または右下り ST 低下の増加，または右上り ST 低下ではさらに 1.5 mm 以上

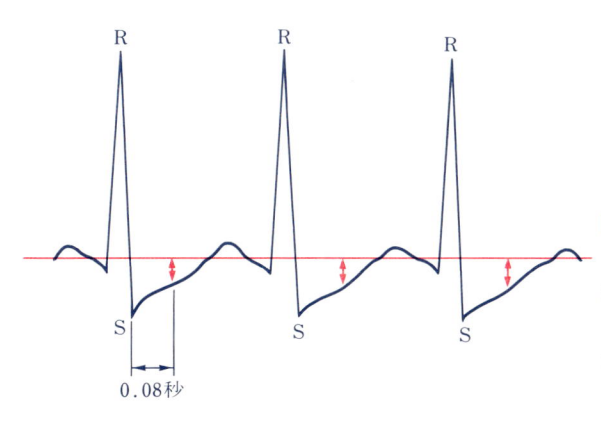

図190
著しい頻脈の場合には心電図の基線も，PR 部分も不明なことが多く，その場合に図のように P 波の始まりの部分を結んでその線から，Sから 0.08 秒の部分の ST がどの程度低下しているかを測定します．

低下したもの．
　　　iv）重症不整脈の出現（マスター負荷の基準に準ずる）．
　　　v）狭心症発作の出現．
　③　**判定不可**：　目標の心拍数に達する前に下肢の疲労，心電図変化を伴わない何らかの症状などにより負荷が中断されたときは陰性とも陽性とも判断することができません．
　④　J型（右上り）のST低下の判定は頻脈になると，STのJ点を明確に決めにくいことがありますので，S波より一定の後方のSTレベルで測定することがあります（図190）．その場合Sから0.08秒の点，あるいは0.06秒の点をとるものもいます．また2mm以上とか，1mm以上とかの値をとることもあります．

a) 負荷前

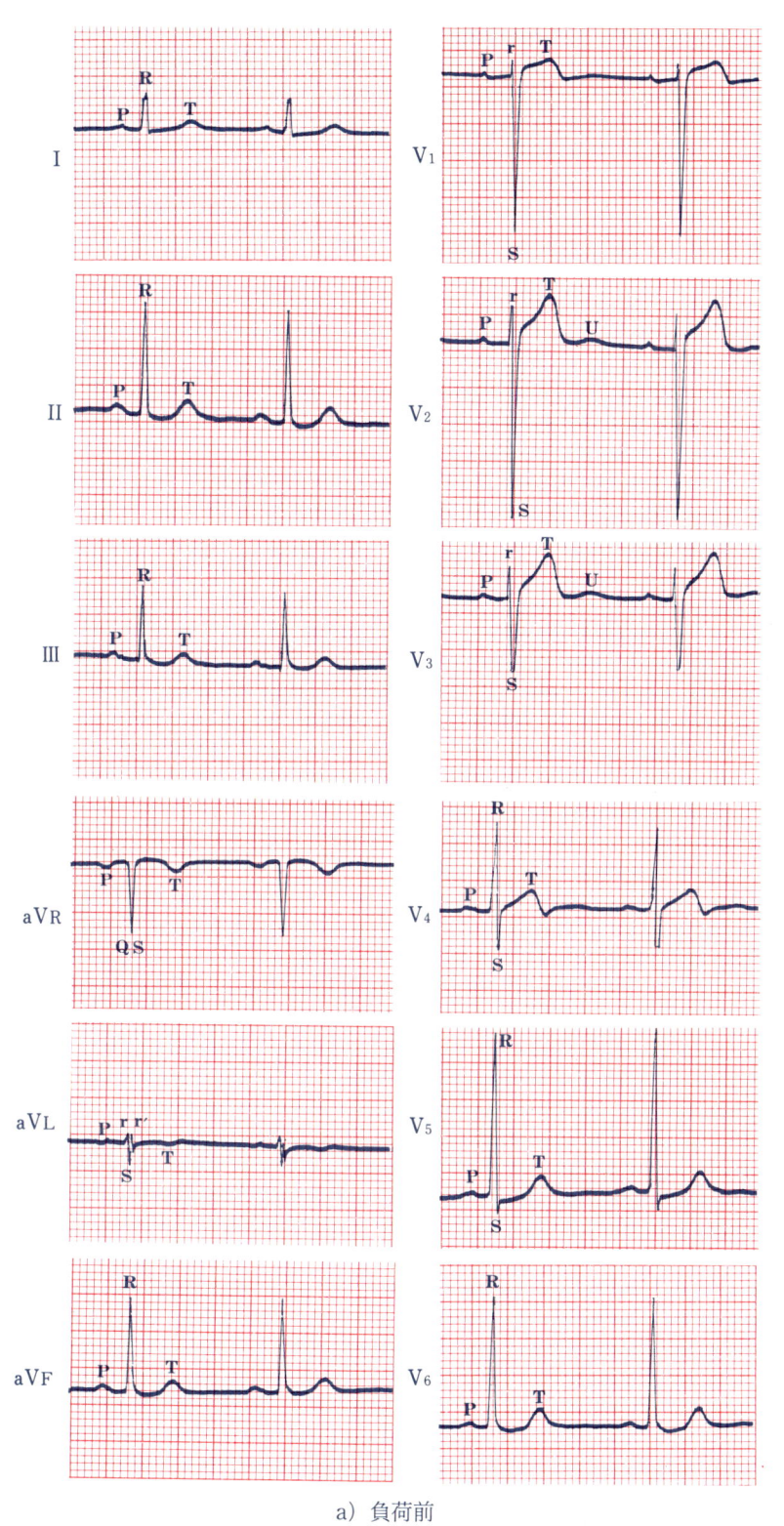

図 191 労作性狭心症（43 歳，男）

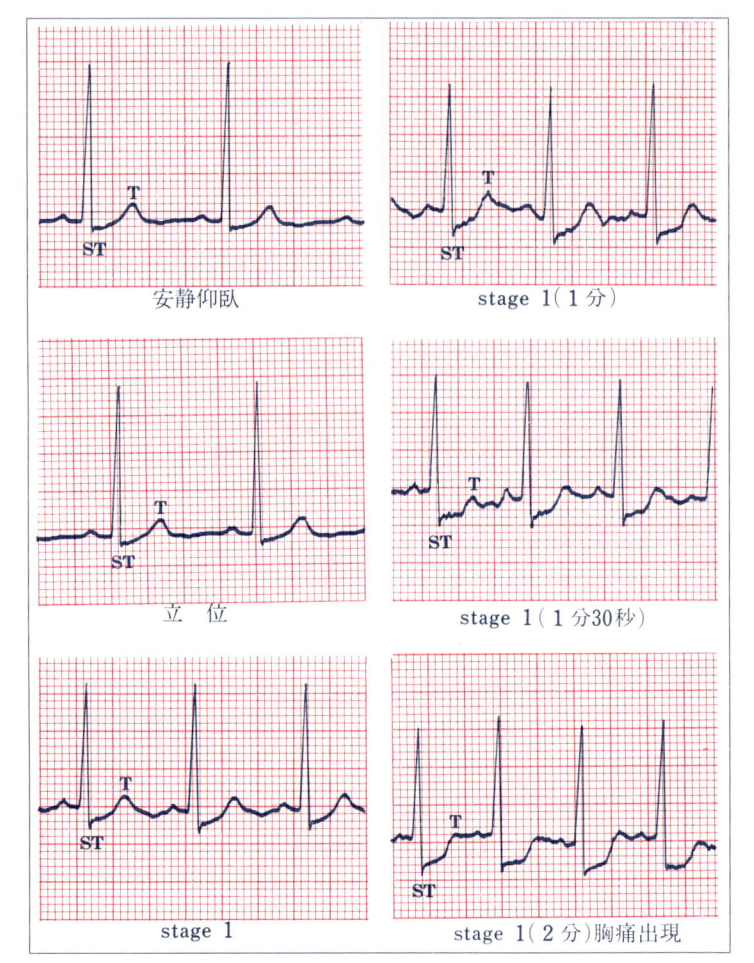

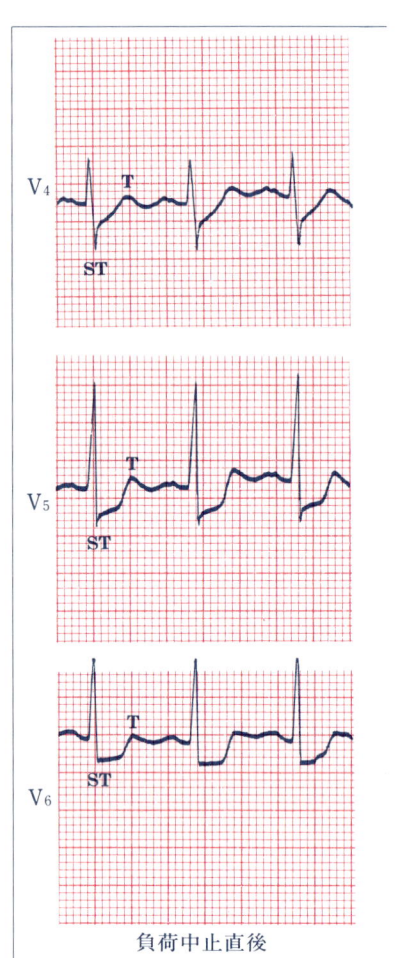

286　5．運動負荷心電図のトレーニング

安静仰臥	stage 1（1分）	V_4
立位	stage 1（1分30秒）	V_5
stage 1	stage 1（2分）胸痛出現	V_6
		負荷中止直後

b）負荷中（V_5）

　安静時の負荷前心電図では，V_4のT波が（±）2相性ですが，ST低下はV_5，V_6でごく軽度に認められるにすぎません．トレッドミル運動負荷試験で負荷開始後2分で著明なST低下が胸痛とともに出現したので直ちに中止し，仰臥位にて直後から2分間隔で記録を行いました．
　ここにはV_4，V_5，V_6の誘導のみを6分後まで示してあります．ST-Tの変化は直後から4分までみられ，6分後にはほぼもとにもどっています．負荷は stage 2 へ進む前に陽性の所見が出たので stage 1 の2分までの負荷で中止となっています．

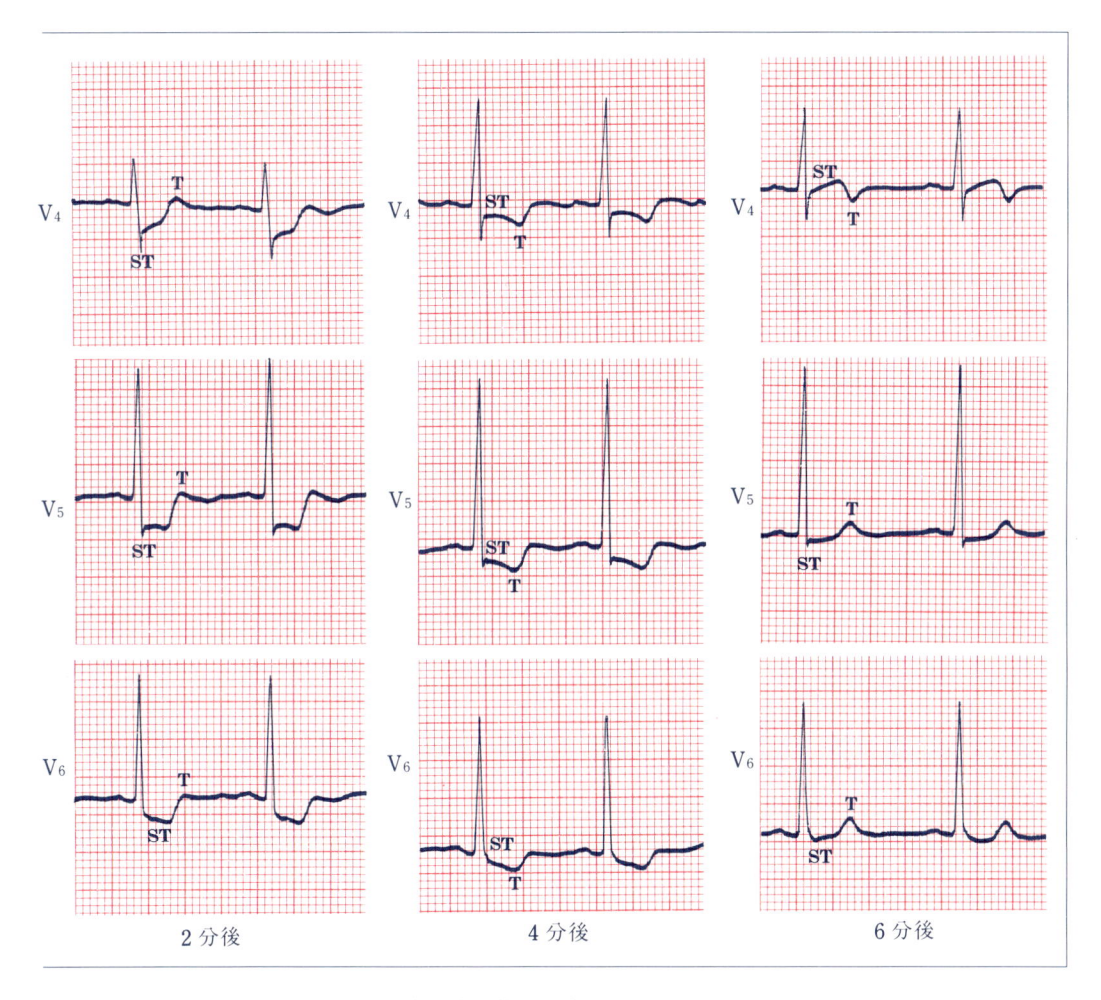

c) 負荷中止後の経過（V_4, V_5, V_6）

D エルゴメーター運動負荷試験とは？

通常**自転車エルゴメーター法**が用いられます．これは図192のように被検者にペダルを踏んで回転させる方法で，回転の抵抗と回転数の増加によって負荷量を上げることができます．

① 利 点

　i) 仕事量が定量できます（ワットで表示できる）．

　ii) 上体を動かさずにすむので仰臥位でもできるようセットし，他の種々の検査時（心カテ・心エコー図など）に負荷を行うこともできます．

② 負荷法

　多段階負荷でトレッドミル負荷の目標心拍数に達するまで行う場合は，25ワットまたは50ワット程度ずつ3分間毎に段階的に負荷量を上げていきます．

■ 診 断

判定はトレッドミル負荷法と同じ基準を用いて差し支えありません．

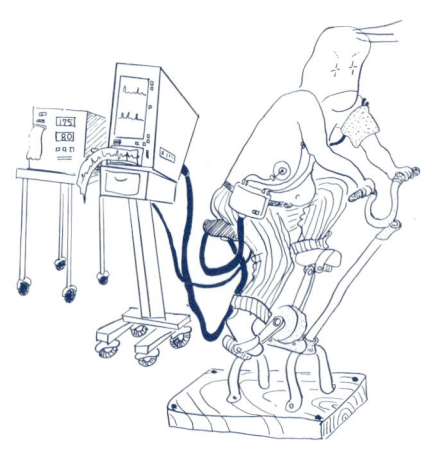

図192
エルゴメーター運動負荷試験

6
STやT波の変化のトレーニング

心電図の**ST**および**T波**は，心筋傷害や心筋虚血の判定に重要な情報を提供してくれます．また電解質や薬物の影響によって変化を示すこともあります．

STとT波の変化については，ミネソタコードによれば，その低下や陰性化の程度と形によって図193のように分類されています．また一般的には図194のように判定されます．

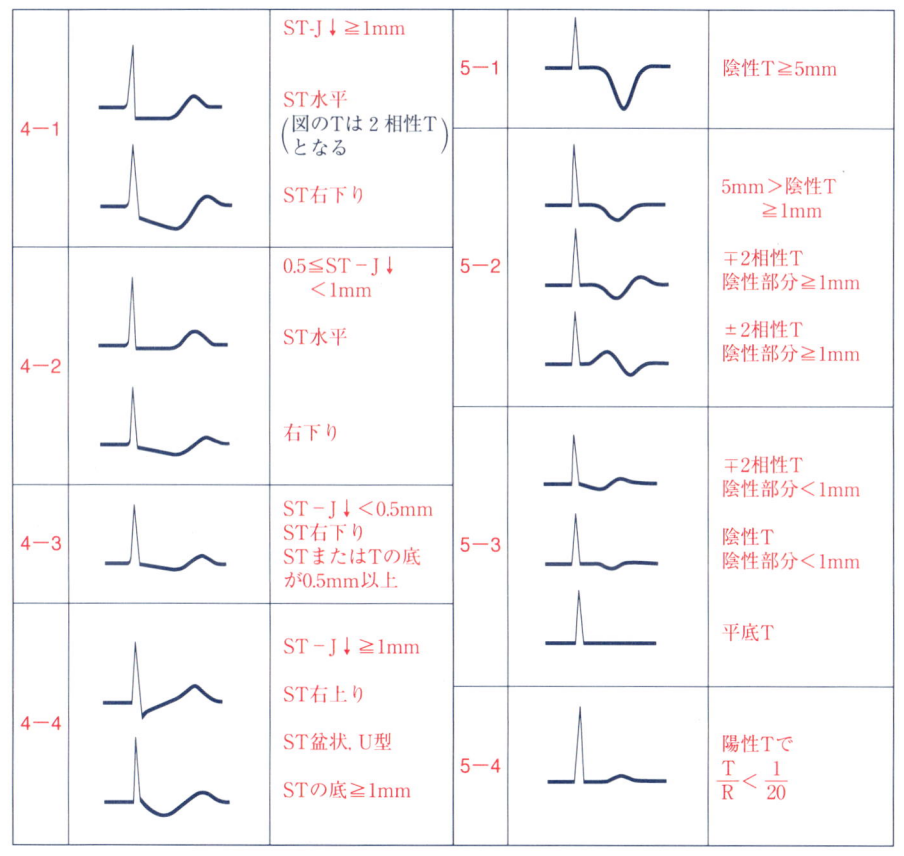

4−1		ST-J↓≧1mm ST水平 (図のTは2相性T となる) ST右下り	5−1		陰性T≧5mm
4−2		0.5≦ST−J↓ <1mm ST水平 右下り	5−2		5mm＞陰性T ≧1mm ∓2相性T 陰性部分≧1mm ±2相性T 陰性部分≧1mm
4−3		ST−J↓＜0.5mm ST右下り STまたはTの底 が0.5mm以上	5−3		∓2相性T 陰性部分＜1mm 陰性T 陰性部分＜1mm 平底T
4−4		ST−J↓≧1mm ST右上り ST盆状, U型 STの底≧1mm	5−4		陽性Tで $\frac{T}{R} < \frac{1}{20}$

図193　ST 低下とT波陰性化

4-1から4-4はミネソタコード（巻末附表）のST低下の形と程度による分類で，5-1から5-4は同じく陰性T波の程度による分類です．番号の少ない方が異常度が強いようになっています．

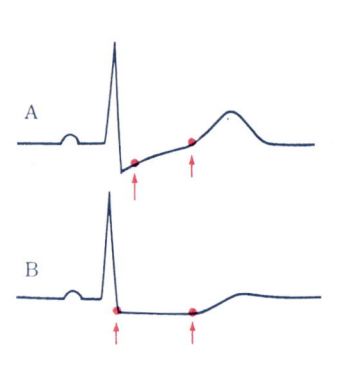

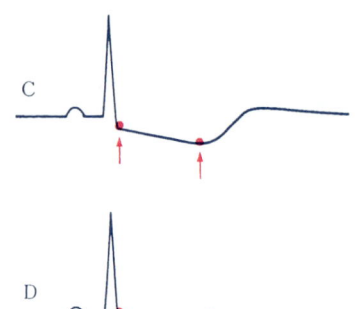

図 194　ST 低下の型
A：ST 右上り低下
　　（または接合部性低下・J 型低下）
B：ST 水平低下
　　（H 型低下）
C：ST 右下り低下
　　（sagging 型低下）
D：ST 盆状低下

A　ST 低下を示す主なものは？

① **心内膜下の心筋傷害や虚血**：　主として図 193 の 4-1，4-2 のような水平または右下り ST 低下がみられます．実例を図 195 の a）に示します．

② **ジギタリス薬の影響**：　ジギタリス薬を投与中にはしばしば図 193 の 4-4 の下段のような盆状（U 型）の ST 低下がみられます．図 195 の c）に実例を示します．

③ **左室肥大と右室肥大**：　左室肥大では心筋傷害がなくても，I，aVL，V_5，V_6 などの左室心外膜面を反映する誘導に図 193 の 4-3 のような ST-T の変化をみることがあります．また右室肥大では II，III，aVF，V_1，V_2 などの右側の誘導で変化がみられます．図 195 の e）が左室肥大の V_6，d）が右室肥大の V_1 で，ともに ST 低下と T 波の陰性化がみられます．

④ **心室内伝導に異常のあるもの**：　右脚ブロック・左脚ブロック・WPW 症候群などの心室内伝導に異常があって心室の興奮に時間がかかるときには，心室の興奮がさめる過程も正常と異なりますので ST-T に変化がみられます．このようなものを 2 次的 ST-T の異常といいます．図 195 の f〜h）にそれぞれ左脚ブロック（V_6），右脚ブロック（V_1）WPW 症候群（V_6）の実例を示します．

⑤ **低カリウム血症**：　低カリウム血症が高度になると U 波増高，QT 延長とともに ST 低下・T 波陰性化がおこることがあります（低カリウム血症の項を参照して下さい）．

⑥ **洞性頻脈**：　頻脈になると図 193 の 4-4 の上段のように右上り ST 低下（または J 型 ST 低下ともいう）がみられることがあります．これはみかけ上のものですが，ときには心筋傷害でもこのような形を示すこともあります．いずれにしても異常度が少ない形です．図 196 の b）に実例を示します．

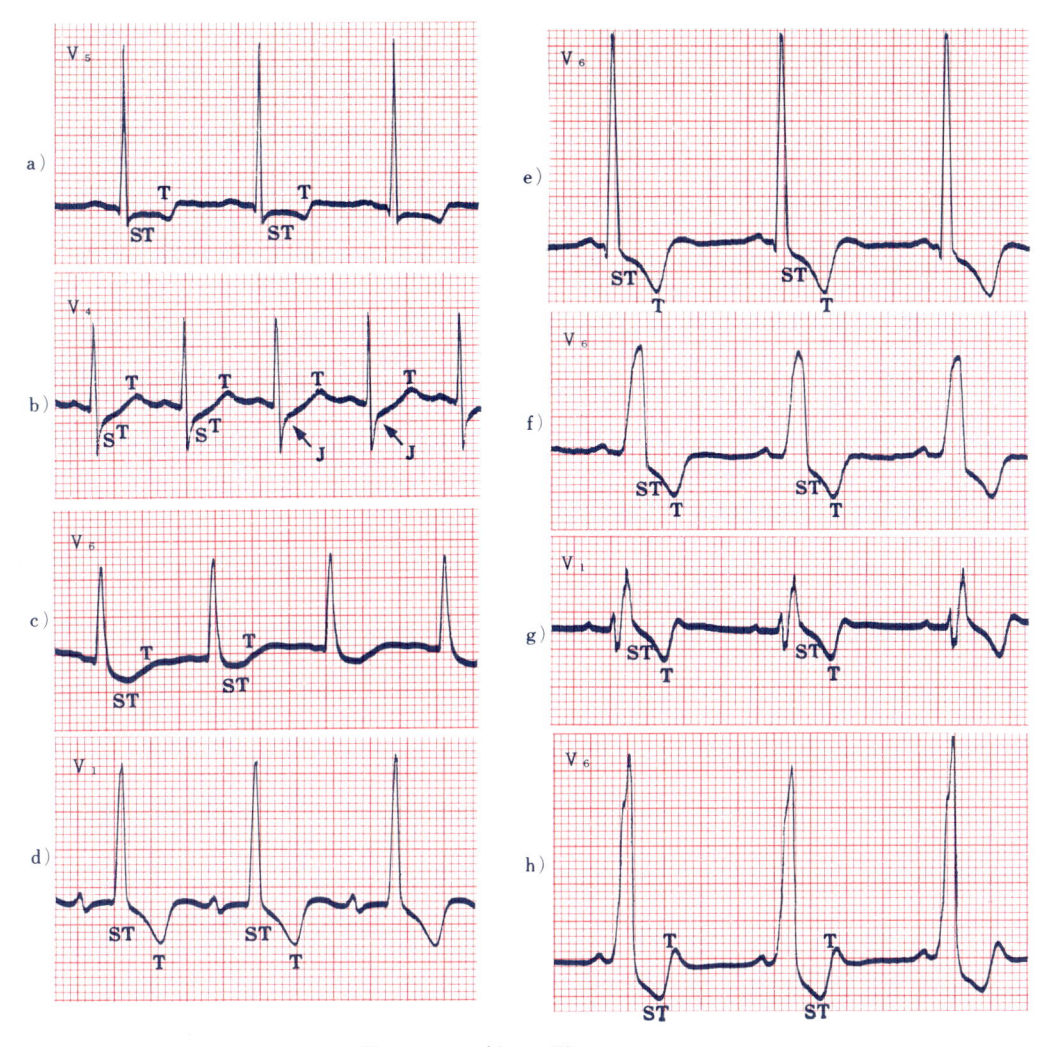

図 195 ST 低下の形のいろいろ

a) **虚血性ST低下の例**： QRSの幅も高さも正常ですが，STが水平に低下しています．
b) **J型（または右上り）ST低下の例**： STはST接合部（J）からT波へ向かって右上りの傾斜を示し，J点が低下しています．
c) **盆状ST低下の例**： ジギタリス薬を投与中の患者さんの心電図で，STは下方に丸みをおびた凹んだ形をなして低下しています．
d) **右室肥大による2次的ST低下の例**： 高いRとともに，STは陰性Tに向って右下りの傾斜をもって低下しています．III，aV_F，V_1，V_2などの誘導でみられます．
e) **左室肥大による2次的ST低下の例**： 右室肥大のときのST低下と同様の形をしていますが，誘導部位が異なっています．すなわち，I，aV_L，V_5，V_6などの誘導でよくみられます．
f) **左脚ブロックによる2次的ST低下の例**： QRSの幅は異常に広く，STは陰性T波に向かって右下りで低下しています．I，aV_L，V_5，V_6などの誘導にみられます．
g) **右脚ブロックによる2次的ST低下の例**： 左脚ブロックと同様にQRSの幅が広く，陰性T波に向かって右下りにSTが低下していますが，III，V_1，V_2などでよくみられます．
h) **WPW症候群による2次的ST低下の例**： PR短縮・デルタ波・QRSの延長とともにST低下・T波陰性化がみられます．

B　ST上昇を示す主なものは？

① 心筋梗塞（図196a）：　**ST上昇のほかに異常Q波・冠性T波**がみられます．
② 心膜炎（図196b）：　**広範囲の誘導にST上昇**がみられます．異常Q波はみられません．経過中に冠性T波に似た形の陰性T波がみられることがあります．
③ 異型狭心症（図182）：　**安静時の狭心発作中にST上昇**がみられます．
④ 左室肥大が高度なものや左脚ブロックでは，V_1，V_2，V_3などでST上昇がみられることがあります．これはV_5・V_6でST低下・T波陰性がみられるときによく認めます．
⑤ 健常者でもV_1，V_2，V_3あたりの2 mm以下のST上昇をみることがあります．またR波の下行脚にスラーや結節（後棘）のあるときに，**みかけ上のST上昇**を示すことがあります（図196c，d）．

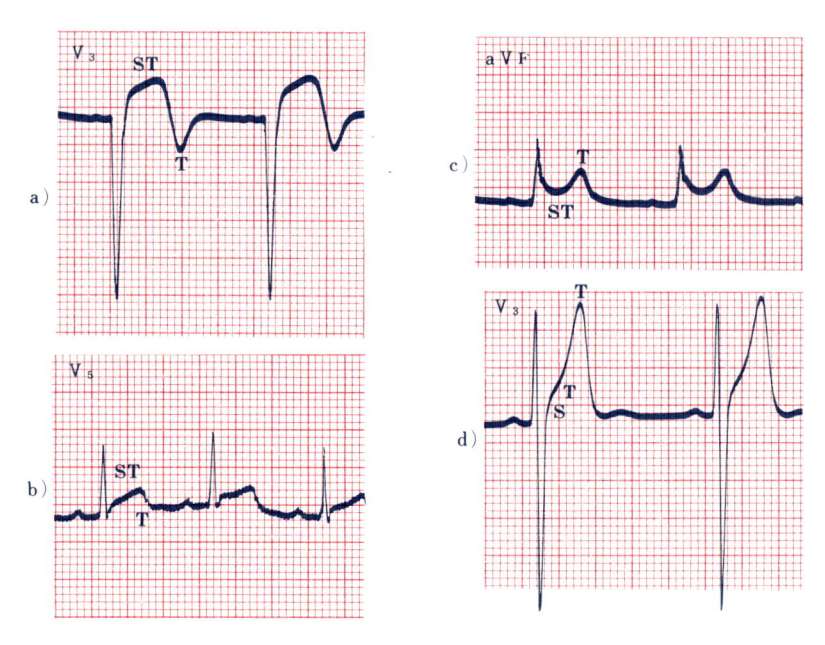

図196　ST上昇のいろいろ
a）心筋梗塞のST上昇．異常Q波・冠性T波が出現します．
b）心膜炎のST上昇．異常Q波は認めず，広範囲の誘導にST上昇がみられます．
c）健常者でもRの下行脚の部分が丸みを帯びていわゆる弧状Rを呈しているときにはこのような上方凹のST上昇を示すことがあります．
d）健常若年者ではT波増高とともにST上昇がV_2，V_3の付近にみられることがあります．c），d）ともにST上昇は経過を追って検討しても変化しませんが，a），b）のように病的なものでは変化します．

C 陰性T波または平低化T波をみるものは？

ST低下を示すものの項で述べたすべての場合に，T波の変化を合併します．そのほかに心筋炎・心筋症などの心筋疾患や心筋の代謝異常・種々の薬物・水-電解質失調などでもおこります．若年者ではV_1，V_2の陰性T波が健常でもみられることがありますが，年をとるにつれて陽性化します（図198）．T波の変化の形の種々なものを図197に示します．

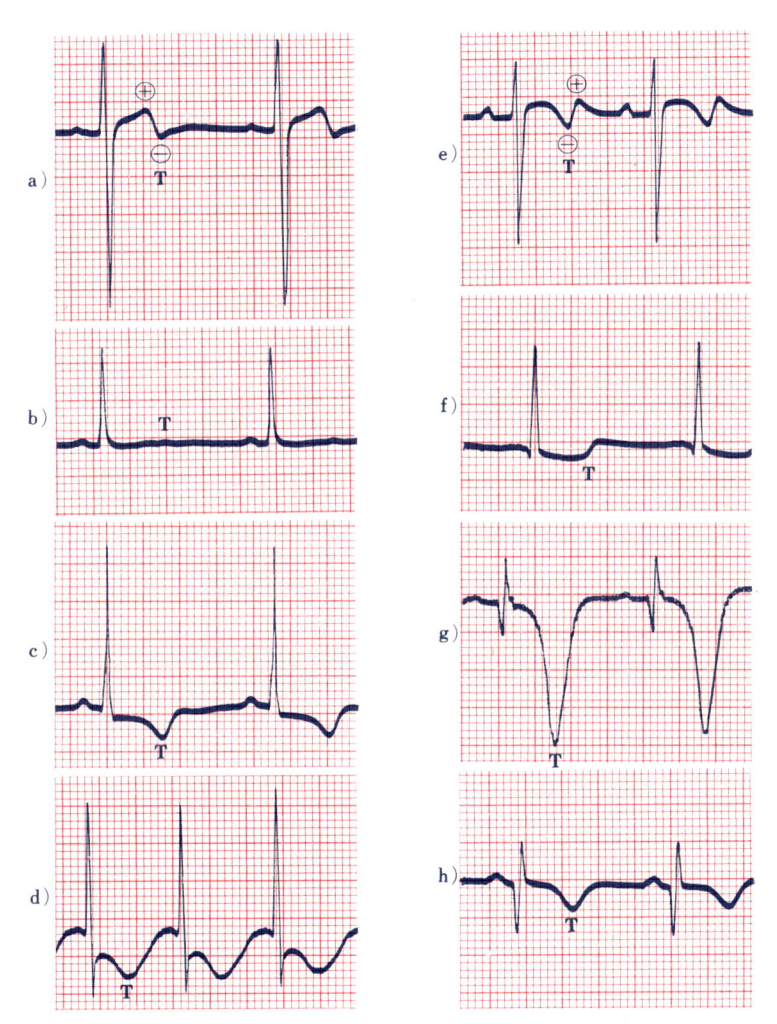

図197 陰性T波，平低化T波の種々な形

a)（±）2相性T波
b) 平低化T波
c) 陰性T波（心室肥大に多い型）
d) 電解質失調によくみられるQT延長を伴った陰性T波
e)（∓）2相性T波
f) 盆状ST低下に伴う陰性のT波（ジギタリス効果）
g) 巨大陰性T波（心筋梗塞）
h) 冠性T波（心筋梗塞）

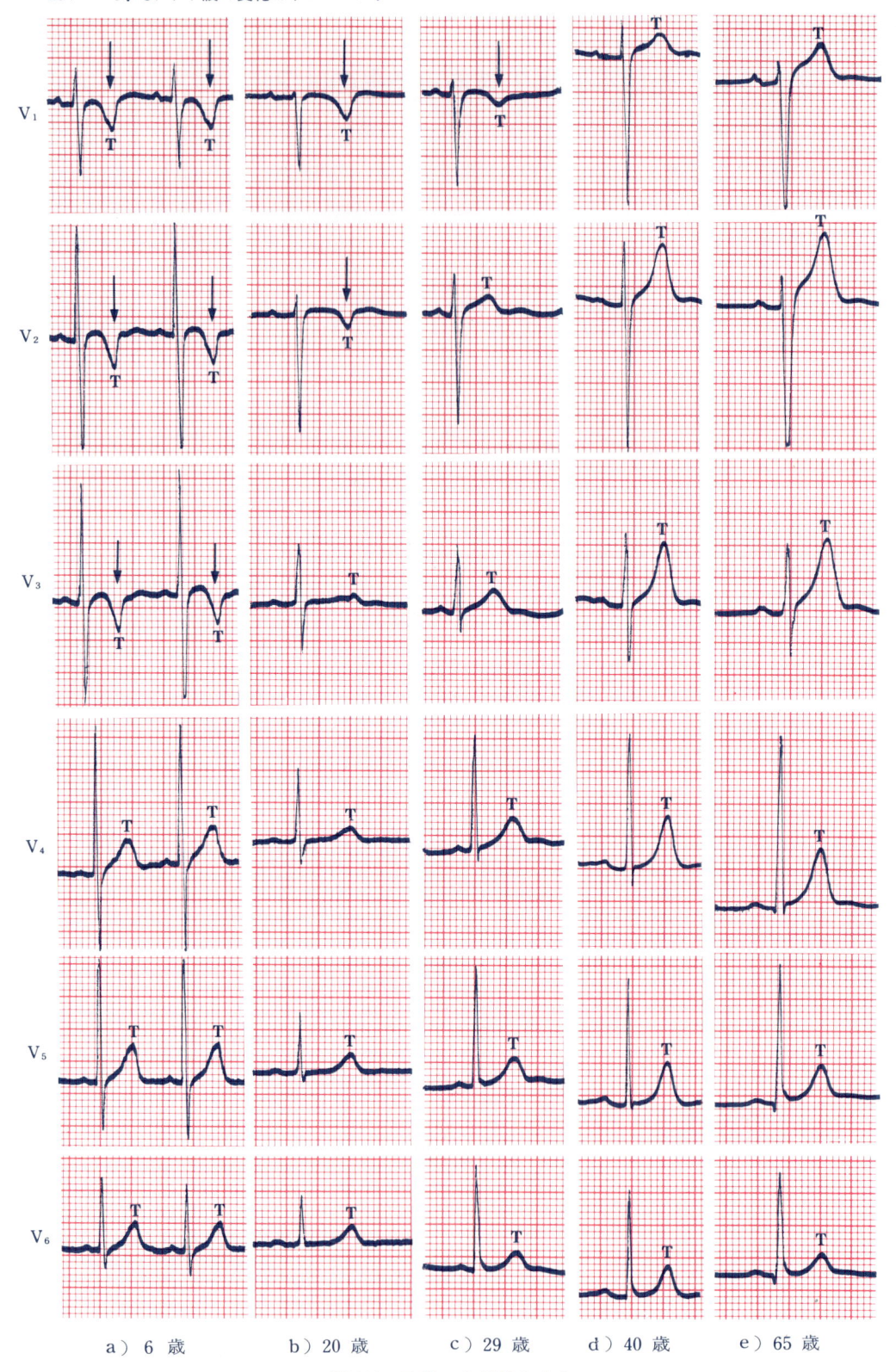

294　6. STやT波の変化のトレーニング

a) 6歳　　b) 20歳　　c) 29歳　　d) 40歳　　e) 65歳

図198　T波の年齢的な変化

　胸部誘導のV₁, V₂付近のT波は若年者では健常でも逆転しています．小児では図中a) のようにV₁〜V₃まで陰性T波でも異常ではなく，年齢とともに陽性となり，20〜30歳代でV₁のTも陽性になるのが普通ですが，女性に比べて男性に早い傾向がみられます．（↓）は陰性T波の部分を示しています．d) ではTv₁＜Tv₆ですがe) ではTv₁＞Tv₆となっています．

D 増高または尖鋭化したT波を示すものは？

若年男性では，健常でもV₂，V₃のあたりに**T波の増高**（ミネソタコードでは 12 mm 以上）を認めることがありますが，病的には以下の場合にT波の増高や尖鋭化がみられます（図 199）．

① 発病直後の心筋梗塞： まだ異常Q波のみられない時期で，T波が著明に増高することがあります（図 199 d）．

② 左室肥大（容量負荷による場合）： 大動脈弁閉鎖不全や僧帽弁閉鎖不全では，左室の拡張期に大量の血液が流入してくるため**容量負荷（拡張期負荷）**となります．このときの心電図の左室肥大の所見は，V₄，V₅，V₆などでR波の高電位差とともにT波の増高がみられます（図 199 b）．左室肥大が高度になってくるとT波の減高や逆転がみられるようになります．

③ 高カリウム血症： 幅の狭い尖鋭増高したT波がみられます．これを**テント状T**といいます（図 199 c）．

④ 健常若年男性ではV₂，V₃のあたりに増高したTを認めることがあります（図 199 a）．

■ 注意すべきこと

① ST-Tの変化には1次性のもの（心筋虚血や傷害によるもの）と2次性のもの（心室肥大・脚ブロック・WPW症候群など）がある点に留意して下さい．

② 2次性のST-Tの変化があるときには，1次性のST-Tの異常が合併しているかどうかの判断が難しくなります．

③ 時間の経過とともにST-Tが変化したときには，心筋傷害や虚血・薬物の影響その他何らかの変化が生じたことを意味しますので，原因について検討する必要があります．

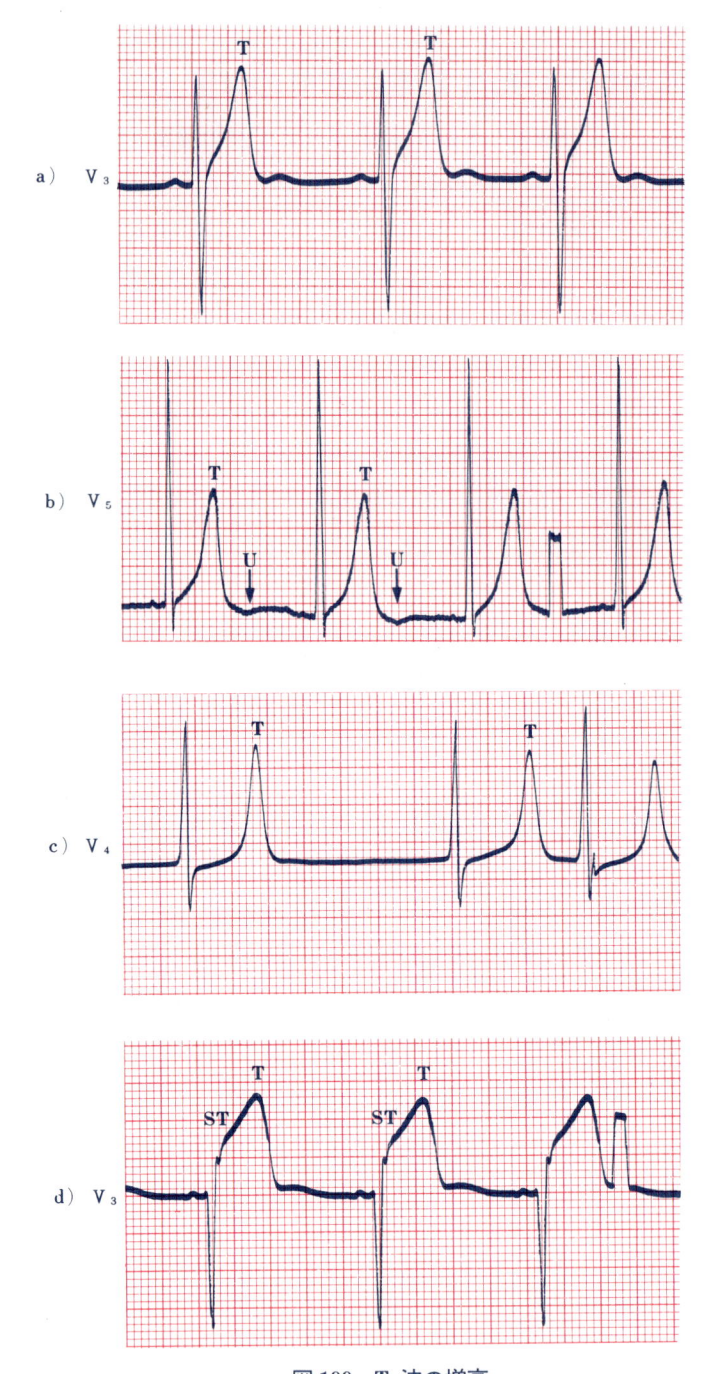

図 199　T 波の増高

a) 健常若年者でも T 波増高が認められることがあります．しかし他に異常所見はありません．
b) 左室の拡張期負荷（本例は大動脈弁閉鎖不全症）でみられる T 波増高，R 波も高く陰性 U 波も認められます．
c) 高カリウム血症のテント状 T 波，T 波の幅が狭く尖鋭増高しています．
d) 心筋梗塞の初期にみられる T 波の増高．ST 上昇がみられ異常 Q 波も出現傾向にあります（まだ痕跡程度の r 波を認めています）．

Q 63

a〜h）のST低下は以下のどれに相当するのでしょうか？

1）盆状ST低下
2）左脚ブロックによる2次的ST低下
3）WPW症候群による2次的ST低下
4）虚血性ST低下
5）右脚ブロックによる2次的ST低下
6）右室肥大による2次的ST低下
7）J型ST低下
8）左室肥大による2次的ST低下

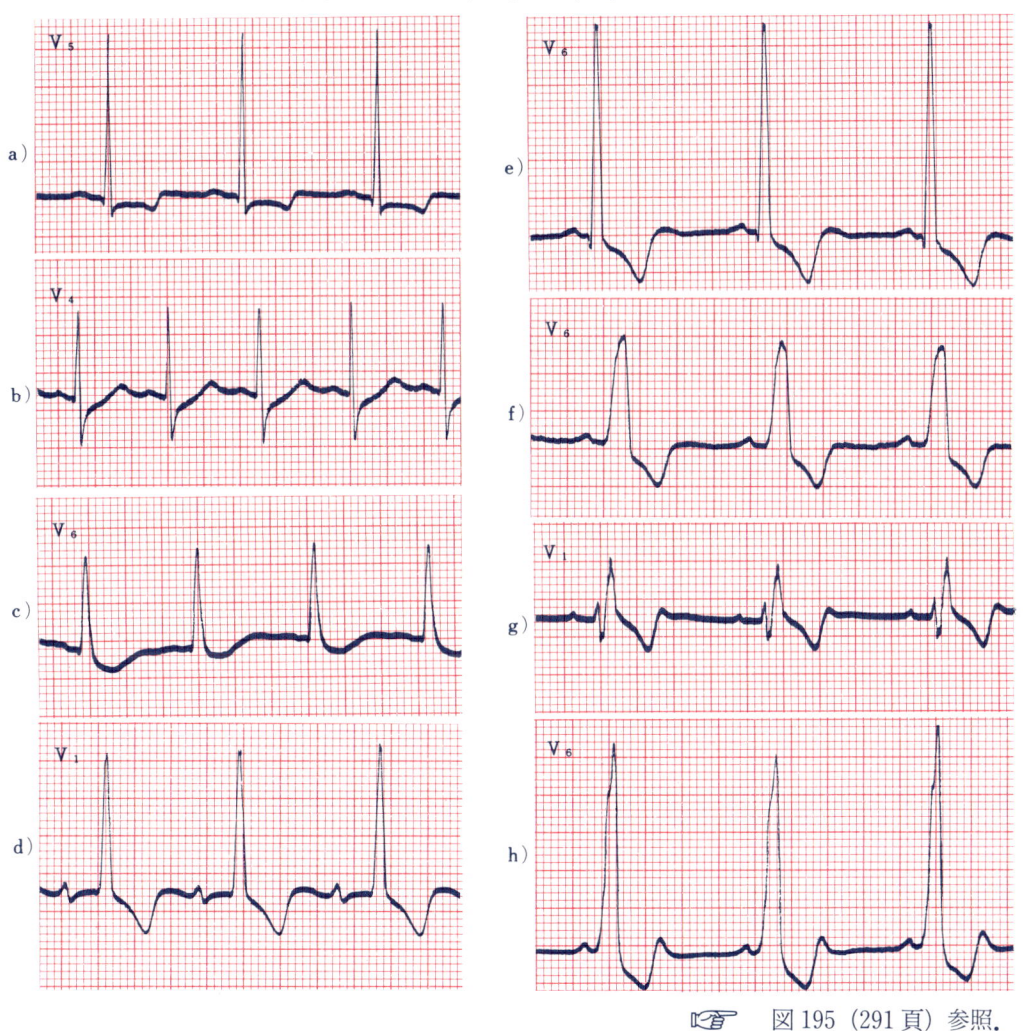

☞ 図195（291頁）参照．

Q 64

a〜d) の ST 上昇は以下のどれに相当するのでしょうか？

1) 健常者でもみられる弧状 R を伴う ST 上昇
2) 心筋梗塞の ST 上昇
3) 心膜炎の ST 上昇
4) 健常若年者でみられる T 波増高に伴う ST 上昇

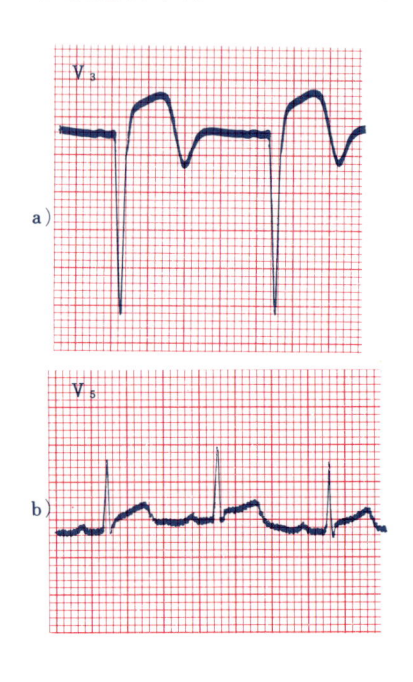

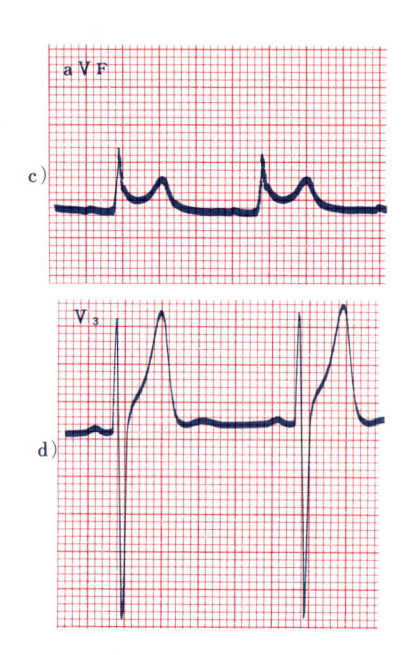

☞ 図 196（292 頁）参照.

Q 65

a～h）のT波の変化は以下のどれに相当するでしょうか？

1）平低化T波
2）電解質異常を暗示するT波
3）冠性T波
4）（±）2相性T波
5）（干）2相性T波
6）巨大陰性T波
7）盆状ST低下に伴う陰性T波
8）心室肥大に多い陰性T波

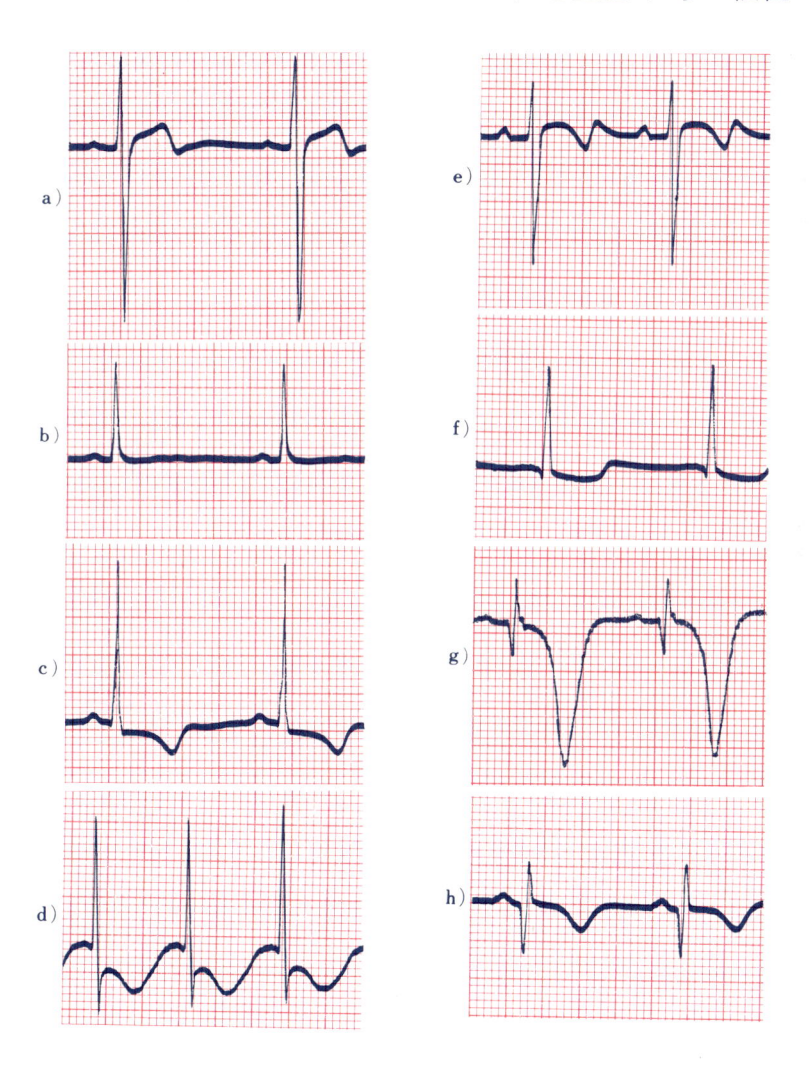

☞　図197（293頁）参照．

Q 66

a～d) の増高したT波は以下のどれに相当するでしょうか？

1) テント状T
2) 左室の拡張期（容量）負荷によるT波増高
3) 健常若年者のT波増高
4) 心筋梗塞のT波増高

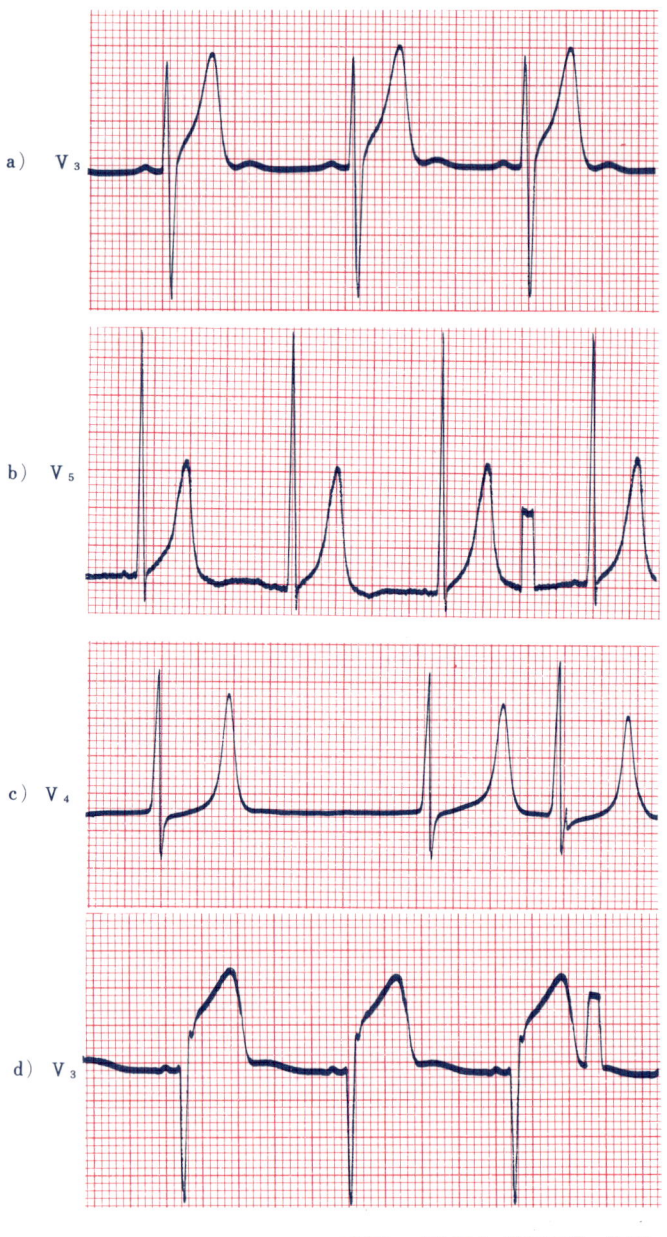

a) V_3

b) V_5

c) V_4

d) V_3

☞ 図199（296頁）参照．

7 電解質平衡異常 electrolyte imbalance
（エレクトロライト インバランス）の心電図のトレーニング

　心臓自体に病気がなくても，体液電解質の異常によって心電図に異常所見が出現します．電解質異常の心電図は，特にカリウムとカルシウムの異常に特徴がみられます．

A　高カリウム血症 hyperkalemia（ハイパーカレミア）の心電図は？

　血清 K 値は正常では，3.6〜5.0 mEq/l ですが，この濃度が異常に上昇しますと心機能は抑制されて，ついには心停止をまねくことになります．高カリウム血症の程度によって心電図所見も異なりますが，カリウム以外の因子によっても影響を受けますので，心電図のみから血清カリウム濃度を正しく定量することはできません．しかし高値を示していることは判断できますし，図 200 のようにある程度の見当をつけることも可能です．

血清K(mEq/l)	ECG	所見
6〜8	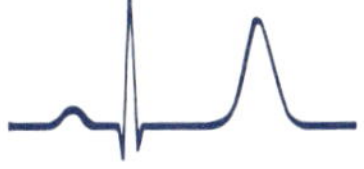	テント状 T
7〜10	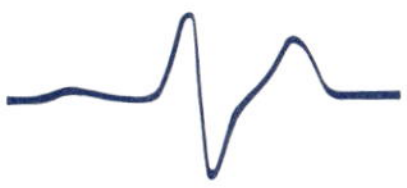	P 波減高〜消失 P-Q 時間延長 QRS 幅延長 心室内ブロックへ進展
10〜	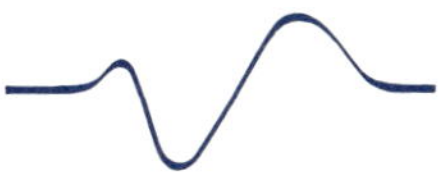	心室調律 ↓ 心拍停止

図 200　高カリウム血症の心電図

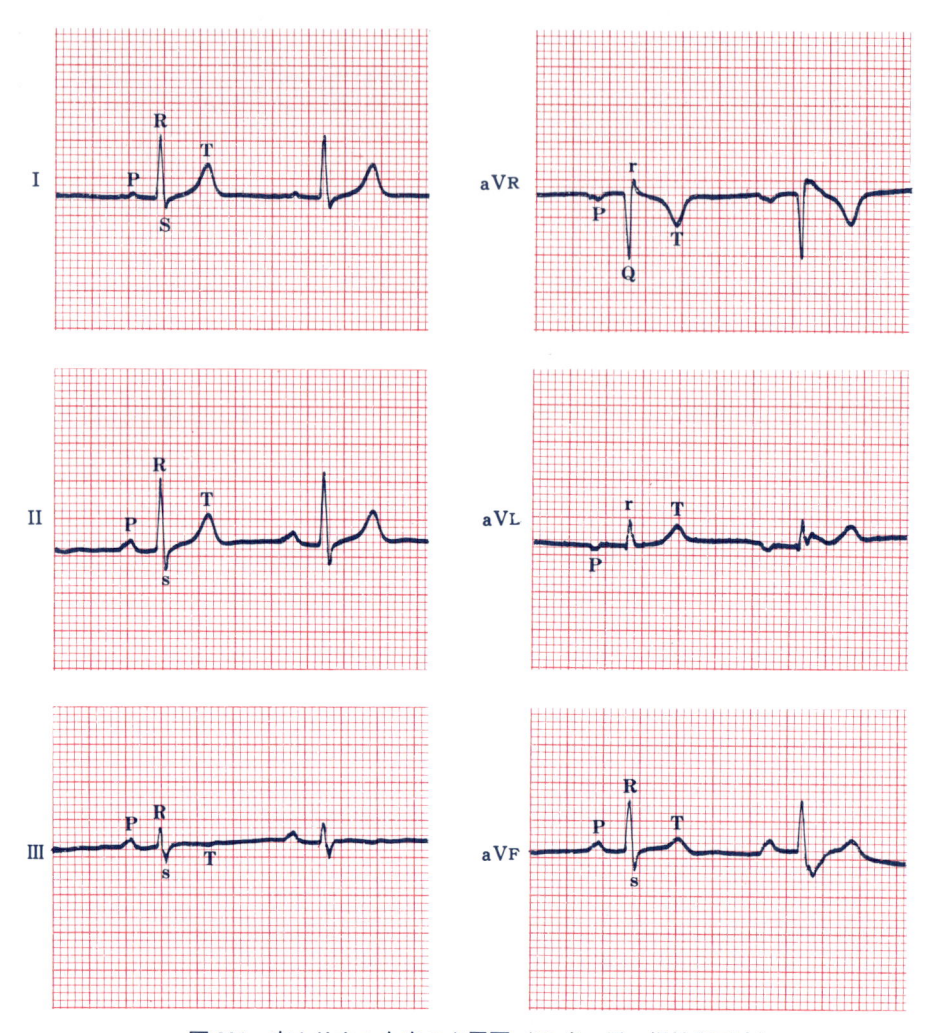

図 201　高カリウム血症の心電図（38 歳，男，慢性腎不全）

P 波，PR 時間は正常です．QRS は V_5，V_6 で高電位差がみられますが，幅は正常範囲です．特徴的なのは $V_3 \sim V_5$ の尖鋭増高した T 波で，これをテント状 T といいます．血清カリウム値は 6.5mEq/l と高くなっています．

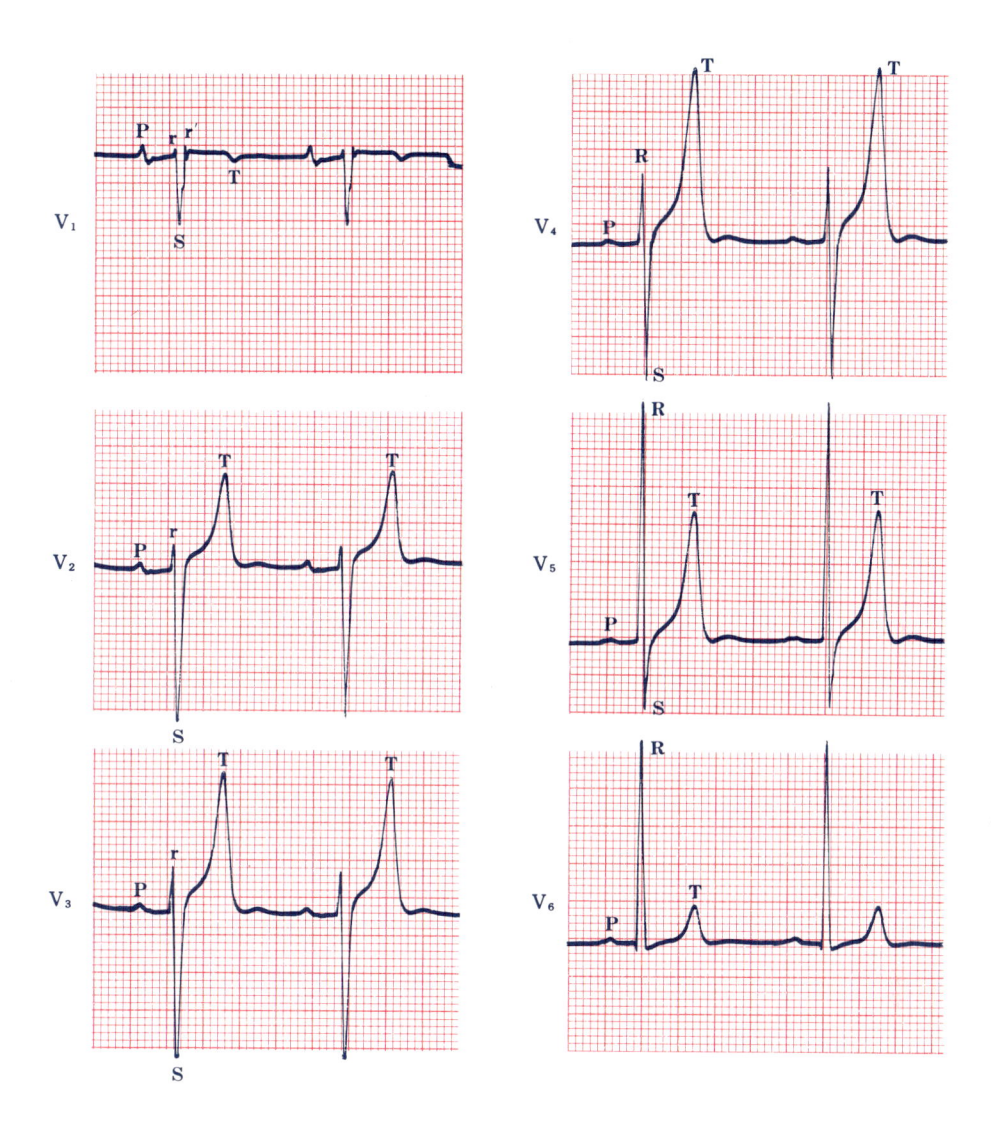

第III部　異常心電図判読のトレーニング　303

7．電解質平衡異常の心電図のトレーニング

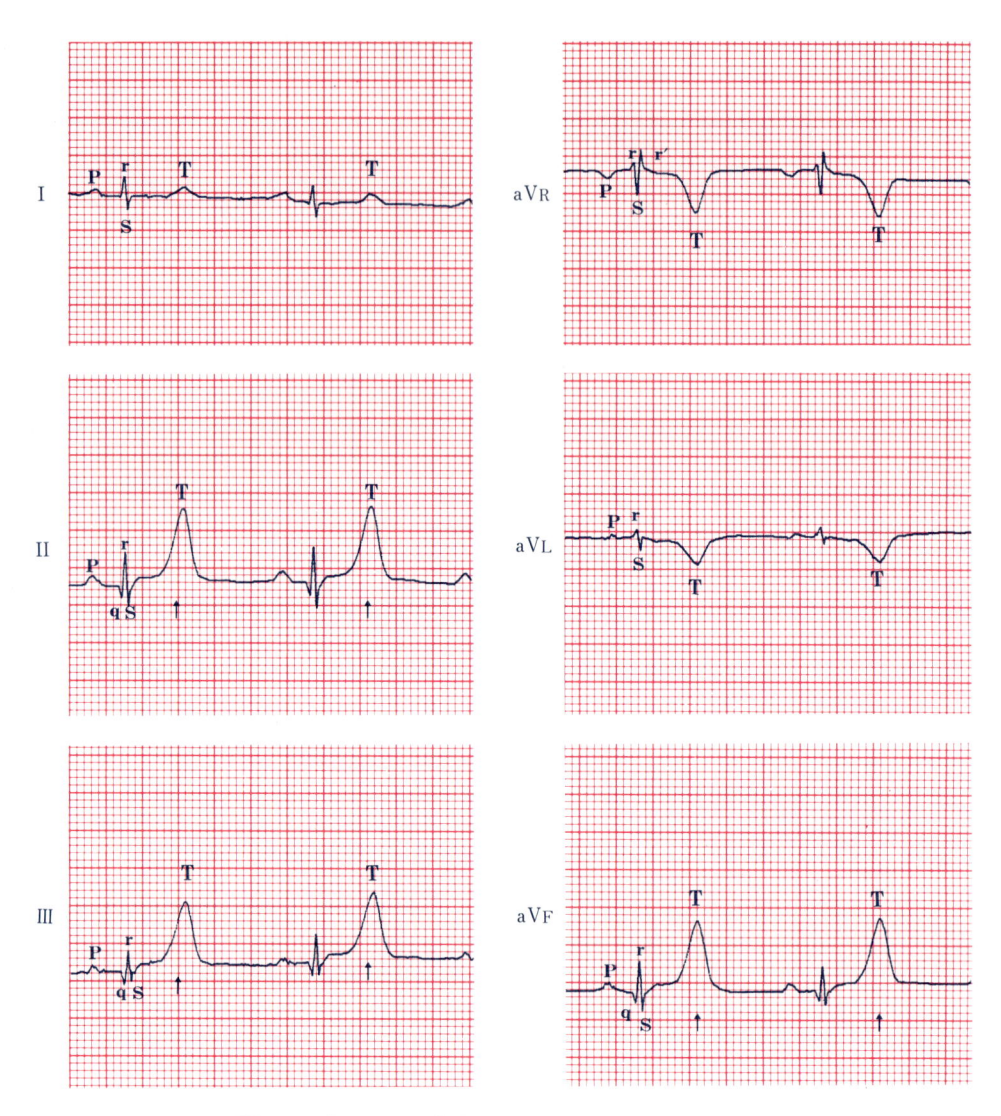

図202　高カリウム血症の心電図（30歳，男，腎不全）
左右対称性の尖鋭増高 T 波が，特に II，III，aVF，V₃−V₆ にみられ，**典型的なテント状 T 波**（↑印）の形態を示しています．

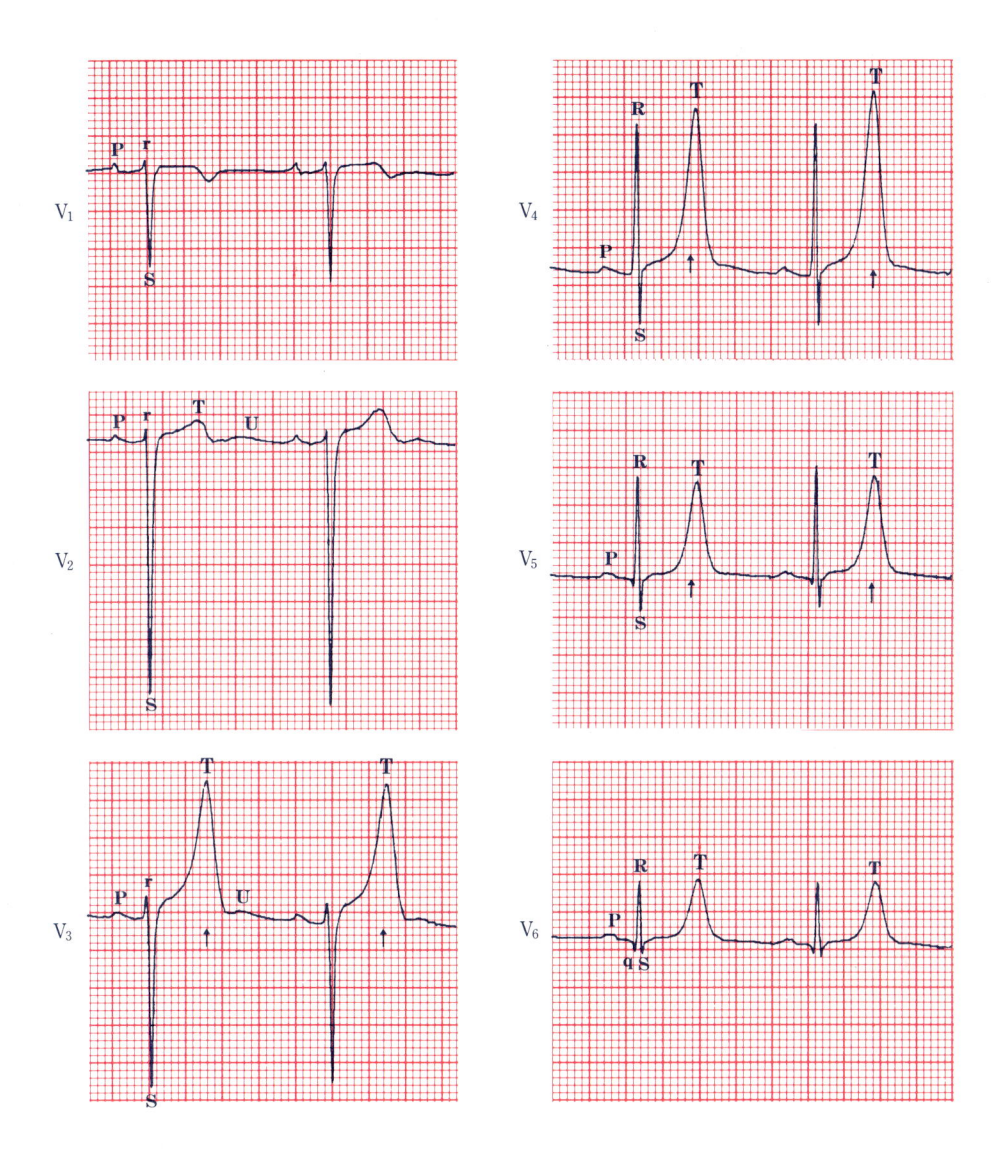

第Ⅲ部　異常心電図判読のトレーニング　305

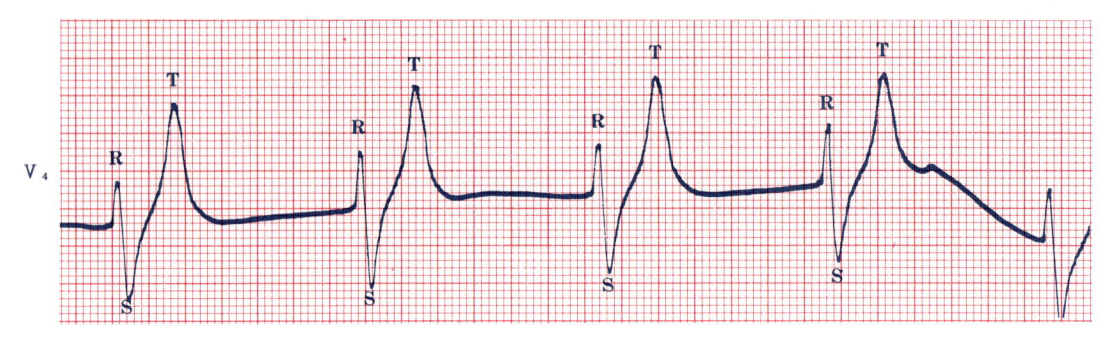

図203 高カリウム血症の心電図（56歳，男，腎不全）

P波は消失し，QRSの幅は延長し，T波は高く尖っています．血清カリウム値は 9.6 mEq/l と著増しています．

高カリウム血症が高度になると，この心電図のようにP波が消失し，QRSも幅広く変形してきます．本例は洞室調律〔sino-ventricular rhythm（サイノ－ベントリキュラー リズム）〕が考えられます．

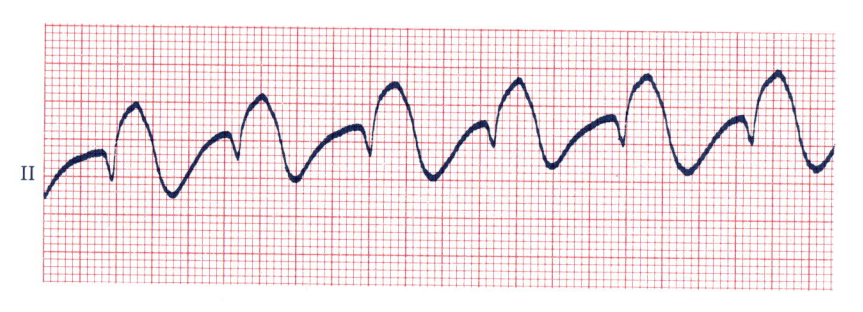

図204 高カリウム血症の心電図

腎不全の48歳女性で，血清カリウム値が11mEq/l で，死亡直前の心電図です．全体としてサインカーブ状の波形になってきています．

■ 診　断
① T波が著明に尖鋭増高します（図 201, 202）．高度になるとT波の基部が狭く尖って，いわゆる典型的な**テント状T波**となります（図 199 c 参照）．
② さらに高カリウム血症が高度になって 7〜10 mEq/l では，まず**P波が減高**し，**PR時間の延長**がみられ，**P波は次第に消失**し，**QRS幅の延長や変形**がみられるようになります（図 203）．
③ さらに上昇して 10 mEq/l を超えると，**P波，QRS，T波の区別が不明瞭**となって，**サインカーブ状**となり，心拍停止へ進展します（図 204）．
④ 途中で心室細動を惹起するものもあります．

■ 原　因
① 保存血の輸血
② 大きな外傷や火傷
③ 腎障害（急性，慢性の腎不全）
④ 呼吸性，代謝性アシドーシス

■ 治　療：　人工透析など．

■ 注意すべきこと
① 高カリウム血症は，短時間で死に至るので間断なき観察と治療が必要です．
② 高カリウム血症の心電図は，基礎にある心疾患の心電図所見や他の電解質の異常（特に Na や Ca の変化，および血液の pH など）によって影響を受けますので，心電図のみから血清 K を正しく定量することはできません．
③ 心電図で高カリウム血症が疑えたら，血清 K のみならず，Na，Ca，Cl や血液の pH，血液ガスなども検討し，その経過に注意します．
④ 高カリウムによる心室細動や心停止は，電気的除細動器や人工ペースメーカーで救命できません．電解質バランスの補正が第一です．
⑤ 検体の血液が溶血していると血清 K が高値を示すことにも注意して検体を扱う必要があります．
⑥ 経過中に洞室調律〔sino-ventricular rhythm（サイノ-ベントリキュラー　リズム）〕という状態になることがあります．これは高カリウムにより心房固有筋の興奮性が失われてP波が消失しますが，洞結節の興奮が結節間路により心室へ伝導されるもので，図 203 のようにP波が消失して幅広いQRSと増高したT波が徐脈で規則的に出現する形をとります．

B 低カリウム血症 hypokalemia（ハイポカレミア）の心電図は？

血清 K が異常に低値になりますと，心電図には **QT 延長・U 波増高** などの変化がみられますが，高カリウム血症と同様に，心電図のみからの血清 K の定量は困難です．しかしある程度の判断は可能です．

■ 診 断（図 205）

① 低カリウム血症が強くなると **U 波が増高** してきます（0.2 mV 以上）（図 206）．
② **T 波は減高** し，低カリウムが高度になると **陰性化** します（図 207）．
③ 上記の所見は，V_2，V_3，V_4 の誘導で特に明瞭にみられます．
④ U 波を T 波と間違えることがありますので注意して下さい（図 207）．
⑤ U 波の増高で，**QT（実は Q-U）の延長** がみられます．

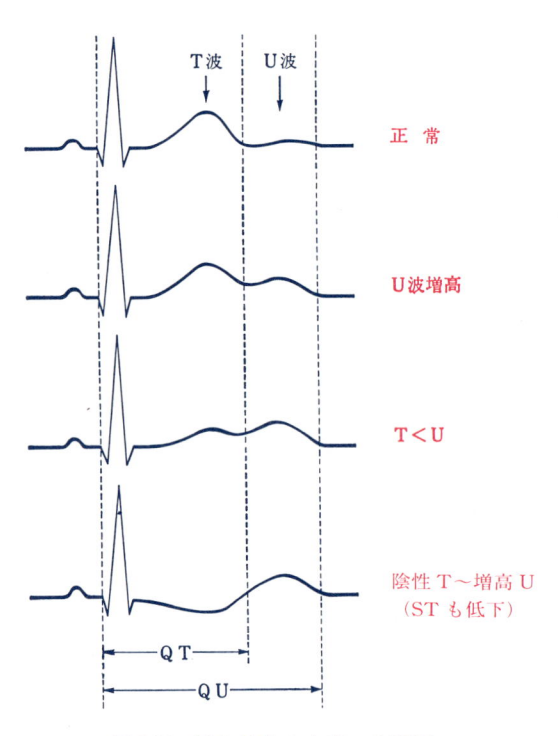

図 205 低カリウム血症の心電図

低カリウムが強くなるにつれて U 波は増高し，T 波は低くなり，ついには陰転化します．最下段の心電図の U 波を T 波と間違えることがあります．

■ 原　因
　① 原発性アルドステロン症
　② 下痢・嘔吐
　③ 術後
　④ 代謝性アルカローシス
　⑤ 利尿薬（サイアザイド系）の使用
　⑥ 周期性四肢麻痺
■ 治　療：　原因に対する治療と経口的，非経口的な K の補給．
■ 注意すべきこと
　① 低カリウム血症のなかったときの心電図はどうか？　基礎疾患の心電図所見によって，かなり影響があります．
　② Na や Ca の変化の影響も受けますので，K のみに気をとられないようにしてください．
　③ 血液の pH も重要です（アシドーシスでは低カリウム心電図が不明瞭に，アルカローシスでは明瞭になる傾向があります）．
　④ 急性に比較して慢性の低カリウム血症では心電図の変化が現われにくいようです．
　⑤ U 波を T 波と間違わないようにしてください．

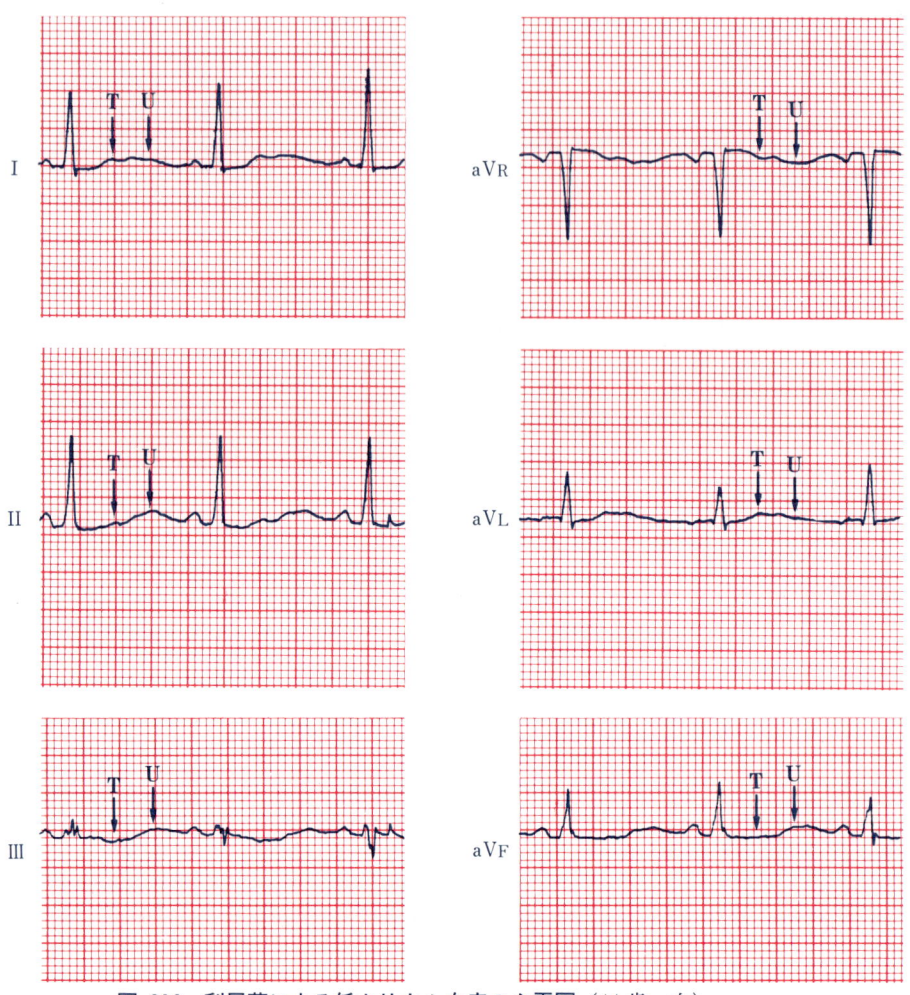

図 206 利尿薬による低カリウム血症の心電図（44歳，女）
U波の増高が目立ち，特にV$_3$〜V$_5$でT波よりU波のほうが高いのが明らかです．

V_1

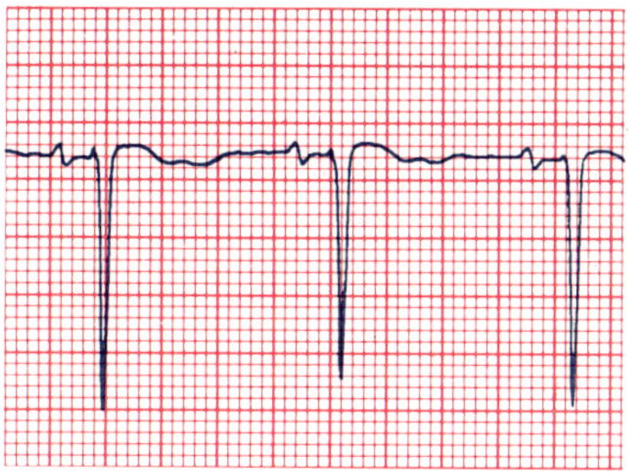

V_2

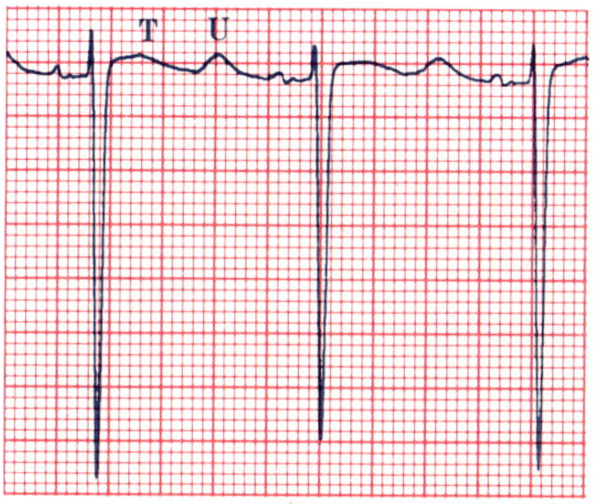

V_3

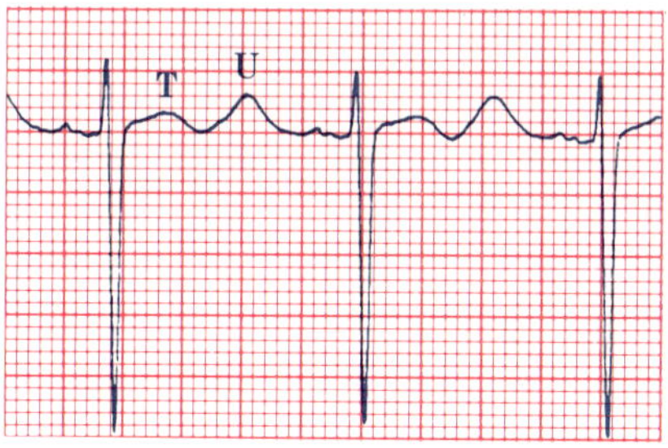

V_4

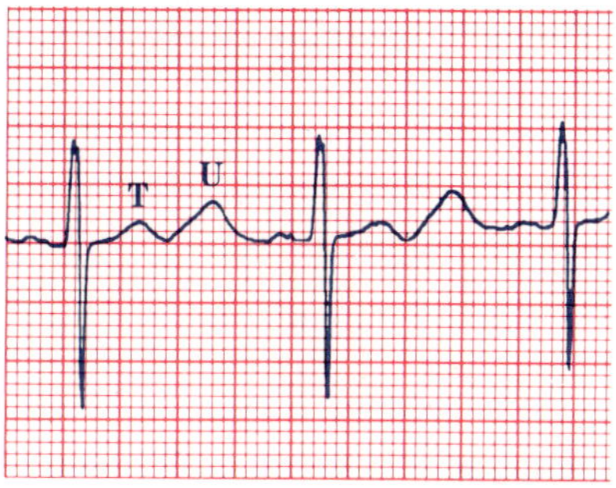

V_5

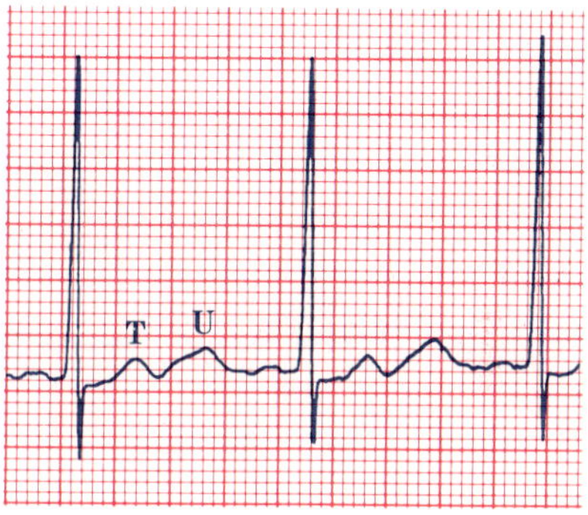

V_6

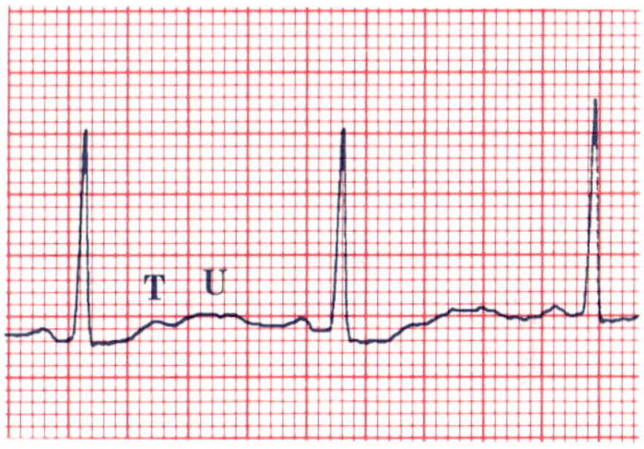

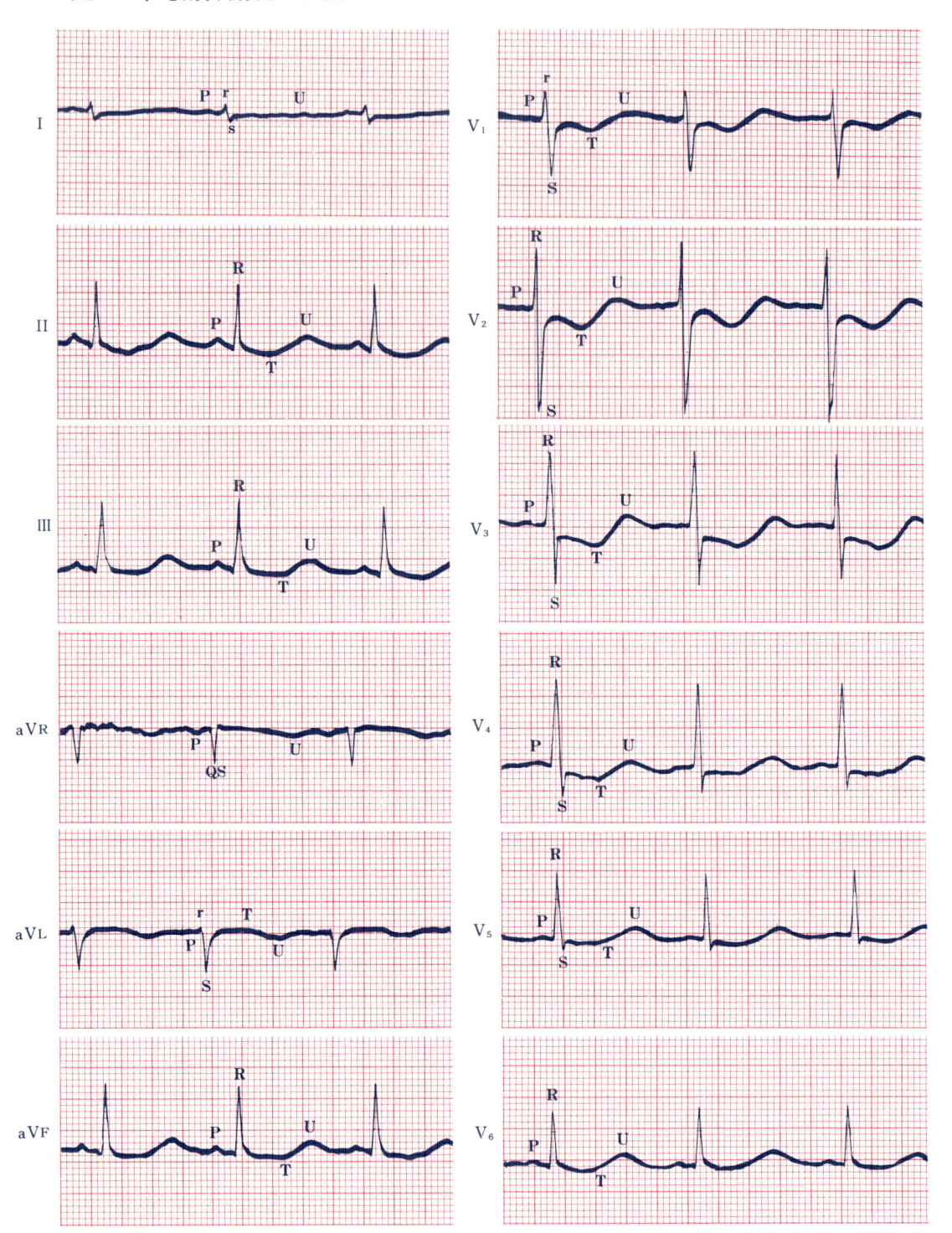

図207 低カリウム血症の心電図（62歳，男，慢性アルコール中毒，肝硬変）

　P，PR，QRSには著変ありません．特徴的なのはII，III，aVF，V$_1$～V$_6$のU波の増高（T波にみえるのは増高したU波）で，aV$_R$，aV$_L$では陰性U波がみられます．T波はU波と反対の向きになっています（II，III，aVF，V$_1$～V$_6$で陰性T）．QT（QU）時間は延長しています．

　血清カリウム1.4mEq/lのときの心電図です．

C 高カルシウム血症 hypercalcemia（ハイパーカルセミア）および低カルシウム血症 hypocalcemia（ハイポカルセミア）の心電図は？

血清 Ca も K と同様に心電図に大きな影響を与えます．

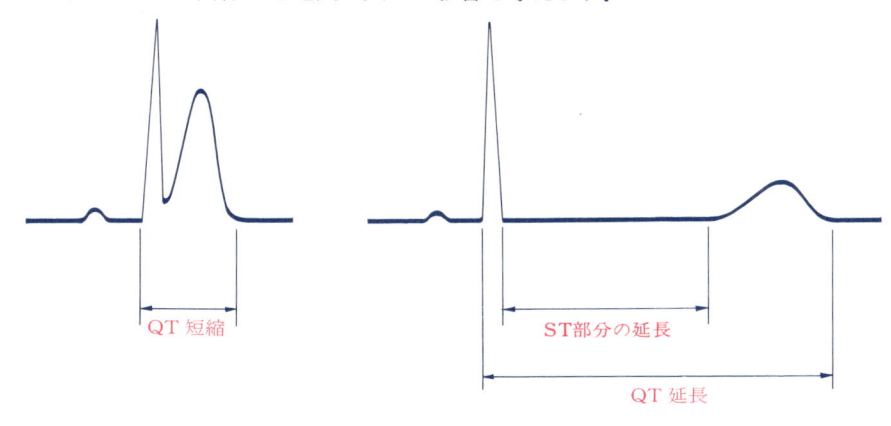

a）高カルシウム血症　　　　　　　b）低カルシウム血症
図208　高カルシウムと低カルシウム血症の心電図の特徴
高カルシウムでは QT が短縮し，QRS の直後に T 波が出ているような形を呈し，低カルシウムでは ST 部分の延長による QT の延長がみられます．

■ 診　断（図208）

高カルシウム血症：　**QT 短縮**がみられます．ときに期外収縮などの不整脈がおこることがあります（図209）．

低カルシウム血症：　**QT 延長**がみられます．これは **ST 部分の延長**によっておこります（図210, 211）．

■ 原　因

高カルシウム血症：　副甲状腺機能亢進・多発性骨髄腫・骨の悪性腫瘍・サルコイドーシスなど．

低カルシウム血症：　腎不全・副甲状腺機能低下・脂肪性下痢の持続など．

■ 注意すべきこと

① 低カルシウム血症では，テタニー発作をおこすことがあります．このときの痙攣や強直は，意識消失がなく，助産婦の手の形をとることに留意しましょう．もし意識消失があれば，そのとき，他の不整脈の合併の有無を確認することも重要です．すなわち，心臓に原因のある発作〔ADAMS-STOKES（アダムス-ストークス）発作〕か，脳血管のトラブルによるものかなどの鑑別に役立つからです．

② テタニー発作はそのときの血清 Ca の低値を証明することが大事です．ヒステリー発作が似た状態を呈しますので，鑑別のためにも**発作時の採血**が必要です．

③ 低カルシウム血症は，尿毒症による高カリウム血症に合併することが多いので，他の電解質とともにその経過に留意しましょう．

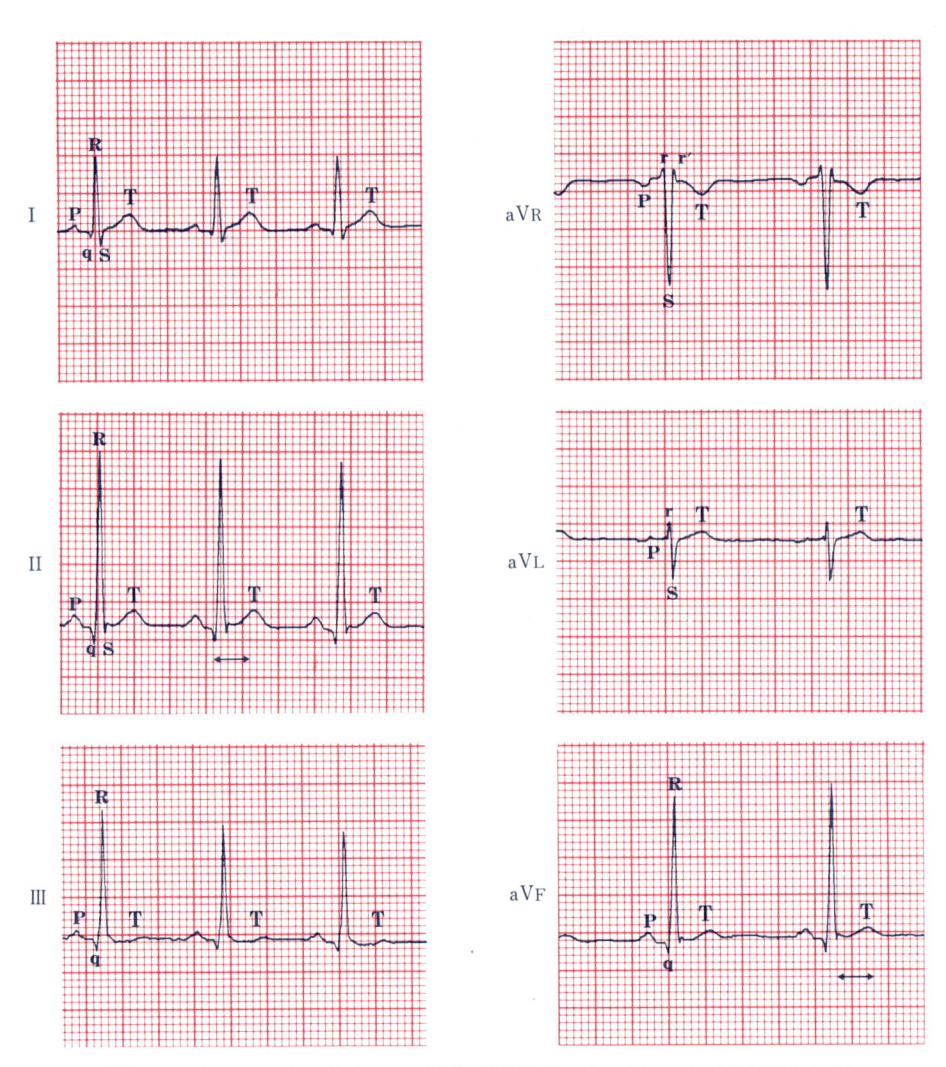

図209 高カルシウム血症の12誘導心電図（27歳，男，副甲状腺機能亢進）
QT時間（↔）は短くQTcは0.32秒と短縮しています．その特徴はST部分が短縮して，R波からすぐにT波に移行しているのが，特にV_3〜V_6に明らかです．V_5のR波がやや高く，V_3〜V_6のT波がやや低めで，V_2〜V_5にU波がみられますが非特異的です．

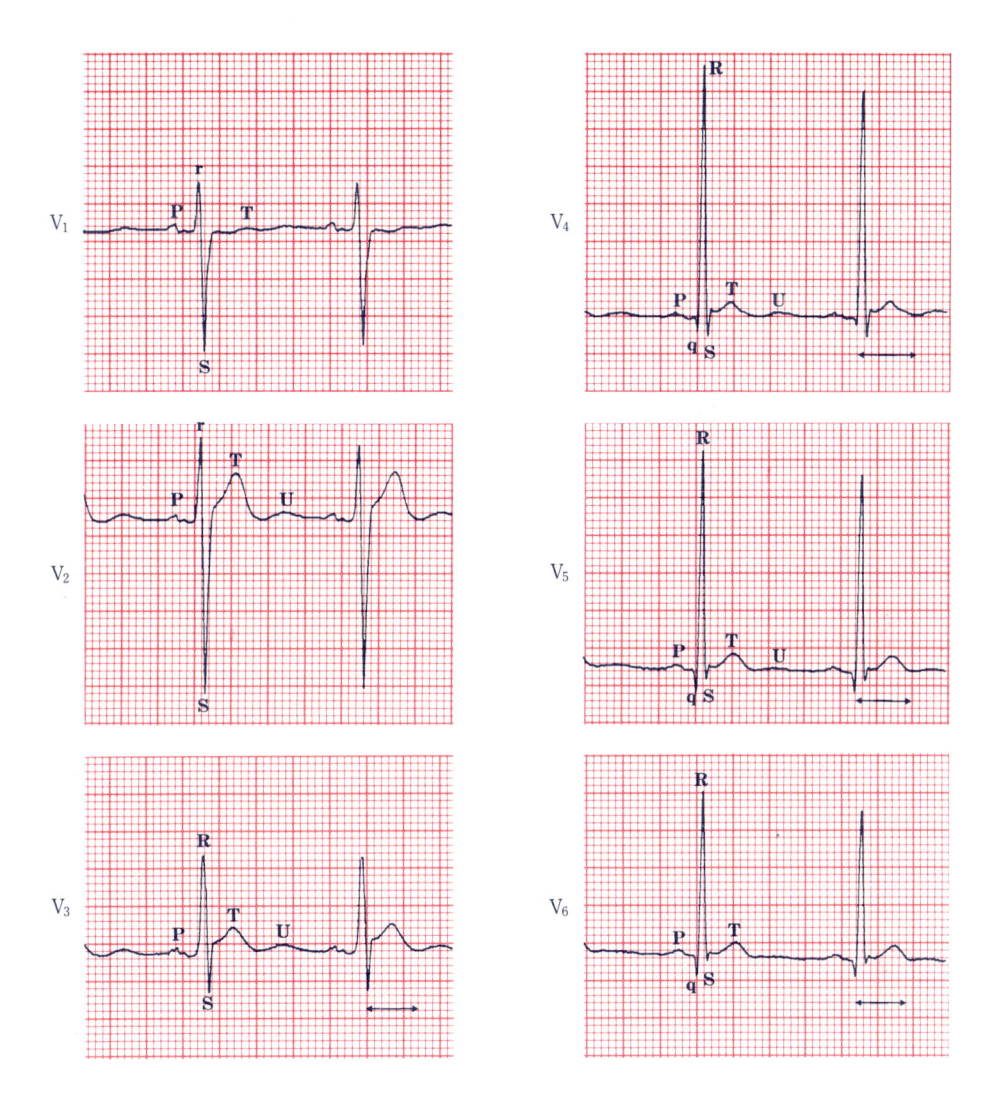

第III部 異常心電図判読のトレーニング 315

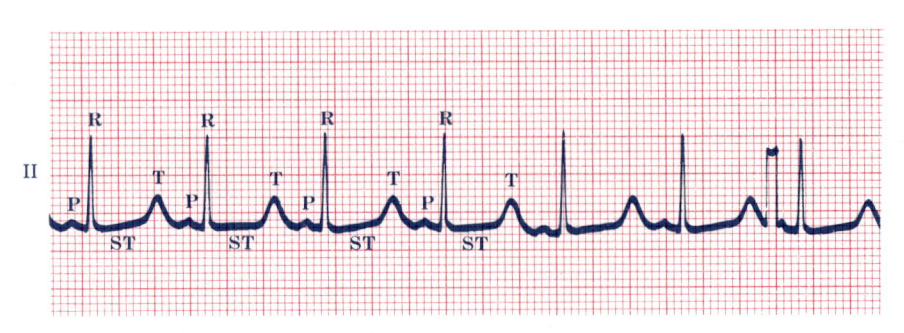

図210 低カルシウム血症の心電図（38歳，女，副甲状腺機能低下症）
心拍数96/分の洞性頻脈がみられますが，QT時間は0.52秒で明らかに延長しております．ST部分が著明に延長しているのが特徴的です．

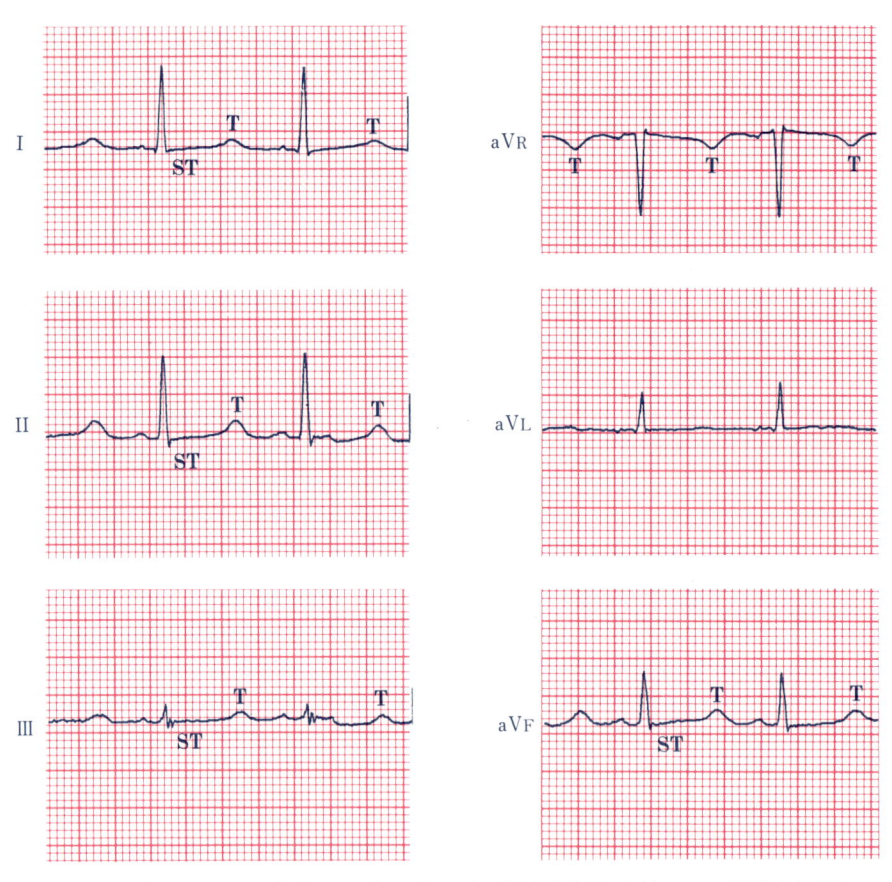

図211 低カルシウム血症（19歳，男，副甲状腺機能低下症）の12誘導心電図
QTcは0.60秒と著明に延長しており，その主体がST部分の延長であることがわかります．

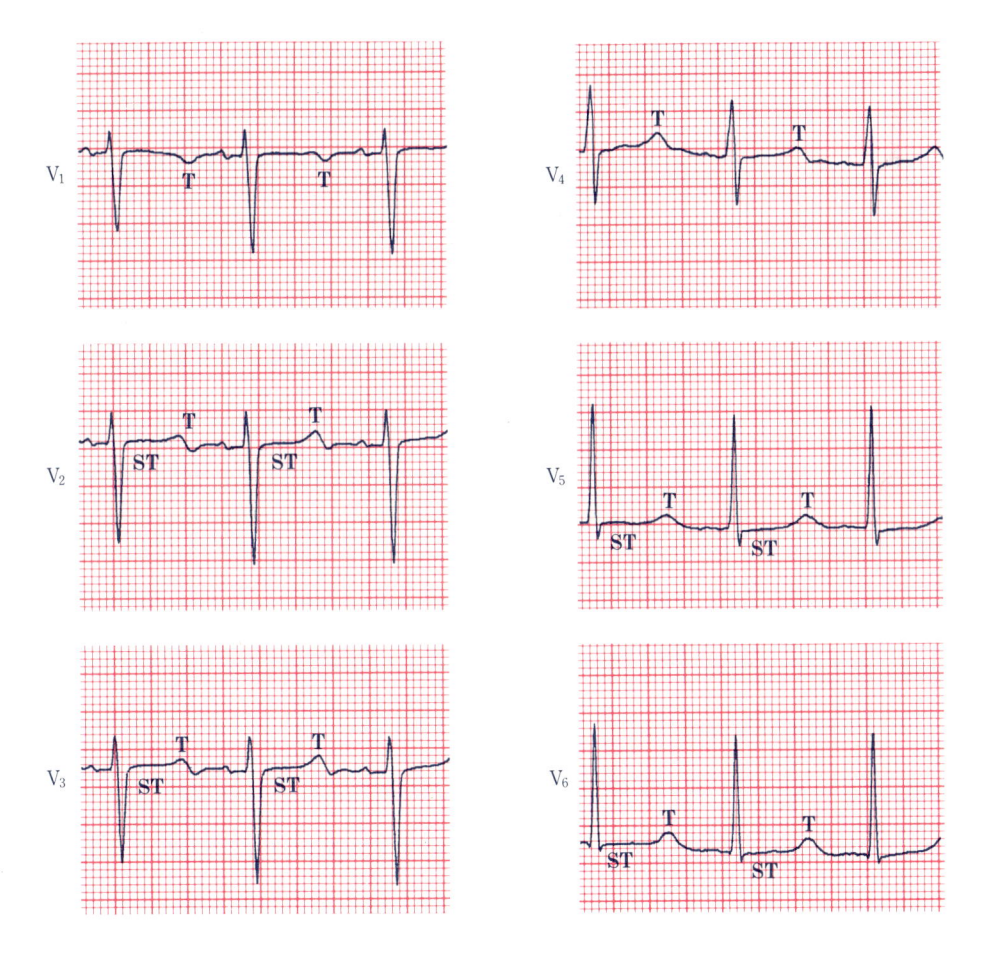

第Ⅲ部　異常心電図判読のトレーニング　317

Q 67

1) P波，QRS，T波のどれに異常所見がみられるでしょうか？
2) 心電図診断は？

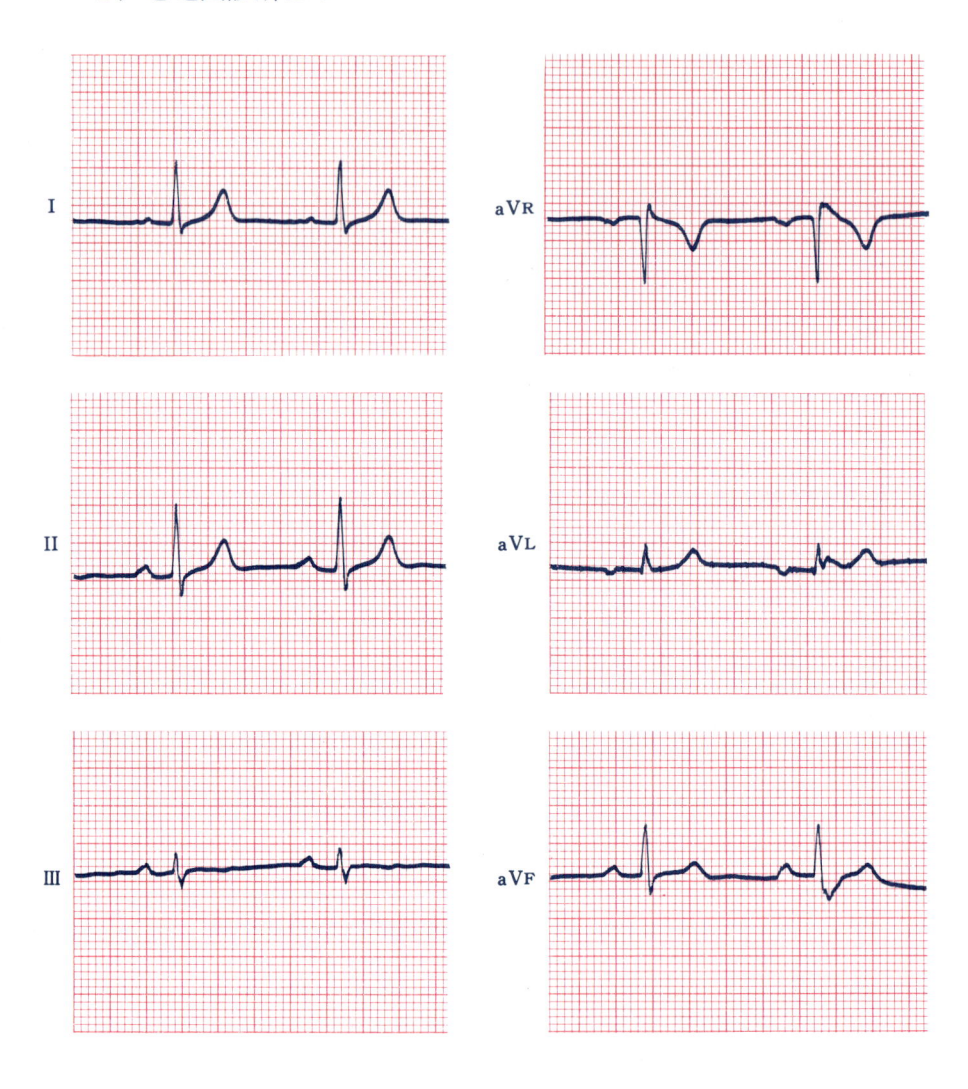

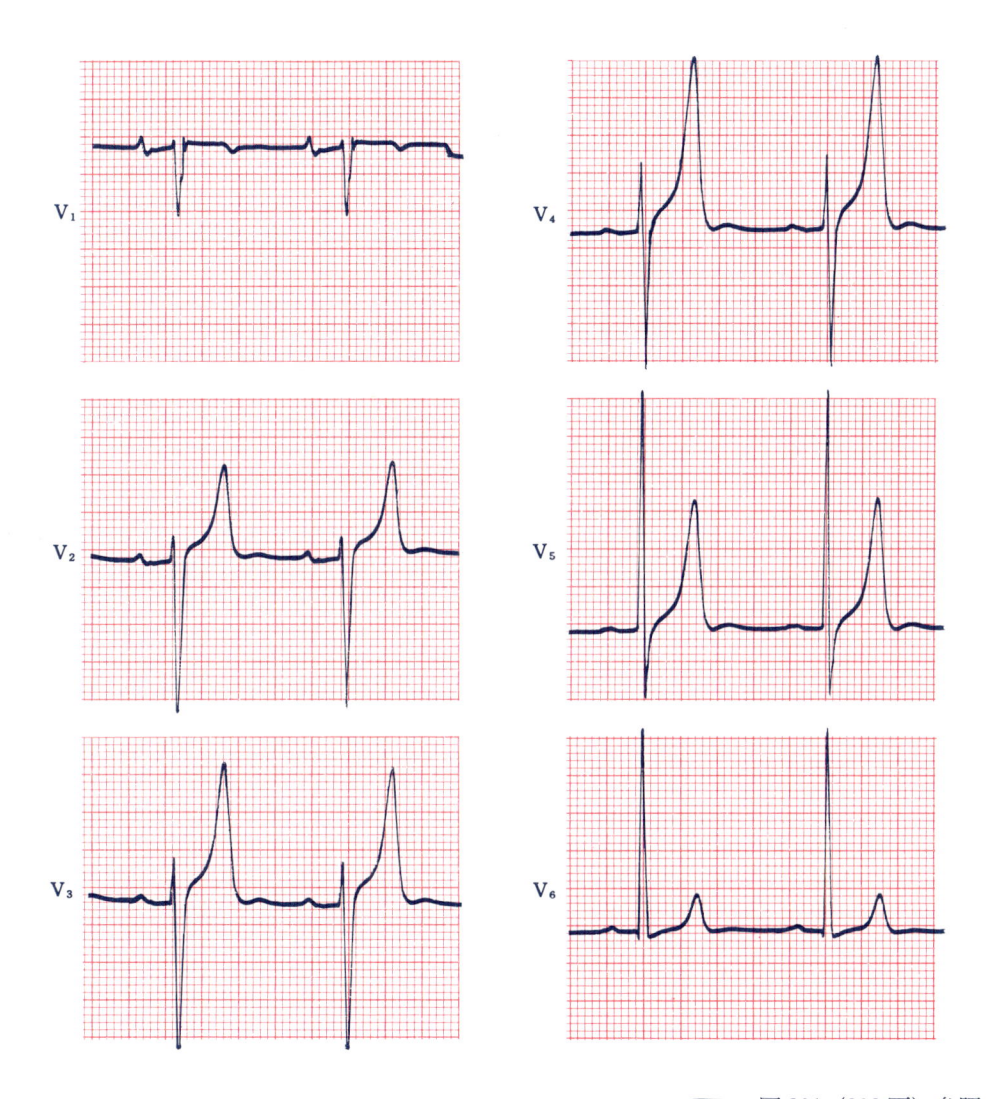

第III部　異常心電図判読のトレーニング　319

V₁　V₂　V₃　V₄　V₅　V₆

☞　図201（302頁）参照．

7．電解質平衡異常の心電図のトレーニング

Q 68

1）P，QRS，T波のおのおのを指摘して下さい．
2）U波はあるでしょうか？
3）QT時間は正常でしょうか？
4）心電図診断は？

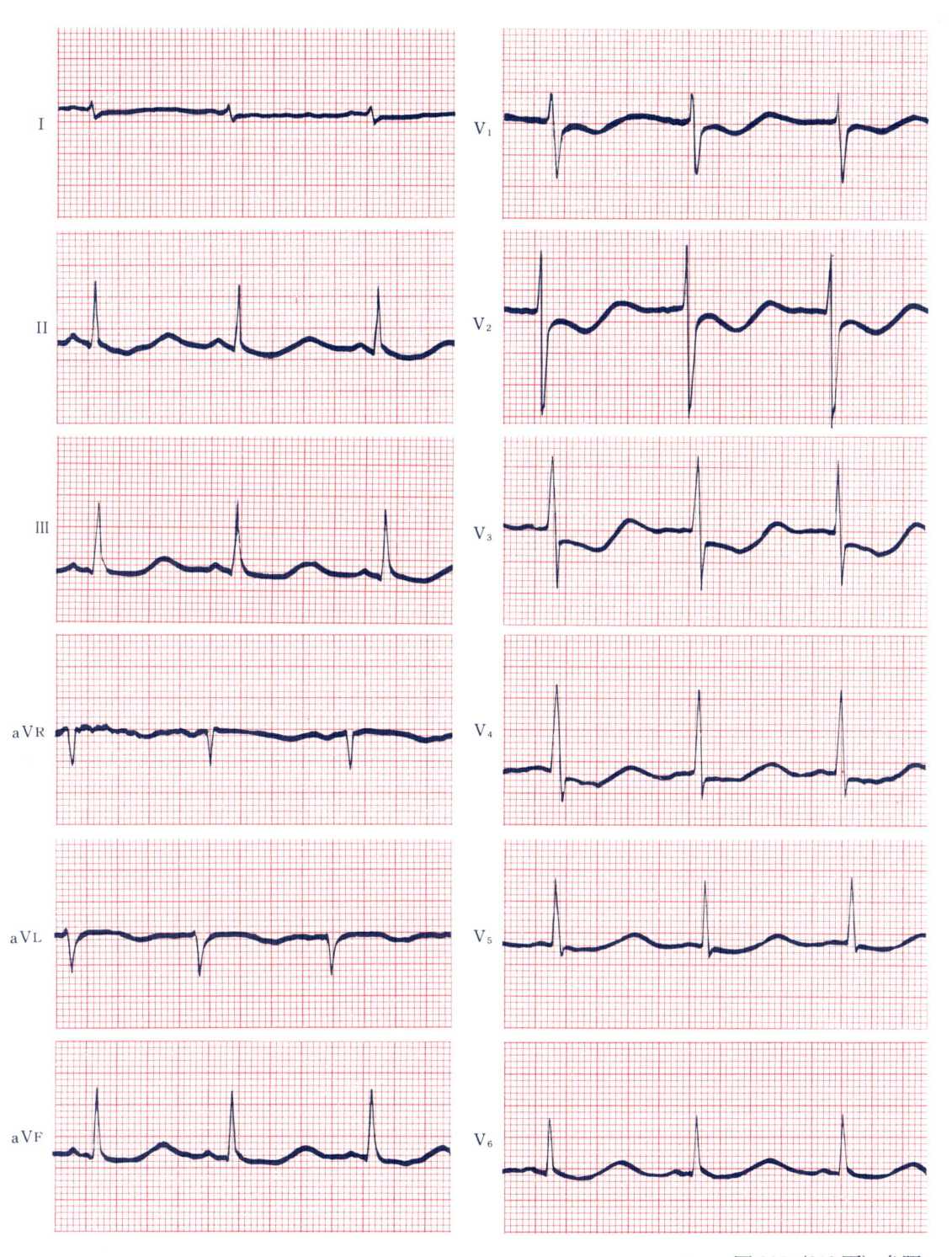

第III部 異常心電図判読のトレーニング　321

☞　図207（312頁）参照．

Q 69

1) P波, QRS波, T波は正常ですか？
2) U波はありますか？
3) PR時間は正常ですか？
4) QT時間はどうでしょうか？

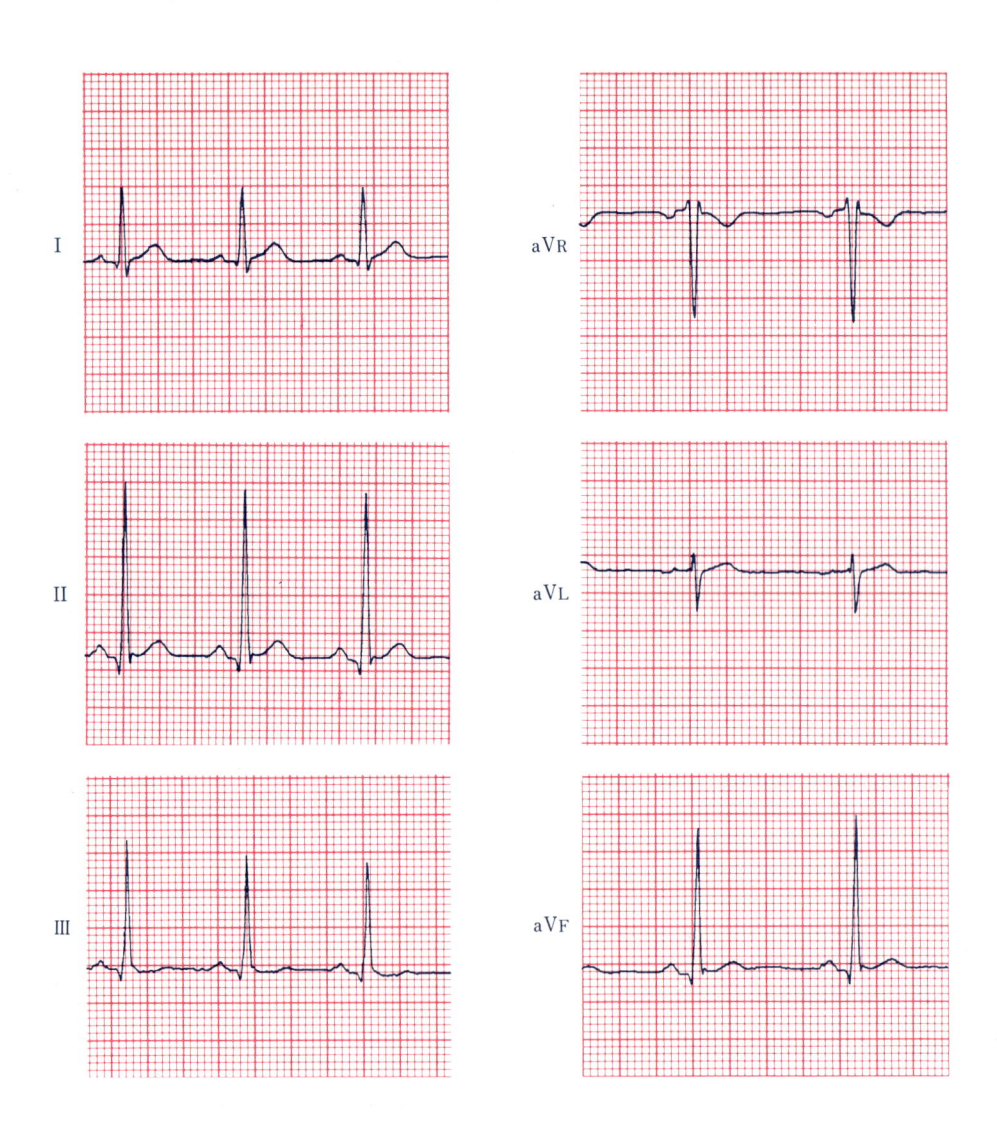

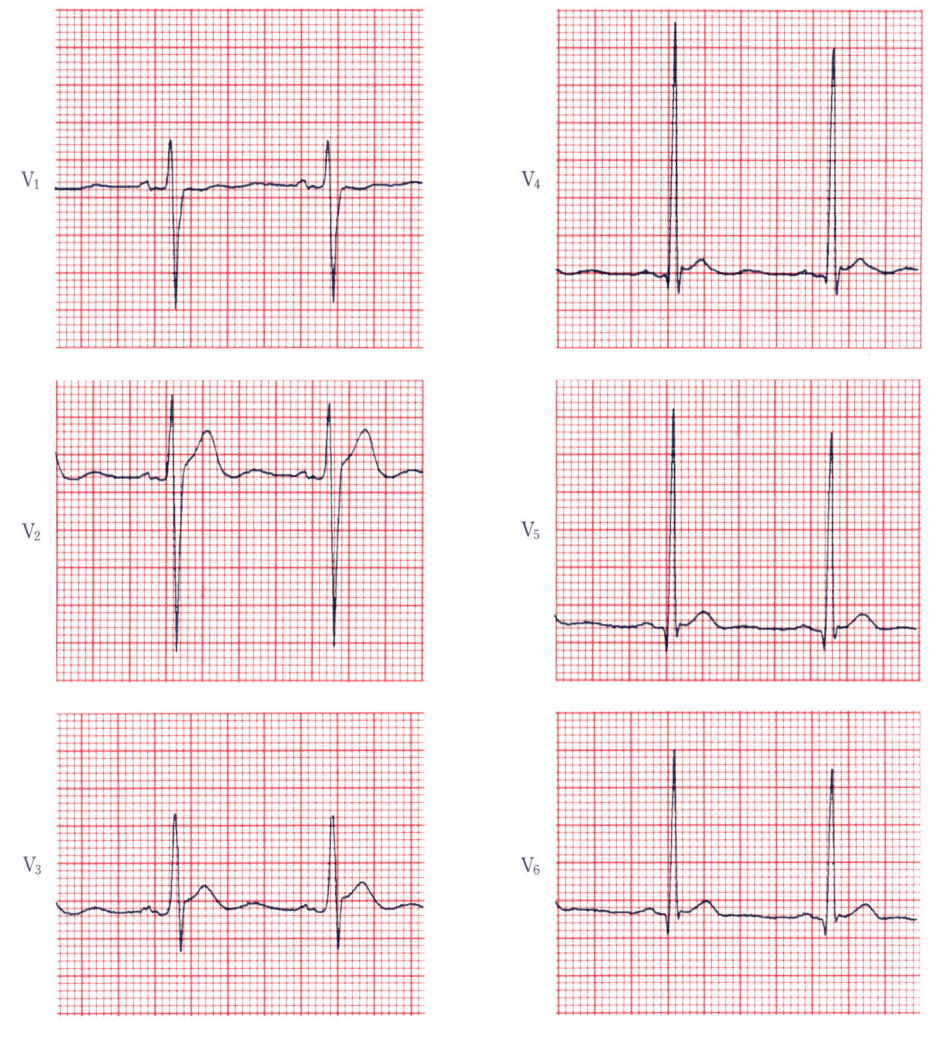

第Ⅲ部　異常心電図判読のトレーニング　323

V_1

V_2

V_3

V_4

V_5

V_6

☞　図209（314頁）参照．

Q 70

1）P，QRS，ST，T のいずれに異常があるのでしょうか？
2）QT 時間は正常でしょうか？
3）ST の形に異常はないでしょうか？
4）この心電図診断は？

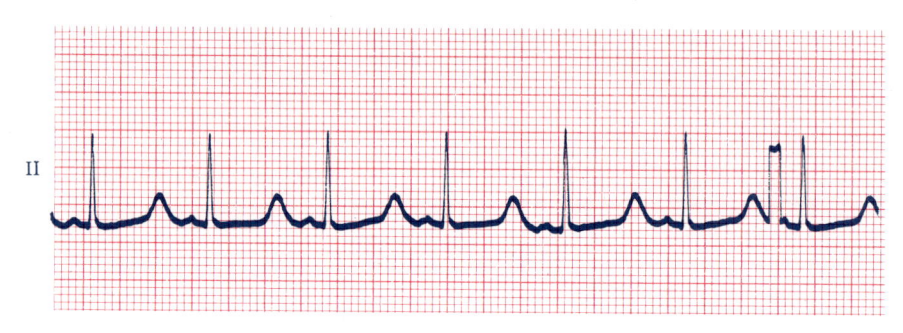

☞　図210（316頁）参照．

8

QT 延長症候群 long QT syndrome
（ロングキューティーシンドローム）の心電図のトレーニング

　心電図の QT 時間が延長して，失神発作や突然死の原因となる危険な心室不整脈〔特に前述の Torsades de Pointes（トルサード ポアンツ）をおこしやすい〕を惹起する可能性のあるもので，注意を要します．QT 時間はすでに述べたように，R-R 間隔で補正した QTc で評価します．一般に QTc 0.46 辺りをこえると延長が明らかといえます．

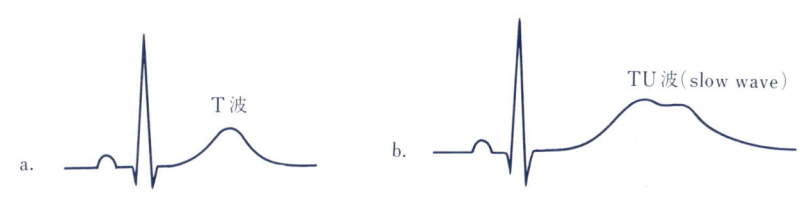

a．正常の形の T 波
b．T 波はゆっくりと幅広く，T 波と U 波が融合したような奇妙な形を示しています．

図 212　TU 波〔slow wave（スロー ウエイブ）〕

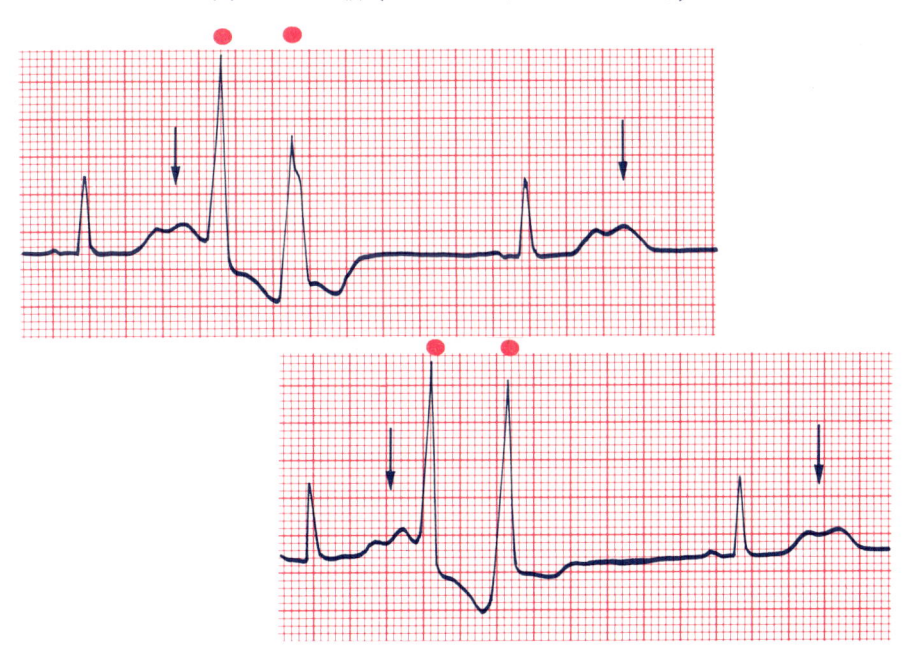

図 213　ROMANO-WARD（ロマノ-ワード）症候群（46 歳，女）
　QT 延長がみられますが，特に矢印の部分の T 波が変形して TU 波の形態を示しています．●印の部分に心室期外収縮が 2 連発しています．

■ 診 断
① QTc の著明な延長（0.46 秒以上）がみられます．
② T 波は図 212，213 のようにゆっくりと幅が広く，T 波は U 波が融合したような形になったり，心拍ごとに変化を示したりすることもあります．
③ Torsades de Pointes（トルサード ポアンツ）をおこしやすいのも特徴の１つです．
④ 徐脈でおこるものと頻脈でおこるものがあります．

■ 原 因： QT 延長の原因により，表 9 のような分類が用いられます．
　pause dependent（ポーズ デペンデント）は徐脈が引金となり，adrenergic dependent（アドレナージェック デペンデント）は交感神経緊張やカテコラミン類の薬物などが誘因となります．前者は薬物や電解質異常，あるいは重症徐脈が原因となり，後者は家族性の突然死がみられる JERVELL and LANGE-NIELSEN（ジャーベル アンド ランゲ-ニールセン）症候群と ROMANO-WARD（ロマノ-ワード）症候群（図 214）が代表的なものです．家族性では LQT_1〜LQT_5 とよばれる遺伝子異常（カリウムやナトリウムチャネルの異常）のあるものが明らかにされております．

■ 治 療： 発作には直流徐細動器やリドカインの静注などが用いられますが，重要なのは予防で pause dependent QT 延長にはイソプロテレノールのような β 刺激薬および人工ペーシングなどで心拍を増加させるとよく，adrenergic dependent では逆に β 遮断薬が有効です．
　難治性には植え込み式除細動器が用いられることがあります．

■ 予 後： きわめて危険で突然死の原因になります．家族性を除外すると，その原因の除去で再発防止が可能です．

表 9　QT 延長症候群の分類

1) pause dependent QT 延長症候群		2) adrenergic dependent QT 延長症候群 特発性 QT 延長症候群
薬物によるもの	抗不整脈薬	JERVELL and LANGE-NIELSEN 症候群
	フェノチアジン系	ROMANO-WARD 症候群
	三環系抗うつ薬	散発型
	四環系抗うつ薬	僧帽弁逸脱症（？）
	有機リン酸殺虫剤	頭蓋内疾患（特にくも膜下出血）
電解質異常	低カリウム血症	自律神経系に影響を及ぼす外科手術
	低マグネシウム血症	
栄養状態	低カロリー食	
	神経性食思不振症	
重症徐脈	完全房室ブロック	
	洞不全症候群	

■ 注意すべきこと
① 抗不整脈薬（特にIa，Ic，III群）で逆に致死的不整脈をおこして突然死をまねくことがありますので，抗不整脈薬使用中の患者さんでは常にその催不整脈作用にも留意を要します．そのときに，QT時間の延長やQRS幅の延長が前徴となることがあります．
② 電解質ではカリウム，カルシウムの他にマグネシウムにも留意を要します．
③ QT時間延長の判定はR-R間隔で補正したQTcを用いるのはいうまでもありません．

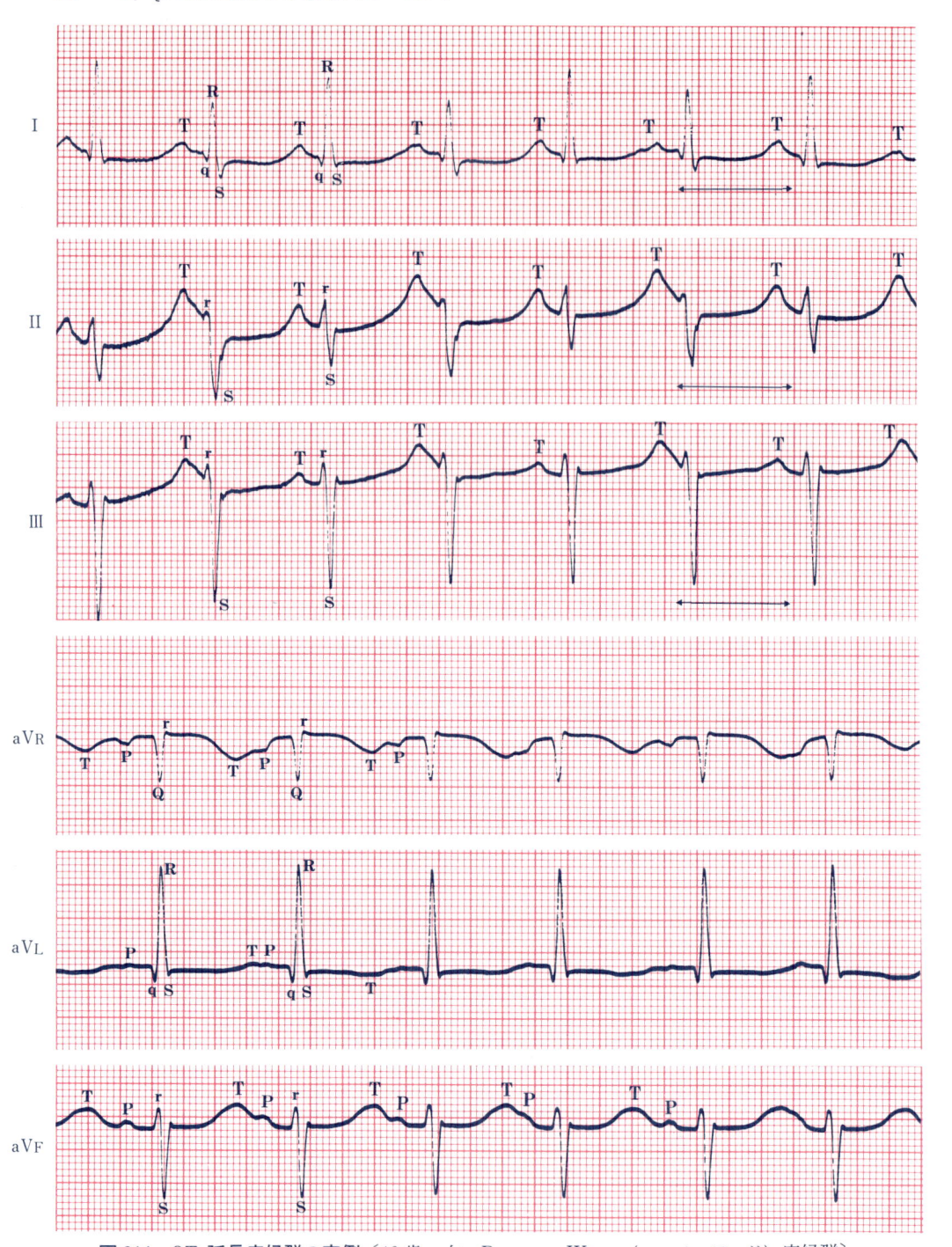

図214 QT 延長症候群の実例〔46 歳,女,ROMANO-WARD(ロマノ-ワード)症候群〕
　失神発作のある患者さんで,突然死の家族歴あり,心電図に著明な QT 時間延長(←→印)と T 波の変形があります.P 波は延長した T 波に重なっています.また QT 時間は変動を示し,II,III では T 波の高さが QRS の振幅とともに心拍ごとに交互に大きさを変えて交互脈となっています.

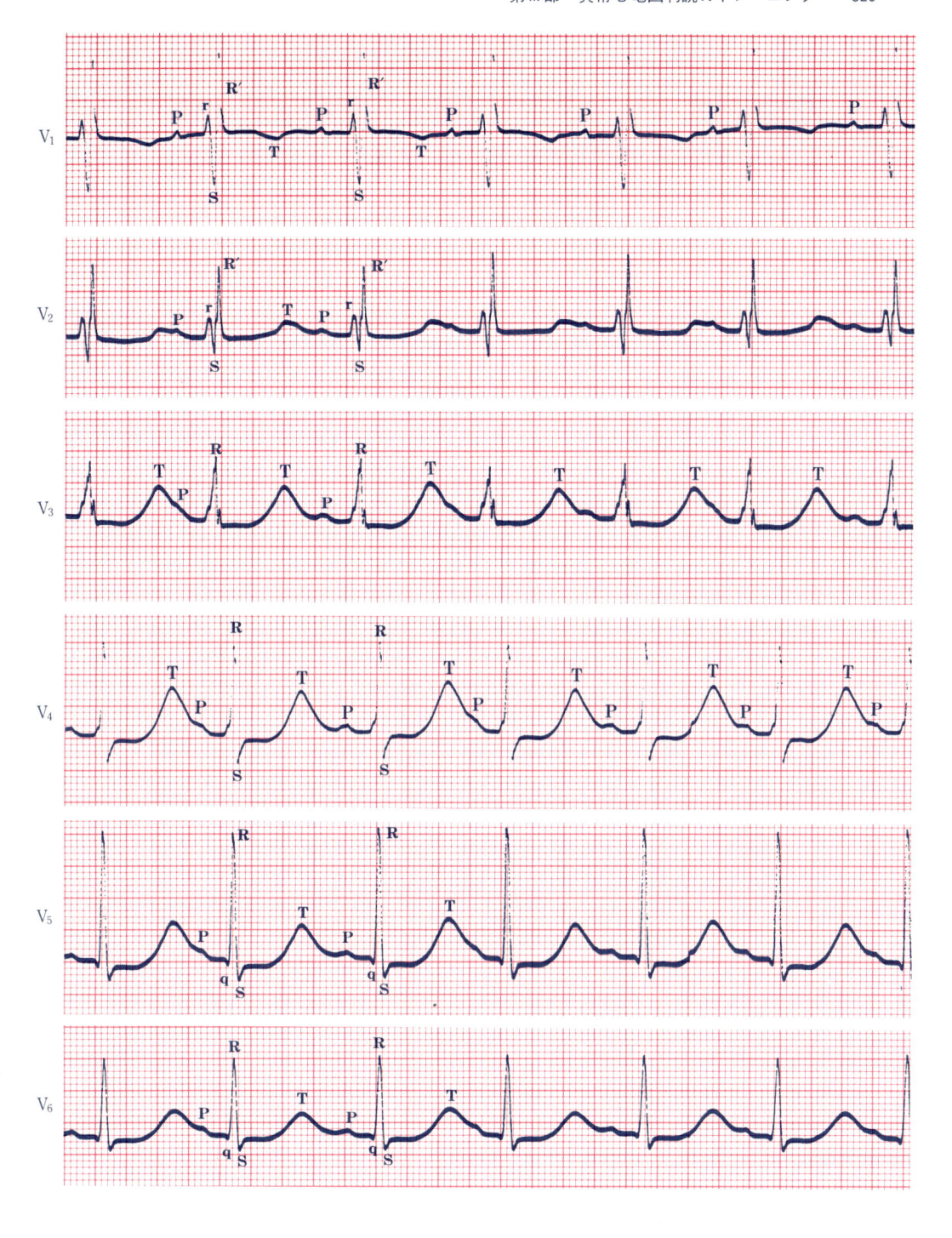

第Ⅲ部　異常心電図判読のトレーニング　329

9 左室肥大 left ventricular hypertrophy（レフトベントリキュラーハイパートロフィー）の心電図のトレーニング

左室肥大がおこると，図215のように左室の起電力のベクトルが左後上方に大きく偏位を示すようになります．そのために左軸偏位の傾向と，I，aVL，V_5，V_6などの左側の誘導のR波が高くなり，V_1のS波は深くなります．

左室肥大の診断基準は種々あります．ここでは比較的妥当と思われるものをあげておきます．

■ 診　断

① 高電位差： I，aVL，V_5，V_6のR波増高（心臓立位ではII，III，aV_FのR波増高）がみられます．各誘導のR波増高の基準とは以下のごとくです．

　a）I，II，III，aV_FのR波 $\geq$ 2.0mV

　b）aV_LのR波 $\geq$ 1.2mV

　c）V_5またはV_6のR波 $\geq$ 2.6mV

　d）$SV_1 + RV_5 (V_6) \geq$ 4.0mV

　　左室肥大ではRV_5，V_6が高くなると同時に，SV_1が深くなるのでd）のような判定も行われるのです．

② $S_{II} < S_{III}$（左軸偏位を示しています）．

③ aV_LでqR型

④ 移行帯が欠如し，ある胸部誘導を境として急にR/S比が変化します（図216）．

⑤ 高いR波のある誘導で，ST低下と陰性T波がみられます（図217）．

以上のうちで，R波増高の2つ以上の項目と，②〜⑤の中の2つ以上の所見がみられれば，左室肥大があると考えます．それ以下の条件では疑いをもつ程度にします．図218に左室肥大の心電図を例示します．

■ 原　因： 高血圧・大動脈弁狭窄・大動脈弁閉鎖不全・僧帽弁閉鎖不全・特発性心筋症・虚血性心疾患など．

■ 治療および予後： 原疾患によります．

■ 注意すべきこと

① 若年男性では健常者でも高いRをみることがあります．

② 同じ左室肥大でも，高血圧や大動脈弁狭窄症のような収縮期（圧）負荷ではストレイン型のST-Tの変化（図217）をおこしやすく，大動脈弁閉鎖不全症や僧

第III部 異常心電図判読のトレーニング　331

健常者／左室肥大

水平面

心起電力のベクトルは左後方へ大きく偏位を示します．

V_5, V_6 の高いR波

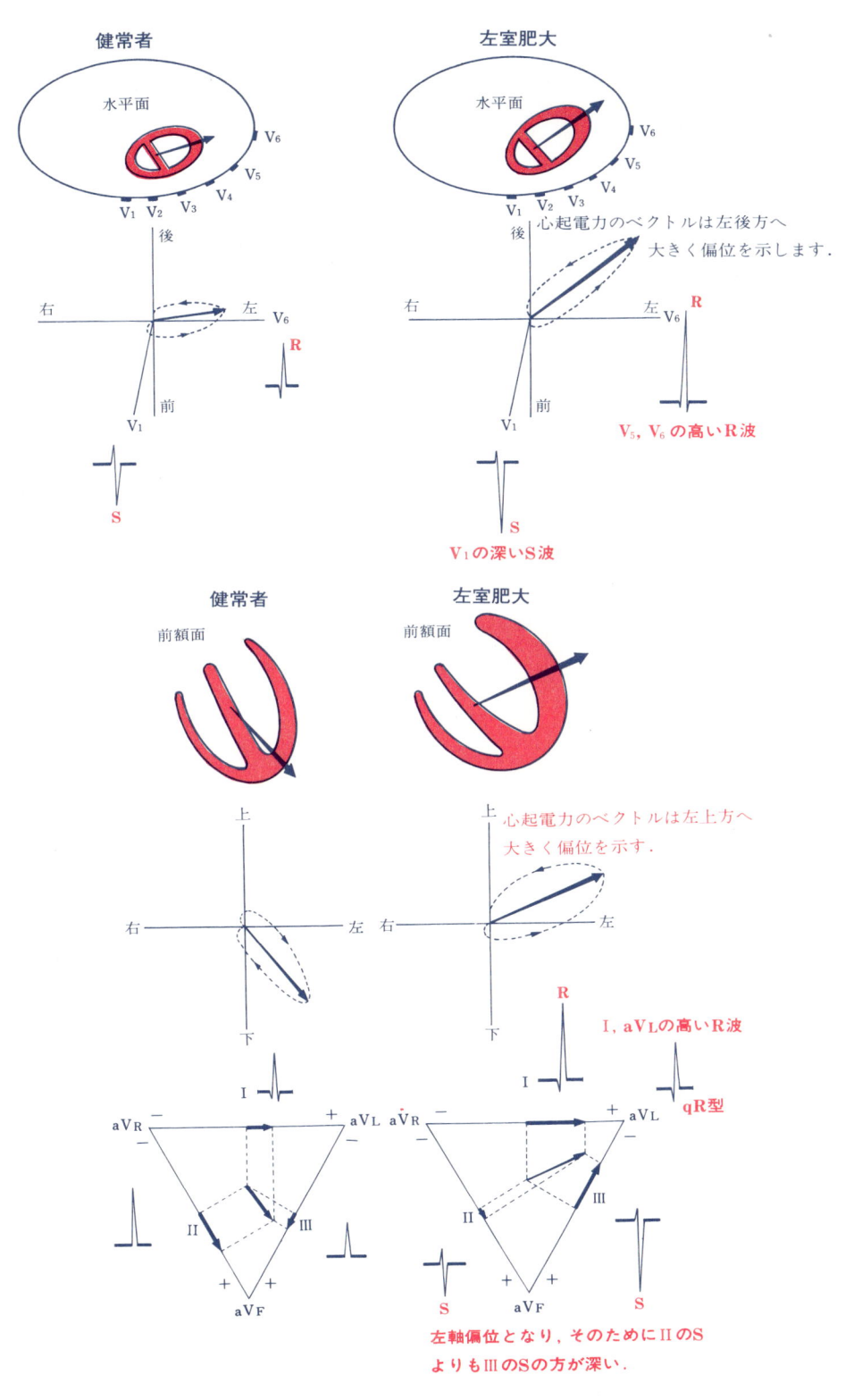

V_1 の深いS波

健常者／左室肥大

前額面

心起電力のベクトルは左上方へ大きく偏位を示す．

I, aV_L の高いR波

qR型

左軸偏位となり，そのためにIIのSよりもIIIのSの方が深い．

図215　左室肥大の心電図の成り立ち

帽弁閉鎖不全症のような拡張期(容量)負荷ではT波の増高がみられることがあります．しかしこれは典型例で，その程度や経過によって非典型例も少なくありません．

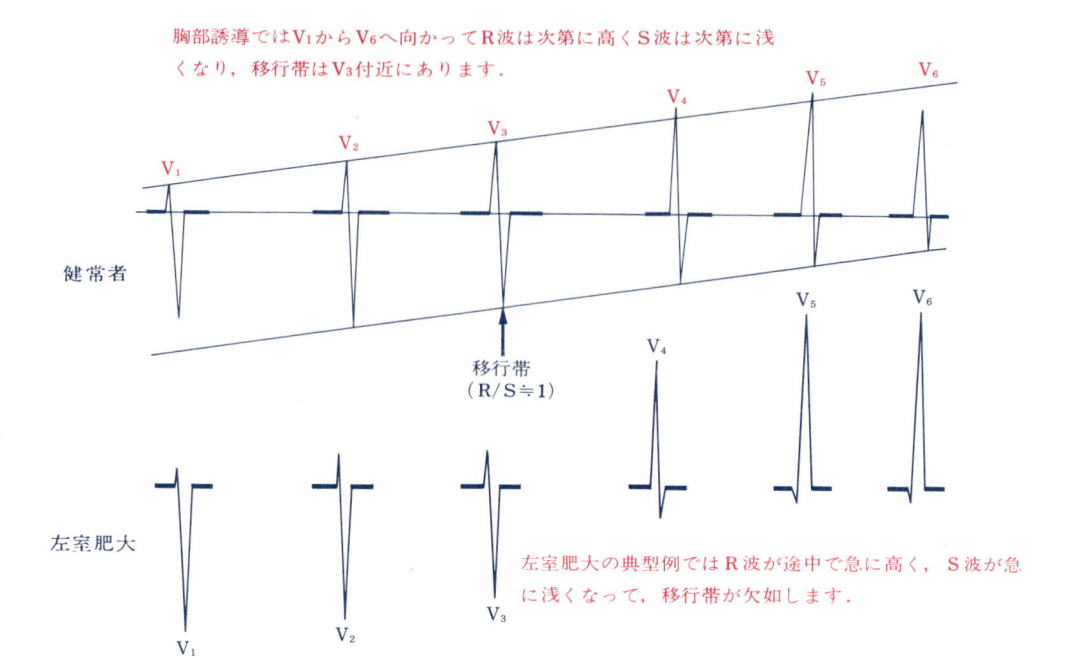

胸部誘導ではV_1からV_6へ向かってR波は次第に高くS波は次第に浅くなり，移行帯はV_3付近にあります．

健常者

移行帯
（R/S≒1）

左室肥大

左室肥大の典型例ではR波が途中で急に高く，S波が急に浅くなって，移行帯が欠如します．

図216　移行帯の欠如

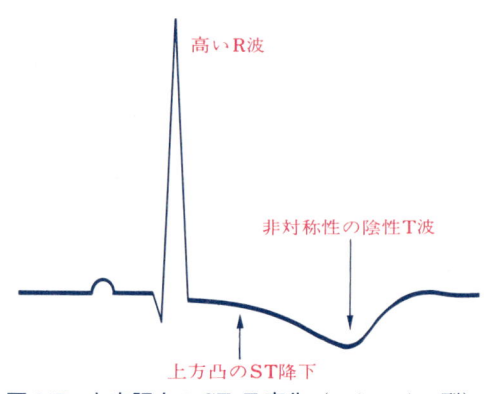

高いR波

非対称性の陰性T波

上方凸のST降下

図217　左室肥大のST-T変化（ストレイン型）
典型的な左室肥大では，図のように上方凸の形のST低下が，非対称的な陰性T波に続いています．このようなST-Tの形をストレイン型ともよんでいます．

図218　左室肥大の心電図（61歳，男，高血圧性心疾患）（次頁）→
 S III >S II，aV_LがqR型，R波の高電位差（Ra_{VL}>1.2mV，Rv_5, v_6>2.6mV，$Sv_1 + Rv_{5,6}$>4.0mV）の条件を満たしています．特にV_5，V_6のR波は著明に増高（Rv_5≒5.4mV，RV_6≒3.6mVに達しています）しています．移行帯はV_4にあり，この心電図では移行帯の欠如はありません．著明な左室肥大があります．

 I，aV_L，V_5，V_6のST-Tは肥大に伴う2次的なストレイン型のST-Tの変化といえます（胸部誘導の較正波が0.5cm=1mVとなっている点に注意して下さい）．

 P波はほぼ正常ですが，PR時間は0.22秒と軽度の延長傾向がみられます．

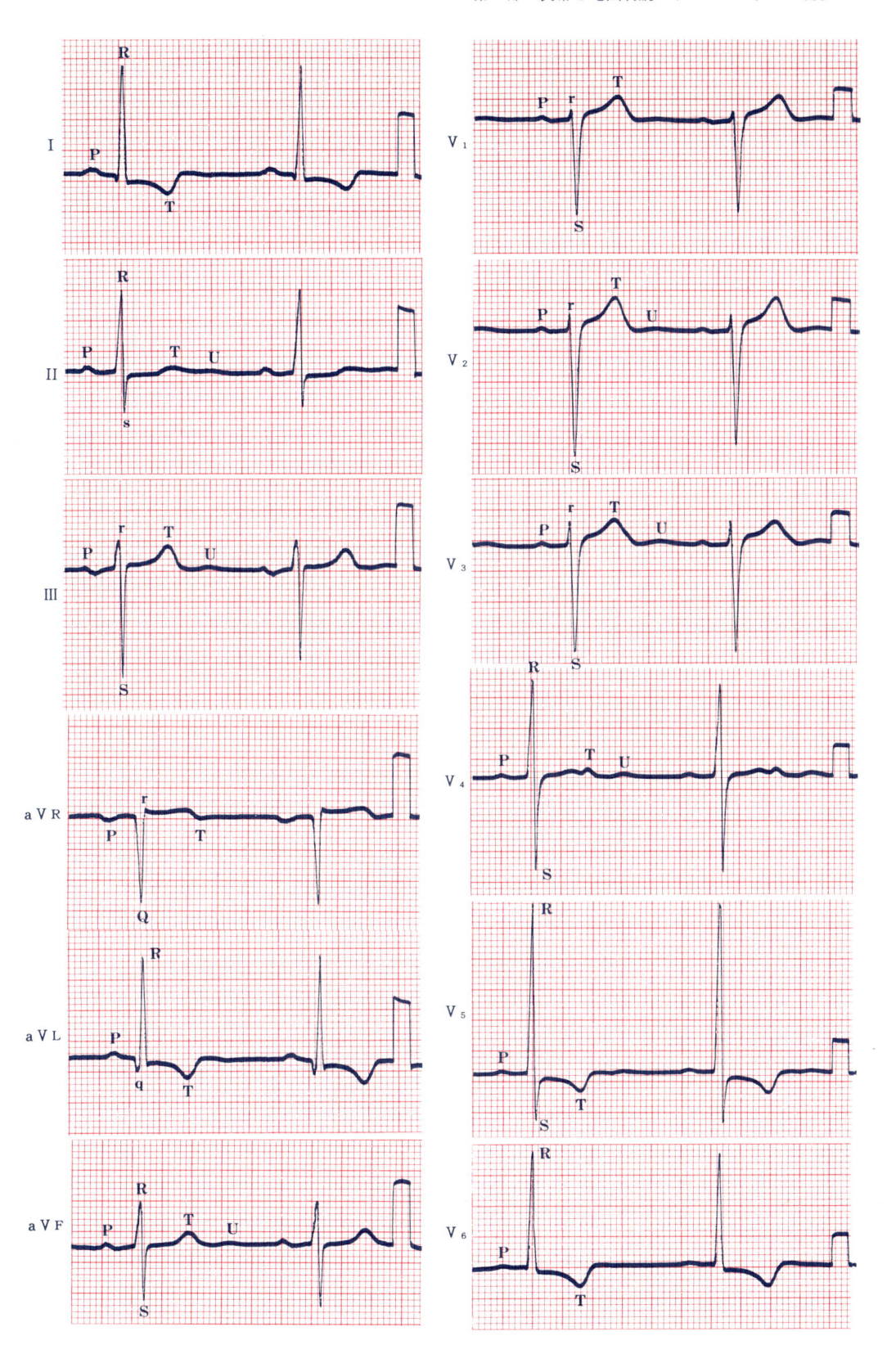

第III部 異常心電図判読のトレーニング

10

右室肥大 right ventricular hypertrophy（ライトベントリキュラーハイパートロフィー）の心電図のトレーニング

　右室肥大では，図219のように右室の起電力のベクトルが右前下方に大きく偏位を示すようになります．したがって前額面では右軸偏位の傾向を示すために，ⅠのSが深く，Ⅲ，aVFのR波が高く，水平面ではV_1，V_2のような右前方の誘導で高いR波がみられ，V_5，V_6のS波が深くなります．図220に右室肥大の心電図の実例を示します．

■ **診　断**
①　右軸偏位（＋90°以上）
②　V_1でR/S≧1かつR≧0.5mV
③　R/S比がV_1の左側の誘導で減少
④　V_5，V_6の深いS波
⑤　V_1，V_2の高いR波とそれに伴う2次的ST-Tの変化
⑥　心房中隔欠損症のような右室拡張期（容量）負荷では不完全右脚ブロックの型となります（図221，222）．

■ **原　因**：　肺動脈(弁)狭窄・特発性肺高血圧，慢性および急性肺性心・種々の疾患による2次性の肺高血圧・心房中隔欠損・FALLOT（ファロー）四徴，その他．

■ **治療および予後**：　原疾患とその程度によります．

■ **注意すべきこと**
①　V_1で高いR波を示す他の疾患との鑑別が必要です（たとえば，高位後壁梗塞・A型のWPW症候群・右脚ブロック・反時計回転など）．
②　経過とともに右室負荷が増強しますと，右軸偏位が強くなり，V_1のR（またはR′）がより高さを増し，V_5，V_6のS波もより深くなります．
③　慢性肺気腫では，右軸偏位（ときに左軸偏位），V_1，V_2，V_3の小さなr波と深いS波（ときにはQS型），V_4，V_5，V_6でもS波が明らかです．V_5，V_6でのQRSの振幅は小さく，low voltageの傾向がみられます．肺性PがⅡ，Ⅲ，aVFでみられますが，V_1，V_2のP波は右房圧がかなり高くならない限り，尖鋭増高はしていないのが一般的です．図223に慢性肺気腫の心電図の実例を示しましょう．

第Ⅲ部　異常心電図判読のトレーニング　335

健常者　　　　　　　　　　　右室肥大

水平面　　　　　　　　　　　水平面

心起電力のベクトルは右前方へ大きく偏位を示します．

V_5, V_6 の深い S 波

V_1 の高い R 波

健常者　　　　　　　　　　　右室肥大

前額面　　　　　　　　　　　前額面

Ⅰの R/S ≦ 1

Ⅲの高い R

右軸偏位となりⅠの深い S 波
Ⅲの高い R がみられます．

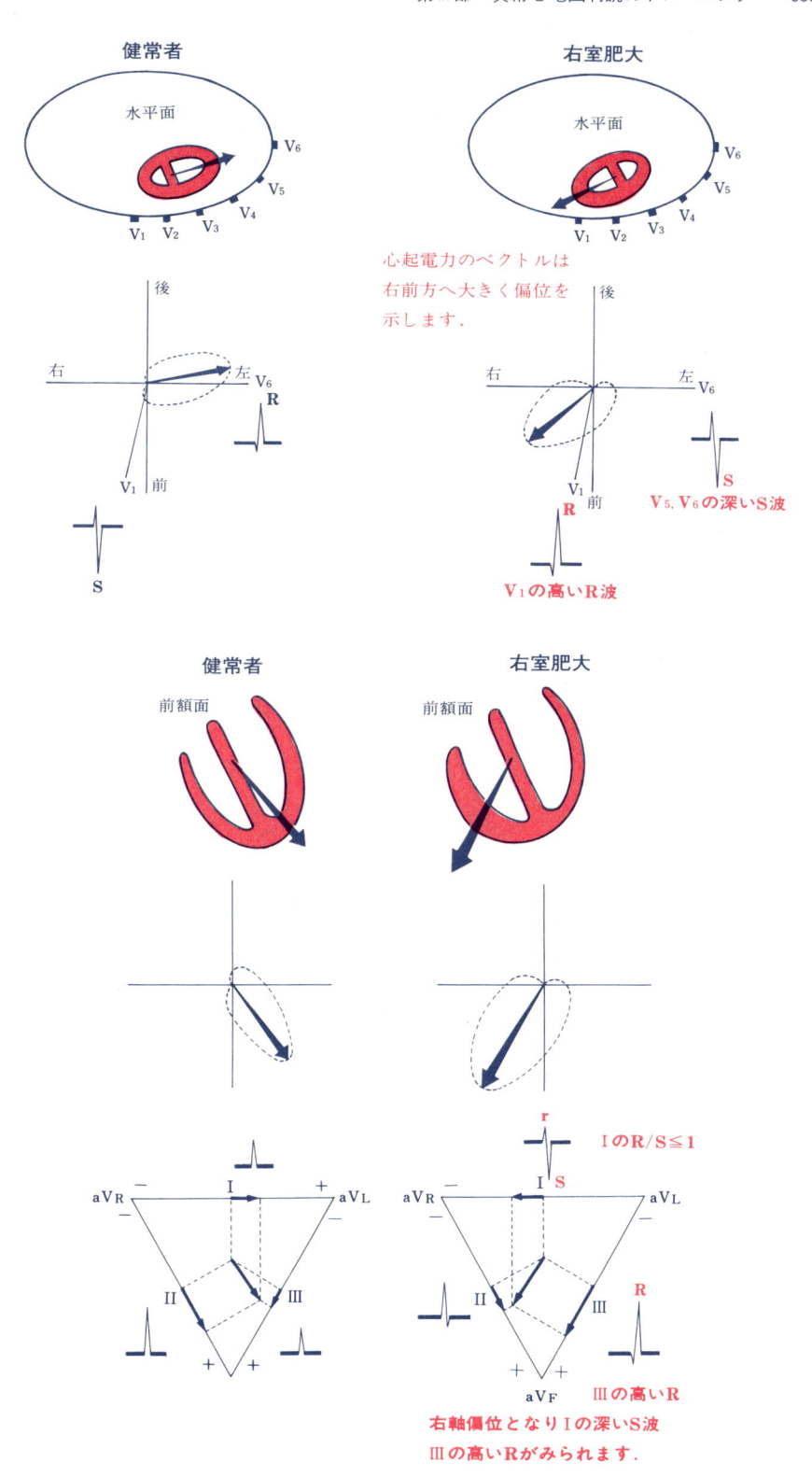

図 219

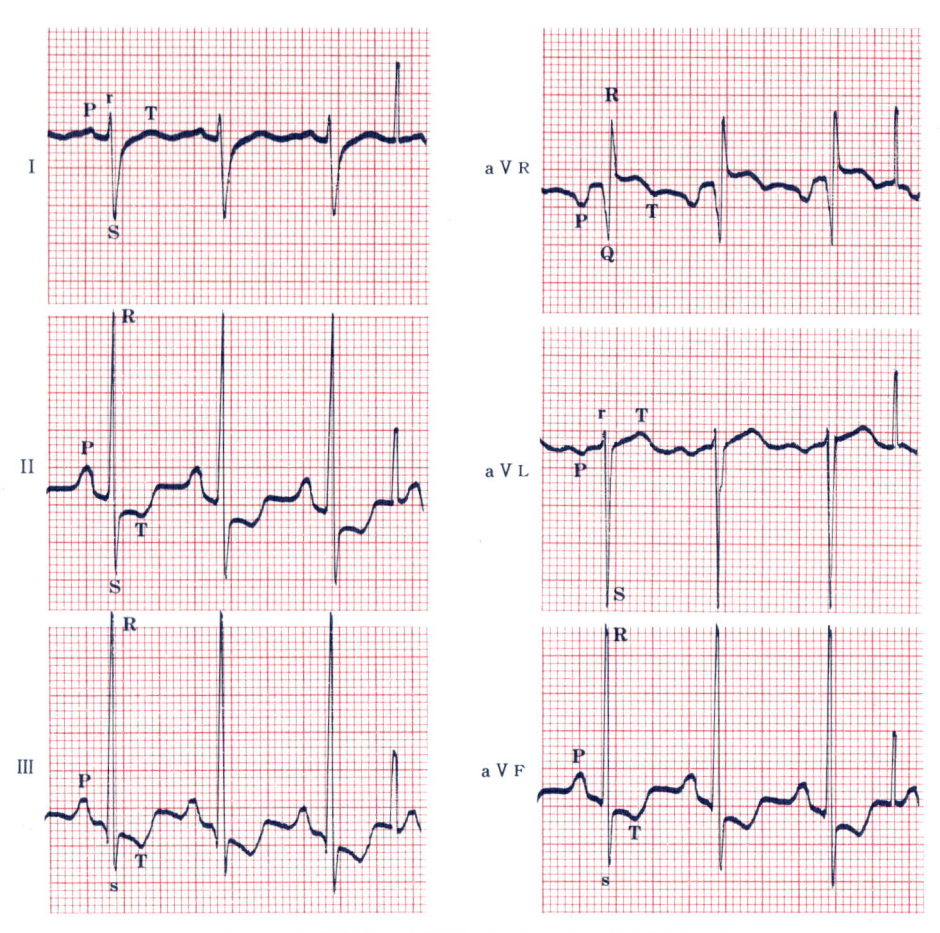

図 220 右室肥大の心電図（30 歳，女，肺動脈狭窄症）

　著明な右軸偏位・V_1 の高い R（R/S＞1）・V_5，V_6 の深い S（R/S＜1）がみられ，V_1〜V_3 の ST 低下，T 波逆転があり，典型的な圧負荷（収縮期負荷）型の右室肥大の心電図です．II，III，aVF の P 波も高く，右房負荷が示唆されます．II，III，aVF の ST 低下，T 波陰性化もみられます．

　V_1 の R 波が 2.0mV 以上に達し，S 波に比較し R 波が著明に高い点と，V_6 の R が小さくそれに比較して S 波が深いのが右軸偏位とともにこの心電図の最も重要な所見となっています．

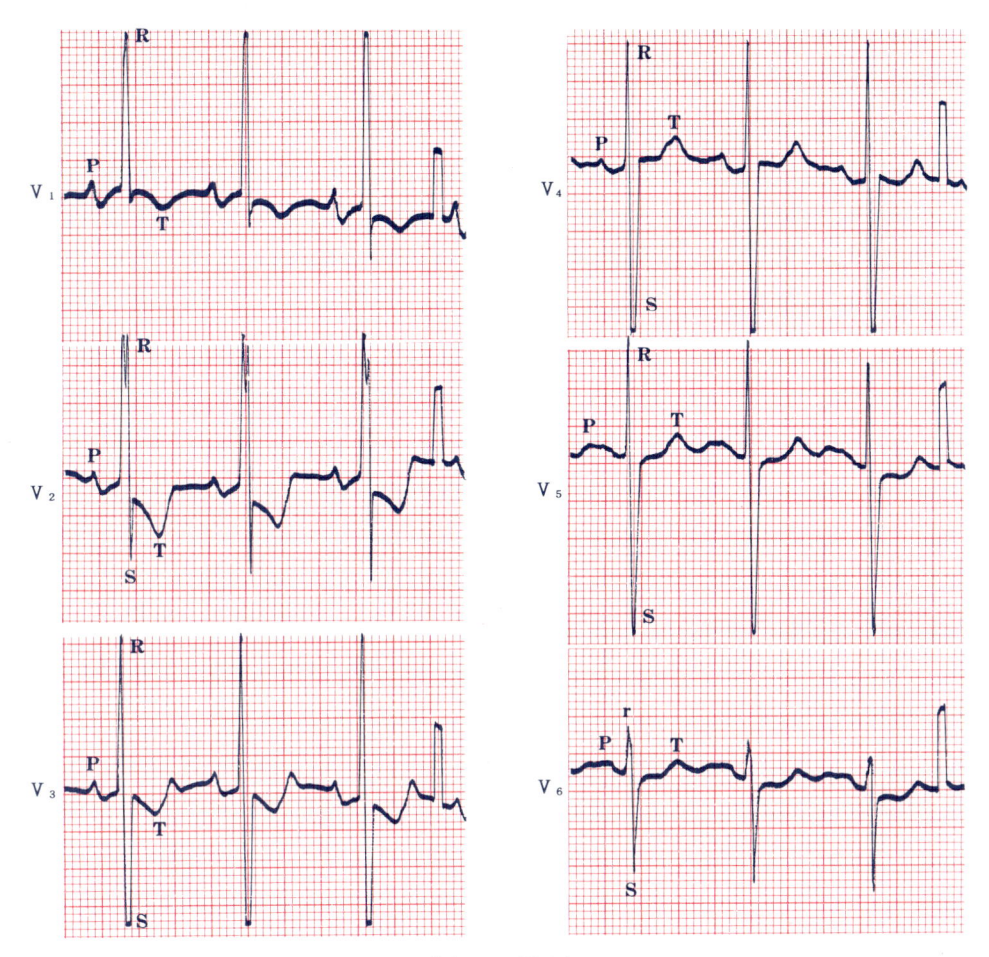

(図220 続き)

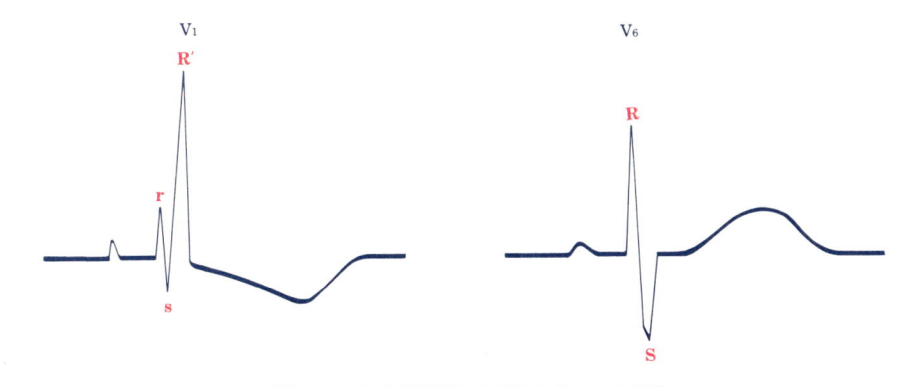

図221 右室拡張期(容量)負荷の心電図
心房中隔欠損症に代表される右室拡張期(容量)負荷では，不完全右脚ブロックの型を呈することが多く，図のようにV₁でrsR′型，V₆でS波が深くかつ幅が広く，QRSの幅は0.12秒未満，0.10秒以上の範囲にあります．肢誘導では右軸偏位の傾向がみられます．

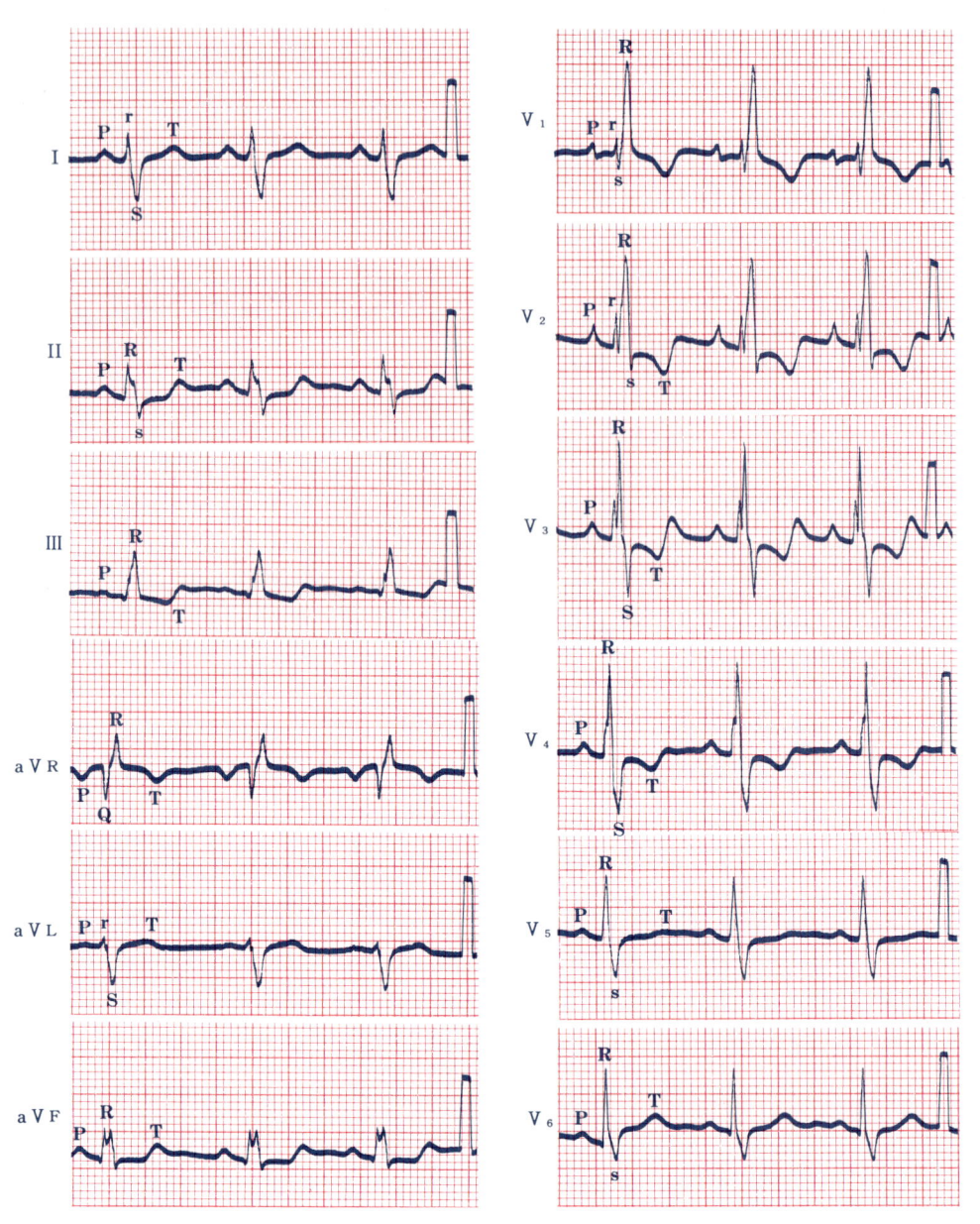

図 222　右室肥大（容量負荷）の心電図（26歳，女，心房中隔欠損症）

P波はV₂で尖鋭化して右房負荷が暗示されます．右軸偏位がみられ，V₁のQRSはrsR′型，V₅，V₆に幅広いS波があり，QRSの幅は0.12秒未満ですから，不完全右脚ブロックと診断されます．

不完全右脚ブロックは右室の容量負荷（拡張期負荷）でよくみられます．心房中隔欠損症に特徴的です．

図 223　肺気腫の心電図（64歳，男，慢性肺気腫，肺性心）（次頁）→

右心負荷でも，肺気腫のあるときにはこの心電図のように特徴のある所見がみられます．それは，肺性P（II，III，aVFの尖鋭増高P波），時針方向回転（移行帯がV₄より左側へ移動してV₅，V₆にも深いS波があります），V₁〜V₃の深いS波（rS型，ときにはQS型），V₅，V₆のQRSの低電位差の傾向などの所見です．電気軸は本心電図のように右軸偏位が多く，ときには左軸偏位を示すこともあります．この心電図のように右房負荷の著明な例では，V₁，V₂のP波も尖ってきますが，軽い例ではV₁，V₂で陰性P波をみることもあります．

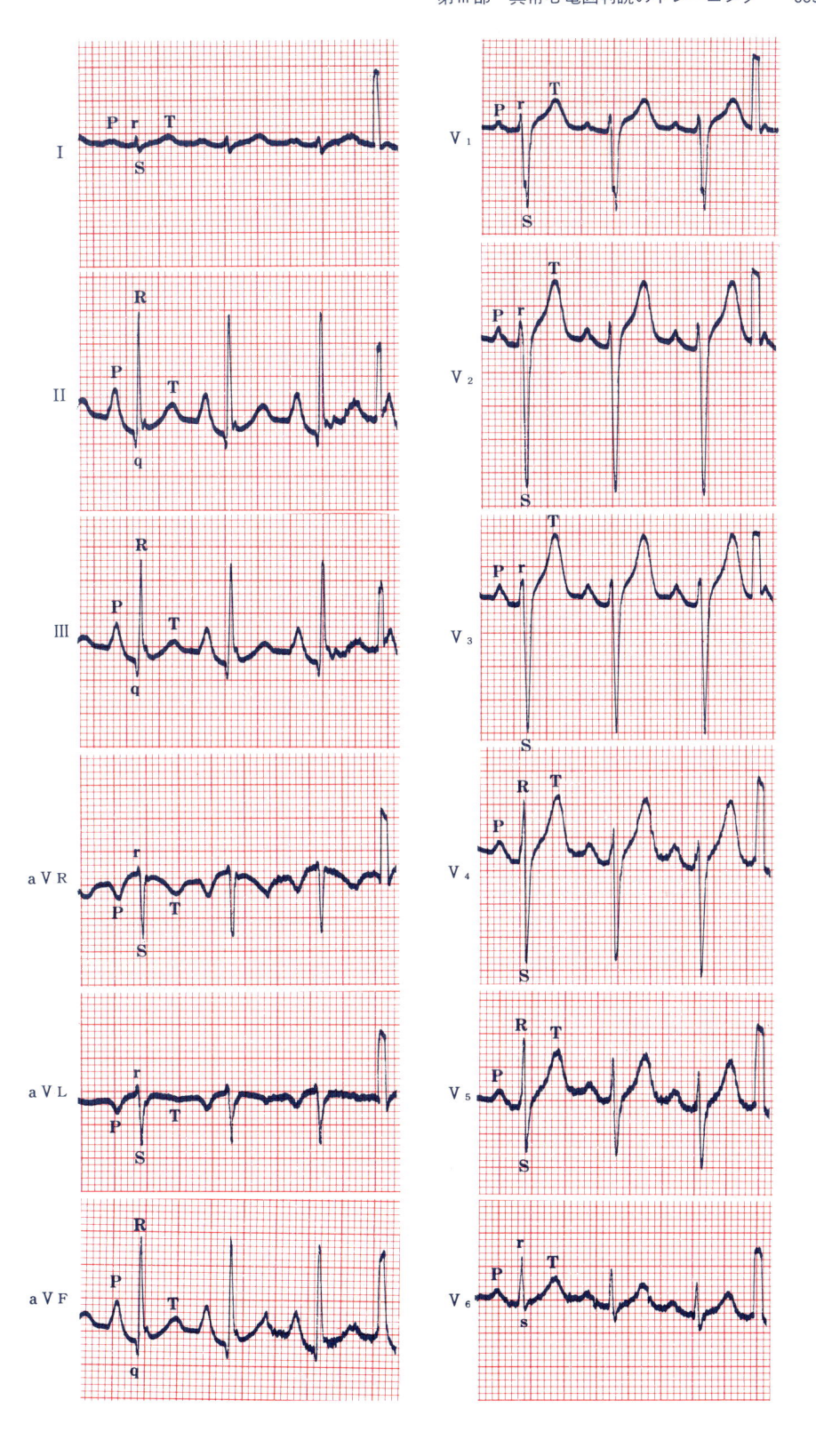

第Ⅲ部　異常心電図判読のトレーニング　339

10. 右室肥大の心電図のトレーニング

Q 71
1) P波はどれでしょうか？
2) T波はどれでしょうか？

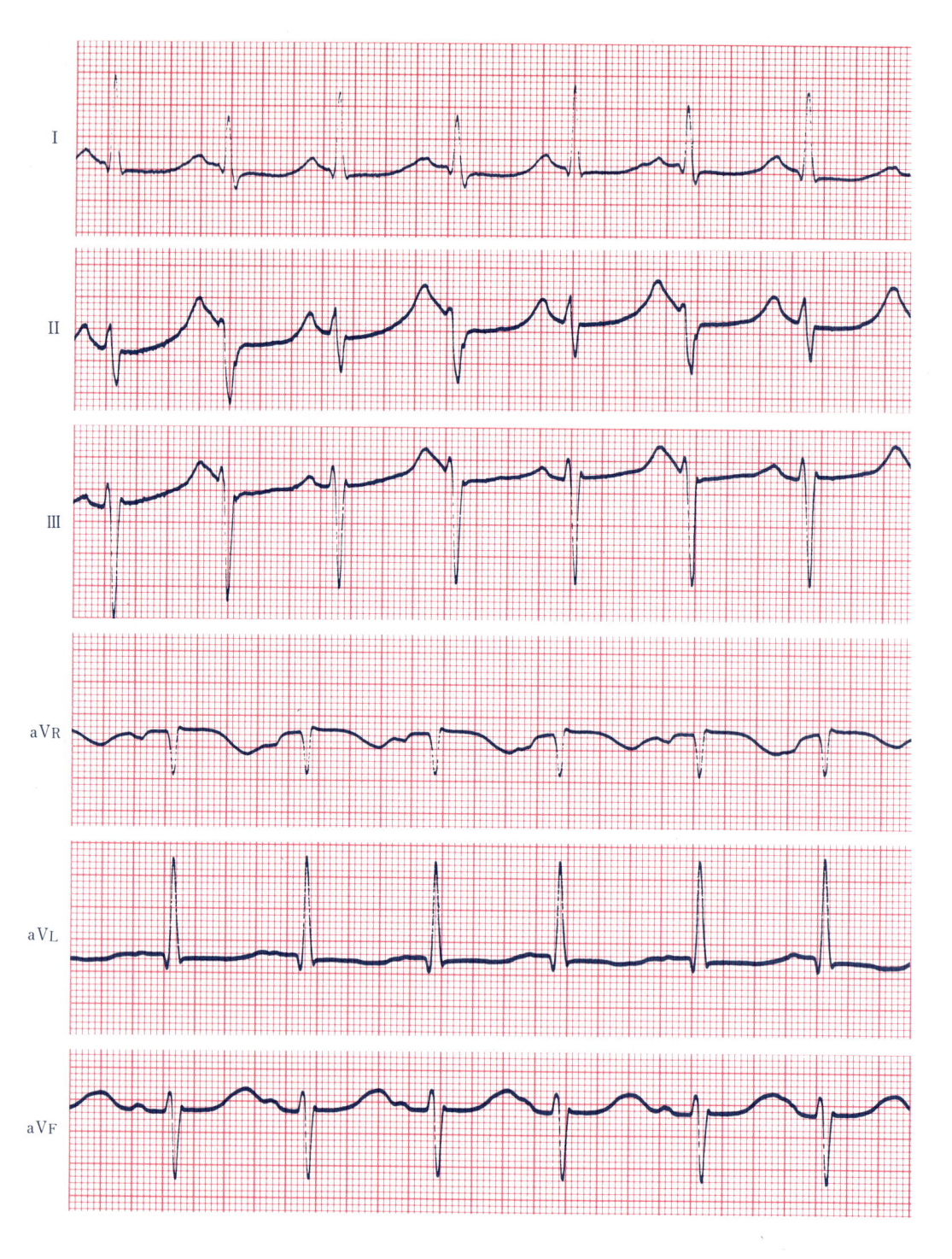

3）T波の形に異常はないでしょうか？

4）QT時間はどうでしょうか？

5）診断は？

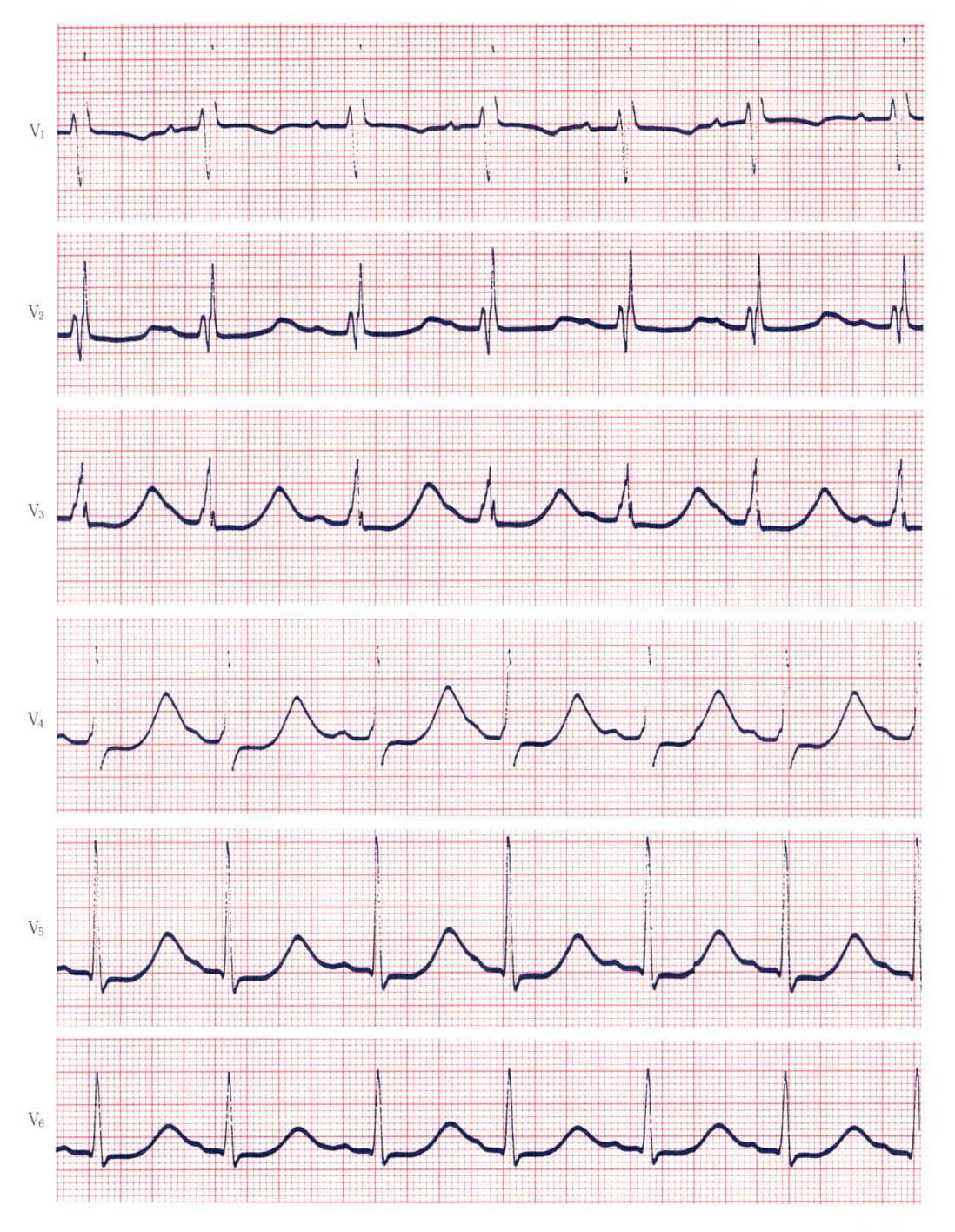

☞　図214（328頁）参照．

Q 72

1）P，QRS，ST，T の各部のどれに異常がみられるでしょうか？
2）RV_5 と RV_6 は何 mV あるでしょう？
3）移行帯はどこにありますか？
4）心電図診断は？

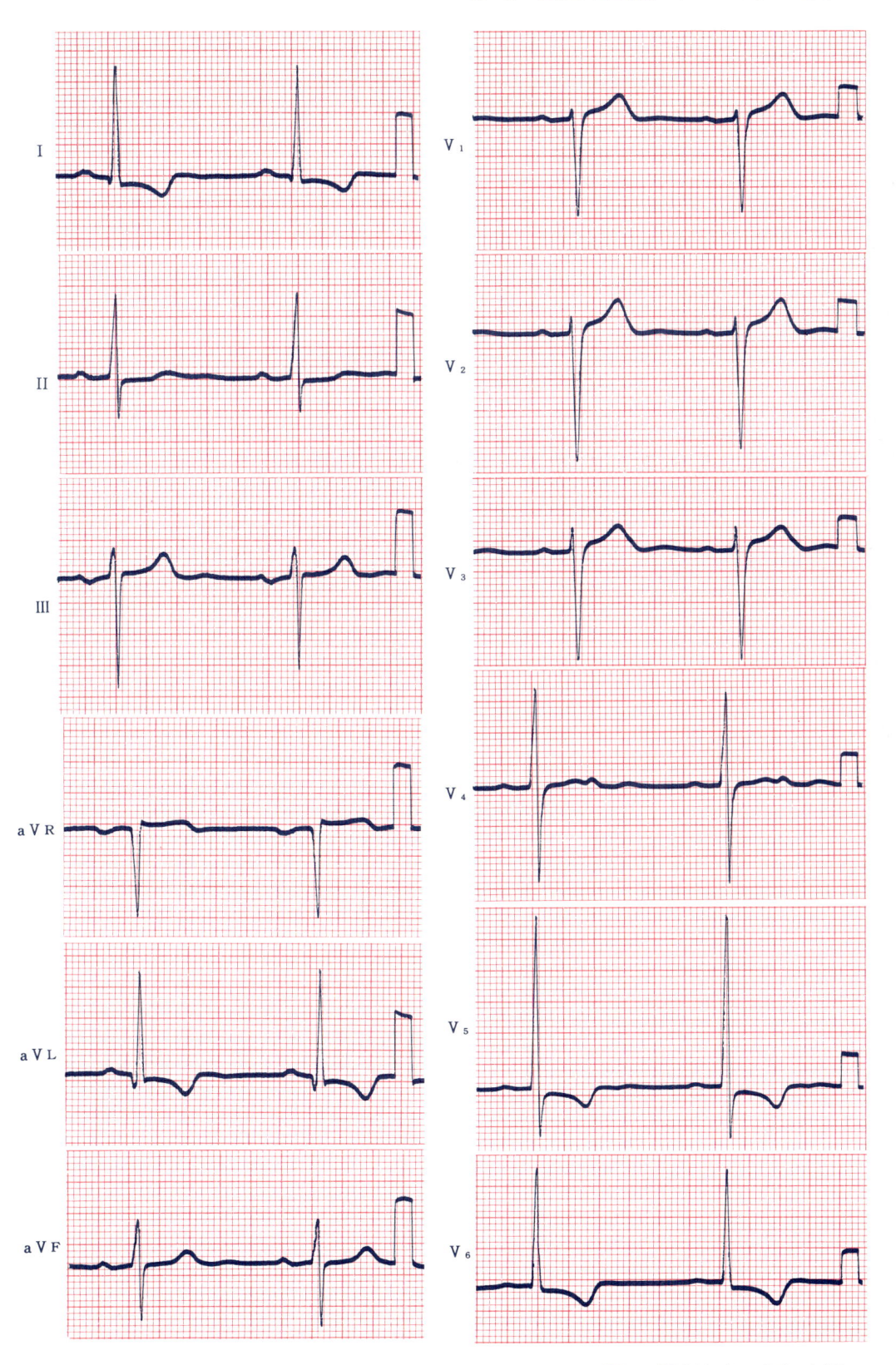

☞ 図218（333頁）参照．

Q 73

1）P波に異常は？
2）R波とS波のどこに異常がありますか？
3）軸偏位はどうでしょうか？
4）ST-Tの変化は？
5）心電図診断は？

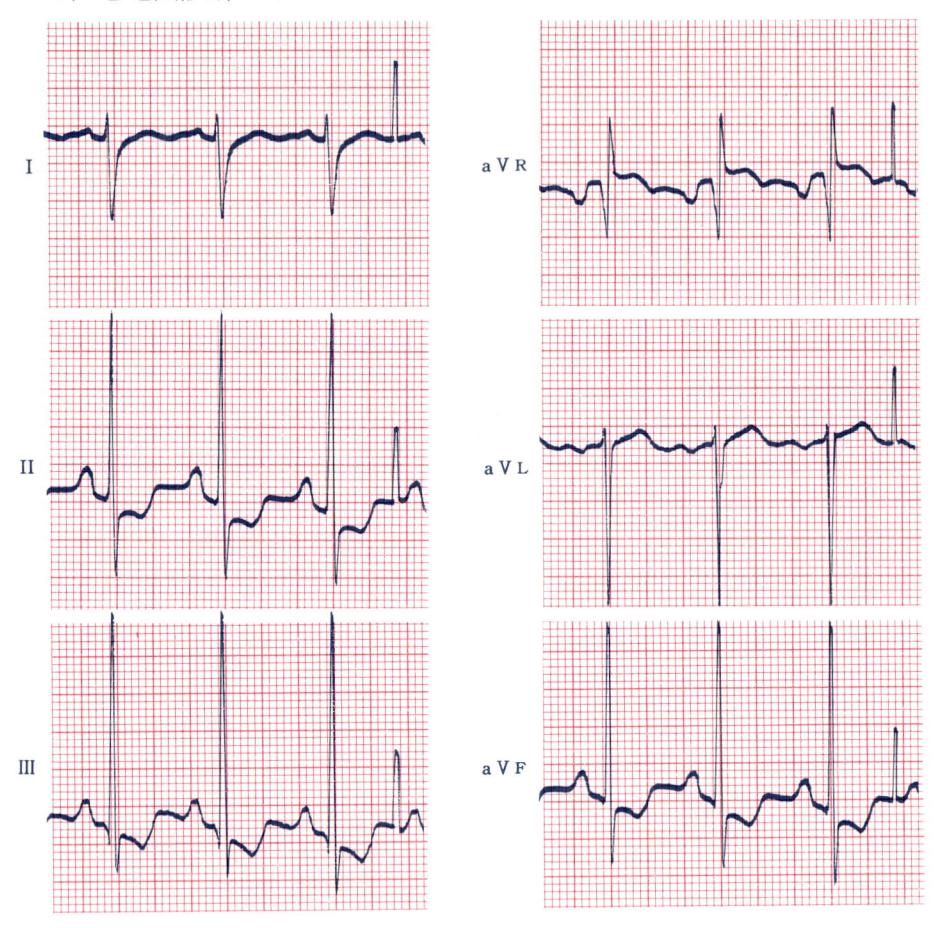

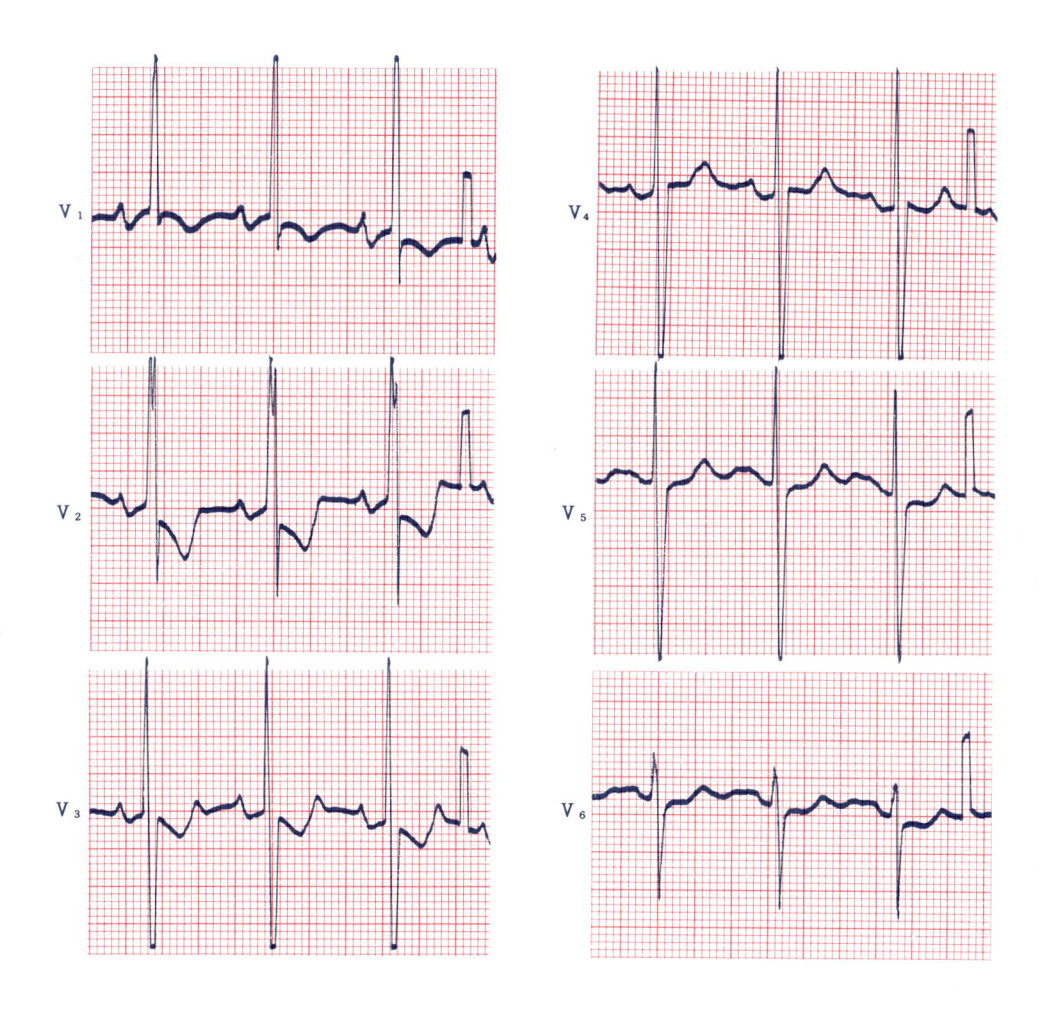

第Ⅲ部　異常心電図判読のトレーニング　345

☞　図220（336頁）参照．

Q 74

1）P 波から何がわかりますか？
2）QRS のどこに変化がありますか？
3）軸偏位は？
4）心電図診断は？

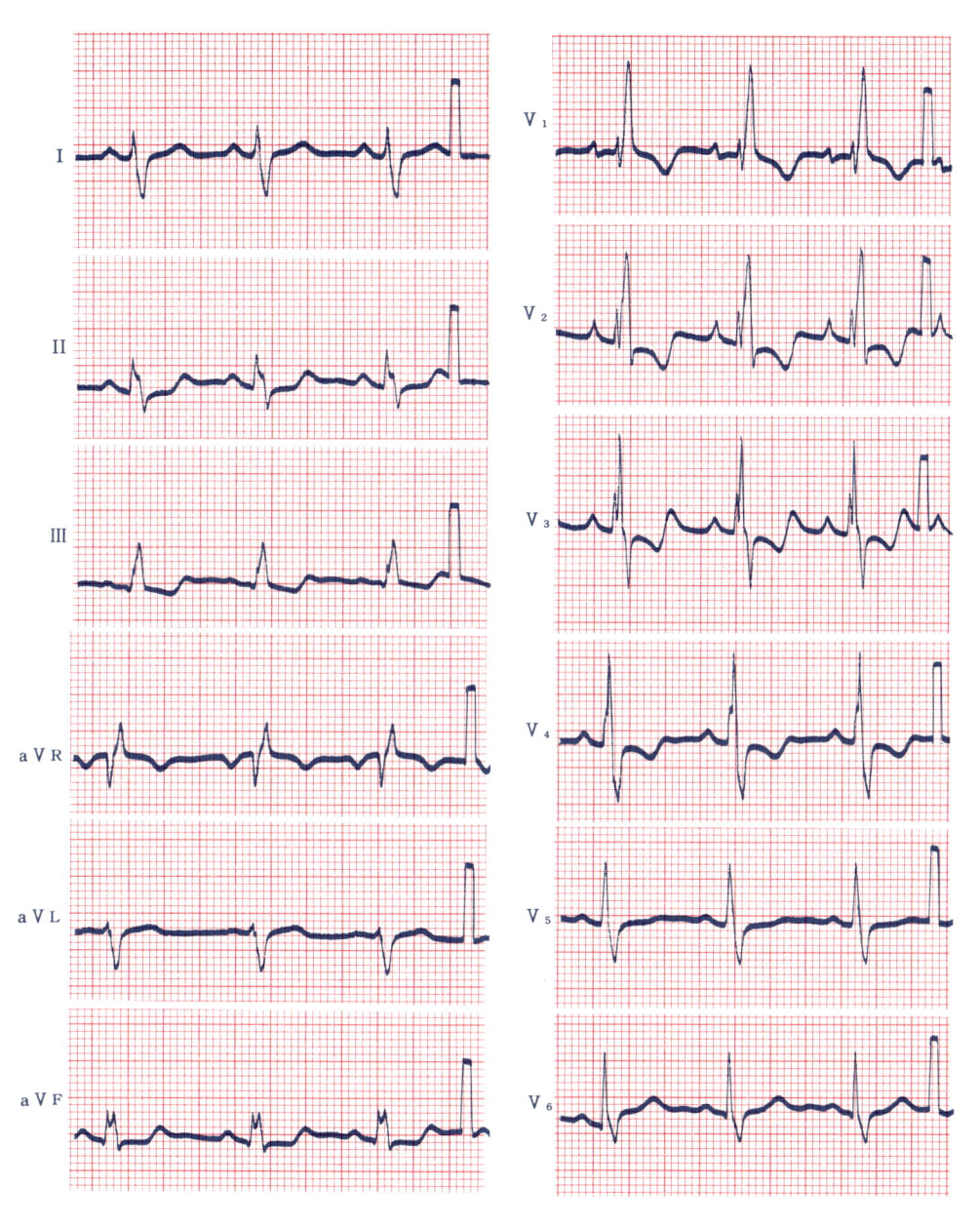

第Ⅲ部 異常心電図判読のトレーニング

☞ 図222（338頁）参照．

Q 75

1）P波に変化があるでしょうか？
2）軸偏位は？
3）QRS の変化は？
4）移行帯は？
5）心電図診断は？

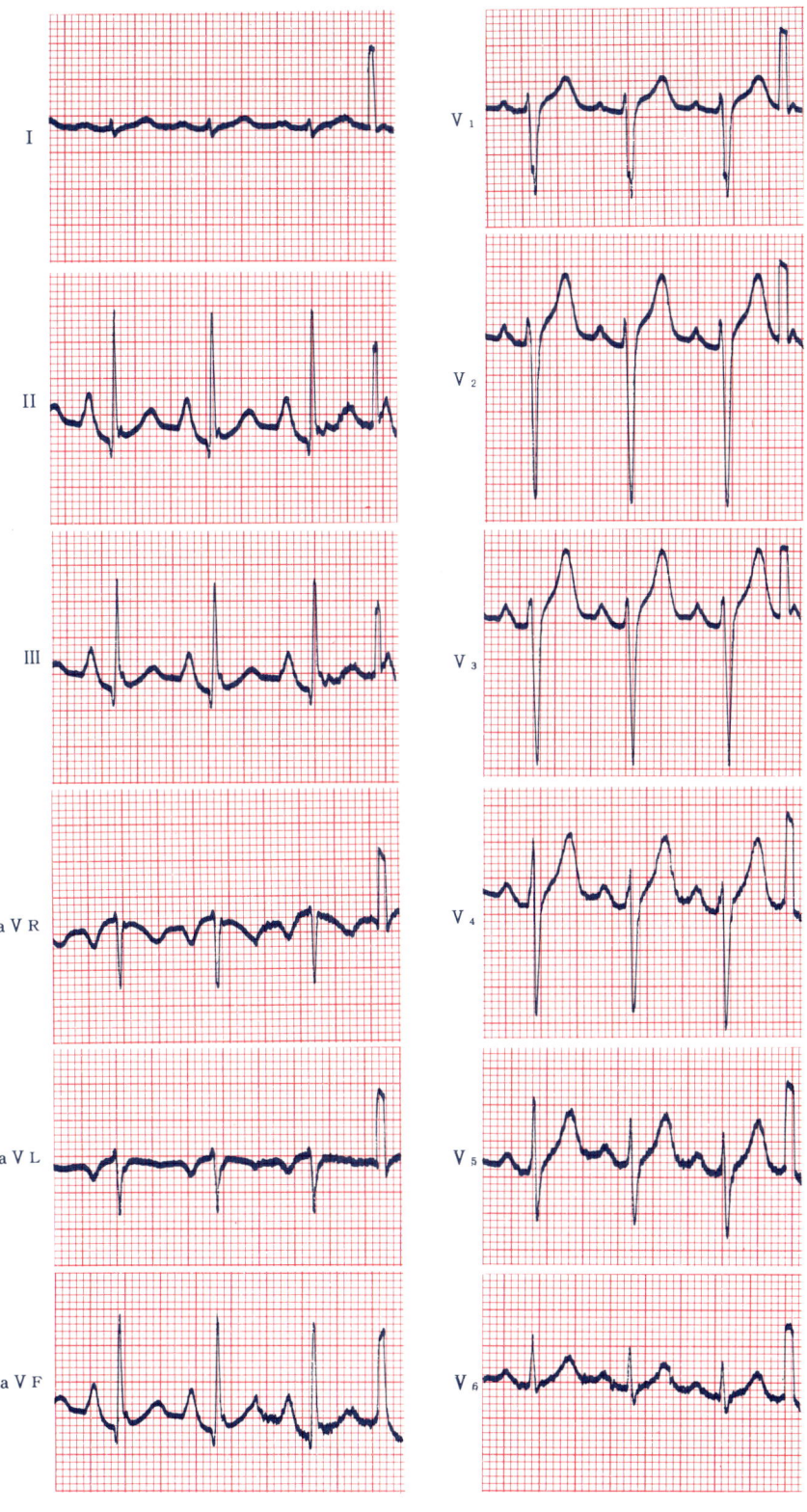

第Ⅲ部 異常心電図判読のトレーニング 349

☞ 図223（339頁）参照．

11

左房負荷 left atrial overlaod（レフト エイトリアル オーバーロード）の心電図のトレーニング

　心房の負荷は，P波の変化として表現されます．心房の興奮は洞結節からおこり，右房が先に興奮し，左房は後で興奮するために，左房負荷ではP波の後半に主に変化が出ます．図224に左房負荷のP波の特徴を示し，図225に左房負荷の実例を示します．

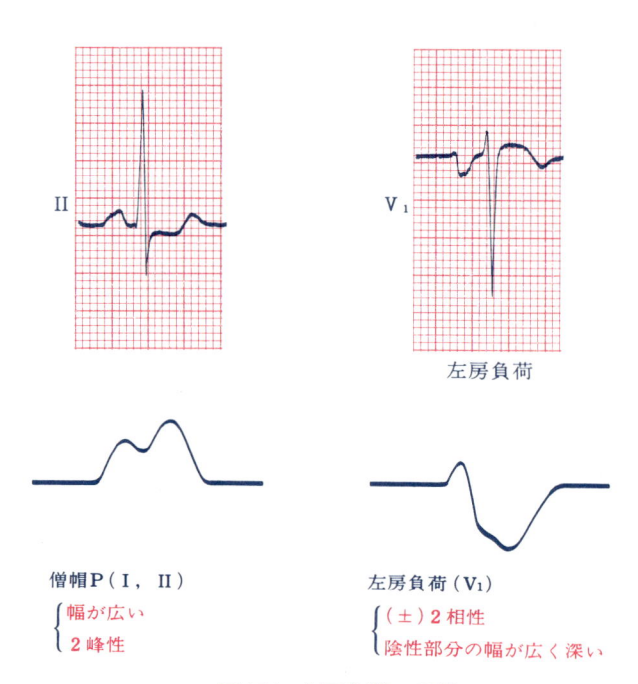

II

V₁

左房負荷

僧帽P（I，II）
- 幅が広い
- 2峰性

左房負荷（V₁）
- （±）2相性
- 陰性部分の幅が広く深い

図224　左房負荷のP波
上段に左房負荷とIIのV₁の実例を示します．

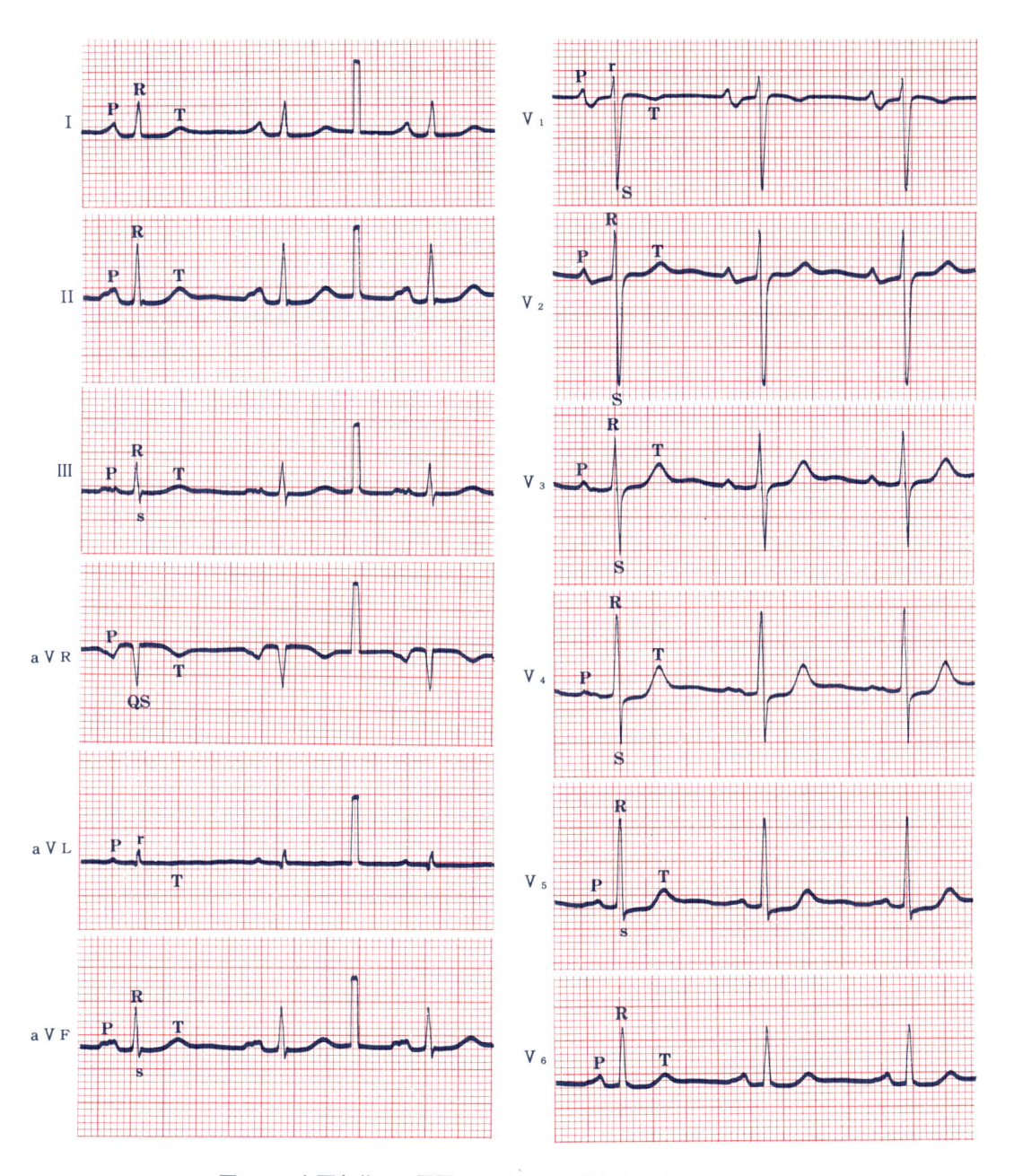

図 225 左房負荷の心電図（30歳，女，僧帽弁狭窄兼閉鎖不全）

P波の幅は 0.12 秒（IIで測定して）と広く，IIのP波は2峰性で後半が前半よりも高くなっています．これを僧帽性Pといいます．III, aVF, V₄, V₅, V₆のP波も2峰性になっています．またV₁のP波は（±）2相性で陰性部分の幅が広く深くなっています．これらのP波の所見は左房負荷を示唆します．

QRSには著変はみられず，PR時間は軽度の延長を認めます．STはV₄〜V₆で軽度に低下しています．

■ 診　断
① P波の幅が広くなります（肢誘導で測定します）．
② 第I誘導または第II誘導のP波が2峰性で，一般に後半の部分が大となっています．これを**僧帽性P**ともよびます．僧帽弁狭窄に典型例がみられます．
③ V_5，V_6のP波も2峰性になります．
④ V_1のP波が（±）2相性で，陰性部分の幅が広く，かつ深い所見がみられます．
⑤ PR時間は正常です．

■ 原　因：　僧帽弁狭窄・僧帽弁閉鎖不全・左室機能不全・高血圧症などでみられます．

■ 注意すべきこと
① 洞調律のときだけに左房負荷の診断ができることに注意しましょう．心房調律や房室接合部調律ではP波が変形しており左房負荷の診断はできません．
② 12誘導心電図では，左心不全などによる左房負荷の所見は，主としてV_1にみられることが多く，病状の改善とともにその所見が軽快することがあります．

12 右房負荷 right atrial overload（ライト エイトリアル オーバーロード）の心電図のトレーニング

　右房負荷ではP波に変化がみられますが，左房負荷のようなP波の幅の増大はなく，II，III，aVF，V_1，V_2などの誘導に図226のような尖鋭増高したP波が出現します．特にII，III，aVFにみられる尖鋭増高したP波を**肺性P**とよんでいます．図227にその実例を示しましょう．

肺性P（II，III，aVF）
　幅は広くない
　尖鋭増高（2.5mm以上）

右房負荷（V_1，V_2）
　尖鋭増高したP波

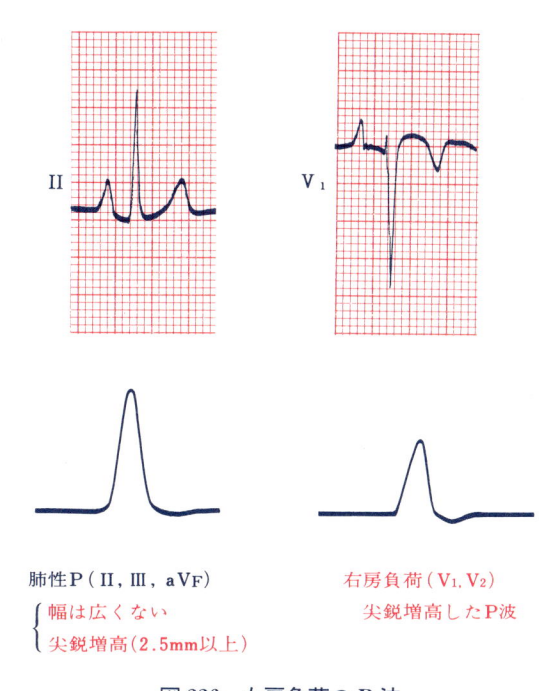

図226　右房負荷のP波

■ 診　断
　① 肢誘導ではII，III，aVFに肺性P波がみられます．**肺性Pは幅が狭く尖鋭増高したP波**で，0.25mV以上の高さをもつものをいいます．
　② 胸部誘導ではV_1，V_2の尖鋭化した**陽性のP波**が，右房負荷を暗示します．
　③ P波の幅やPR時間は一般に正常です．

■ 原　因：　慢性および急性肺性心・右心負荷を示す先天性心疾患・原発性肺高血圧・弁膜症に伴う2次的肺高血圧など．

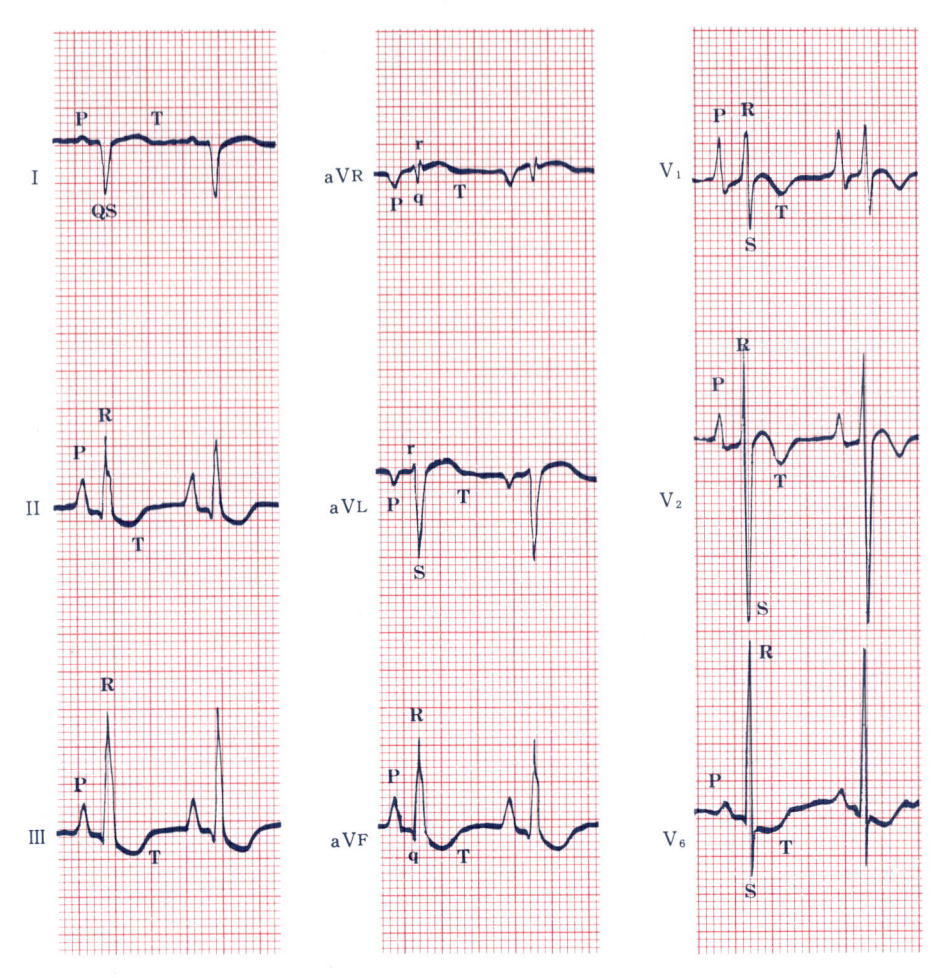

図 227 右房負荷の心電図（48 歳，男，慢性肺性心）

　II，III，aVF の P 波は幅は狭く尖鋭増高（0.35 mV に達しています）しております．これを肺性 P といいます．V_1，V_2 の P 波も尖鋭増高し，右房負荷を示す所見の 1 つです．

　その他の所見としては，右軸偏位と V_1 の R/S ≒ 1 かつ V_6 に深い S 波がみられ，右室負荷が考えられます．

■　注意すべきこと

① 右房負荷の判定は左房負荷と同様に，洞調律のときの P 波でのみ診断が可能なことに留意しましょう．

② II，III，aV_F の尖鋭増高した P 波の高さが 0.25 mV 以下でも右房負荷が存在することがあります．

③ 肺高血圧症や右室負荷の増強に伴って，II，III，aV_F，V_1，V_2 などの誘導の尖鋭 P 波の増大が観察されます．

Q 76

1) P波に異常があるでしょうか？
2) PR時間は正常でしょうか？
3) QRSの変化は？
4) ST-Tの異常は？
5) 心電図診断は？

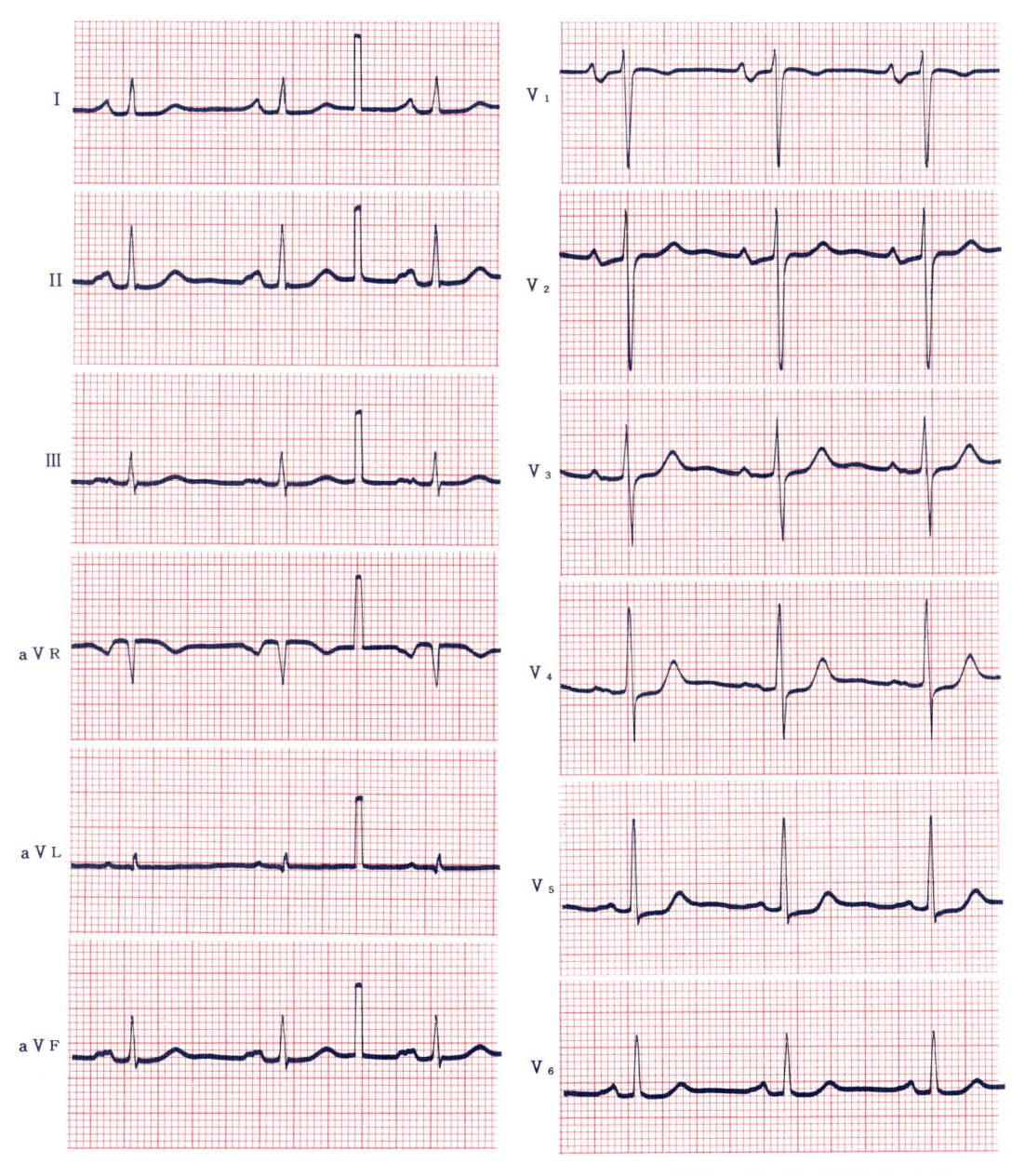

☞ 図225（351頁）参照．

Q 77

1) P波はどのような変化がみられますか？
2) 軸偏位は？
3) 心電図診断は？

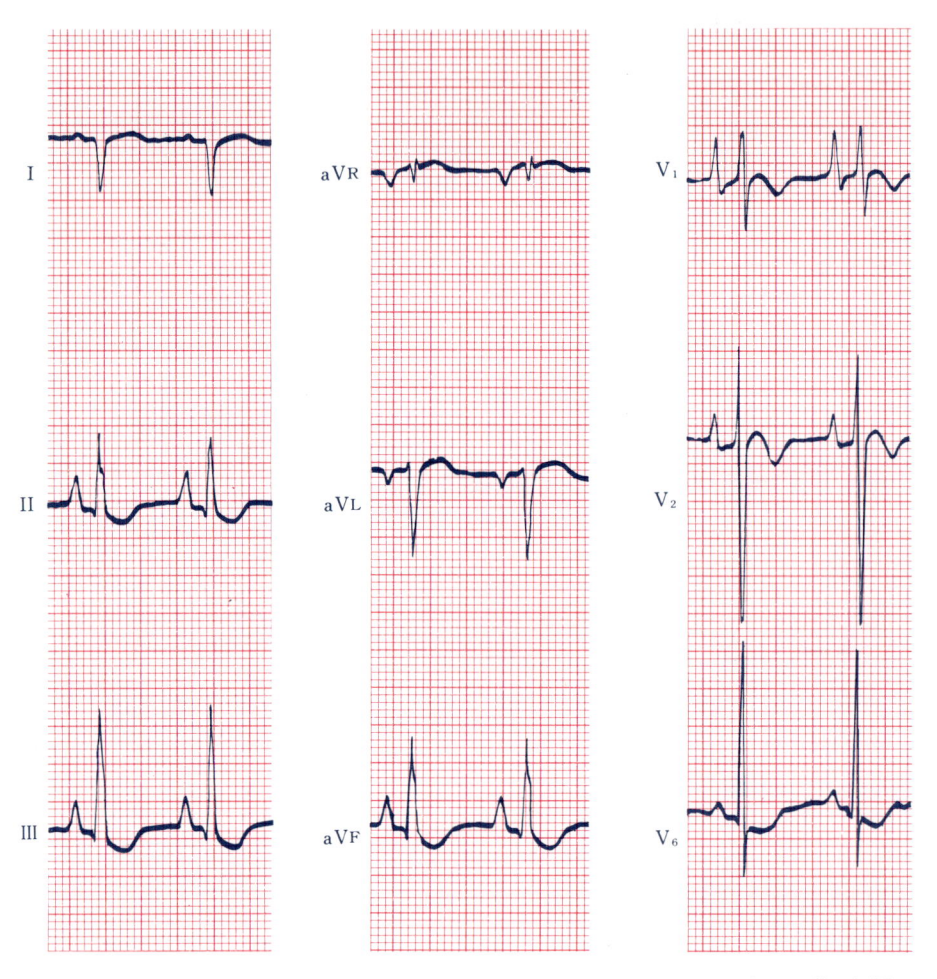

☞ 図227（354頁）参照．

13

陰性U波 negative U（ネガティブ ユー）の心電図のトレーニング

　正常心電図ではU波は陽性です．U波の増高は低カリウム血症に特徴的ですが，異常心電図所見としてU波が陰性になる場合があります．すなわち陰性U波は常に異常所見ですが振幅が小さいために見落とす可能性があるので注意して下さい．

　陰性U波のみられるものとして心筋虚血があり，その他左室負荷・右室負荷にもみられることがあります．

■ 診　断

① 心筋虚血では一般にST上昇やST低下と同じ誘導で陰性U波がみられます．（図228）．

② 心筋虚血でST-Tに異常がなくても陰性U波のみがみられることがあり，胸痛との対比で狭心症の診断に有用なことがあります．

③ 右室負荷では一般にV_1，V_2，V_3に，左室負荷ではV_4，V_5，V_6などの左側誘導に陰性U波が出現することがあり，負荷の強い例にみられます．

　　図229に実例を示します．

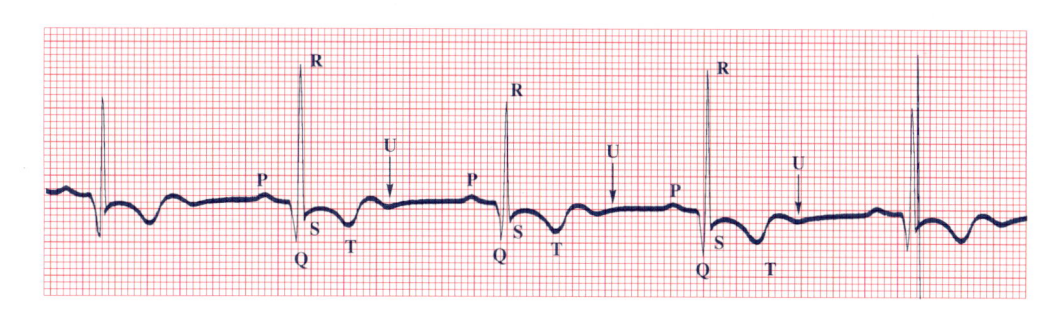

図228　狭心症でみられた陰性U波
　胸痛発作が消失した10分後の心電図ですが，まだST低下・陰性T波とともに，陰性U波が残っています．

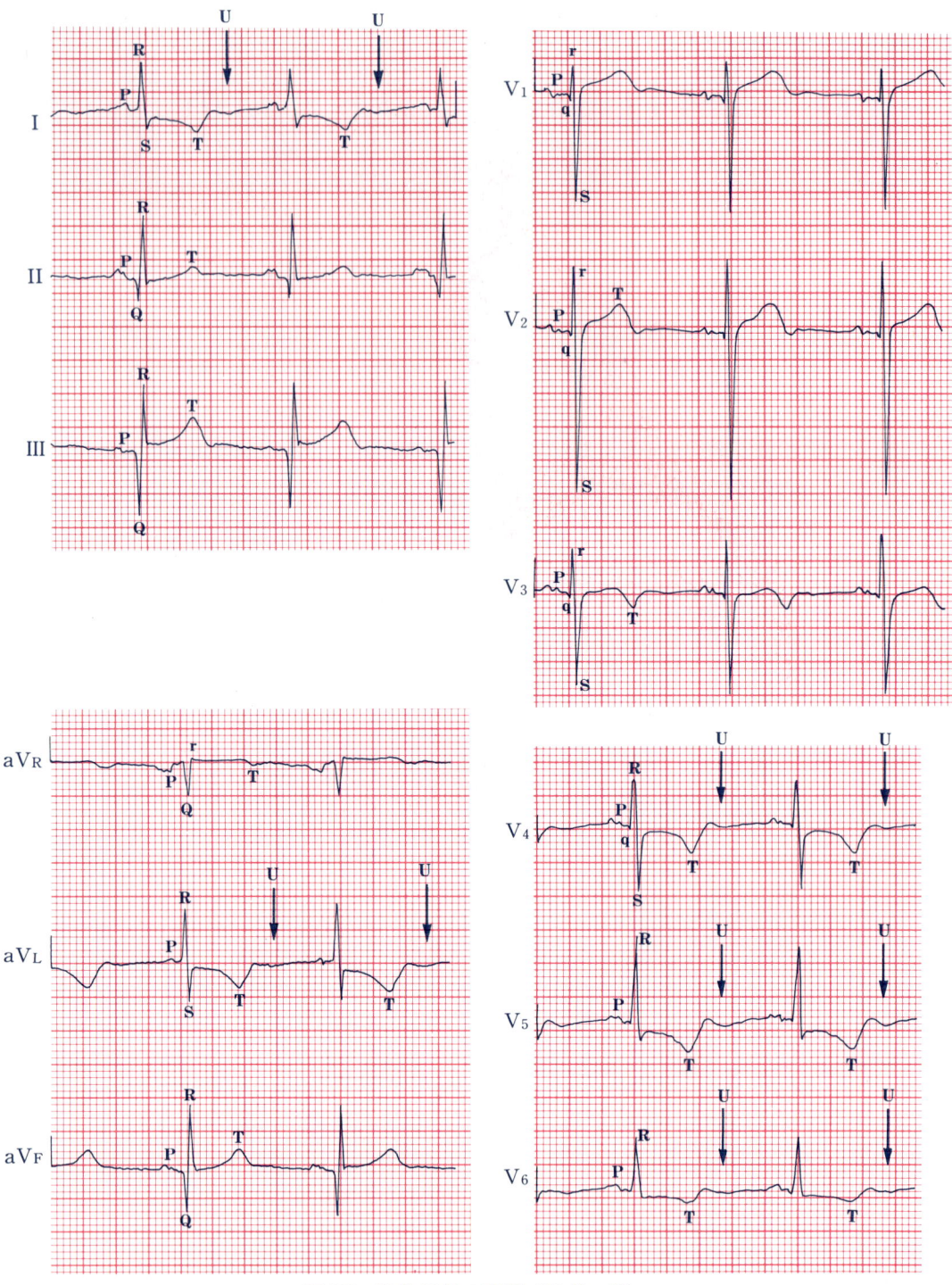

図 229 陰性 U 波の実例（63 歳，男）

下壁心筋梗塞の既往歴がありますが，その後労作性狭心症がみられるようになりました．I，aVL，V₄〜V₆で ST 低下が著明ですが同じ誘導で陰性 T 波の後の矢印の部分に陰性 U 波がみられます．II，III，aVF には異常 Q 波（Q）があり下壁梗塞を示唆しています．

■ 原　因： 強い心筋虚血・右室負荷・左室負荷などでみられます．陰性U波のメカニズムにはいまだ不明の点が多く明確ではありませんが，臨床的には重要な所見の1つです．
■ 治　療： 原疾患によります．
■ 予　後： 一般に予後不良の傾向があります．
■ 注意すべき点
　① U波は小さな振幅ですからT波とU波を見分けるトレーニングをして下さい．
　② わずかな陰性U波も経験を積むと判別できるようになります．

Q 78

1）QRS に異常がありますか？
2）ST-T に異常がありますか？
3）U 波は正常でしょうか？

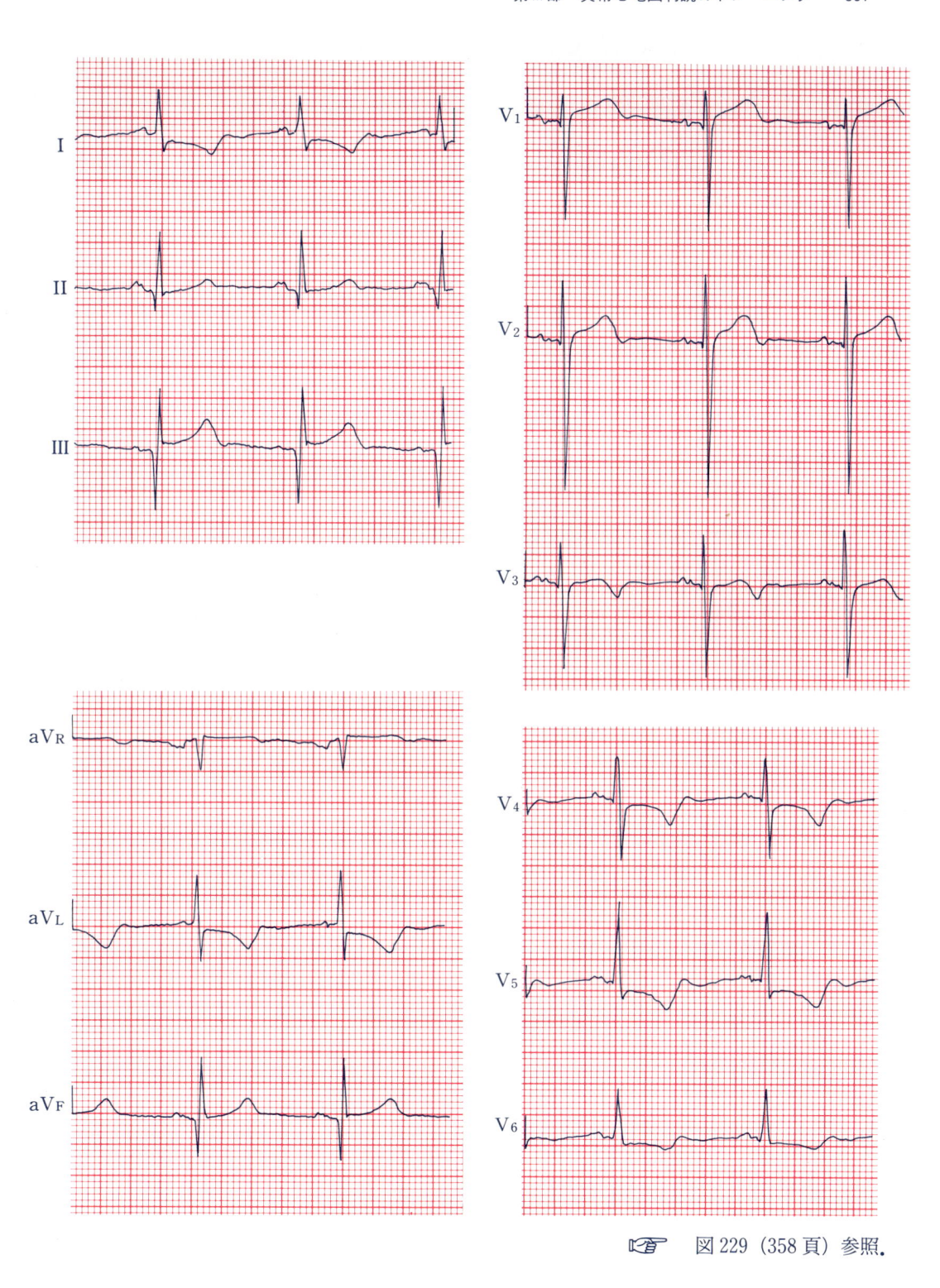

第Ⅲ部　異常心電図判読のトレーニング　361

☞　図 229（358 頁）参照．

14

心膜炎 pericarditis（ペリカルダイティス）の心電図のトレーニング

　心膜炎には急性・慢性，あるいは原因により種々なものがあります．中でも急性心膜炎は広範な誘導でST上昇がみられるという特徴のある心電図所見を示します．慢性では非特異的な所見（主にST-Tの異常）を示すにすぎません．
　ここでは急性心膜炎の心電図所見について述べます．

■ 診　断
　① 広範な誘導にST上昇を認めます．
　　（ときにaVRを除く全ての誘導でST上昇がみられます）
　② 早期にT波の増高をみることがあります．
　③ 早期に一過性にP-R部分が低下することがあります．（特にⅡ，Ⅲ，aVF，$V_{2\sim4}$付近）
　④ 経過とともにST-Tは改善を示し，T波が次第に平低化あるいは陰性となることがあります．
　⑤ 心膜貯溜液が著明ですと，全誘導で低電位差となりますが，そのような症例はむしろ稀です．
　⑥ 心タンポナーデなどでは，1心拍ごとにQRSの振幅が交互に変化する電気的交互脈を示すことがあります．
　　図230に心膜炎の心電図を示します．

■ 原　因：ウイルス性と考えられる特発性のものが大部分をしめます．その他結核性，細菌性，悪性腫瘍の転移，尿毒症性，などが主なものです．
　広範なST上昇は心外膜側の炎症によるもので，冠動脈の支配領域に関連する虚血性心疾患のST-T変化とは異なり，aVRを除く他の誘導に広くみられます．

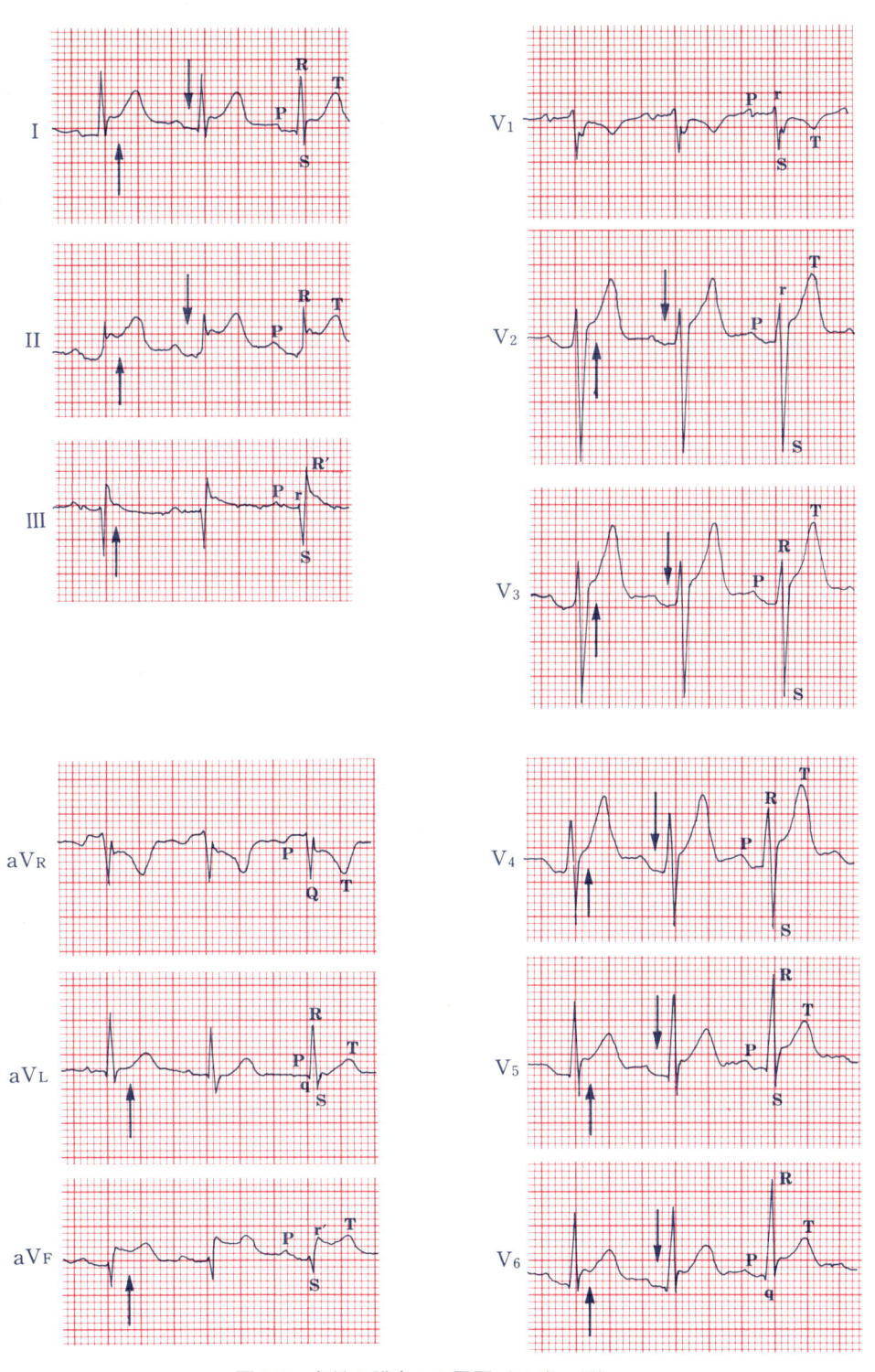

図 230 急性心膜炎の心電図（50 歳，男）

aV$_R$，aV$_L$，V$_1$を除く全ての誘導で ST 上昇（↑）がみられます．また，I，II，V$_2$〜V$_6$まで PR 部分（↓）の低下が明らかです．本例は特発性心膜炎の急性期の心電図です．

■ 治　療： 原疾患によります．急性特発性心膜炎ではステロイド剤が一般に有効です．
■ 予　後： 急性特発性心膜炎の予後は良好です．他は原疾患によります．
■ 注意すべきこと
　① 心筋梗塞との鑑別は重要です．
　　a． 心膜炎では異常 Q 波は出ません．
　　b． ST 上昇が広範です．
　② 胸痛は体位，呼吸で変化します．
　③ 心膜摩擦音はどうでしょうか？
　④ 心エコー図で心膜貯溜液はどうでしょうか？
　⑤ 心タンポナーデの所見はないでしょうか？
　　（脈圧低下，奇脈，頸静脈怒張・肝腫・浮腫・腹水，などの有無）

Q 79

1） PR 部分は正常でしょうか？
2） ST は正常でしょうか？
3） 診断は？

☞ 図230（363頁）参照.

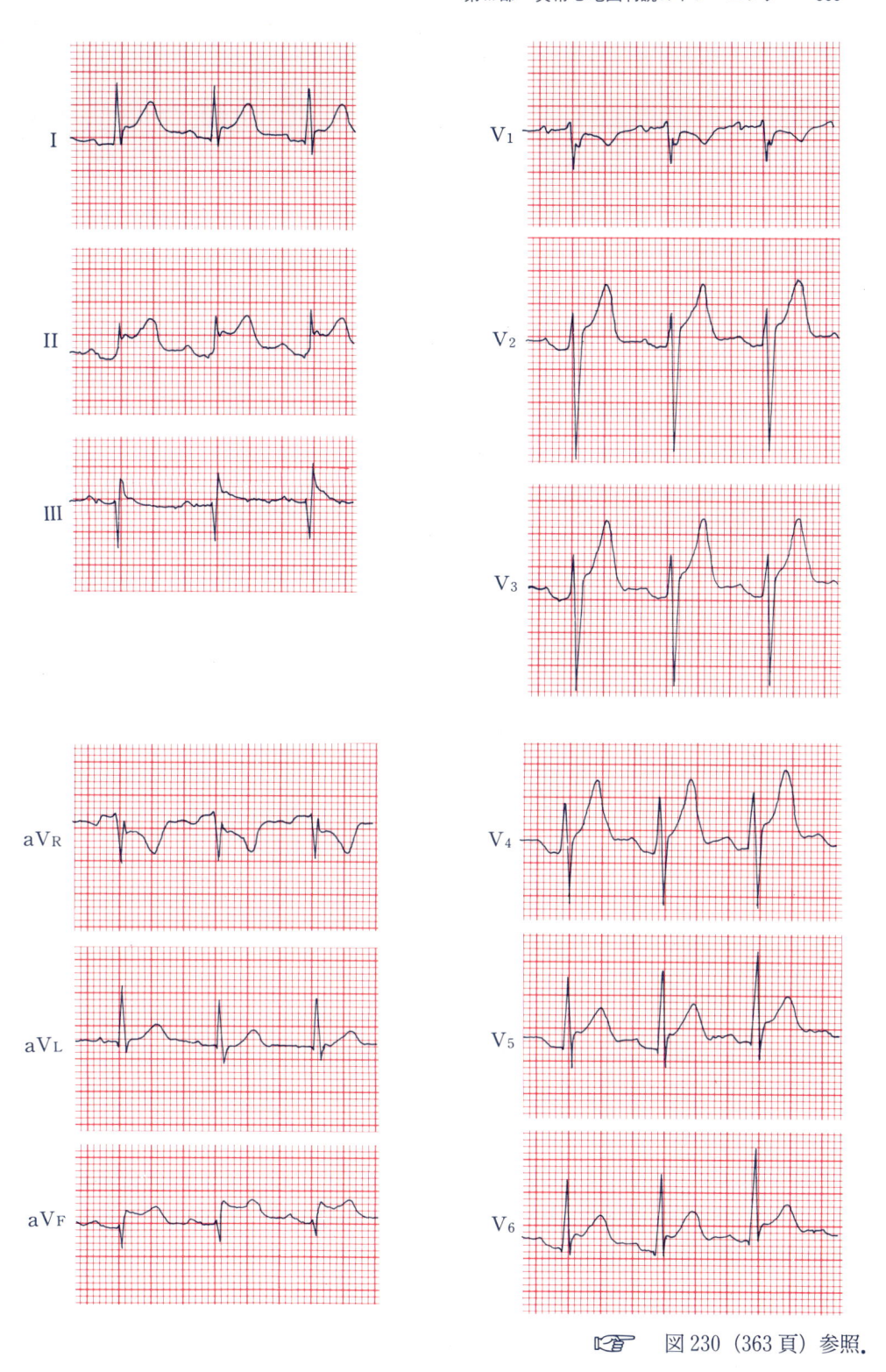

15 心筋炎 myocarditis（マイオカルダイティス）と心筋症 cardiomyopathy（カーディオミオパチー）の心電図のトレーニング

　すでに述べた心筋梗塞の他に，心筋に傷害のおこる重要な疾病に心筋炎と心筋症があります．これらの心筋疾患ではST-Tの異常を中心とする何らかの心電図変化がみられますが特異的な変化ではありません．以下に各疾患の心電図所見の要点について述べます．

A 心筋炎 myocarditis（マイオカルダイティス）の心電図は？

　心筋炎ではウイルス性心筋炎が多く，コクサッキーB群が多いとされますが，その他のウイルス性・細菌性などの感染性心筋炎の他に，薬物や毒物・物理的要因・膠原病などの全身性疾患によるものもあります．

■ 心電図所見
① 非特異的ST-T変化
② 洞性頻脈
③ 低電位差
④ 房室伝導障害（第1度〜第3度房室ブロック）
⑤ 心室内伝導障害（脚ブロック・幅の広いQRSなど）
　以上の所見はいずれも心電図のみから心筋炎と診断できる特異的なものではありません．

■ 注意すべきこと
① 急性心筋炎では経過とともに心電図所見が変化していきます．
② 軽症では回復とともに心電図が全く正常化するものがある反面，きわめて重症で速やかに死の転帰をとるものもあります．
③ 心室期外収縮や心室頻拍などをみることがあります．

B 心筋症 cardiomyopathy（カーディオミオパチー）の心電図は？

心筋症は大別して特発性心筋症と2次性心筋疾患に分けられます．

特発性心筋症は原因不明の心筋疾患と定義され，肥大型心筋症と拡張型心筋症に分類されます．

2次性心筋疾患は，神経・筋疾患に合併する心筋障害をはじめ，アルコール性，産褥性，サルコイドーシス，アミロイドーシスなど種々の原因によるものがあります．

1. 肥大型心筋症 hypertrophic cardiomyopathy（ハイパートロフィック カーディオミオパチー）の心電図は？

肥大型心筋症には閉塞性と非閉塞性があります．また心尖部に限局した肥大型心筋症もあります．家族性が多いとされています．

■ 心電図所見（図231，232）
① 左室側の高いR波（I，aVL，V_4，V_5，V_6 など）
② ST-Tの異常（非特異的）
③ 異常Q波（図231）
④ QRS幅の延長（図231）
⑤ 異常P波
⑥ 脚ブロック（非典型例が多い）
⑦ 巨大陰性T波（1mV以上の陰性T波で心尖部肥大型によくみられます．図232）

■ 注意すべきこと
① 異常Q波がみられることがあり，心筋梗塞との鑑別が必要です．
② 病状の進行で心電図は変化しますが，急性心筋梗塞や心筋炎などのように短期間に変化しないのが一般的です．
③ 心エコー図が簡便で本症の診断に有用です．
④ 高血圧その他，心肥大の原因となる疾患の有無をよく調べる必要があります．

2. 拡張型心筋症 dilated cardiomyopathy（ダイレーテット カーディオミオパチー）の心電図は？

本症では肥大型と異なって左側誘導の高電位差が少ないのが特徴です．心筋は肥厚ではなく拡張し，心筋の障害が高度で全体にわたってみられます．

■ 心電図所見（図233）
① ST-Tの異常（非特異的）
② 異常Q波

③ 心陰影が拡大しているのに左側誘導の QRS の高電位差がみられない．
④ 異常 P 波
⑤ QRS 幅の延長
⑥ 低電位差
⑦ 心室期外収縮
⑧ 心房細動，その他の不整脈
⑨ その他
　上記のような多彩な心電図所見がみられますがきめ手となる所見はありません．

■ 注意すべきこと
① うっ血性心不全の病態がみられます．
② 肥大型でもそうですが，突然死がみられます．
③ 異常 Q 波は心筋梗塞との鑑別を要します．

3. 2 次的心筋症の心電図所見は？

　原因疾患で多少の差はありますが，非特異的で拡張型心筋症と大差はありません．サルコイドーシスやアミロイドーシスでは，房室伝導障害や心室内伝導障害がよくみられます．

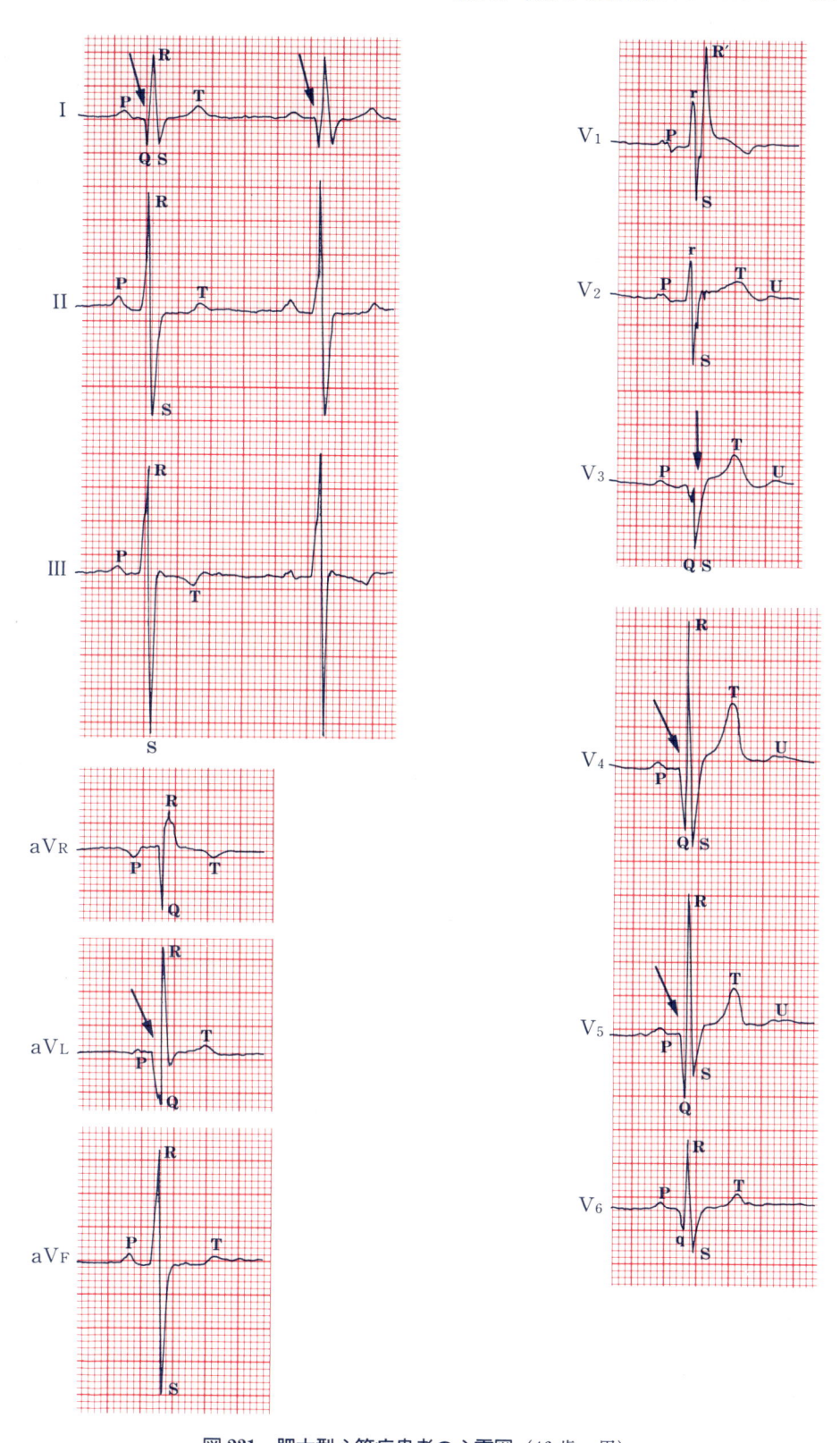

図231 肥大型心筋症患者の心電図（46歳，男）

QRS幅は0.13秒と延長し，V₁のQRSはrsR′型で右脚ブロックを示唆しています．しかし，I，aV_L，V₃〜V₅に異常Q波（矢印）があり，II，III，aV_F，V₆に非特異的なST-Tの変化がみられます．

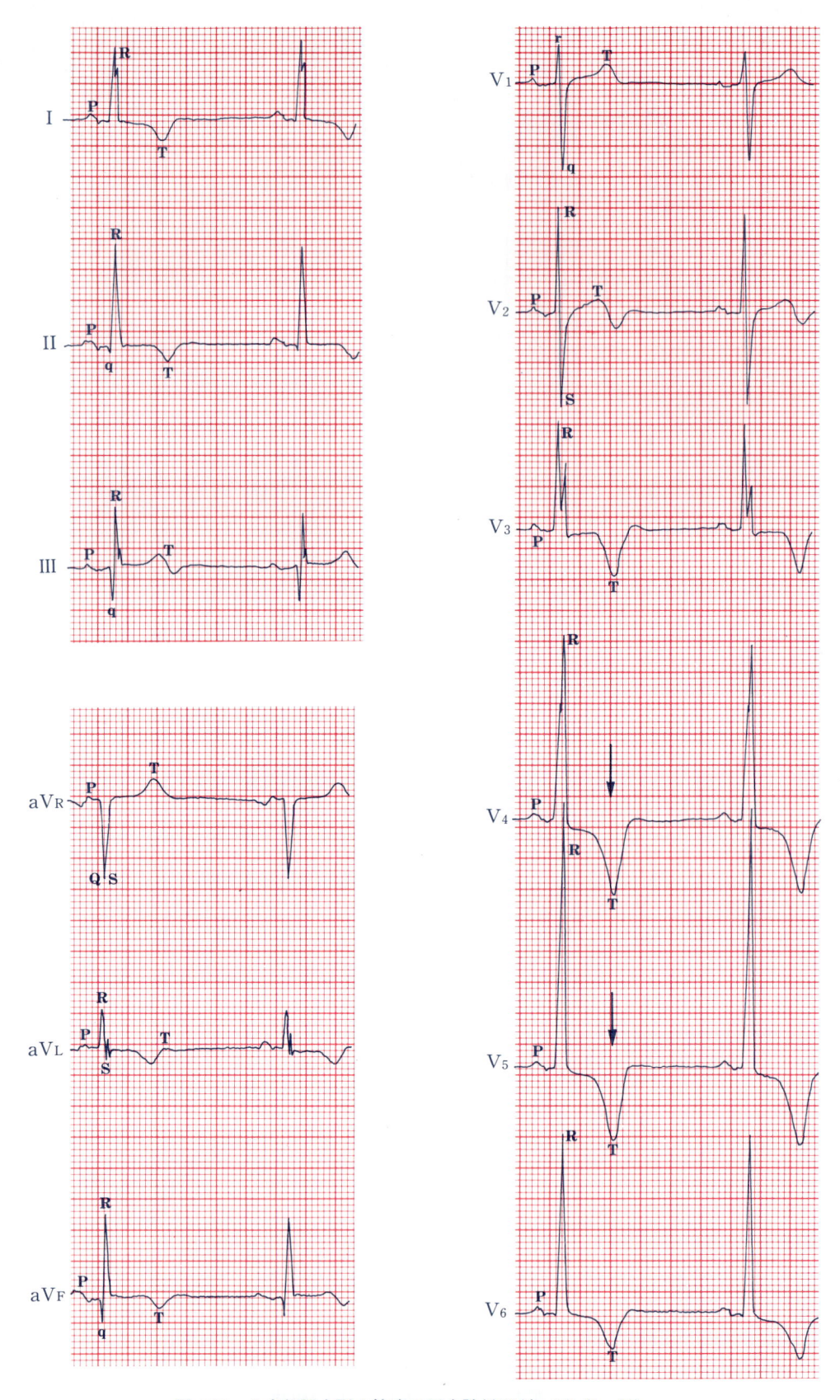

図 232　心尖部肥大型心筋症の巨大陰性 T 波（53歳，男）

　心尖部に比較的限局した肥大型心筋症で，V_4〜V_6 の高い R 波と V_4，V_5 に 1mV 以上の巨大陰性 T 波（矢印）を認めます．QRS 幅も軽度に延長し V_3 では R の分裂を認め，他にも陰性 T 波が I，II，aVL，aVF，V_3，V_6 に，III，V_2 に（±）2 相性の T 波がみられます．

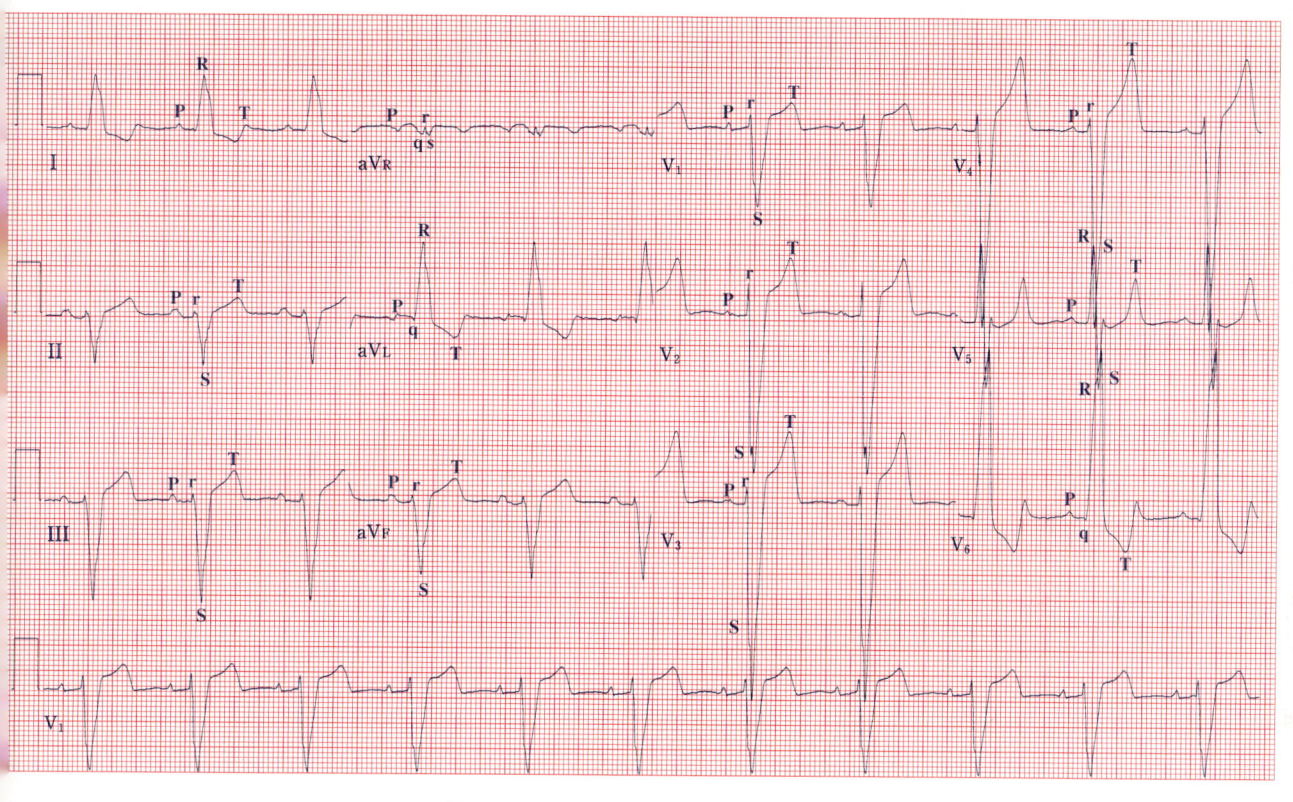

図 233 拡張型心筋症（49 歳，女）

原因不明の著明な左室拡大と全周性の収縮低下を示した 49 歳の女性の心電図です．

QRS 幅は 0.18″ と著明な延長を示し，左脚ブロック型の波形ですが，通常の左脚ブロックには認めない小さな q 波を V$_6$ にみることができます．また，V$_1$ の S 波があまり深くなく，V$_6$ の R 波が高いことも非典型的です．

拡張型心筋症（DCM）には，本例のような非典型的な左脚ブロック型心電図を示す例があります．QRS 幅が著明に広いことも一つの所見です．

Q 80

1）QRS の幅は正常ですか？
2）Q 波はありますか？
3）ST-T や U 波はどうでしょうか？
4）何が考えられるでしょうか？

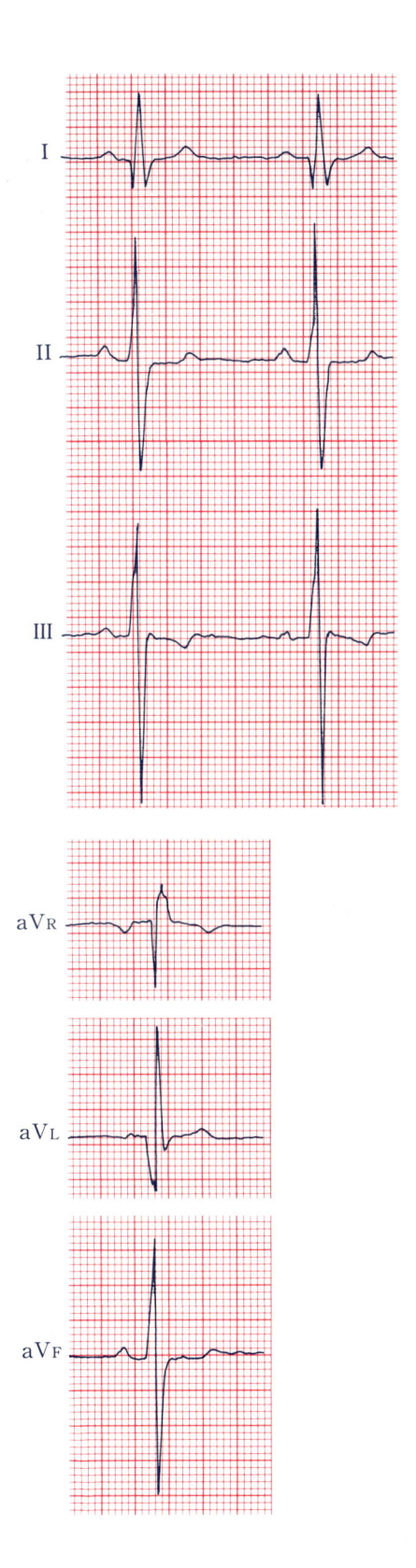

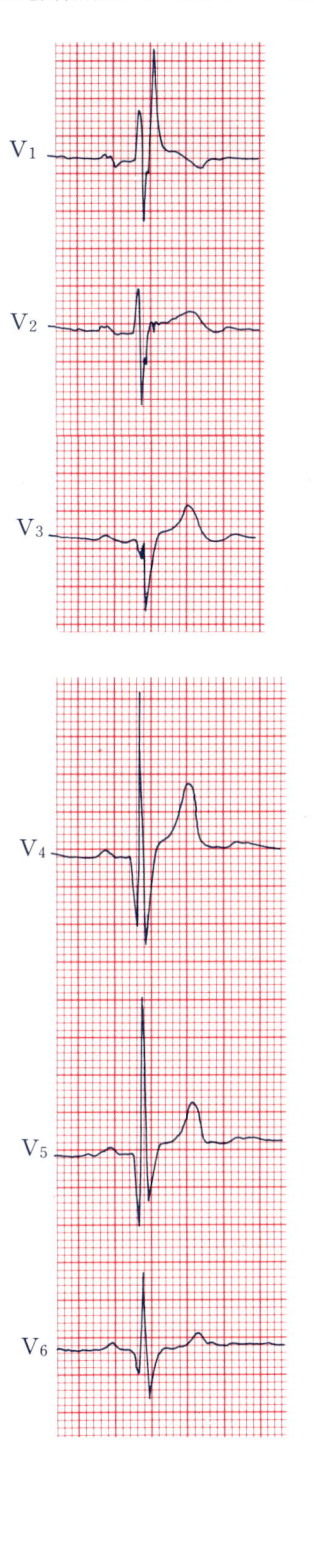

第III部　異常心電図判読のトレーニング　373

☞　図231（369頁）参照.

16 強心配糖体およびそれに関連した心電図所見のトレーニング

薬物の中でも，強心配糖体と抗不整脈薬はその使用方法を誤ると致死的な結果をまねくことにもなりかねません．ここではジギタリス薬の心電図所見，注意点などについて述べてみましょう．

1. ジギタリス薬による心電図所見は？

a）治療量でみられる心電図所見（図234）
① QT間隔の短縮
② STの盆状低下
③ T波平低または陰性化

b）中毒量でみられる心電図所見（図235）
① 心室期外収縮
② 心室頻拍
③ 房室ブロック（1度〜3度）
④ 2：1ブロックを伴う上室頻拍
⑤ 洞房ブロック
⑥ その他，種々の不整脈（特に複雑な説明のつかない不整脈をみたら，まずジギタリス中毒の可能性を検討してみましょう）．

2. ジギタリス中毒の治療

① ジギタリス薬を直ちに中止しなければなりません（減量でなく中止すること）．
② 水–電解質のバランスに注意，特に低カリウム血症はジギタリス中毒を増強しますので，カリウムの補給に気をつけて下さい．

■ **注意すべきこと**

① ジギタリス中毒では心室期外収縮の2段脈がよくみられます（図235 a）．
② 心室期外収縮が多形性・頻発性であったり，心室頻拍などがみられたら，直ちにその不整脈に対する治療が必要です（図235 b, c）．
③ 房室ブロックが出現することがあり，第1度またはWENCKEBACH（ベンケバッハ）型が多くみられますが，ときに完全房室ブロックになることもあり，

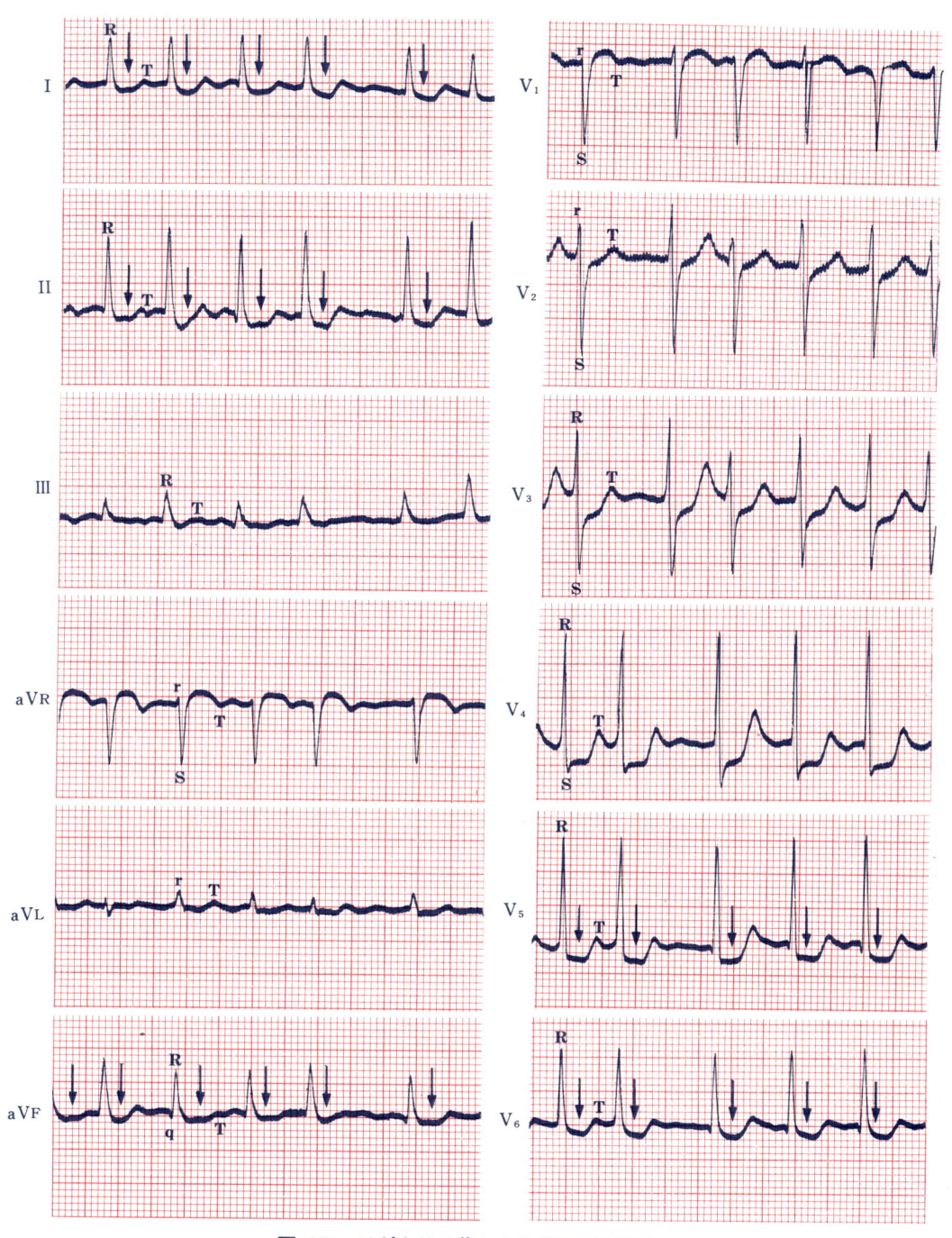

図 234 ジギタリス薬による ST 盆状低下

頻脈性の心房細動にジギタリス薬を使用し，ST の盆状低下を認めた症例です．ST の盆状低下がみられたからといってジギタリス中毒とはいえません．治療量でもかかる ST 低下は出現します．

矢印の部分（I，II，aVF，V₅，V₆）に ST の盆状低下がみられます．

V₃ と V₄ にも ST 低下がみられます．

QT は短縮しています．

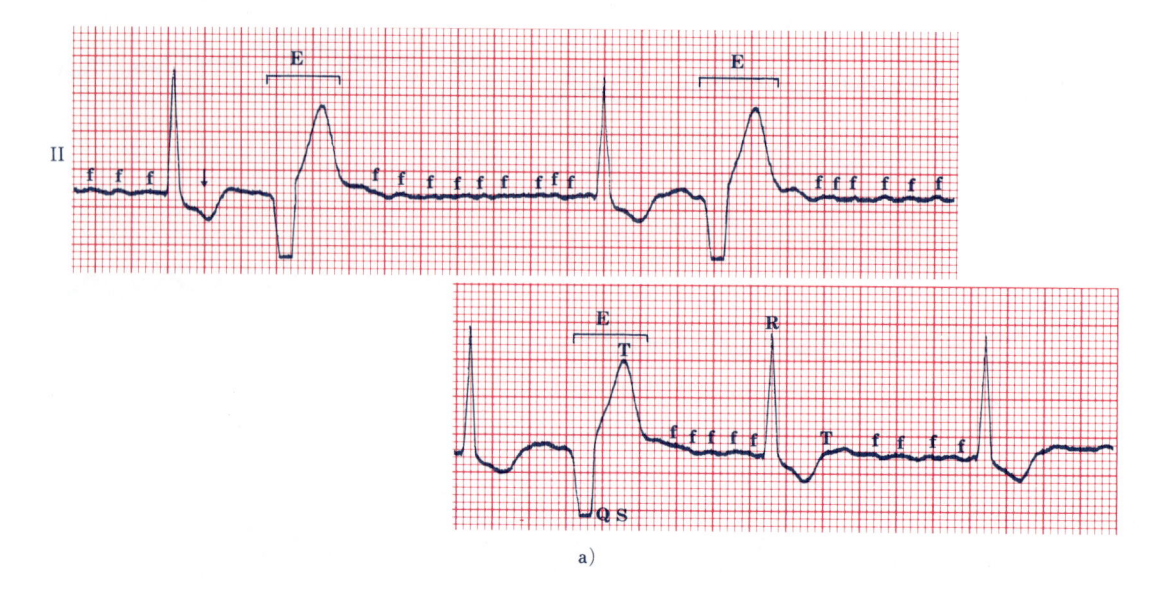

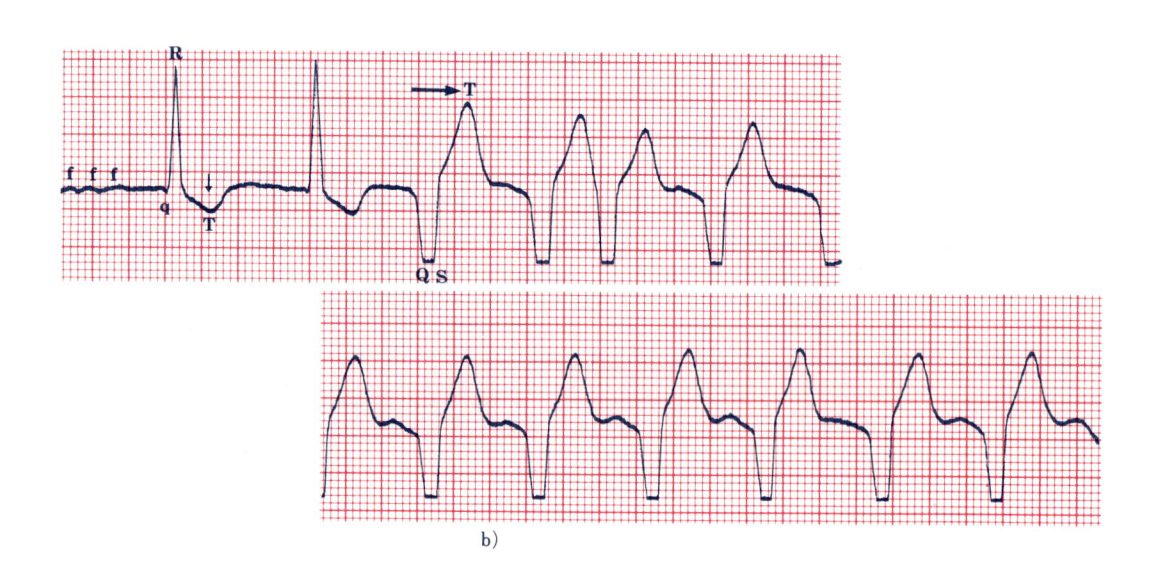

図235 (a〜d)

ジギタリス中毒のときの心電図です．a〜d) のすべてが基本調律は心房細動です．a) とb) は同じ症例で，a) は心室期外収縮 (E) が1心拍おきに出現し (2段脈)，b) は矢印 (→) の部分から後は心室頻拍となっています．c) は多形性の心室期外収縮 (E) が頻発し，d) は心房細動でありながら徐脈となってR-R間隔が整って，房室ブロックを伴った心房細動が疑えます．心房細動のf波はa〜d) のすべてで細かくてわかりにくく，またa, b, d) では期外収縮以外の部分のSTが盆状低下 (矢印↓の部分) を示しています．

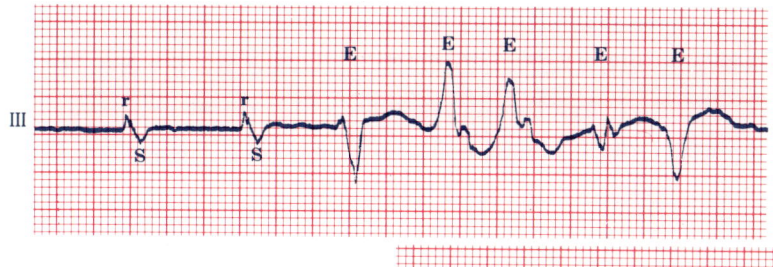

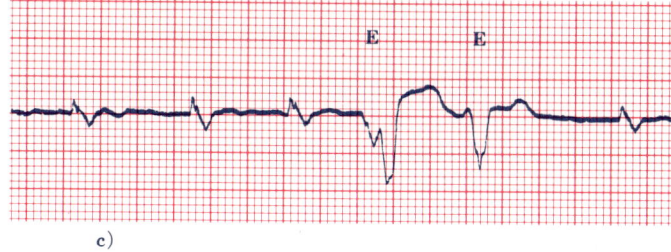

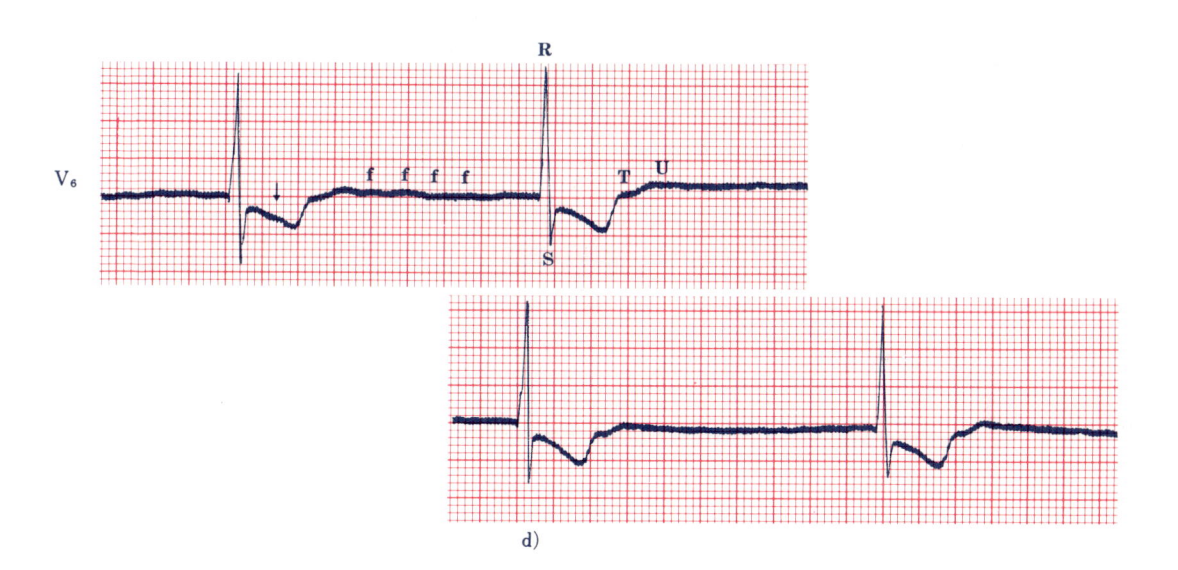

第Ⅲ部　異常心電図判読のトレーニング　377

図235　c), d)

一時ペーシングが必要になる場合があります．
② ジギタリス投与中の患者さんでは，心臓以外の症状にも注意して下さい．特に食欲不振・悪心・嘔吐・下痢などの消化器症状がジギタリス中毒の初発症状であることが多く，頭痛・不眠・その他種々な精神症状を認めることもあります．
③ 心房細動のある患者さんで，急に脈が整になり徐脈になったときには，ジギタリス薬が過剰になっていることが考えられます（図235d））
④ 腎機能低下のある患者さんや，高齢者，心筋障害の強い患者さんなどではジギタリス中毒になりやすいので注意して下さい．
⑤ 利尿薬を併用しているときにはジギタリス薬の効果が増強されるのと，利尿薬によっては低カリウム血症をおこし，よりジギタリス中毒を誘発しやすくなります．

Q 81

次頁の心電図について以下の質問に答えて下さい．
1）この不整脈は何でしょうか？
2）ST低下はどの誘導にみられますか？
3）ST低下の形に特徴はないのでしょうか？

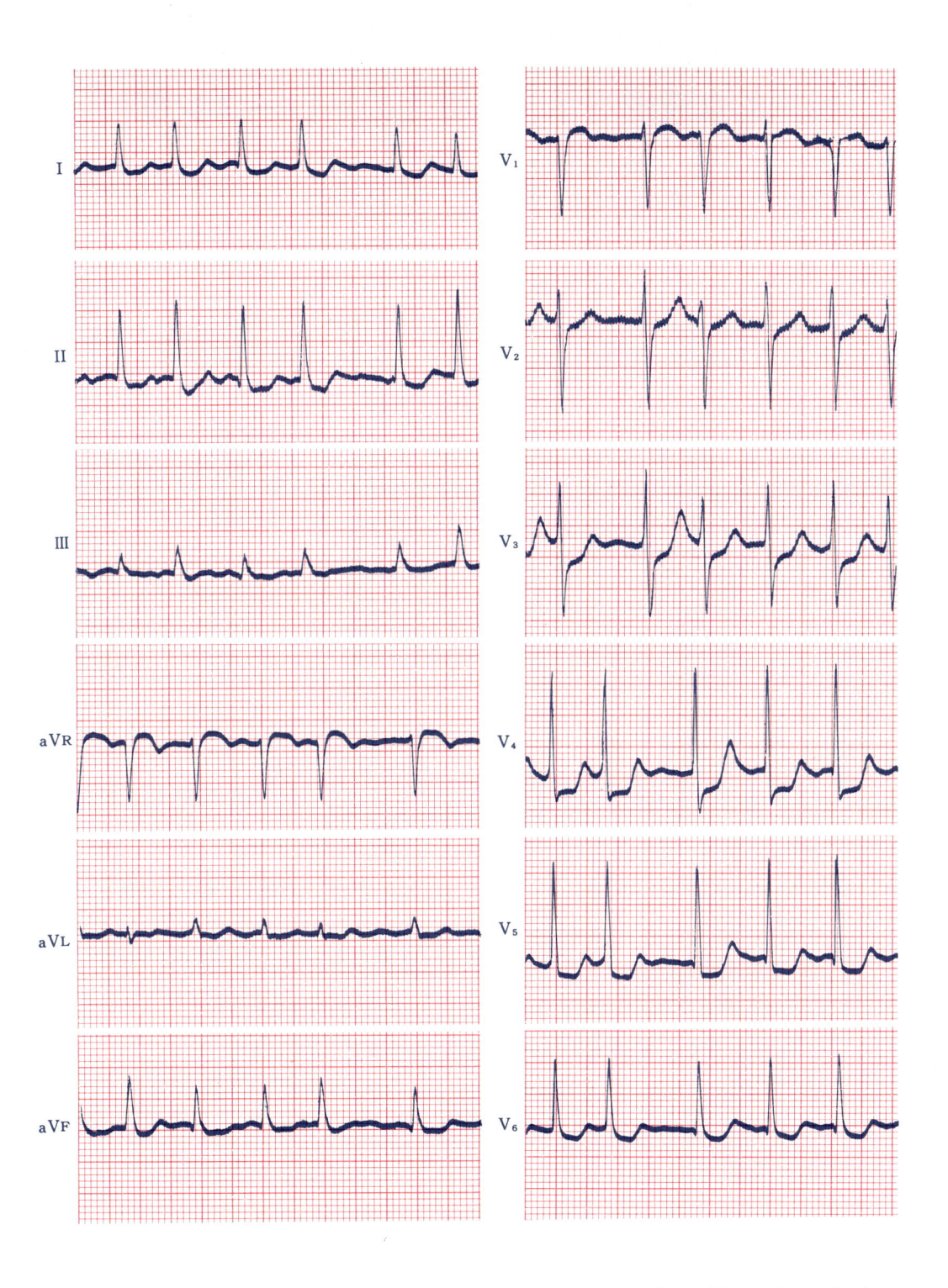

第Ⅲ部　異常心電図判読のトレーニング　　379

☞　図234（375頁）参照．

17 特異的な波形を示す心電図のトレーニング

すでに述べたように，心電図には多種多様な異常所見がありますが，ここでは心電図波形にきわめて特異的な所見を呈する3つの疾患（催不整脈性右室心筋症・BRUGADA症候群・低体温）を解説します．

A 催不整脈性右室心筋症 arrhythmogenic right ventricular cardiomyopathy, ARVC（アリズモジェニック ライト ベントリキュラー カージオミオパチー）の心電図は？

右室起源の心室頻拍を起こす，原因不明の右室を中心とする心筋疾患で，突然死を起こすことがあります．

■ 診 断

① QRSの終末部でST部分の始まりに，ε（イプシロン）波とよばれる小さい結節を認めることがあります（図236）．
② 右側胸部誘導（V_1～V_3付近）に陰性T波を高率に認めます．
③ 約1/3の例に不完全右脚ブロック様QRSを認めます．
④ 心室遅延電位（加算平均心電図で検出）を高率に認めます．
　図237に催不整脈性右室心筋症の心電図を示します．

■ 原 因

病理組織学的には右室心筋の脱落変性と脂肪浸潤，線維化が特徴的な原因不明の心筋疾患で，遺伝子の関与も検討されています．

■ 注意すべきこと

① 致死的な心室性不整脈が出現しやすく，抗不整脈薬に抵抗性があり，アブレーションや植え込み型除細動器が必要なことがあります．
② 右室拡大の確認（心エコー図などで）や，脂肪変性の検出（MRやCTで）が重要です．
③ 特徴的とされるε波よりも，右前胸部誘導の陰性T波を高率に認めます．

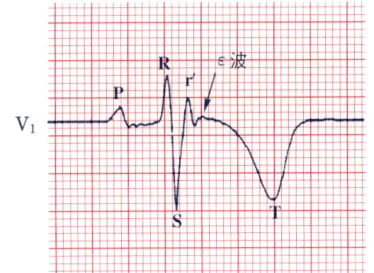

第III部　異常心電図判読のトレーニング　381

図236　ε波（イプシロン波）
V_1の波形を拡大したもので，分裂したQRSの後のSTの初期部分に小さな結節がみられます．これがイプシロン波に相当します．

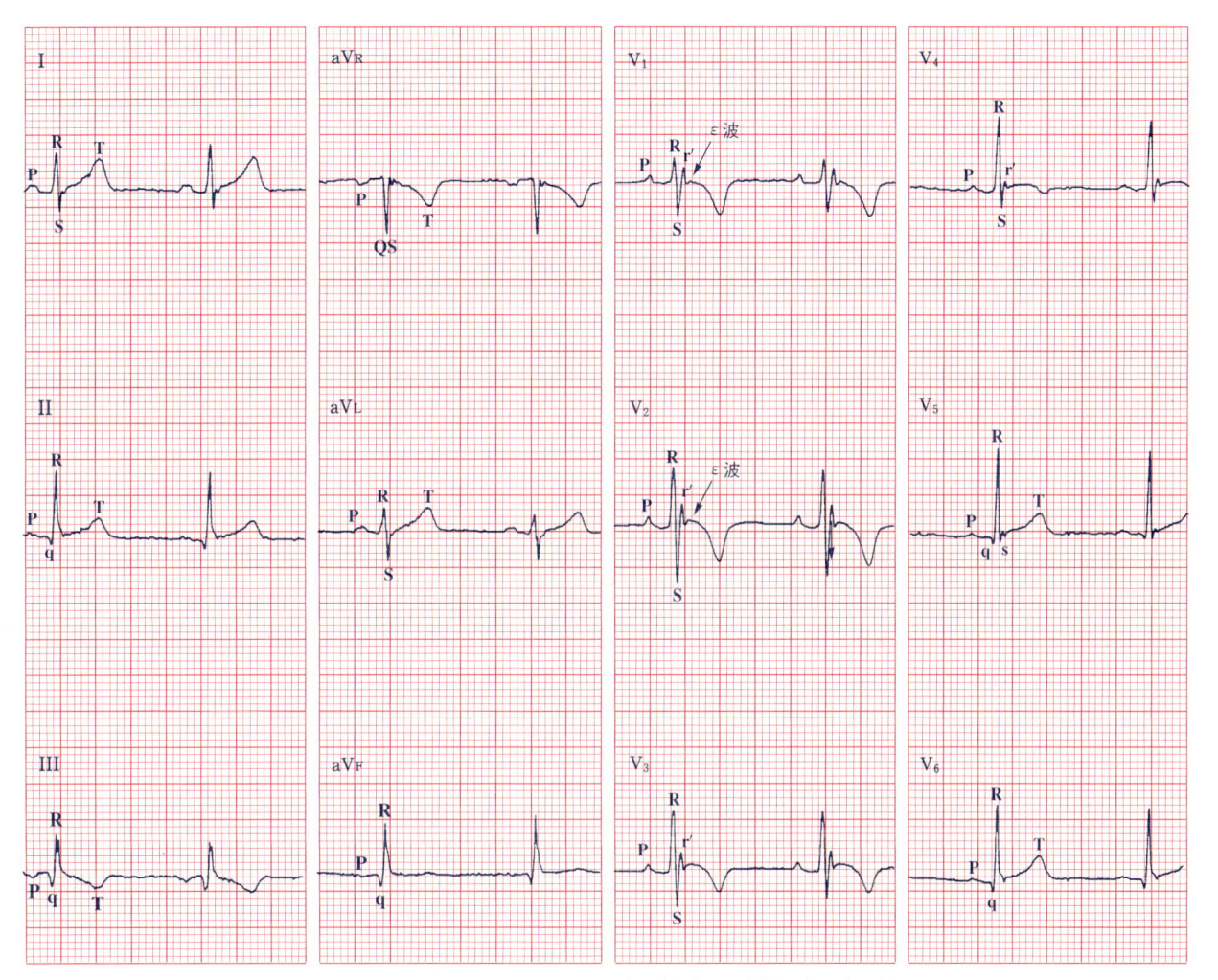

図237　催不整脈性右室心筋症の心電図（58歳，男）
V_1で不完全右脚ブロック型（R>r'）で，ST部分の始めに小さな結節（図236に拡大図を示してあります）を認め，これがε波に相当します．V_1〜V_4に陰性T波がみられます．

B BRUGADA症候群 BURUGADA syndrome（ブルガダ シンドローム）の心電図は？

　　　　右脚ブロック様心電図で，右前胸部誘導（V_1～V_3付近）でST上昇を示し，特発性の心室細動を起こして突然死する症候群で，従来ポックリ病といわれていたものの多くが本疾患と考えられています．

■ 診　断

① V_1～V_3付近で右脚ブロック様のQRSを呈して，ST部分の上昇を示します．
② ST上昇の形として，図238に示すようにa) **coved**型（上方に凸の弯曲した形）とb) **suddle back** 型（馬の鞍のように上方に凹の形）の2種類があります．
③ QRSやST上昇の形は恒常的でなく，変動します．
④ coved型を示すときのほうが危険だとされています．
⑤ 突発的に心室細動発作を起こします．

　図239にcoved型ST上昇を示すBRUGADA症候群の心電図を示します．

■ 原　因：最近では本症候群の一部がイオンチャネル遺伝子病と考えられていますが，右室心外膜側と心内膜側の活動電位の再分極相の差が原因で，心電図変化や心室細動を惹起するとする説が有力とされています．

■ 注意すべきこと

① 本来の右脚ブロックでST上昇を示すものがありますが，恒常的な所見が普通です．
② 本例のような心電図をみたら，ST上昇の変動，特にcoved型の有無，失神発作の既往や，突然死の家族歴を確認して下さい．
③ 突然死の予防には，植え込み型除細動器が適応になります．

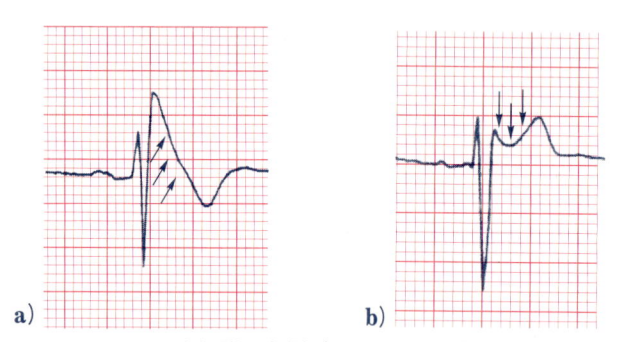

a)　　　　　　　　　　　　b)

図 238　BRUGADA症候群の右側ブロック型心電図のST上昇の形

a) **coved 型 ST 上昇**
　QRSのR′に相当する部分の頂点から，上方に弯曲して陰性T波に移行しているのがみられます．

b) **suddle back 型 ST 上昇**
　QRSのR′に相当する部分の頂点から陽性T波にかけて，馬の鞍のような上方に凹の形でSTが上昇しています．

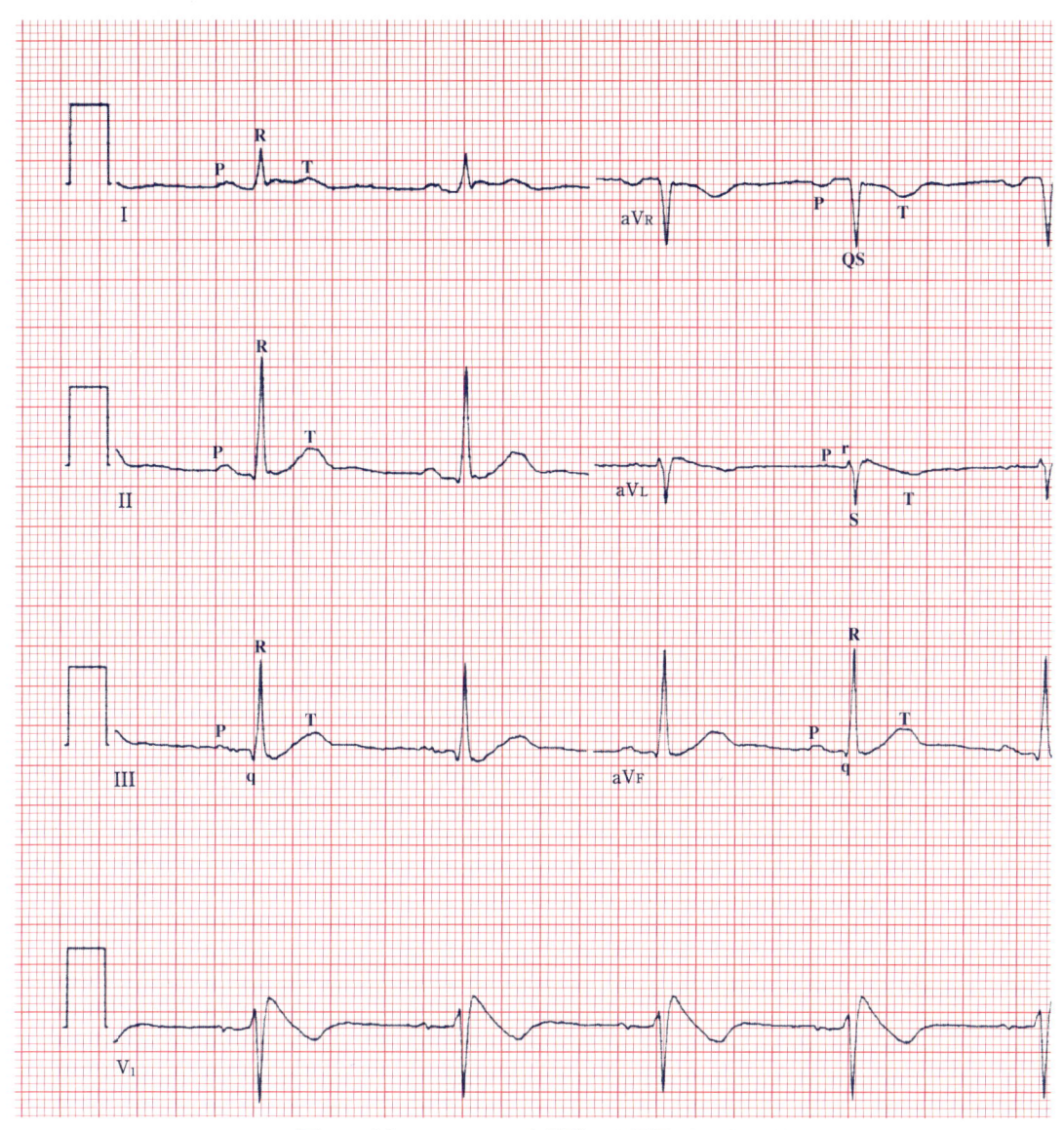

図 239（1）　Brugada 症候群の心電図（43 歳，男）

V_1，V_2 で右脚ブロック様（右脚ブロックと異なり，V_5，V_6 の S 波が広くない）の QRS を示しますが，R′ の頂点から陰性 T 波にかけて上方に弯曲するような coved 型の ST 上昇（↓）を示しています．特発性心室細動による失神発作が頻発する例です．

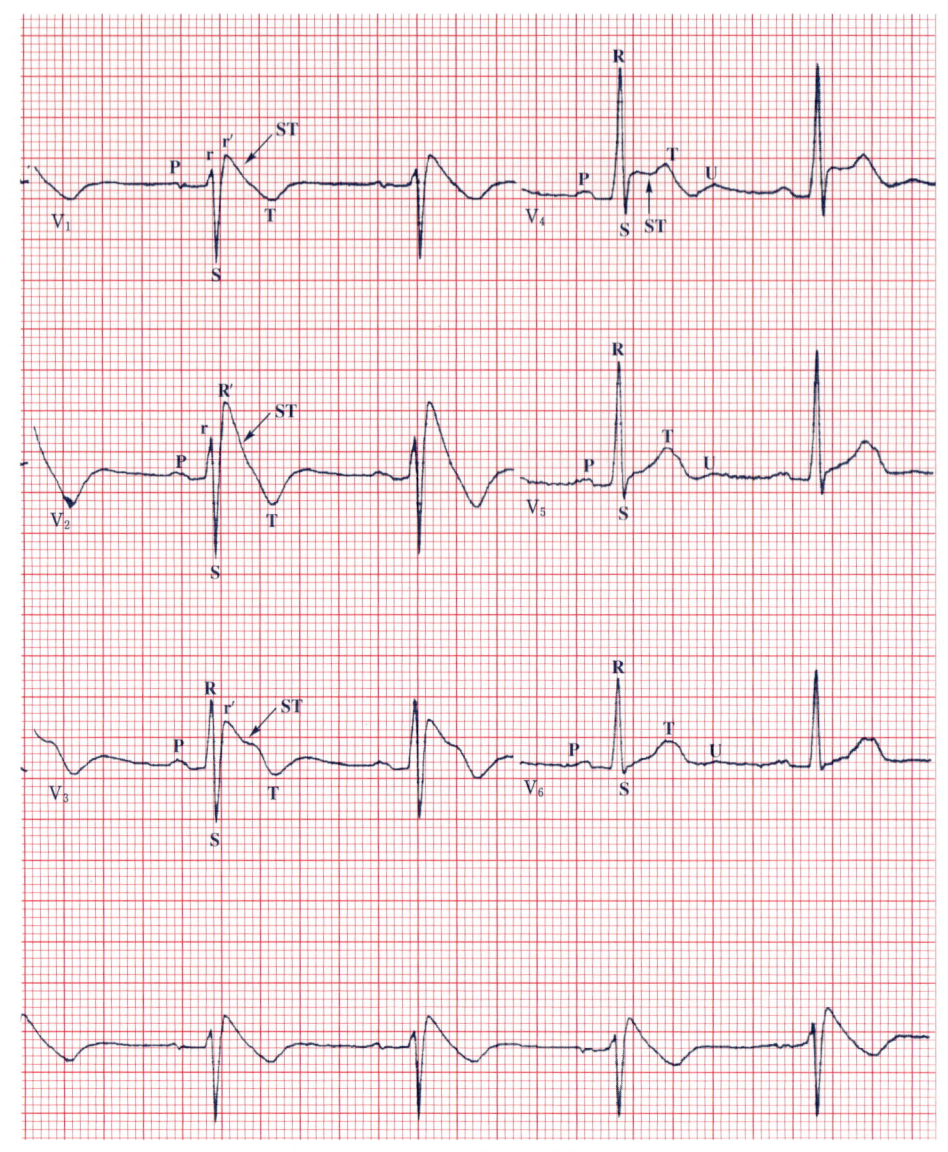

384　17．特異的な波形を示す心電図のトレーニング

図 239（2）

C 低体温の心電図は？

　寒冷に曝されるなどの事故や，低体温療法などで体温が30度前後に低下したときに，QRSの終末にJ波（ジェー波）またはOsborn wave（オスボン波）とよばれる特徴のある波形が出現します．

■　診　断
① **J波**の出現（図240）：aで幅の広い典型的なJ波，bでは小さなJ波）
② **QRS幅の延長**（J波による）
③ **不整脈**（洞徐脈や心房細動が多い）
④ **QT時間の延長**

図241に低体温心電図を示します

■　原　因：低体温により，細胞内外のイオン交換に変化が起こり，心外膜側の活動電位の形がspike and dome pattern（尖った波形の後に丸い形を示す）となり，かつ心外膜と心内膜の間に時間的に電位較差が生じてJ波を形成すると説明されています．

■　注意すべきこと
① 体温の回復とともにJ波は幅と高さが減少して，やがて結節状になり消失します．
② J波はII・III・aV$_F$・V$_5$・V$_6$で高率にみられ，観察されやすいようです．
③ 小さなJ波は，頭部外傷や脳血管障害，脳死などでJ波をみることがあります．

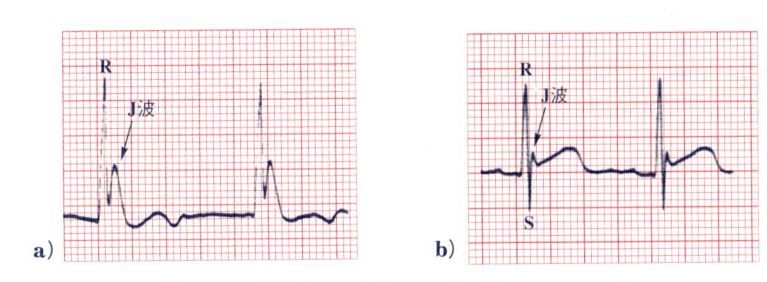

図240　低体温でみられるJ波（Osborn wave）
a）典型的な幅の広い大きなJ波
b）結節様の小さなJ波

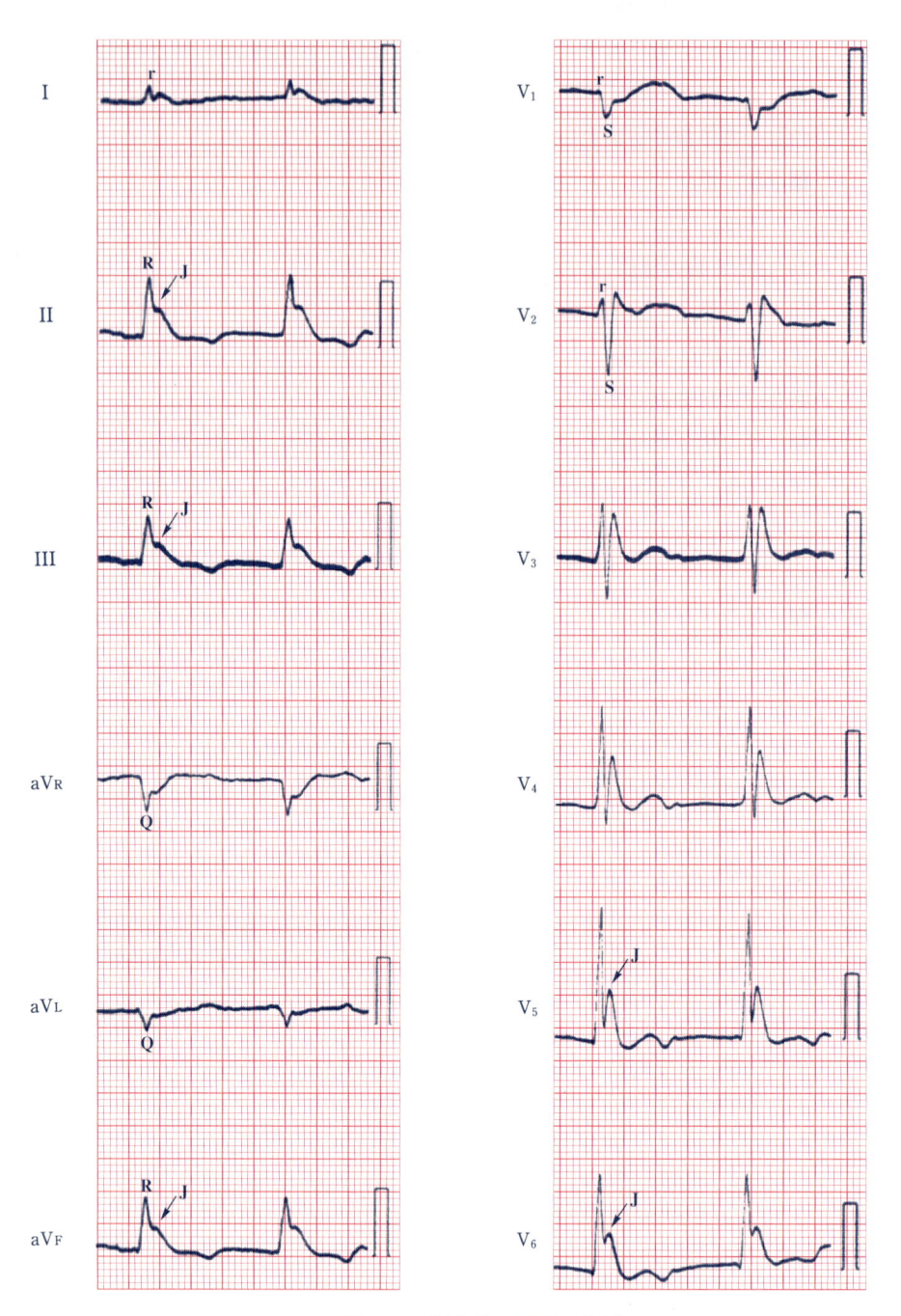

図 241 低体温心電図の実例

a) 寒冷曝露事故の低体温（28℃）時の心電図です．QRS の後半が盛り上がって幅広く，分裂しているようにみえます．この後半の部分が J 波（↓）です．II，III，aV_F，V_5，V_6 の誘導に特徴的です．P 波も不明瞭になっています．

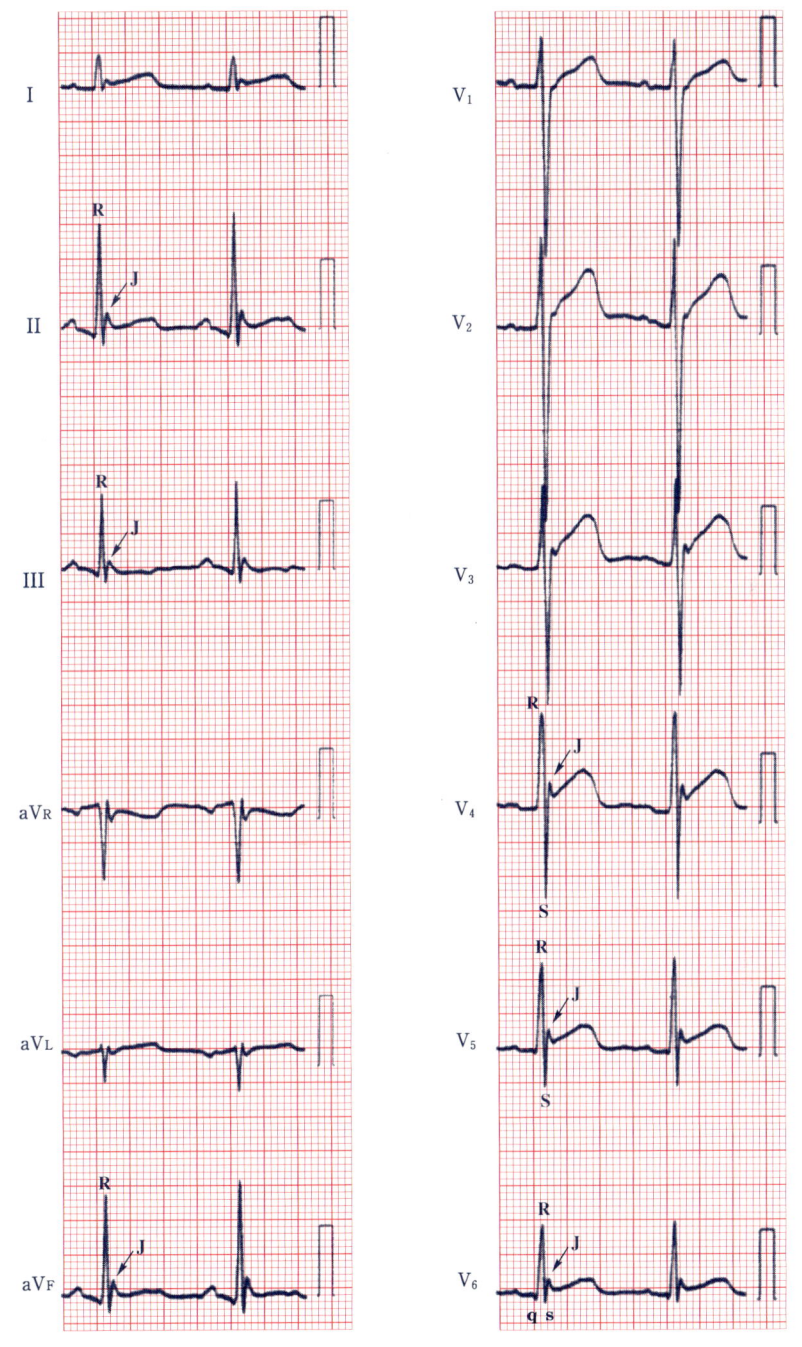

b) 頭部外傷で低体温療法中（31.7℃）の患者さんの心電図です．QRS の終末部に小さな J 波がみられます．a) の J 波に比較して幅も高さも小さいのがわかります．

Q 82

1) QRSにどんな異常がみられるでしょうか？
2) T波の異常を指摘して下さい．
3) 何か特異的な波形があるでしょうか？
4) 診断として何を考えますか？

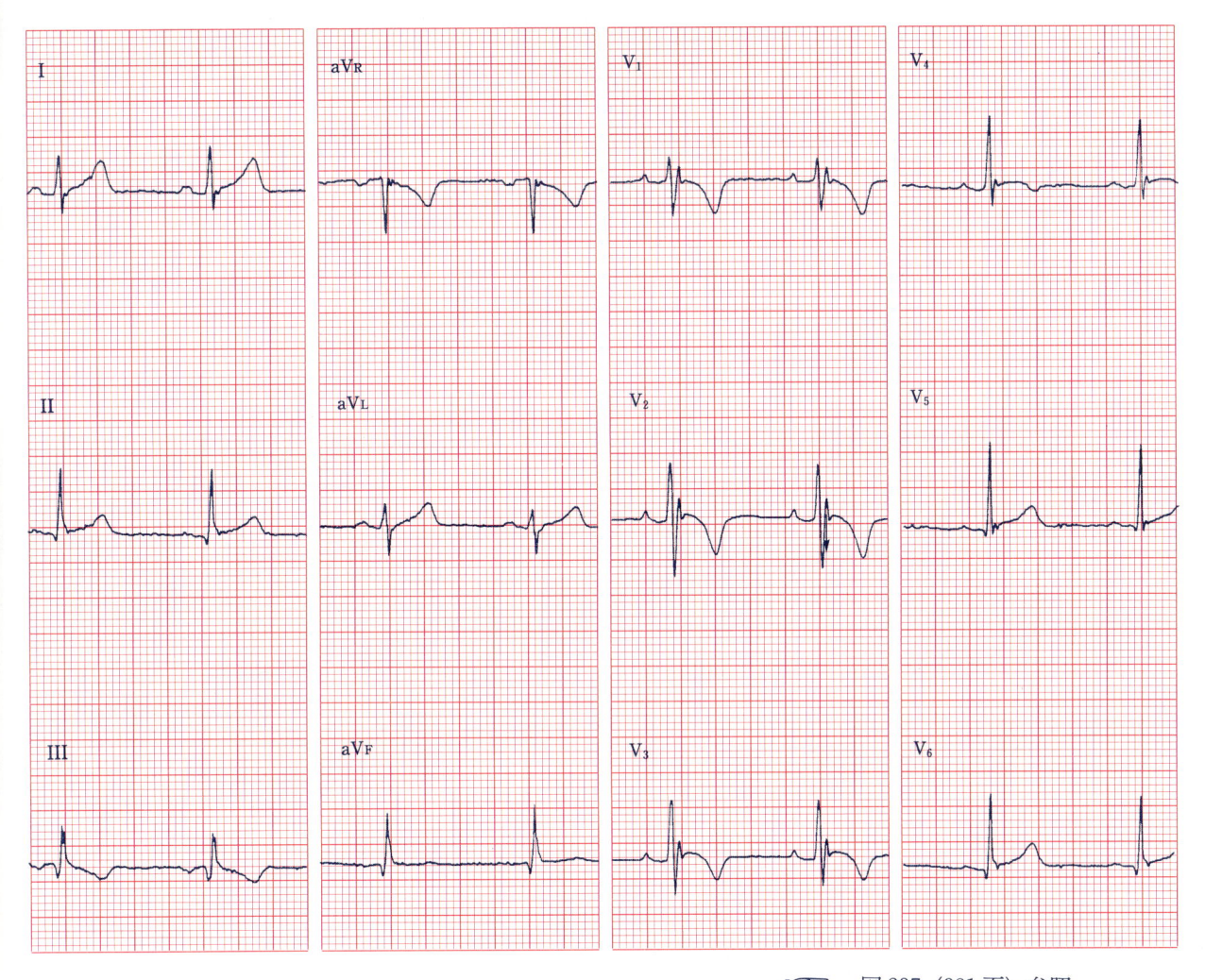

☞ 図237（381頁）参照．

Q 83

1）QRS の波形でどんな異常がみられますか？
2）ST-T に何か特徴があるでしょう？
3）診断は？

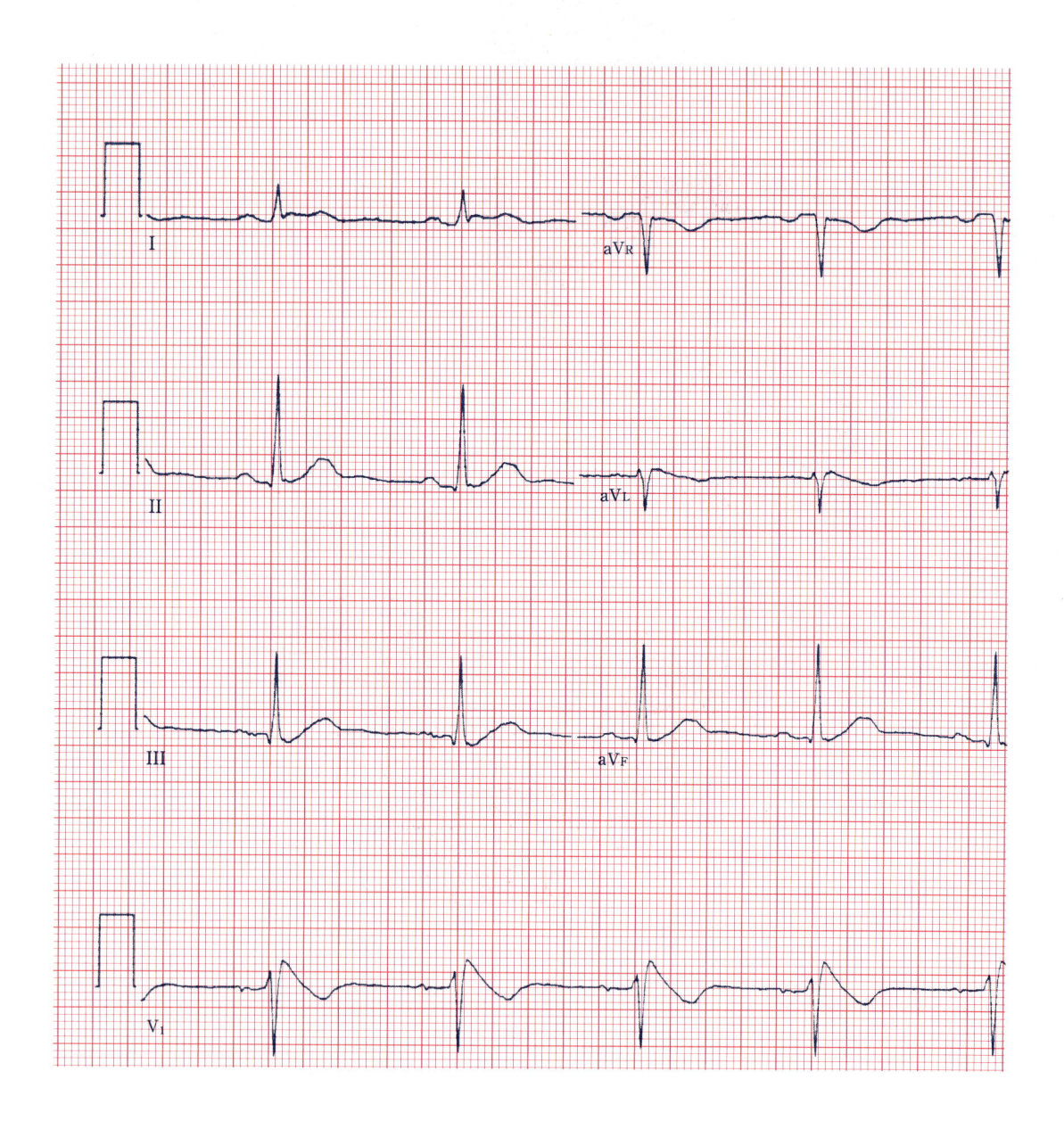

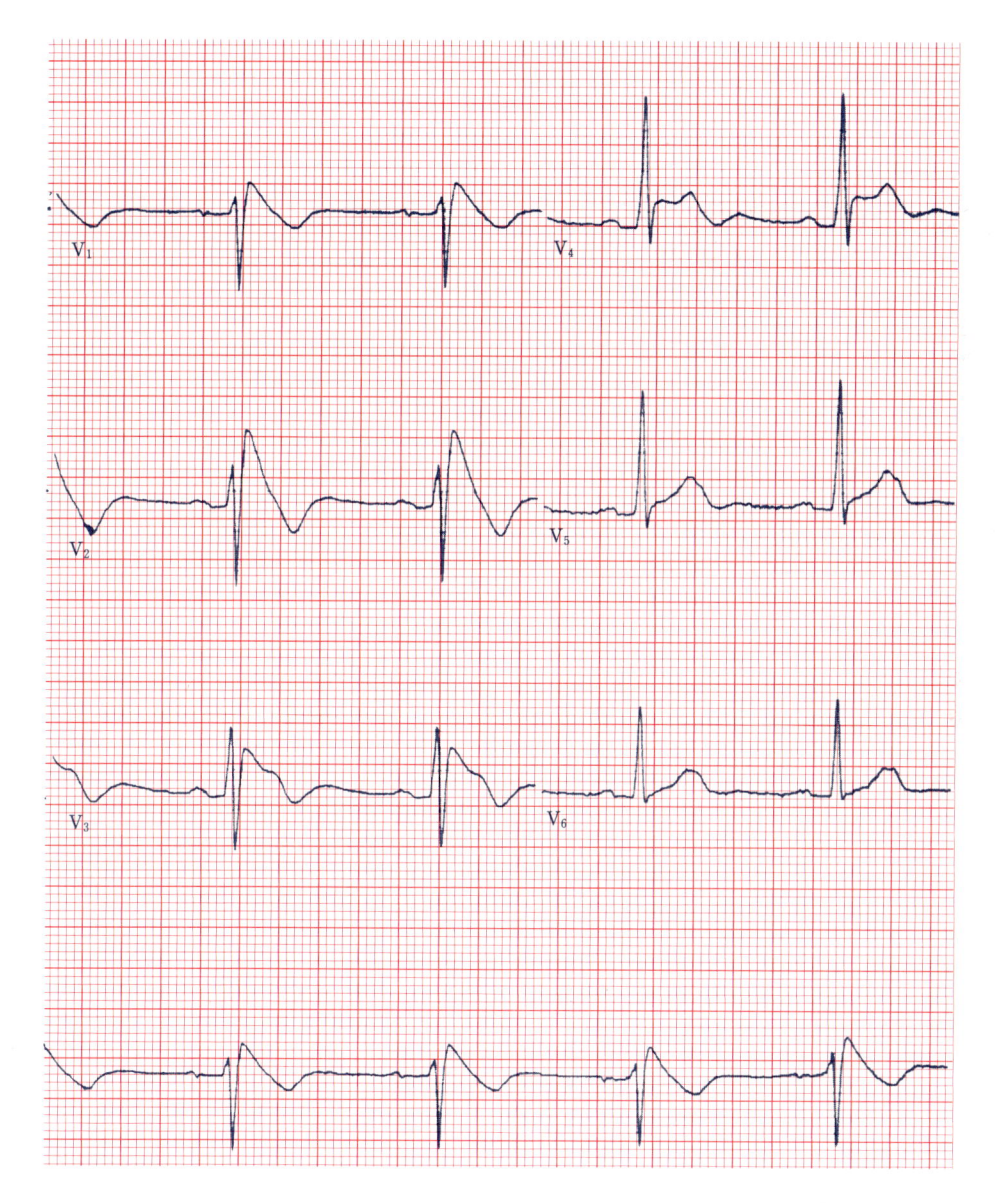

第Ⅲ部　異常心電図判読のトレーニング　391

☞　図 239（383 頁）参照.

392   17. 特異的な波形を示す心電図のトレーニング

Q 84
1) QRSにどんな異常があるでしょう？
2) 特徴的な波形はどの部分にみられるでしょうか？
3) 診断は？

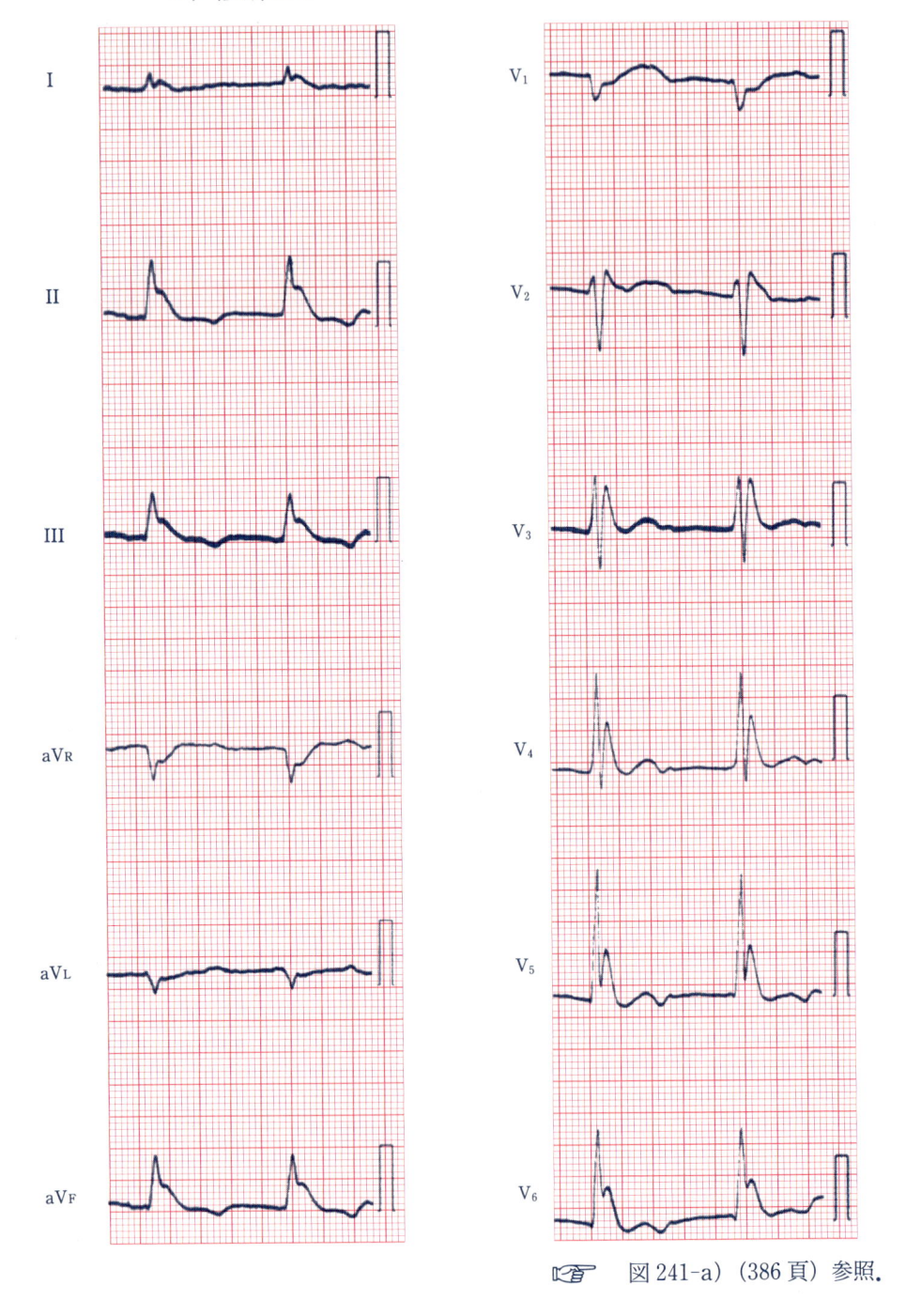

☞ 図241-a）（386頁）参照．

附

A 不整脈の薬物療法

不整脈の心電図診断にあたり，治療をどうするかの判断は重要で，抗不整脈薬を以下の分類で整理して覚えて下さい．たとえばすでに述べた不整脈の各治療の所では，VAUGHAN-WILLIAMS（ボーン-ウィリアムズ）分類に従ってIa群とかIb群とかの記号で述べてあります．

i) 抗頻脈性不整脈薬

抗不整脈薬のほとんどが抗頻脈性で，その分類には種々ありますが，よく使われるVAUGHAN-WILLIAMS（ボーン-ウィリアムズ）分類とSicilian Gambit（シシリアンガンビット）について説明します．

① ボーン-ウィリアムズの分類

表10のように薬物の電気生理学的特徴で整理されたVAUGHAN-WILLIAMSの分類が単純で覚え易くよく用いられます．

第I群（Ia，Ib，Ic），II群，III群，IV群に分けられていますので各々の代表的

表10 抗不整脈の分類（VAUGHAN-WILLIAMS）

分類		薬理，電気生理学的特徴	代表的薬剤	臨床的有効性
第I群	Ia群	Naチャンネル抑制 / 活動電位持続時間の延長	ジソピラミド キニジン プロカインアミド ジベンゾリン・アジマリン ピルメノール プロパフェノン	上室性および心室性不整脈
	Ib群	Naチャンネル抑制 / 活動電位持続時間の短縮	アプリンジン リドカイン メキシレチン	心室性不整脈
	Ic群	Naチャンネル抑制 / 活動電位持続時間不変	フレカイニド エンカイニド ピルジカイニド	上室性および心室性不整脈
第II群		β遮断作用	プロプラノロール ピンドロール アテノロール アセプトロール	上室性および心室性不整脈
第III群		活動電位持続時間の著明な延長	アミオダロン ソタトール ブレチリウム	上室性および心室性不整脈
第IV群		Caチャンネル抑制	ベラパミル ジルチアゼム ベプリジル	上室性不整脈ときに心室性

薬物と，心室性，上室性のいずれに有効かの臨床的有効性の大略をまず覚えて下さい．また主な抗不整脈薬の使用量を表 11 に示しますので参考にして下さい．

表 11 主な抗不整脈薬の使用量

分類	薬剤名	注射	内服
Ia	キニジン		試験投与 1 回 0.1〜0.2 g 1 日量 0.2〜0.6 g　分 1〜3 漸増法では 1 回 0.2 を 1 日 3 回， 　2 日毎に回数を 6 回までに増加 　または 1 回量を 0.6 g まで増加 　6 日間で無効なら中止
	プロカインアミド （アミサリン）	初回 400〜1000 mg を 50〜100 　mg/分の速度で iv 持続点滴は 15〜30 mg/kg/日	1000〜2000 mg/日 1 日 4 回
	ジソピラミド （リスモダン） （ノルペース）	50〜100 mg 10〜20 mg/分	200〜400 mg/日　1 日 3〜4 回 最近持続性のリスモダン R 錠が出 ている．1 日 2 錠　分 2
	プロパフェノン （プロノン）	初回 1〜2 mg/kg iv	450 mg/日　分 3
Ib	リドカイン	1〜2 mg/kg 1 回 iv 持続点滴 1〜3 mg/分	
	メキシレチン （メキシチール）		300 mg/日　分 3 450 mg/日　まで増量
	アプリンジン （アスペノン）		40〜60 mg/日 1 日　2〜3 回
	ジフェニールヒダント イン （アレビアチン）	1 回 125〜250 mg 20〜50 mg/分 1 日 1000 mg まで	初期量　1000 mg/日　分 4 維持量　300 mg/日　分 3 徐放錠　300 mg　1 日 1 回
Ic	フレカイニド	初回量 1〜2 mg/kg iv	200 mg/日　分 2　より開始 400 mg/日　分 2　まで
	エンカイニド	初回量 0.6〜0.9 mg/kg iv	75 mg/日　分 3 200 mg/日　分 4　まで
II	プロプラノロール （インデラール）	初回量 2〜6 mg iv 　　　0.2〜0.4 mg/分	30〜120 mg/日　3〜4 回
III	アミオダロン	初回量 5 mg/kg iv 持続 10〜20 mg/kg を 24 時間	初回 600〜1000 mg/日，2〜4 回 1〜3 週間投与後 200〜400 mg/日
IV	ベラパミル （ワソラン）	1 回 5〜10 mg 1〜2 mg/分	120〜480 mg/日　3〜4 回
	ジルチアゼム （ヘルベッサー）		30 mg/日　分 3

I群はNaチャネル遮断作用を主体として，活動電位の持続時間が延長するIa群と，短縮するIb群および不変のIc群の3つのクラスに分けられます．第II群はβ遮断薬，第III群はKチャネル遮断作用があり活動時間を延長させるもの，第IV群はCaチャネル遮断作用をもっているものです．

上記分類以外に，ジギタリス薬や，ATPなども頻脈性不整脈として用いられることがあります．

② Sicilian Gambit（シシリアン ガンビット）の分類

VAUGHAN-WILLIAMS（ボーン-ウィリアムズ）の分類は覚えやすい利点がある反面で，これらの薬物がそう単純に分類できない問題も抱えています．そこで，最近Sicilian Gambit（シシリアン ガンビット）とよばれる新しい分類が試みられています．これは，各薬物の性格の近いものを近くに配分した分類で，種々の薬理作用を表示したもので，覚えにくい内容ですが，不整脈の発生機序を理解すると表をみて最適な薬物を選択できる利点があります．表12にシシリアン ガンビットの分類を示します．

ii）抗徐脈性不整脈薬

洞不全症候群や房室ブロックなどの徐脈性不整脈には，薬物としては主として表13のような交感神経作用薬や副交感神経遮断薬が用いられます．しかし一般に効果が不安定ですので，失神などの症状のある危険なものでは人工ペースメーカーが適応になります．

表12 The Sicilian Gambit（シシリアン ガンビット）抗不整脈薬のガイドライン

薬剤名	チャネル						受容体				ポンプ	臨床効果			ECGにおける作用		
	Na			Ca	K	If	α	β	M2	P	Na/k ATPase	左室機能	洞調律	心外性	PR	QRS	JT
	Fast	Med	Slow														
リドカイン	○											→	→	●			↓
メキシレチン	○											→	→	●			↓
トカイナイド	○											→	→	●			↓
モリシジン	Ⓘ											↓	→	○		↑	
プロカインアミド		Ⓐ			◐							↓	→	●	↑	↑↓	↑
ジソピラミド		Ⓐ			◐				○			↓	→	●	↑↓	↑↓	↑
キニジン		Ⓐ			◐		○		○			→	↑	●	↑↓	↑	↑
プロパフェノン		Ⓐ						◐				↓	↓	○	↑	↑	
アプリンジン		Ⓘ		○	○	○						→	→	●	↑	↑	→
シベンゾリン			Ⓐ	○	◐				○			↓	→	○	↑	↑	→
ピルメノール			Ⓐ		◐				○			↓	↑	○	↑	↑	↑→
フレカイナイド			Ⓐ		○							↓	→	○	↑	↑	
ピルジカイニド			Ⓐ									↓→	→	○	↑	↑	
エンカイナイド			Ⓐ									↓	→	○	↑	↑	
ベプリジル	○			●	◐							?	↓	○			↑
ベラパミル	○			●				◐				↓	↓	○	↑		
ジルチアゼム				◐								↓	↓	○			
ブレチリウム					●		⑧	⑧				→	↓	○			↑
ソタトール					●			●				↓	↓	○	↑		↑
アミオダロン	○			○	●		◐	◐				→	↓	●	↑		↑
アリニジン					◐	●						?	↓	●			
ナドロール								●				↓	↓	○	↑		
プロプラノロール	○							●				↓	↓	○	↑		
アトロピン									●			→	↑	◐	↓		
アデノシン										□		?	↓	○	↑		
ジゴキシン									□		●	↑	↓	●	↑		↓

〈抗不整脈作用の相対強度〉○低　◐中　●強　□作動物質　⑧作動/拮抗物質
A：活性化した状態での遮断薬　I：不活性化の遮断薬
Na：Naチャネル　Ca：Caチャネル　K：Kチャネル　If：過分極誘発内向き電流
α：α受容体　β：β受容体　M2：ムスカリン2型受容体　P：A1プリン様受容体

表13　抗徐脈性不整脈薬

	一般名	商品名	用法・用量		副作用	禁忌
交感神経作用薬	dl-isoproterenol hydrochloride	プロタノール (0.2 mg) プロタノール (15 mg) スーナー (15 mg) イソパール-P (10 mg)	静注 経口 経口 経口	0.5〜3.0 μg/分 45〜60 mg/日, 分3〜4	頭痛・顔面紅潮・悪心・振戦・発汗	狭心症・肥大型心筋症
	orciprenaline sulfate	アロテック (10 mg)	経口	30〜60 mg/日, 分3〜4	頭痛・振戦・悪心・発疹・神経過敏	
副交感神経遮断薬	atropine sulfate	硫酸アトロピン (0.5 mg) 硫酸アトロピン (0.5 mg) ロートエキス 100 mg/g	静注 経口 経口	1回に0.02〜0.04 mg/kg 1.5〜3.0 mg/日, 分3 60〜150 mg/日, 分3	口渇・羞明・散瞳・眼筋調節麻痺・排尿困難・便秘	緑内障・前立腺肥大・麻痺性イレウス
	butyl scopolamine bromide	ブスコパン (20 mg) ブスコパン (10 mg)	静注 経口	1回に10〜20mgを皮, 静注 30〜100 mg/日, 分3〜4		
	propantheline bromide	プロパンサイン (15 mg)	経口	45〜60 mg/日, 分3〜4		

B 非薬物療法

薬物治療に期待できない例に適応を決めてペースメーカーや電気的除細動あるいはカテーテル焼灼術（カテーテルアブレーション）を行うことがあります．

i) 電気的治療法
 ① 電気的除細動
 ② 人工ペースメーカー
 ③ 植込み型除細動器
 ④ その他

ii) 外科的療法など
 ① カテーテル焼灼術
 ② 外科的治療法
 ③ その他

C 不整脈の危険性と治療の要点は？

まず心電図による不整脈の診断が必要です．同じ不整脈の種類であっても背景の疾患や心機能，症状の有無などで判定が異なることがあります．使用されていた薬物のチェックも重要です．それらを考慮して図242のように不整脈を診断し，その背景を考慮して評価し，治療方針を立てていきます．

また表14に不整脈の危険性と治療の要点について示しますので参考にしてください．

不整脈の背景 → 症状　心疾患　心機能　治療内容

不整脈の心電図診断 → 不整脈の診断

不整脈の危険性の判断 → 評価

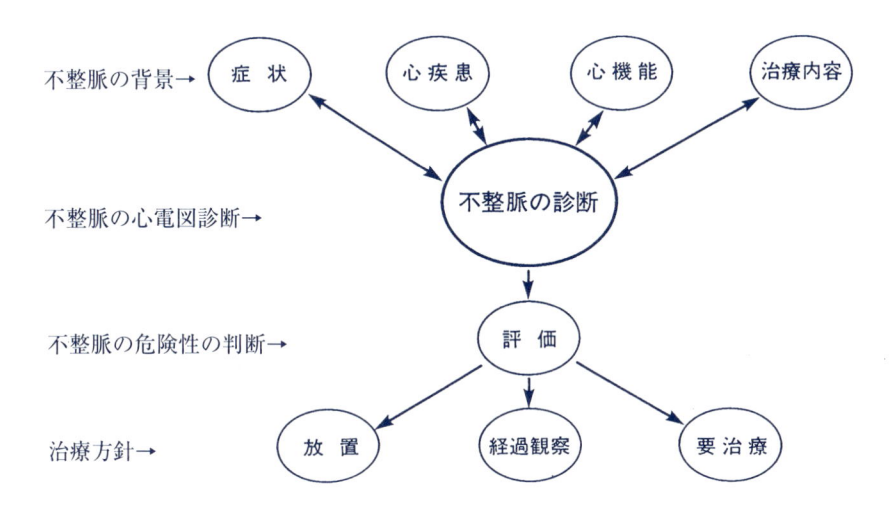

治療方針 → 放置　経過観察　要治療

図242　不整脈の診断から治療へ

表14　不整脈の危険度別ランクづけと治療の要点

a) 致命的で直ちに処理を必要とするもの
① 心室細動：前胸部殴打・電気ショック・植込み型除細動器
② 心室静止：前胸部殴打・電気ショック・人工ペーシング
　ただちに気道確保・人工呼吸・心マッサージなどを平行して行う．

b) 危険性が大で死に至る可能性もあるもの
① 完全房室ブロック：人工ペースメーカー（ペースメーカー使用までの間はイソプロテレノールの持続点滴）
② 失神発作のある MOBITZ II 型房室ブロック：人工ペースメーカー
③ 失神発作のある sick sinus syndrome：人工ペースメーカー
④ 心室頻拍：まずIb群のリドカインの静注，Ia群，Ic群の順で単独または併用します．次にアミオダロンなどのIII群も使われています．心不全・重症心疾患などもおこったときには電気ショックが用いられることもあります．カテーテルアブレーションが有効なものもあります．
⑤ 心室期外収縮の R on T（特に急性心筋梗塞時）：④と同様な使い方をします．

c) 治療を要する不整脈
① sick sinus syndrome（症状のあるもの）：人工ペースメーカー・アトロピン・ロートエキス・アロテック・イソプロテレノール．
　(i) 人工ペースメーカーは心拍数が 40/分以下か，症状のあるものに主に使用します．
　(ii) 徐脈頻脈症候群では人工ペースメーカーと頻脈を抑制する薬剤の併用がよいことがあります．
② 心拍数が正常に近い慢性の完全房室ブロック：アロテック・イソプロテレノール・副腎皮質ホルモン・人工ペースメーカー．
　長年全く無症候で経過している者に上記の治療を積極的に行うかには意見が分かれますが，人工ペーシングが無難です．
③ WENCKEBACH 型房室ブロック：アトロピン・ロートエキス・アロテック・イソプロテレノール．経過観察のみでよい場合が多い．
　スポーツマンでは健常でみられることもあります．この場合は治療不要です．
④ 上室頻拍：ベラパミル・Ia群 Ic群・ジギタリス薬・β遮断薬，場合により電気ショック．ATP の静注も有効．アブレーションも行う．
⑤ 心房粗動：ジギタリス薬，Ia群，Ic群，II群，III群，IV群，電気ショック・アブレーション．
⑥ 発作性心房細動：心房粗動の治療と同様．
⑦ 慢性の頻脈性心房細動（心拍数 100/分以上）：ジギタリス薬・β遮断薬・ベラパミルなどにて心拍数をコントロールする．
⑧ 心室期外収縮で頻発性・多形性・short run など：Ib群，次いでIa，Ic，III群，ときにII群やIV群．
　ジギタリス中毒によるものではリドカイン・ジフェニルヒダントイン・プロプラノロールなど．
⑨ 上室期外収縮（頻発するもの・心房細動や上室頻拍に移行しやすいもの・心不全などによるもの）：ジギタリス薬，Ia，Ic，II，III群など．

d) 経過観察のみでよい不整脈
① 症状のない洞徐脈や洞不整脈
② 単形性の上室または心室期外収縮で背景に心疾患がなく無症状なもの．
③ 第1度房室ブロック
④ 慢性心房細動（正常心拍数を保っているもの，ただし血栓塞栓症の予防を要する）

上記 c) の④〜⑨の薬物は，VAUGHAN-WILLIAMS（ボーン - ウィリアムズ）分類（表10）の薬剤を心室性と上室性に分けて覚えるとよいと思います．

表 15　人工ペースメーカーの種類

1. ペースメーカーの本体と電極の場所による分類
    a) 体外式ペースメーカー
       本体（体外）→電極（体外）　電極を胸壁上におくもの．
    b) 混合式ペースメーカー
       本体（体外）→電極（体内）
          直接型：　本体と電極は直接にカテーテルで連結されているもので，カテーテル電極は経静脈的に右心へ至ります．
          誘導型：　心筋に電極を植込んで，体外の本体から無線誘導によって刺激を与える誘導型ペースメーカー
       以上のほかに，針電極を胸壁より心臓の近くに刺して刺激を与えるものもあります．
    c) 植込み型ペースメーカー
       本体（体内）→電極（体内）
       本体は前胸部の皮下または大胸筋の下に植込み，それによりカテーテル電極は皮下より経静脈的に右室腔内に固定されるものが，ほとんどですが，場合によっては開胸して外科的に心外膜側より心筋に電極を固定する場合もあります．
2. 電極による分類
       心筋電極：　電極を心臓の表面に縫着するもの，カテーテル不要の誘導型と，本体と電極がコードでつながっているものがあります．
       カテーテル電極：　カテーテルの先端に電極がついているもので，本体を（＋），先端を（－）とした単極ペーシングカテーテルと，カテーテルの先に（＋）と（－）の2つの電極がついている双極ペーシングカテーテルがあります．心室ペーシング用と心房ペーシング用があり，心房ペーシング用は通常 J 型の形をしています．心筋への固定がしやすいように先端がネジ込み式のスクリュー型のものなど工夫された電極もあります．
3. デマンド型ペースメーカー
       自己の調律を本体が感知して，次の心拍がある一定時間（調節可能）以上発生しないときに，はじめて刺激発生が行われるように工夫されたもので，一般によく用いられているものです．**ペーシング部位・センシング部位・センシング作用**の各機能からの分類と表示の仕方があり，下記のように3個のアルファベットを横に並べて表現します．
       第1文字：　ペーシング部位を表現します．
          A：　心房をペーシングする．　　　　　V：　心室をペーシングする．
          D：　心房および心室をペーシングする．
       第2文字：　センシング部位（自己の調律をどこで感知できるか）を表現します．
          A：　心房の興奮を感知できる．　　　　V：　心室の興奮を感知できる．
          D：　心房および心室の興奮を感知できる．　　O：　機能なし．
       第3文字：　センシング作用を表現します．
          I：　抑制型で，設定された刺激頻度より遅い頻度の自己調律になると人工ペースメーカーの刺激が有効になる．
          T：　同期型で，自己調律を感知すると同時に刺激を出すがこれは無効となり，その後の定められた間隔内に自己調律の興奮が発生しないと刺激が出るもの．
          D：　両機能を有するもの．　　　　　　O：　機能なし．
       たとえば，**VVI型**ペースメーカーとは，心室抑制型の心室ペーシング機能を有するものであり，**DDI型**とは抑制型でセンシングもペーシングも心房・心室の両者で行い得るものということです．この場合電極カテーテルは心房と心室のおのおのへ1本ずつ留置することになります．
       心房の刺激を感知して心室をペーシングする場合，あるいは心房と心室を同時にペーシングする場合には，心電図のPR時間に近い間隔で心房・心室が順次興奮するように工夫されています．

表16　人工ペースメーカーの適応

1. 一時的人工ペースメーカーの適応
   a) 永久的人工ペースメーカーの適応の患者に，ペースメーカー植込みまでの間を一時ペーシングで間に合わせる．
   b) 房室ブロックや洞房ブロックなどの不整脈のある患者が手術を受けるときには一時ペーシングをしておき，心停止を予防する．
   c) 心筋梗塞のときの房室ブロックや洞性不整脈は一過性のものが多いので，薬剤の有効なものもあるが，一時ペーシングで経過をみるのが確実である．
   d) 心不全のある完全房室ブロックや sick sinus syndrome の患者に一時ペーシングを試みて心不全に有効かどうかをみて，永久ペーシングにする．
   e) 心臓およびその他の手術中に完全房室ブロックが生じたとき．
   f) sick sinus syndrome の患者の洞結節の機能の検討などに，ヒス束心電図と同時に用いる．
   g) 薬剤でコントロールができない頻脈性の不整脈がくり返しおこるとき（速い頻度でペーシングあるいは先行心拍からの連結期を次第に短縮させながら早期刺激を与えて電気的に除去する）．
2. 植え込み人工ペースメーカーの適応
   a) ADAMS-STOKES 発作のある以下の不整脈
      完全房室ブロック・MOBITZ II 型の房室ブロック・sick sinus syndrome
   b) 症状の強い徐脈性不整脈
   c) うっ血性心不全のある以下の不整脈
      徐脈性の完全房室ブロック・sick sinus syndrome
   d) 慢性的な，頻発する，薬剤の無効な上室頻拍，心室頻拍に上記 g) と同じ特殊なプログラムの機能をもった人工ペースメーカーを植え込むことがあります．

表17　カテーテルアブレーションの適応

1. WPW 症候群
2. 房室結節リエントリー性頻拍（上室頻拍の一部）
3. 心房粗動（通常型）
4. 心室頻拍
   a. 特発性心室頻拍（ベラパミル感受性）
   b. 基礎心疾患のあるもの（多くの例では困難）
5. 心房細動
   a. 房室結節での伝導を抑制して頻脈をコントロール
   b. 心房細動の原因となる上室期外収縮（肺静脈起源など）に対して
   c. カテーテルメイズ法（心房筋を迷路のように焼灼する）

D　ミネソタコード（安静時心電図）

0	0	心電図なし	
1	0	異常なし	
1		**Q, QS 型**〔W-P-W 症候群（6-4）・完全左脚ブロック（7-1）があれば取り上げない〕	
	1	Class 1（1から7までのいずれか）	
		1　Q/R≧1/3 & Q≧0.03秒	Ⅰ・Ⅱ・V₂・V₃・V₄・V₅・V₆ のいずれか
		2　Q≧0.04秒	Ⅰ・Ⅱ・V₁・V₂・V₃・V₄・V₅・V₆ のいずれか
		3　Q≧0.04秒 & R≧3mm	aV_L
		4　Q≧0.05秒 &,	Ⅲ
		Q≧1mm	aV_F
		5　Q≧0.05秒	aV_F
		6　QS 型（右隣の誘導でR波があるとき）	V₂・V₃・V₄・V₅・V₆ のいずれか
		7　QS 型	V₁-V₄ または V₅・V₆ のすべて
	2	Class 2（1から8までのいずれか）	
		1　Q/R≧1/3 0.02秒≦Q<0.03秒	Ⅰ・Ⅱ・V₂・V₃・V₄・V₅・V₆ のいずれか
		2　0.03≦Q<0.04秒	Ⅰ・Ⅱ・V₂・V₃・V₄・V₅・V₆ のいずれか
		3　QS 型	Ⅱ
		4　 0.04≦0.05秒	Ⅲ
		Q≧1mm	aV_F
		5　0.04≦Q<0.05秒	aV_F
		6　Q≧5mm	Ⅲ・aV_F のいずれか
		7　QS 型	V₁・V₂・V₃ のすべて
		8　R≦2mm〔ただし右室肥大（3-2）・完全右脚ブロック（7-2）・不完全右脚ブロック（7-3）のないとき〕	V₂ と V₃, V₃ と V₄, V₄ と V₅, V₅ と V₆ のいずれかで後者が減高して
	3	Class 3（1から6までのいずれか）	
		1　1/5≦Q/R<1/3 & 0.02≦Q<0.3秒	Ⅰ・Ⅱ・V₂・V₃・V₄・V₅・V₆ のいずれか
		2　QS 型　左室肥大（3-1）のないばあい	V₁・V₂ ともに
		3　0.03≦Q<0.04秒 & R≧3mm	aV_L
		4　0.03≦Q<0.04秒 &,	Ⅲ
		Q≧1mm	aV_F
		5　0.03≦Q<0.04秒	aV_F
		6　QS 型	Ⅲ・aV_F ともに
2		**QRS 軸偏位**〔低電位（9-1）・W-P-W 症候群（6-4）・左脚ブロック（7-1）・右脚ブロック（7-2）・心室内ブロック（7-4）があれば取り上げない〕	
	1	左軸偏位, QRS 軸が −30° から −90° まで	Ⅰ・Ⅱ・Ⅲ
	2	右軸偏位, QRS 軸が +120° から −150° まで	Ⅰ・Ⅱ・Ⅲ
	3	右軸偏位, QRS 軸が +90° から +120° 未満	Ⅰ・Ⅱ・Ⅲ
	4	極端な軸偏位, QRS 軸が −90° から 150° 未満	Ⅰ・Ⅱ・Ⅲ
	5	不定軸, QRS 軸が前額面にほぼ 90° のもの	Ⅰ・Ⅱ・Ⅲ
3		**高いR波**〔W-P-W 症候群（6-4）・左脚ブロック（7-1）・右脚ブロック（7-2）・心室内ブロック（7-4）があれば取り上げない〕	
	1	R>26mm または	V₅・V₆ のいずれか
		R>20mm または	Ⅰ・Ⅱ・Ⅲ・aV_F のいずれか
		R>12mm	aV_L
	2	R≧5mm & R≧S (& RS の比が V₁ の左側で減少)　上述の基準に合えば不完全右脚ブロック（7-3）を含む	V₁
	3	S_{V₁}+R_{V₅} または v₆>35mm または 15mm<R<20mm	Ⅰ
4		**ST 接合部および ST 部**〔W-P-W 症候群（6-4）・左脚ブロック（7-1）・右脚ブロック（7-2）・心室内ブロック（7-4）があれば取り上げない〕	
	1	ST-J↓≧1mm かつ ST seg は水平または右下り	Ⅰ・Ⅱ・aV_L・aV_F・V₁・V₂・V₃・V₄・V₅・V₆ のどれか
	2	0.5mm≦ST-J↓<1mm で ST は水平または右下り	同上
	3	ST-J↓<0.5mm であるが ST は右下り　ST あるいは T の最低部が P-R 基線下少なくとも 0.5mm 以上	Ⅰ・Ⅱ・aV_L・V₂・V₃・V₄・V₅・V₆ のどれか
	4	ST-J↓≧1mm かつ ST は右上り	Ⅰ・Ⅱ・aV_L・V₁・V₂・V₃・V₄・V₅・V₆ のどれか
		注）4-1, 4-2, 4-3 のコードは、5 のコードの存在が必要とされている	

5 T波 {W-P-W (6-4)・左脚ブロック (7-1)・右脚ブロック (7-2)・心室内ブロック (7-4)}
　　があれば取り上げない
　1 陰性 T の大きさ ≧5 mm　　　　　　　　　　　　　I・II・V₂・V₃・V₄・V₅・V₆・
　　　　　　　　　　　　　　　　　　　　　　　　　　　aV_L（ただし R≧5 mm），　　のどれか
　　　　　　　　　　　　　　　　　　　　　　　　　　　aV_F（ただし QRS が上向き）
　2 陰性〜2相性 T（±または∓）で 1 mm≦陰性部<5 mm　同上
　3 平低または陰性または（∓）型 2 相性の T で　　　　I・II・V₂・V₃・V₄・V₅・V₆・　のどれか
　　　陰性部分が 1 mm 未満　　　　　　　　　　　　　aV_L（ただし R≧5 mm）
　4 陽性 T であるが T/R<1/20　　　　　　　　　　　I・II・aV_L・V₃・V₄・V₅・V₆ のどれか
　　　　　　　　　　　　　　　　　　　　　　　　　　　（R≧10 mm でなければならない）

6　房室伝導障害
　1 完全房室ブロック（第3度），恒久性または一過性　　誘導を問わず
　2 不完全房室ブロック（第2度）　　　　　　　　　　同上
　3 P-R (P-Q)≧0.22 秒（第1度）　　　　　　　　　　I・II・III・aV_L・aV_F のどれか
　4 W-P-W 症候群，同一心拍に P-R (P-Q)<0.12 秒 &　 I・II・aV_L・V_4・V_5・V_6 のどれか
　　　QRS≧0.12 秒，VAT≧0.06 秒
　5 P-R (P-Q)<0.12 秒 (8-6, 8-7 のないとき)　　　　 I・II・III・aV_L・aV_F のいずれか

7　心室伝導障害
　1 完全左脚ブロック（W-P-W 症候群のないとき）
　　　QRS≧0.12 秒　　　　　　　　　　　　　　　　 I・II・III・aV_L・aV_F のどれか
　　　R≧0.06 秒　　　　　　　　　　　　　　　　　 I・II・aV_L・V_5・V_6 のどれか
　2 完全右脚ブロック（W-P-W 症候群のないとき）
　　　QRS≧0.12 秒 &　　　　　　　　　　　　　　　 I・II・III・aV_L・aV_F のどれか
　　　R'>R あるいは R≧0.06 秒　　　　　　　　　　　V_1 または V_2
　3 不完全右脚ブロック，QRS<0.12 秒 &　　　　　　　I・II・III・aV_L・aV_F のいずれも
　　　R'>R　　　　　　　　　　　　　　　　　　　　V_1・V_2 のいずれか
　4 心室内ブロック｛W-P-W 症候群 (6-4)・左脚ブロック (7-1)，
　　　または右脚ブロック (7-2) のないとき｝
　　　QRS≧0.12 秒　　　　　　　　　　　　　　　　 I・II・III・aV_L・aV_F のどれか
　5 R-R' 型で 7-2, 7-3 に相当しないもの　　　　　　　V_1 または V_2
　6 不完全左脚ブロック，0.10≦QRS<0.12 秒　　　　　I・aV_L・V_5・V_6 のすべて
　　（指定の誘導の QRS に Q 波を欠如する）

8　不整脈
　0 下記不整脈が合併して存在するばあい
　1 記録の心拍数の 10％以上の頻発する心房，結節，心室期外収縮
　2 心室頻拍，毎分 100 以上あるもの
　3 心房細動あるいは心房粗動
　4 上室頻拍，毎分 100 以上あるもの
　5 心室調律，毎分 100 以内
　6 結節調律，毎分 100 以内，aV_F で陰性 P，
　　　P-R≦0.12 秒，I・II・III・aV_L・aV_F のいずれか
　7 洞性頻脈，毎分 100 以上
　8 洞性徐脈，毎分 50 以下
　9 上記したもの以外の不整脈

9　雑
　0 以下の項目の合併
　1 低電位 QRS，QRS の振れが 5 mm 未満　　　　　　I・II・III のそれぞれ
　　　　　　　　　QRS の振れが 10 mm 未満　　　　 V_1・V_2・V_3・V_4・V_5・V_6 のそれぞれ
　2 ST 上昇　ST↑≧1 mm {(6-4)・(7-1)・(7-2)・(7-4)}　I・II・III・aV_L・aV_F・V_5・V_6 のどれか
　　　または ST↑≧2 mm 　があれば取り上げない　　　V_1・V_2・V_3・V_4 のどれか
　3 P≧2.5 mm　　　　　　　　　　　　　　　　　　II・III・aV_F のどれか
　4-1 QRS の移行帯が V_3 の右側にあるもの　　　{(6-4)・(7-1)・
　4-2 QRS の移行帯が V_4 またはその左側に　　　 (7-2)・(7-4)・
　　　あるもの　　　　　　　　　　　　　　　　 があれば取り上
　　　　　　　　　　　　　　　　　　　　　　　 げない}
　5 T>12 mm　　　　　　　　　　　　　{　同　上　}　I・II・III・aV_L・aV_F・V_1・V_2・V_3・V_4・
　　　　　　　　　　　　　　　　　　　　　　　　　V_5・V_6 のどれか
　6 } 任意に規定して用いる
　7
　8 基線の動揺，交流障害，その他ノイズなどの混入，または他の技術的欠陥のため所見が疑わしいもの

索 引

あ

アジマリン	393
アスペノン	394
アセプトロール	393
アデノシン	396
アテノロール	393
アトロピン	396
アプリンジン	393,394,396
アブレーション	137,140
アミオダロン	393,394,396
アミサリン	394
アリニジン	396
アレビアチン	394
アロテック	397
安静時狭心症	270

い

インデラール	394
異型狭心症	270,271
異所性刺激生成異常	113
異常Q波	241,242,256,367
移行帯	33,52,88
欠如	332
移動性ペースメーカー	66,68,75,111
移動連結期	201
息こらえ	139
一方向性ブロック	113
陰性T波	293,380
陰性U波	78,357,358

う

右脚ブロック	71,72,76,162,206,207,211,382
不完全—	207,380
完全—	208
右胸心	85
右軸偏位	85
右室の肥大と拡張	85
右室拡大	76
右室拡張期容量負荷	337
右室心尖部心内膜下人工ペーシング	186
右室肥大	71,72,76,334
心電図	336,338
右側胸部誘導の位置	31
右房負荷	353
P波	353
心電図	354
植え込み型除細動器	398
運動負荷心電図	276

え

エルゴメーター運動負荷試験	288
エンカイニド	393,394,396

か

カテーテル焼灼術	398
カテーテル電極	185
下側壁の新鮮梗塞	250
下壁梗塞	85,244
陳旧性—	245
下壁側壁梗塞	244
家族性QT延長症候群	74
拡張型心筋症の心電図	367
拡張期負荷	295
較正信号	23
完全右脚ブロック	208
完全左脚ブロック	209,210
完全房室ブロック	170,171,172,174,175
間欠性WPW症候群	239
間入性	122
関電極	29
冠性T波	4,243,256
患者観察用心電図の誘導	43
眼球圧迫	139

き

キニジン	74,393,394,396
キャリブレーション	23
気胸	76
基線	3
期外収縮	115
上室	66,69,75,116,117
多形性	115
急性心膜炎	362
心電図	363
急性脳障害	77
巨大陰性T波	370
狭義の前壁梗塞	244
狭心症の心電図	268
狭心症発作中の心電図	269
強心配糖体	374
胸部誘導	33,40
正常の波形	52
標準位置	31
胸膜炎	76

け

頸動脈洞マッサージ	139
撃発活動	100

こ

呼吸性不整脈	108
交感神経緊張状態	78
交感神経作用薬	397
広範囲前壁梗塞	244,252
抗徐脈性不整脈薬	397
抗不整脈薬の使用量	394
抗不整脈薬の分類	393
高カリウム血症	73,75,77,301
心電図	302,304,306
高カルシウム血症	74,313,314
高位後壁梗塞	244
新鮮—	250
高位側壁梗塞	244
陳旧性—	246
高電位差	63,76
後棘	7
興奮の旋回	99
興奮ベクトル	38
軌跡	38

立体的軌跡（前額面）	39	軸偏位	86
立体的軌跡（水平面）	40	受動的刺激（興奮）生成異常	157
興奮生成異常	99,113	受動的刺激生成頻度	157
受動的	157	徐脈性不整脈	99
興奮伝導異常	162	徐脈頻脈症候群	165,167
興奮伝導障害	99	上室	115

さ

3(束)枝ブロック	207	上室期外収縮	66,69,75,116,117
左脚ブロック	71,72,76,85, 162,206,209,211	心室へ伝導されない—	118
完全—	209,210	心室内変行伝導を伴った—	119
不完全—	209	上室調律	66,69,75
—後枝	85,162,206,212,214	上室頻拍	138,226
—前枝	85,162,206,212,213	発作性上室頻拍のP波	141
—分枝	212	心筋の興奮のさめる方向と波形	34
左軸偏位	84	心筋の興奮の方向と波形	34
左室拡大	76	心筋の傷害	77
左室拡張	85	心筋炎	366
左室肥大	71,72,76,85,330	心筋梗塞	76,85,241
心電図の成り立ち	331	心電図の経過	255
左房負荷	75,350	部位診断	244
P波	350	心筋症	76,366,367
心電図	351	拡張型	367
催不整脈性右室心筋症	145,380	2次的—	368
散発性	115	心筋破裂	258

し

		心室ペーシング	183
		心室期外収縮	121
ジギタリス中毒	374	重症度分類	126
ジギタリス薬	74,78	連発	125
ST盆状低下	375	多形性—	123
心電図所見	374	心室細動	150,152
ジゴキシン	396	心室細動発作	382
シシリアン ガンビットの分類	395	心室粗動	150
ジソピラミド	393,394,396	心室調律	301
ジフェニールヒダントイン	394	頻脈性	144,145
シベンゾリン	396	心室調律による房室解離	199
ジルチアゼム	393,394,396	心室停止	152
シングルマスター負荷試験	277	心室内伝導障害	71,162,206
刺激(興奮)生成異常	99	心室内変行伝導を伴った 上室期外収縮	119
刺激伝導系	59,99	心室頻拍	143
肢誘導	33,39,80	short run	125
正常波形	49	各種の—	144
自動能亢進	100,113	持続性—	143,144
持続性心室頻拍	143,144	非持続性—	143,144

非発作性—	145		
心室不整脈	72,72,76		
心室副収縮	201		
心室補充収縮	158,160		
心尖部肥大型心筋症	371		
心臓横位	85,88		
心臓立位	85,88		
心電計の構成	28		
心電図の計測のきまり	24		
心電図の縦の計測正常値	63		
心電図の誘導法	27		
患者観察用—	43		
心電図の横の計算	22		
心電図の横の目盛りと縦の 目盛り	22		
心電図波形の成り立ち	34		
心電図波形の幅	21		
心内膜下梗塞	244		
心房	115,158		
心房期外収縮	116		
心房細動	130,150,225		
発作性—	226		
心房心室順次ペーシング	183		
心房粗動	134		
F波の形	136		
心房調律	66		
心房内伝導路	59		
心房ペーシング	182		
心膜炎	76,362		
進出ブロック	201		
人工ペースメーカー	182,398		
種類	401		
心電図所見	182		
適応	402		

す

スカラー心電図	38
ストレイン型のST-Tの変化	330,332
水平低下	9

せ

正常心電図	48,51,53
正常電気軸	84
正方向(性)房室リエントリー	139

正方向(性)房室リエントリー性		第3度洞房ブロック	163,165	トリガードアクティビティ	
頻拍	225,226	第3度房室ブロック	170,172		100,113
接合部補充収縮	158,160	第Ⅰ型	164,169	トレッドミルの傾斜度	283
尖鋭化T波	295	第Ⅰ誘導	28,49	トレッドミル運動負荷試験	282
前棘	7	第Ⅱ型	164,169	時計(針)式回転	87,88
前・中・後結節間路	59	第Ⅱ誘導	28,49	洞結節(機能)回復時間	168
前壁梗塞		第Ⅲ誘導	28,49	洞室調律	306,307
狭義の—	244	高いT	77	洞徐脈	105
早期の—	248	脱水	76	洞静止	166
前壁側壁梗塞	244	単極肢誘導	30,50,81	洞頻脈	103
前壁中隔梗塞	244,245	波形	49	洞不整脈	107
		単極電極	185	洞不全症候群	165,168
そ		単極誘導	27,29	分類	168
ソタトール	393,396	単極誘導と心臓の興奮	36	洞房ブロック	162,163,166
双極電極	186	単形性	115,143	分類	163
双極誘導	27,28			第1度—	163
双極誘導Ⅰ,Ⅱ,Ⅲ	80	**ち**		第2度—	164
双極誘導と心臓の興奮	36	中心電極	29	第2度第Ⅰ型—	163
早期興奮症候群	220	長時間心電図	269	第2度第Ⅱ型—	163
副伝導路	238	陳旧性下壁梗塞	245	第3度—	163,165
早期前壁梗塞	248	陳旧性高位側壁梗塞	246	洞房ブロックに起因する	
僧帽性P	350,352			房室解離	199
増高T波	295	**て**		特発性QT延長症候群	326
側壁梗塞	244	デマンド機能	190,191		
高位—	244	デルタ波	7	**な・に・の**	
下壁—	244			ナドロール	396
		テント状T波	4,301,304,307	2次的心筋症	368
た		低カリウム血症	74,78,308	2(束)枝ブロック	85,215,216
ダブルマスター負荷試験		心電図	308,310,312	2段脈	122
	277,280	低カルシウム血症	74,313	2連脈	122
多形性	115,143	心電図	316	ノルペース	394
多形性期外収縮	115	低体温	380	能動的刺激(興奮)生成異常	
多形性心室期外収縮	123	低蛋白血症	76		100,113
代償性	115	低電位差	63		
代償性休止期	122	電解質	76	**は**	
第1度洞房ブロック	163	電解質異常	301	肺気腫	76,85
第1度房室ブロック	68,169,171	電気軸	79,80,82	心電図	338
第2度第Ⅰ型	171	臨床的評価	84	肺水腫	76
第2度第Ⅰ型洞房ブロック	163	電気的交互脈	76	肺性P	353
第2度第Ⅰ型房室ブロック	68	電気的除細動	398	肺性心	85
第2度第Ⅱ型洞房ブロック		電気的治療法	398	反時計(針)式回転	87,88
	163	電極の種類	45	反方向(性)房室リエントリー	
第2度第Ⅱ型房室ブロック					139
	171	**と**		反方向(性)房室リエントリー性	
第2度洞房ブロック	164	トカイナイド	396	頻拍	225,226
第2度房室ブロック	169				

ひ

ピルジカイニド	393,396
ピルメノール	393,396
ピンドロール	393
非持続性心室頻拍	143,144
非代償性	115
非典型的 WPW 症候群	238
非発作性心室頻拍	145
非薬物療法	398
肥大型心筋症の心電図	367
標準肢誘導	28,29
波形	48
貧血	76
頻発性	115
頻脈性心室調律	144,145
頻脈性不整脈	99,100

ふ

ブスコパン	397
フレカイニド	393,394,396
ブレチリウム	393,396
プロカインアミド	393,394,396
プロタノール	397
プロノン	394
プロパフェノン	393,394,396
プロパンサイン	397
プロプラノロール	393,394,396
不完全右脚ブロック	207
不完全右脚ブロック様 QRS	380
不完全左脚ブロック	209
不関電極	29
不顕 WPW 症候群	239
不整脈	
危険度別ランクづけ	400
種類	99,100
心電図判読のヒント	100
治療法の要点	100,399,400
判読のヒント	101
薬物療法	393
浮腫	76
負荷心電図	268
振れの評価（各波の）	63
副交感神経遮断薬	397
副収縮	115,201

心室―	201

へ

ペースメーカー	99,182,398
種類	401
心電図所見	182
適応	402
移動性―	66,68,75,111
ベクトル心電図	38
ベプリジル	393,396
ベラパミル	393,394,396
ヘルベッサー	394
平低化 T 波	293

ほ

歩調とり	99
保護ブロック	201
補液	76
補充収縮	69,158,166
説明図	159
接合部―	158,160
補充調律	69,158
発作性上室頻拍の P 波	141
発作性心房細動	226
房室ブロック	162,169
心電図	172
第 1 度―	68,169,171
第 2 度―	169
第 2 度第 I 型―	68
第 2 度第 II 型―	171
第 3 度―	170
完全―	170,171,174,175
房室解離	198
心室調律による―	199
洞房ブロックによる―	199
房室接合部	115,158
期外収縮	116
リエントリー	140
房室接合部調律	66
房室伝導の変化	69
房室伝導時間	58,59,68,69
盆状低下	9

ま

マスター2 階段試験	277
運動回数	278

み・む・め・も

右上り ST 低下	9
右下がり ST 低下	9
無症候性心筋虚血	272,273
メキシチール	394
メキシレチン	393,394,396
モニター用双極誘導	43
モリシジン	396

や・ゆ

薬物の影響	73
誘導	
色別	45
第 I―	28,49
第 II―	28,49
第 III―	28,49
単極―	27,29
単極肢―	30,50,81
誘導と心臓の位置関係	33
融合収縮	143,189,200
模式図	202

よ

容量負荷	295
心電図	338

り・れ・ろ・わ

リエントリー	99,113
リエントリー回路の種類	114
リスモダン	394
リドカイン	393,394,396
硫酸アトロピン	397
連結期	115
ロートエキス	397
労作性狭心症	268,285
ワソラン	394

A

A 型	221,222
accelerated idioventricular rhythm	145
Adams-Stokes（アダムス-ストークス）発作	158
adrenergic dependent QT 延長症候群	326

索引

angina pectoris の心電図　268
antidromic atrio-ventricular re-entrant tachycardia　225
arrhythmogenic right ventricular cardiomyopathy　145
ASCHNER（アシュネル）法　139
atrial fibrillation　130
atrial flutter　134
atrio-ventricular block　169
atropine sulfate　397
aV_F　50
aV_L　50
aV_R　50

B

B 型　221,223
BACKMANN（バックマン）束　59
BAZETT（バゼット）の式　61
bradycardia-tachycardia syndrome　165
BRUCE（ブルース）のプログラム　283
BRUGADA（ブルガダ）症候群　382
butyl scopolamine bromide　397

C

C 型　221,224
common type　134
CZERMAK（ツエルマーク）法　139

D・E

di-isoproterenol hydrochloride　397
double MASTER's 2 step test　277
ε（イプシロン）　380
EBSTEIN（エブスタイン）病　225

F・G

f 波　131
　心房粗動　136
fusion beat　143,200
GOLDBERGER（ゴールドバーガー）の単極肢誘導　30

H

HEGGLIN（ヘグリン）と HOLZMAN（ホルツマン）の式　60,61
high voltage（ハイボルテージ）　63
HOLTER（ホルター）心電図　269,272,273

I・J・K

J 波　7,385
JAMES（ジェームス）束　228,238
JERVELL and LANGE-NIELSEN（ジャーベル アンド ランゲ-ニールセン）症候群　326
KENT（ケント）束　238

L

left bundle branch block　209
LGL 症候群　68,228,229
low voltage　63
LOWN（ラウン）分類　121,126

M

MAHAIM（マハイム）線維　238
MARRIOTT（マリオット）の誘導　44,56
MOBITZ（モビッツ）II 型　169
MOBITZ（モビッツ）II 型洞房ブロック　163
MOBITZ（モビッツ）II 型房室ブロック　173,190
MOBITZ（モビッツ）II 型房室ブロックの説明　170
monomorphic　143

N

NASA（ナサ）の誘導　44
non-sustained VT　143
nonparoxysmal ventricular tachycardia　145

O

orciprenaline sulfate　397
orthodromic atrio-ventricular re-entrant tachycardia　225
OSBORN（オスボン）波　385
overdrive suppression test　168

P

P 環　39
P 波
　高さ　75
　同期心室ペーシング　186
　幅　56,65
　幅が変化する原因　66
　幅の計測　57
　発作性上室頻拍　141
pace maker　99
pause dependent QT 延長症候群　326
polymorphic　143
PQ 時間　68
PR（PQ）時間　58,68
PR（PQ）時間の計測　58
PR の延長　68
PR 間隔　68
PR 短縮　68
preexcitation syndrome　220
premature contraction　115
propantheline bromide　397

Q

QRS の振幅　76
QRS ベクトルの電気軸　80,81
QRS 環　39
QRS 幅　59
　延長　385
　増大　71
　測定　60
QT 延長　308
QT 延長症候群　143,148,325
　実例　328
　分類　326
　家族性—　74
　特発性—　326

adrenergic dependent— 326	coved 型 382	**V**
pause dependent— 326	suddle back 型 382	V_E 誘導の位置 31
QT 間隔 74	ST 接合部 9	VALSALVA（バルサルバ）法 139
QT 時間 60,74	ST 低下 9,10,289,290	VAUGHAN-WILLIAMS（ボーン-ウィリアムズ）分類 132
計測 61	形 291	ventricular fibrillation 150
	盆状 375	ventricular premature contraction 121

R

R on T　124
R-R の不規則な心房粗動　136
R-R 間隔よりの心拍数の数え方　62
right bundle branch block　207
ROMANO-WARD（ロマノ-ワード）症候群　325,326,328
RUBENDSTEIN（ルーベンスタイン）分類　168

S

short run　125
sick sinus syndrome　165,167
silent myocardial ischemia　272
single MASTER's 2 step test　277
sino-atrial block　163
sino-ventricular rhythm　306,307
sinus arrhythmia　107
sinus bradycardia　105
sinus tachycardia　103
ST や T 波の変化　289
ST 上昇　9,10,256,292,382
　形　242

supraventricular tachycardia　138
supraventricular premature contraction　116
sustained VT　143

T

T
　高い—　77
　テント状—　4,301
T 環　39
T 波
　振幅　77
　増高　295,296
　陰性化　289
　陰性—　293
　巨大陰性—　371
　テント状—　304,307
　平低化—　293
The Sicilian Gambit（シシリアン　ガンビット）抗不整脈薬のガイドライン　396
Torsades de Pointes　143,144,148

U

U 波振幅　78
U 波増高　308

ventricular tachycardia　143

W

wandering pacemaker（ワンダーリング ペースメーカー）　75,111
WENCKEBACH（ベンケバッハ）型　164,169,171
WENCKEBACH（ベンケバッハ）型洞房ブロック　163
WENCKEBACH（ベンケバッハ）型房室ブロック　68,170,173
Wide QRS tachycardia　140
WILSON（ウィルソン）の胸部単極誘導　32
WILSON（ウィルソン）の結合電極　29,30
WPW 症候群　68,71,72,76,85,139,220,221,222,223,224
　発作性心房細動　225,227
　間欠性—　239
　非典型的—　238
　不顕—　239

著者略歴

小沢友紀雄
<small>おざわゆきお</small>

1962年	日本大学医学部卒業
1963年	日本大学医学部第二内科入局
1970年	日本大学板橋病院循環機能室長
1973年	日本大学医学部講師
1976年	日本大学板橋病院 CCU 室長
1978年	日本大学板橋病院循環機能室長
1980年～82年	米国ノースカロライナ大学心臓内科
1982年	日本大学板橋病院循環器科科長
1983年	日本大学医学部第二内科助教授
1988年	Fellow of American College of Cardiology（FACC）
1995年	日本大学医学部第二内科教授
2001年	日本大学総合科学研究所教授（医学部内科学講座内科II部門）
2003年	日本大学医学部客員教授

心電図トレーニング　　Ⓒ

発　行	1980年 2 月 5 日	初版1刷
	1980年 6 月 5 日	初版2刷
	1981年 1 月 15 日	初版3刷
	1982年 3 月 25 日	初版4刷
	1983年 4 月 15 日	初版5刷
	1984年 5 月 25 日	初版6刷
	1985年 11 月 25 日	2版1刷
	1987年 1 月 30 日	3版1刷
	1989年 2 月 20 日	3版2刷
	1992年 5 月 20 日	4版1刷
	1997年 7 月 10 日	5版1刷
	2002年 5 月 20 日	6版1刷
	2008年 3 月 10 日	6版2刷

著　者　小沢友紀雄
発行者　株式会社　中外医学社
　　　　代表取締役　青木　滋
　　　　〒162-0805　東京都新宿区矢来町62
　　　　電　話　(03) 3268-2701（代）
　　　　振替口座　00190-1-98814 番

印刷/新富印刷(株)　　〈KO・SH〉
製本/田中製本(株)　　Printed in Japan

ISBN 978-4-498-03755-7